CLINICAL ANATOMY ATLAS OF PIPE CAST

管道铸型
临床解剖学图谱

主 编　丁自海

山东科学技术出版社
·济南·

图书在版编目（CIP）数据

管道铸型临床解剖学图谱 / 丁自海主编 . —济南：
山东科学技术出版社 , 2021.9
ISBN 978-7-5723-0944-1

Ⅰ . ①管… Ⅱ . ①丁… Ⅲ . ①血管外科学 – 人体
解剖学 – 图谱 Ⅳ . ① R654.3-64

中国版本图书馆 CIP 数据核字 (2021) 第 136808 号

管道铸型临床解剖学图谱
GUANDAO ZHUXING LINCHUANG JIEPOUXUE TUPU

责任编辑：冯　悦

装帧设计：李晨溪

主管单位：山东出版传媒股份有限公司

出 版 者：山东科学技术出版社
地址：济南市市中区英雄山路 189 号
邮编：250002　电话：（0531）82098088
网址：www.lkj.com.cn
电子邮件：sdkj@sdcbcm.com

发 行 者：山东科学技术出版社
地址：济南市市中区英雄山路 189 号
邮编：250002　电话：（0531）82098071

印 刷 者：山东联志智能印刷有限公司
地址：山东省济南市历城区郭店街道相公庄村
文化产业园 2 号厂房
邮编：250100　电话：（0531）88812798

规格：16 开（210mm×285mm）

印张：29.25　字数：660 千

版次：2021 年 9 月第 1 版　2021 年 9 月第 1 次印刷

定价：298.00 元

谨以此图谱献给

我国现代临床解剖学奠基者钟世镇院士！

主　编　丁自海

副主编　邓雪飞　郑雪峰

编　者（以姓氏笔画为序）

丁自海　南方医科大学

邓雪飞　安徽医科大学

齐向东　南方医科大学附属珠江医院

孙　俊　昆明大学医学院

许兰伟　山东省立医院

李建华　青海大学医学院

吴　涛　南方医科大学

陈　超　山东省立医院

孟步亮　昆明大学医学院

郑雪峰　暨南大学医学院

邱剑光　中山大学附属第六人民医院

张传雷　河南中医药大学附属中医院

张露青　南京大学医学院

荣　凯　山东省立医院

郭中献　郑州国希望教学用品有限公司

寇　伟　济南市中医院

黄海龙　肇庆医学专科学校

景玉宏　兰州大学医学院

秦向征　延边大学医学院

标本制作单位

南方医科大学：王兴海　李忠华　刘　畅　李泽宇

郑州国希望教学用品有限公司：周　坤　郑之波　苏继东

摄影：孙　健　山东科学技术出版社

刘　畅　南方医科大学

李玉民　郑州国希望教学用品有限公司

祝贺《管道铸型临床解剖学图谱》出版

"暖日晴云知次第，东风不用再相催。"欣喜地知悉，在山东科学技术出版社的鼎力支持下，丁自海教授主编的《管道铸型临床解剖学图谱》即将面世。每当提及人体管道铸型标本的制作，我都会思绪万千，感触良多。"三十年河东，三十年河西"，"文革"期间，我在被控制使用、监督劳动之余，对人体管道铸型标本制作技术进行了有益的探索，居然还教会了一批能工巧匠。目前，他们在祖国各地不同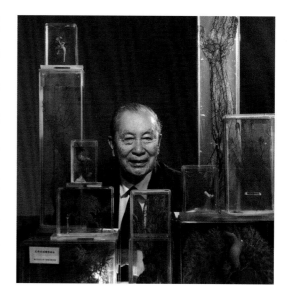岗位上继续探索，在管道铸型标本制作及临床应用方面，成就卓著。

"采得百花成蜜后，为谁辛苦为谁甜。"这次出版的图谱，在书名中冠上"临床"二字，特色鲜明，优点突出。"不要人夸颜色好，只留清气满乾坤。"临床解剖学图谱的价值，就在于当好配角，做临床医生的得力助手。为此，我额手称庆，衷心祝贺！

中国工程院资深院士
南方医科大学教授　钟世镇

2021 年春于广州

前　言

人体管道铸型标本的制作是一种特殊的解剖学技术，对标本材料、灌注材料和灌注技巧的要求颇高。一件成功的人体管道铸型标本来之不易，需要工匠精神，也需要天时、地利、人和。

掌握器官管道的走行、分支和分布，配合相关的局部解剖知识，对于术式创新、手术方案设计、术中安全操作都具有重要的临床意义。只有对其了如指掌，才能成竹在胸。

钟世镇院士是我国临床解剖学管道铸型标本制作技术的奠基者。早在1972年，我有幸去第七军医大学解剖学教研室进修，时常看到钟世镇老师在被控制使用、监督劳动期间仍不忘初心，潜心探索，制作出精美的肾动脉铸型标本；惊叹之余，方知人体解剖学还有这么一门标本制作技术。这些早期的探索为后来我国的铸型标本技术的发展奠定了基础。1979年，钟老师辗转至第一军医大学，从此开创了人体管道铸型标本制作技术研究的黄金时代。当时显微外科皮瓣移植技术群雄逐鹿，莫衷一是，其关键问题是皮瓣的血管解剖，这为血管铸型标本制作技术的应用提供了千载难逢的契机。钟世镇团队对血管灌注材料、灌注技术进行了更深入的探索，成功地制作出数百件不同类型的血管铸型标本，促进了我国显微外科的发展，也培养了一批能工巧匠，为我国跻身世界显微外科前列做出了贡献。

"青出于蓝而胜于蓝。"郑州国希望教学用品有限公司致力于人体管道铸型标本的制作，传承南方医科大学钟世镇团队锲而不舍、勇于探索的精神，不断创新，后来居上，制作出一大批在教学和科研上价值颇高的管道铸型标本，受到行家的一致认可和赞誉。

不同的解剖学技术有其自身的优缺点。管道铸型标本的优点是可清晰显示不同管道的走行、分支、分布、吻合或空间构筑，也可显示伴行管道间的毗邻关系；但其缺点是缺少与周围软组织必要的毗邻关系。因此，需要结合其他解剖技术制作的标本，如乳胶灌注标本、断层标本或影像解剖，相互借鉴，优势互补，才能发挥更好的学习效果。

本图谱主要精选了南方医科大学和郑州国希望教学用品有限公司500余幅制作精良、造型美观、显示清晰的不同部位或器官的管道铸型标本图，图下配有简短的临床解剖要点。有的铸型标本无法显示其位置和毗邻关系，因此附加了少量影像图、乳胶灌注标本图或断层标本图。

　　在人体解剖学教科书中，各器官的插图都是"正常或典型"的，在统计学上是占优势的。但实际上，个体之间同一类器官的管道，特别是血管的走行、分支都是独一无二的，即存在个体差异。因此，我们将同一类器官（如面部血管，心血管，肝、肾管道）的几幅甚至几十幅图，尽可能多地一一展示出来，让读者充分认识这些不同或差异，这对于外科医生手术的安全性是至关重要的。

　　图中有些动脉临床命名与解剖学命名尚不一致或有争议；有的动脉有不同形式、不同程度的变异，难以准确命名。这可以商榷，但也没有必要完全统一。

　　图谱中的每一件铸型标本都是工匠们辛勤劳动的结晶，每一幅照片都是摄影师智慧的体现。感谢各位编委，他们在繁忙的教学、医疗和科研工作中挤出时间，尽心尽力，高质量完成了各自的编写任务。本图谱引用于彦铮教授惠赠的冠状动脉铸型标本图，王增涛教授惠赠的耳郭血供图，朱晞教授惠赠的手骨血供图，孙文海主任医师、魏福全教授惠赠的手术照片等等；还有在学术会议上收集的手术照片。感谢所有对本图谱的出版给予支持、帮助以及做出贡献的朋友。感谢山东科学技术出版社的鼎力支持。

　　由于标本材料和制作技术的限制，以及制作标本时对某些结构显示的设计问题或拍摄角度问题，部分标本的结构显示还不够理想，如一些皮瓣血管的显示不全面、一些器官血管层次不够清晰；图谱中肯定会有描述不准确，甚至错误之处，敬请读者批评指正，以便再版时予以弥补。

　　希望本图谱的出版能对青年临床医生的成长有所帮助。

丁自海

2021 年初夏于广州

目 录

CONTENTS

第 *1* 部分

概　述

管道铸型标本能清晰地显示不同器官内管道（动脉、静脉、支气管、胆管、肾盏和肾盂等）的位置、形态、走行和毗邻关系。对于年轻医生来讲，通过观察这种标本，掌握这些必需的临床解剖学知识，对于治疗方案的设计和技术操作的实施有重要的指导意义。

不同组织瓣的血供特点

组织瓣移植是目前组织缺损修复的主要技术。组织瓣包括皮瓣、骨（膜）瓣、肌瓣和复合组织瓣等。根据需要和可能，可带蒂转位移植，也可游离移植。掌握不同部位、不同类型组织瓣的血供特点和规律，是皮瓣移植成功的关键。观察组织瓣血管铸型标本是认识组织瓣血供规律的最好方法之一。

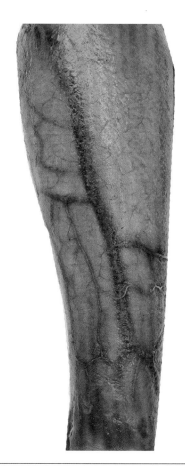

图 1-1　皮肤动脉的分布（浅层）（石小田老师惠赠）
distribution of skin a.（superficial layer）

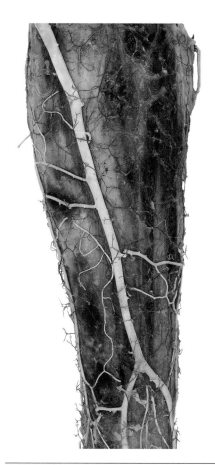

图 1-2　皮肤动脉的分布（深层）（石小田老师惠赠）
distribution of skin a.（deep layer）

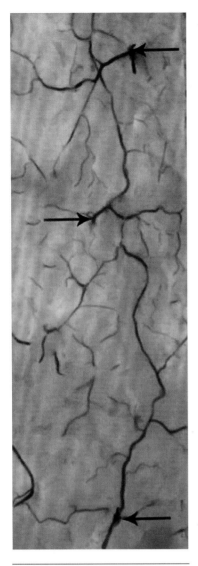

图 1-3　皮支链，箭头示皮支（秦向征博士惠赠）
cutaneous branch-chain，arrows show cutaneous branches

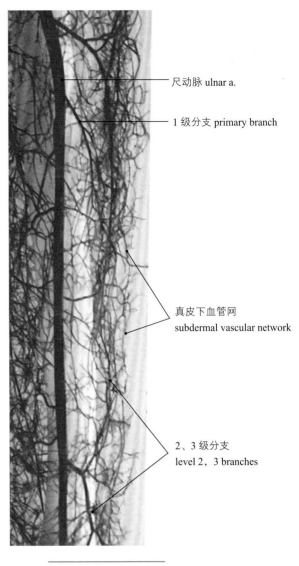

尺动脉 ulnar a.

1 级分支 primary branch

真皮下血管网
subdermal vascular network

2、3 级分支
level 2，3 branches

图 1-4　皮支的分级
grading of cutaneous branch

【临床解剖学要点】
　　皮瓣包括皮肤和浅筋膜，是具有血供的活组织块。皮瓣应用的主要方式，是将自体带血供的皮瓣切取后，经过移位或游离移植，定植到受区创面部位，以修复皮肤缺损。皮瓣赖以成活的关键是有一个血管蒂与受区的血管吻合，建立血供渠道。皮瓣的动脉来自源动脉的直接皮支、肌间隔（隙）支或肌皮支。静脉通常与动脉伴行。皮瓣切取的原则是：以次要修主要，注重供区美观；如条件许可，宜远处少局部，多游离少带蒂。

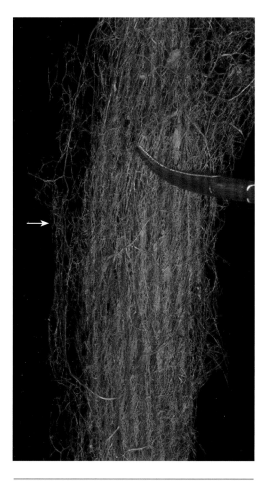

图 1-5　皮神经营养动脉，箭头示腓肠神经营养动脉网（侧面观）

nutrient a.of cutaneous n., the arrow shows nutrient arterial rete of sural n.，lateral view

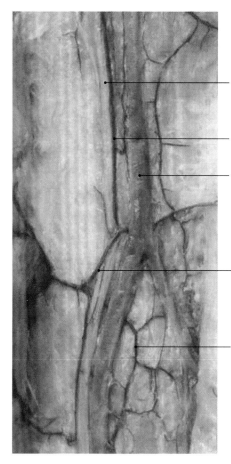

腓肠神经 sural n.

腓肠神经营养动脉
nutrient a.of sural n.

小隐静脉
small saphenous v.

皮支
cutaneous branch

浅静脉营养动脉
nutrient a.of superficial v.

图 1-6　皮神经和浅静脉营养动脉（后面观）

nutrient a.of cutaneous n. and superficial v.，posterior view

【临床解剖学要点】

　　轴心动脉发出的皮支终末分为恒定的升、降支，相邻升、降支相互吻合，形成与轴心动脉长轴平行的皮支链。这种血管吻合形式以四肢远段最为典型，其次是腹部。以皮支链远端或近端皮支为蒂，可切取小型带蒂转位皮瓣，顺行或逆行修复重要部位小范围的皮肤缺损。如皮支直径达到 0.2 mm 以上，亦可游离移植，这更符合微创、美观的要求。

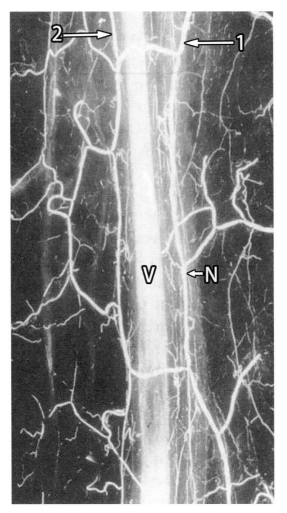

1. 皮神经营养动脉；2. 浅静脉营养动脉；N. 腓肠神经；V. 小隐静脉
1.nutrient a.of cutaneous n. ; 2.nutrient a.of superficial v. ; N. sural n.; V. small saphenous v.

图 1-7　皮神经和浅静脉的营养动脉（X 线造影，引自文献）
nutrient a. of cutaneous n. and superficial v. （X radiography, quoted from literature）

【临床解剖学要点】
　　皮神经周围有与之伴行的链条样营养血管，在营养血管走行过程中，邻近血管发出分支补充血管链，以这种神经伴行营养血管为血供的皮瓣称皮神经营养血管皮瓣。以小腿后部腓肠神经和小隐静脉伴行的营养血管最为完善。这种皮瓣血供可靠，有重建感觉功能的条件，可顺行或逆行移位，亦可游离移植。从皮神经伴行动脉的分布形式上看，这种皮瓣的类型应归于皮支链皮瓣。

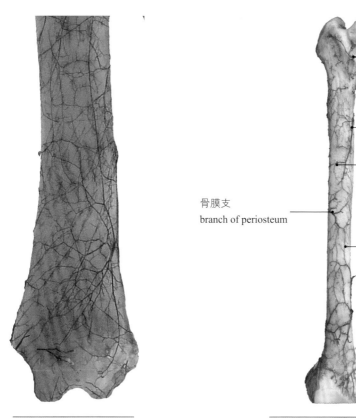

图 1-8　骨膜动脉的分布
distribution of periosteal a.

骺动脉
epiphyseal a.

滋养动脉
nutrient a.

环支
cyclic branch

骨膜支
branch of periosteum

纵支
longitudinal branch

膝降动脉关节支
articular branch of descending genicular a.

图 1-9　股骨骨膜动脉的分布
distribution of femoral periosteal a.

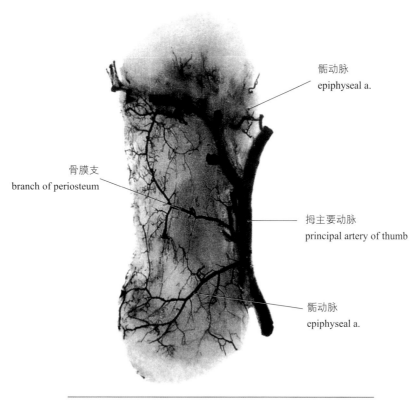

骺动脉
epiphyseal a.

骨膜支
branch of periosteum

拇主要动脉
principal artery of thumb

骺动脉
epiphyseal a.

图 1-10　第 1 掌骨骨膜动脉的分布（氧化铅造影，朱晞教授惠赠）
distribution of periosteal a.of metacarpal bone（lead oxide radiography）

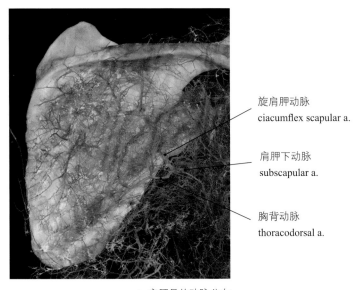

旋肩胛动脉
ciacumflex scapular a.

肩胛下动脉
subscapular a.

胸背动脉
thoracodorsal a.

A. 肩胛骨的动脉分布
arterial distribution of scapula

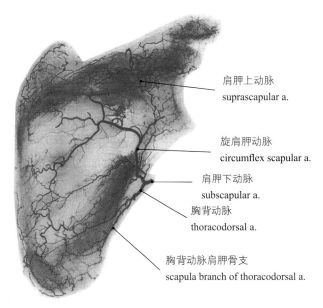

肩胛上动脉
suprascapular a.

旋肩胛动脉
circumflex scapular a.

肩胛下动脉
subscapular a.
胸背动脉
thoracodorsal a.

胸背动脉肩胛骨支
scapula branch of thoracodorsal a.

B. 肩胛骨的动脉分布（氧化铅造影）
arterial distribution of scapula（lead oxide radiography）

图 1-11　扁骨的动脉分布 arterial distribution of flat bone

【临床解剖学要点】

　　吻合血管的骨瓣或骨膜瓣移植是将带血供的骨或骨膜从供区切取，移植于受区，是目前骨缺损自体骨修复的最好方法。如连同骨表面的皮肤一并移植，则称为吻合血管的骨皮瓣移植。骨膜富含血管和成骨细胞，是骨生长、更新和重建的核心结构，手术中应尽力保护。

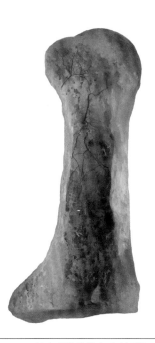

图 1-12　骨内动脉的分布（铸型）
arterial distribution of endosseous（cast）

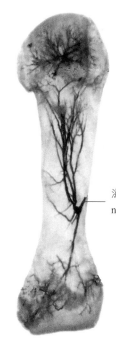

滋养孔和滋养动脉
nutrient foramen and nutrient a.

图 1-13　骨内动脉的分布（氧化铅造影，朱晞教授惠赠）
arterial distribution of endosseous（lead oxide radiography）

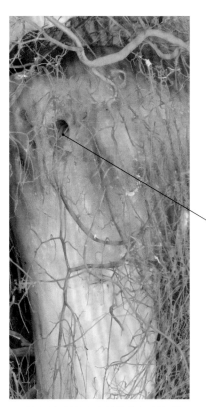

滋养孔和滋养动脉
nutrient foramen and mutrient a.

A. 肱骨上段滋养孔和滋养动脉（铸型）
nutrient foramen and mutrient a.of humeral
superior segment（cast）

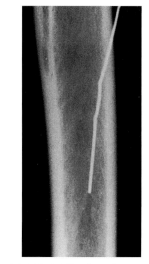

B. 肱骨中段滋养孔（铁丝插入处，X 影像）
nutrient foramen of humeral middle segment（iron
needle insert，X image）

图 1-14　滋养孔和滋养动脉 nutrient foramen and mutrient a.

【临床解剖学要点】

　　滋养动脉是长骨的主要供血动脉，通过滋养孔进入髓腔，可提供长骨血量的 50%~70%。每一骨干有滋养动脉1~2支，在骨干中部附近通过皮质的斜行滋养孔进入骨髓腔内，其后分为升、降支，到达骨干两端，沿途发出细小分支进入皮质骨，并与骨膜动脉、干骺端动脉分支在哈佛系统中吻合，形成髓腔动脉系统。扁骨的血供呈多源性，主要来自骨膜动脉。

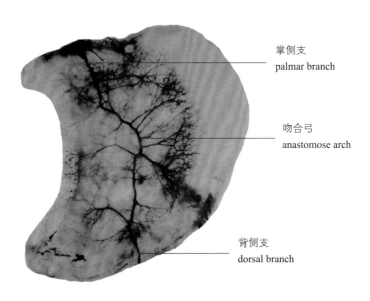

掌侧支
palmar branch

吻合弓
anastomose arch

背侧支
dorsal branch

图 1-15　月骨的动脉分布（氧化铅造影，朱晞教授惠赠）
arterial distribution of lunate bone（lead oxide radiography）

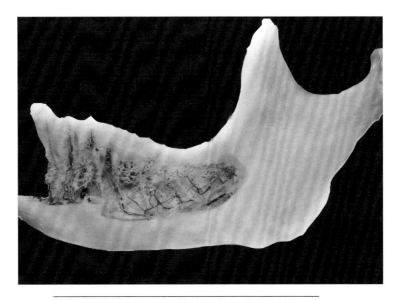

图 1-16　不规则骨的动脉分布（下牙槽动脉铸型）
arterial distribution of irregular bone（inferior alveolar a.cast）

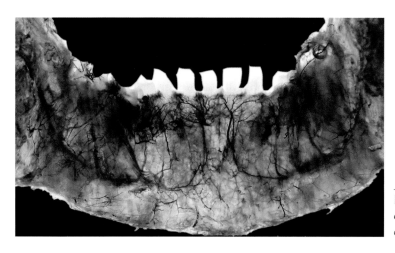

图 1-17　下牙槽动脉的分布（后面观，透明标本）
distribution of inferior alveolar a.（posterior view, clear specimen）

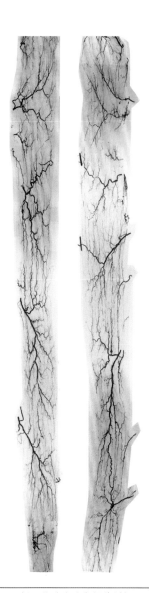

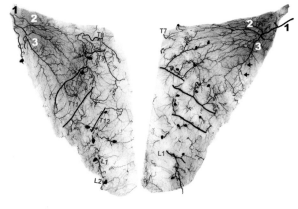

1. 胸背动脉；2. 内侧支；3. 外侧支；T. 肋间后动脉；L. 腰动脉
1.thoracodorsal a.; 2.medial branch; 3.lateral branch; T.posterior intercostal a.; L.lumbar a.

图 1-18　长肌的动脉分布规律（缝匠肌动脉造影）
regularities of arterial distribution of long muscle
（sartorius arteriography）

图 1-19　扁肌的动脉分布规律（背阔肌动脉造影，唐茂林教授惠赠）
regularities of arterial distribution of flat muscle（latissimus dorsi arteriography）

【临床解剖学要点】

　　骨骼肌的动脉有 3 种基本类型，即主干动脉型（包括单主干和双主干型）、节段动脉型（由多支动脉供应一块肌，如股薄肌）和混合动脉型（多支动脉供养一块肌，如背阔肌）。在肌瓣或肌皮瓣移植时，根据需要选取不同类型的肌。为了保证移植肌的功能，还要考虑该肌的血管神经伴行关系，以便同时神经吻合。

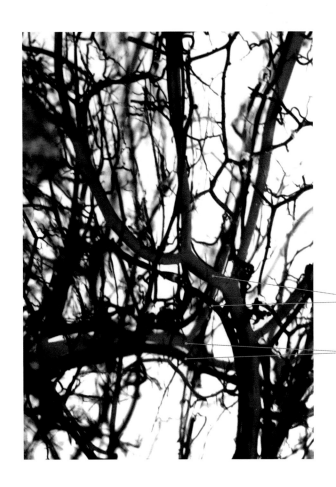

掌浅弓和伴行静脉
superficial palmar arch and accompanying v.

掌深弓和伴行静脉
deep palmar arch and accompanying v.

图 1-20　掌浅、深弓和伴行静脉
superficial，deep palmar arch and accompanying v.

【临床解剖学要点】

　　掌深层静脉均与同名深动脉伴行，其中掌浅、深动脉弓和指掌侧总动脉常与 1 条深静脉伴行，掌心动脉和掌背动脉常有 2 条深静脉伴行。静脉与动脉平行或以不同角度攀绕、跨越动脉。深静脉的口径比伴行动脉的小，如有 2 条伴行静脉，其截面积的总和比伴行动脉的还要小，这说明手部深层组织的大部分血液是通过浅静脉回流的。

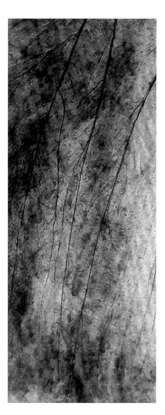

图 1-21　皮神经的分布（前臂皮神经，Sihler's 染色，杨胜波，魏在荣教授慧赠）distribution of cutaneous n.，cutaneous n. of forearm，Sihler's dye

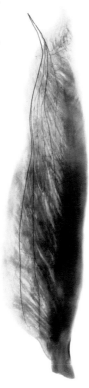

图 1-22　运动神经的分布（腓骨短肌神经，Sihler's 染色，引自于大志博士论文）distribution of motor n.，peroneus brevis n.，Sihler's dye

【临床解剖学要点】

　　不同部位的皮肤感觉神经的分布密度不同。神经束到达真皮后，分支形成网状深丛，由该丛发出更细小的神经束在真皮的网状层和乳头层间形成表浅乳头丛。乳头丛发出的分支进入乳头层，分布于感受器或神经末梢。在皮瓣移植时，对皮肤感觉要求较高的受区（如手掌、足跟），应选择皮支丰富，皮支位置较为恒定的供区。肌移植必须携带血管、神经方能恢复功能。肌的不同类型，其神经数目和进入肌门的位置不同，神经多与血管进入肌门的位置一致，在选择供肌时应予以注意。

内脏器官管道间的毗邻关系

　　实质性内脏器官内有 2 种以上的管道分布，管道铸型标本能清晰显示各管道的走行及相互间的毗邻关系，特别在实质器官的"门"处各管道的关系，如肺门、肝门、肾门，显示各管道的毗邻关系有独到之处。要仔细观察这些管道在肺段、肝段和肾段内的分布规律，结合软体标本和 3D 影像，对于其微创手术的安全有重要的指导价值。

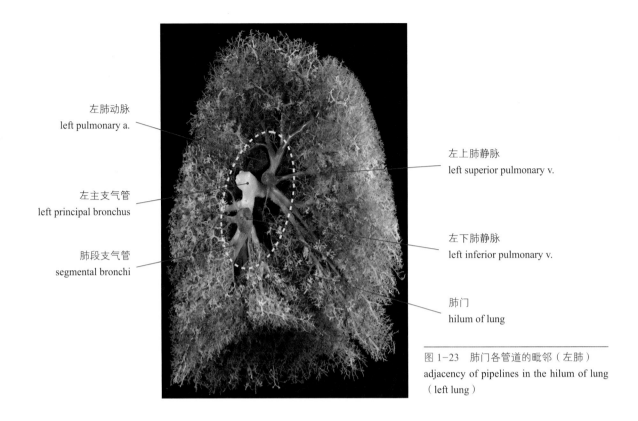

左肺动脉
left pulmonary a.

左主支气管
left principal bronchus

肺段支气管
segmental bronchi

左上肺静脉
left superior pulmonary v.

左下肺静脉
left inferior pulmonary v.

肺门
hilum of lung

图 1-23　肺门各管道的毗邻（左肺）
adjacency of pipelines in the hilum of lung
（left lung）

图 1-24　支气管和肺动脉的肺内分支
（后面观）
branches of bronchus and pulmonary a.
lung inside（posterior view）

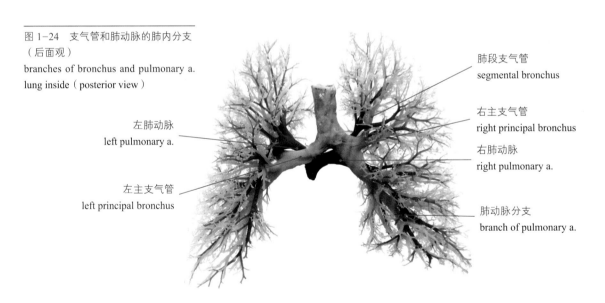

左肺动脉
left pulmonary a.

左主支气管
left principal bronchus

肺段支气管
segmental bronchus

右主支气管
right principal bronchus

右肺动脉
right pulmonary a.

肺动脉分支
branch of pulmonary a.

【临床解剖学要点】
　　肺内管道主要有支气管、肺动脉的分支和肺静脉属支。要注意观察肺门处各管道间的毗邻关系。左、右肺门从前向后的排列均为肺静脉、肺动脉和支气管，但从上向下排列方式不同，左肺门是肺动脉、支气管和肺静脉，右肺门则是支气管、肺动脉和肺静脉。从肺门开始，向内要观察到肺叶支气管和肺段支气管。在肺段中，肺段支气管、肺动脉分支和支气管血管伴行，肺静脉属支起始于段间静脉，不与肺段支气管、肺动脉分支伴行，认识这种关系对肺段切除尤为重要。

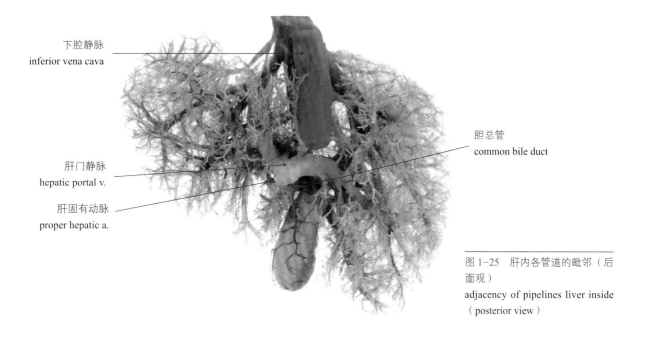

下腔静脉
inferior vena cava

胆总管
common bile duct

肝门静脉
hepatic portal v.

肝固有动脉
proper hepatic a.

图 1-25 肝内各管道的毗邻（后面观）
adjacency of pipelines liver inside（posterior view）

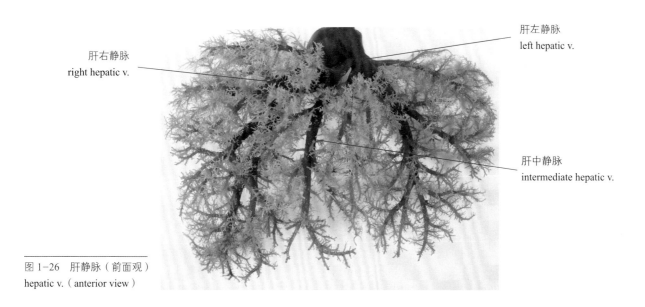

肝右静脉
right hepatic v.

肝左静脉
left hepatic v.

肝中静脉
intermediate hepatic v.

图 1-26 肝静脉（前面观）
hepatic v.（anterior view）

【临床解剖学要点】

第 1 肝门主要有肝门静脉、肝动脉和胆管进出，第 2 肝门有 3 支肝静脉穿出进入下腔静脉，第 3 肝门有数支肝小（短）静脉穿出进入下腔静脉。肝门静脉、肝动脉、胆管构成 Glisson 系统，三者走行一致，通常以此将肝分为 5 叶 6 段，以肝门静脉分支为轴线，可观察到各肝段静脉和伴行肝动脉、胆管分支的走行和位置（图 1-25）。Couinaud 系统则以肝静脉为基础，将肝分为 8 个肝段，各肝静脉间的汇合形式常有变化（图 1-26）。通过仔细观察各管道可定位各肝段的位置和范围。

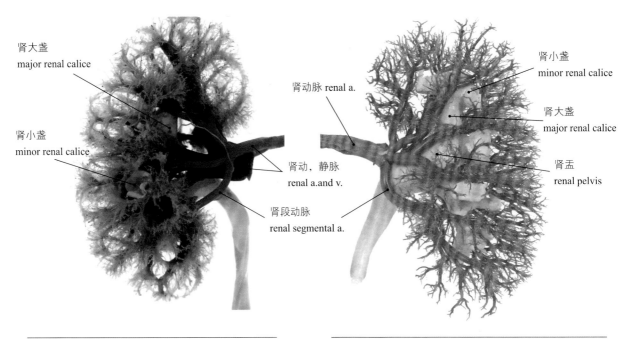

肾大盏
major renal calice

肾小盏
minor renal calice

肾动脉 renal a.

肾小盏
minor renal calice

肾大盏
major renal calice

肾动，静脉
renal a.and v.

肾盂
renal pelvis

肾段动脉
renal segmental a.

图 1-27　肾动、静脉与肾盏、肾盂的毗邻
adjacency of renal a.and v. with renal calice and renal pelvis

图 1-28　肾段动脉与肾盏、肾盂的毗邻
adjacency of renal segmental a. with renal calice and renal pelvis

【临床解剖学要点】

　　肾段动、静脉之间没有明确的伴行关系。肾段动、静脉与肾小盏、肾大盏及肾盂毗邻关系复杂，在行肾段切除，或经皮肾盏穿刺行腔内手术时，通过铸型标本深入了解各管道间的毗邻关系，特别是肾段动脉或静脉与输尿管肾盂交界处的位置关系，对于手术操作的安全至关重要。肾段动、静脉的走行、数目及与肾盏、肾盂的毗邻关系常有变异。

正常与变异

　　在人体体质调查中，通常把某一器官的形态、结构、位置、数目或大小等在统计学上占优势者称为正常，少数人的某个器官在上述方面与正常不同，就定为异常。异常的情况各不相同，如有的异常与正常差异不显著，又不影响其正常功能，则称为变异。有的变异代表人类进化的方向，称进化性变异；有的变异属反祖现象，称退化性变异。若异常超出变异范围，影响其正常功能者称为畸形，属于病理范畴。外科医生掌握"正常"是必须的，但要牢记，每一器官都有可能出现变异，它会对你的手术过程产生影响，甚至导致手术失败。

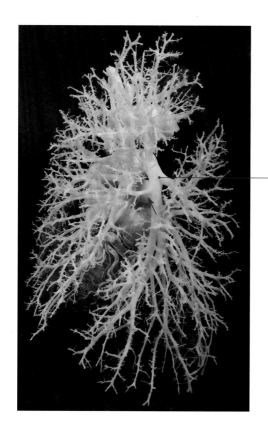

左肺动脉
left pulmonary a.

图 1-29 左肺斜裂融合部的迷走肺动脉（红箭头示）
aberrant artery of fusion part of left lung oblique fissure
（arrow show）
距左肺动脉下叶支起始 3 cm 处发出一迷走支，斜向后
上进入上叶

【临床解剖学要点】
　　肺裂可能不完全，以致相邻的肺叶之间有肺实质融合，以肺门附近多见。右肺斜裂融合部多在肺门后上方，至下叶的后上部与上叶融合（28%）；水平裂的融合部多见于肺门前下方，使中叶与上叶部分融合（62%）。左肺斜裂融合部多在斜裂的内 1/3 段（43%）。融合部内分布有大小不等的血管或支气管。由于肺实质融合，在手术中分离不完全肺裂时，应注意通过融合部的迷走血管或支气管。

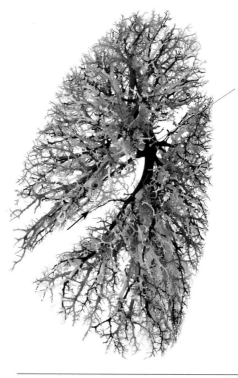

左肺动脉
left pulmonary a.

图 1-30　左肺斜裂融合部的迷走血管和支气管（黑箭头示）
aberrant blood vessel and bronchus of fusion part of left lung oblique
fissure（arrow show）
左肺上叶的三级支气管、肺静脉属支和下叶肺动脉分支共同分布
于斜裂中部的融合部内

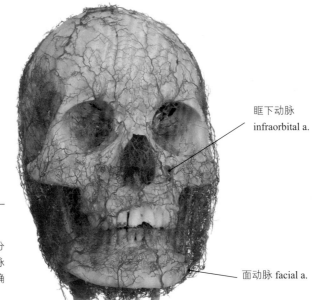

图 1-31　左面动脉变异
left facial a. variation
左面动脉细小，其分布范围大部分
由左眶下动脉代替。在利用面动脉
皮瓣行鼻、唇整形时，务必超声确
认面动脉的走行和分支

眶下动脉
infraorbital a.

面动脉 facial a.

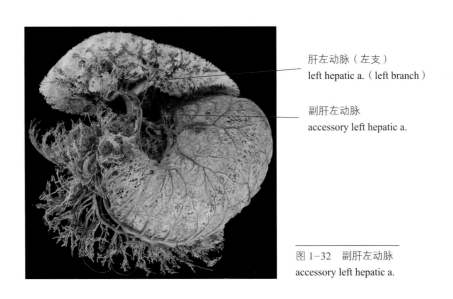

肝左动脉（左支）
left hepatic a.（left branch）

副肝左动脉
accessory left hepatic a.

图 1-32　副肝左动脉
accessory left hepatic a.

【临床解剖学要点】
　　正常肝左动脉（左支）由肝固有动脉发出，图 1-32 的这支肝左动脉较细，也属于变异。本例在胃左动脉转折下行处向上发出副肝左动脉，中途分支与肝左动脉吻合，主干分布于肝左叶。这种变异对肝叶、段切除或肝移植、肝脏肿瘤的介入治疗以及胃部手术等均有重要的临床意义，不容忽视。均应在术前做动脉造影，以对肝动脉的来源了如指掌。

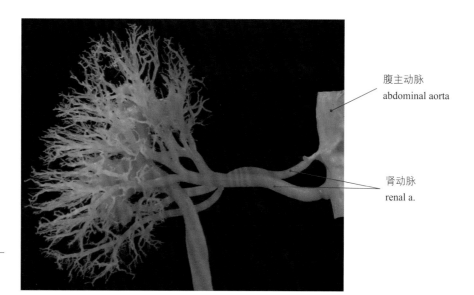

腹主动脉
abdominal aorta

肾动脉
renal a.

图 1-33 双肾动脉
double renal a.

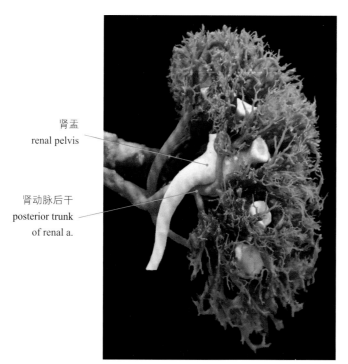

肾盂
renal pelvis

肾动脉后干
posterior trunk
of renal a.

图 1-34 肾动脉后干走行异常
（后面观）
posterior trunk of renal a.abnormal
route，posterior view

【临床解剖学要点】

　　肾动脉变异有多种类型。来自腹主动脉的肾动脉达 2~4 支，共同进入肾门，也有经肾上、下极进入肾内，较大的可充当肾段动脉。从肾动脉发出的异常支可经肾门以外进入肾内。变异肾动脉有的起自性腺动脉和肠系膜上动脉。肾段动、静脉走行变异较多，本例（图 1-34）中，肾动脉后干走行于肾盂输尿管结合部的前面，可能是肾盂积水的原因之一。在行经皮肾盏穿刺腔内肾盂切开术时，这些血管与肾盂输尿管结合部的关系应予以重视。

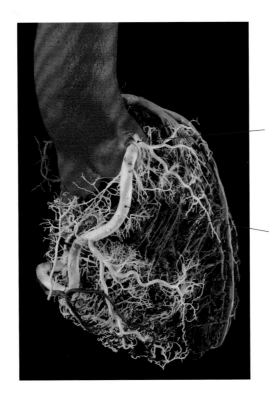

右副冠状动脉
right accessory coronary a.

右冠状动脉
right coronary a.

图 1-35 右副冠状动脉
right accessory coronary a.

【临床解剖学要点】

　　副冠状动脉的出现率为44%，其中右副冠状动脉占绝大多数，其开口部多位于右冠状动脉开口的前方1~5 mm处。副冠状动脉可有1~3支，1支者属多数，较细小，分布于动脉圆锥附近或右心室前壁，与动脉圆锥附近动脉支有吻合，当冠状动脉发生阻塞时，具有一定的侧支循环意义。在冠状动脉造影导管寻找冠状动脉口时，应注意观察是否有副冠状动脉口。

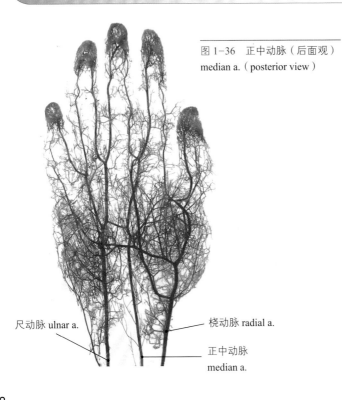

图 1-36 正中动脉（后面观）
median a.（posterior view）

尺动脉 ulnar a.

桡动脉 radial a.

正中动脉
median a.

【临床解剖学要点】

　　在胚胎的短时期内，正中动脉是骨间前动脉的直接延续，作为前臂和手部血供的唯一动脉，伴随正中神经经腕管至掌部。随着胚胎的发育，绝大多数个体的正中动脉被桡、尺动脉取代，逐渐退化成一纤细分支。约7%的正中动脉发育良好，外径超过2 mm，参与掌浅弓的构成（占3%），对手的血供有一定意义，在手掌创伤修复时应予以注意。

（丁自海　郭中献）

18

头颈部的血管

面部动脉

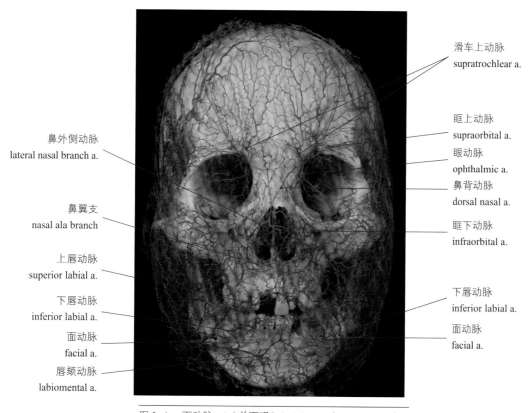

鼻外侧动脉
lateral nasal branch a.

鼻翼支
nasal ala branch

上唇动脉
superior labial a.

下唇动脉
inferior labial a.

面动脉
facial a.

唇颏动脉
labiomental a.

滑车上动脉
supratrochlear a.

眶上动脉
supraorbital a.

眼动脉
ophthalmic a.

鼻背动脉
dorsal nasal a.

眶下动脉
infraorbital a.

下唇动脉
inferior labial a.

面动脉
facial a.

图 2-1　面动脉 -1（前面观）facial a. -1（anterior view）

【临床解剖学要点】

　　面动脉的面部分支依起始位置分为 2 组。后组分支起自面动脉后壁，依次为咬肌支、颊支和眶下支；前组自下而上依次为下唇动脉、上唇动脉和鼻外侧动脉。面动脉至内眦处易名为内眦动脉。面动脉依其分支模式分为 5 型：A 型，面动脉分为上唇动脉和鼻外侧动脉，由后者再分出鼻翼上、下动脉并终于内眦动脉，占 47.5%；B 型，与 A 型相近，鼻外侧动脉终于鼻翼上动脉，内眦动脉缺如，占 38.7%；C 型，面动脉终于上唇动脉，占 8.5%；D 型，内眦动脉直接起自面动脉干，面动脉终于鼻翼上动脉，占 3.8%；E 型，面动脉终于一残存的小支，占 1.5%。

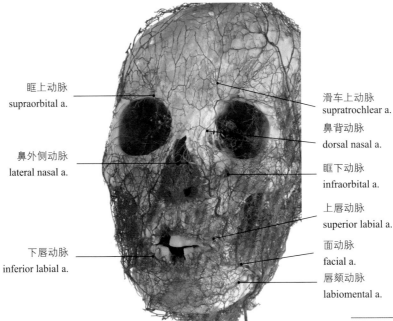

眶上动脉
supraorbital a.

鼻外侧动脉
lateral nasal a.

下唇动脉
inferior labial a.

滑车上动脉
supratrochlear a.

鼻背动脉
dorsal nasal a.

眶下动脉
infraorbital a.

上唇动脉
superior labial a.

面动脉
facial a.

唇颏动脉
labiomental a.

图 2-2　面动脉 -2（前面观）
facial a. -2（anterior view）

【临床解剖学要点】
　　额部皮肤血供来自眶上动脉、滑车上动脉、鼻背动脉和内眦动脉共同组成的血管网。丰富的血管分支汇集于内眦区域，为旁正中额瓣的设计提供了可靠的血管解剖基础。旁正中额瓣以眶上动脉和滑车上动脉为轴，皮瓣蒂部位于眉毛内侧与内眦之间，按供区轴型和纵向血管解剖特点，其蒂部动脉血供源于上述任一动脉分支，均可形成主要供血血管的皮下血管网皮瓣。

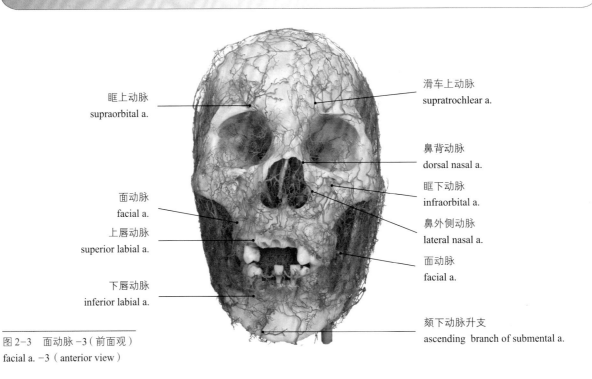

眶上动脉
supraorbital a.

面动脉
facial a.

上唇动脉
superior labial a.

下唇动脉
inferior labial a.

滑车上动脉
supratrochlear a.

鼻背动脉
dorsal nasal a.

眶下动脉
infraorbital a.

鼻外侧动脉
lateral nasal a.

面动脉
facial a.

颏下动脉升支
ascending branch of submental a.

图 2-3　面动脉 -3（前面观）
facial a. -3（anterior view）

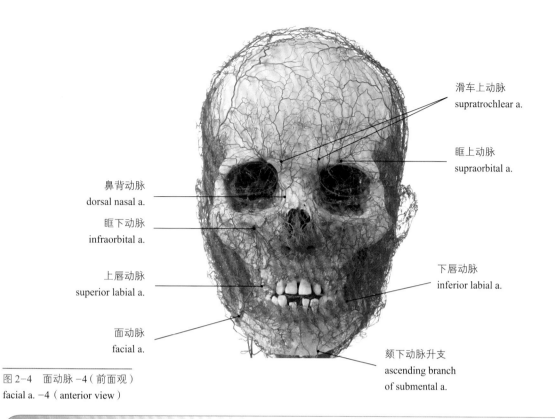

滑车上动脉
supratrochlear a.

眶上动脉
supraorbital a.

鼻背动脉
dorsal nasal a.

眶下动脉
infraorbital a.

上唇动脉
superior labial a.

下唇动脉
inferior labial a.

面动脉
facial a.

颏下动脉升支
ascending branch
of submental a.

图 2-4　面动脉 -4（前面观）
facial a. -4（anterior view）

【临床解剖学要点】
　　眶上动脉出现率为 72%，根部外径为 0.8 mm；在距正中线 2.5 cm 处出眶上切迹（孔），转向上至额肌的深面，穿额肌至浅筋膜，供应额部皮肤。滑车上动脉出现率为 100%，外径为 1.0 mm，在眶内上角距正中线 1.5 cm 处出额切迹，浅出至睑部浅筋膜。浅出后垂直上行至颅顶。沿途与眶上动脉、颞浅动脉额支的分支吻合。

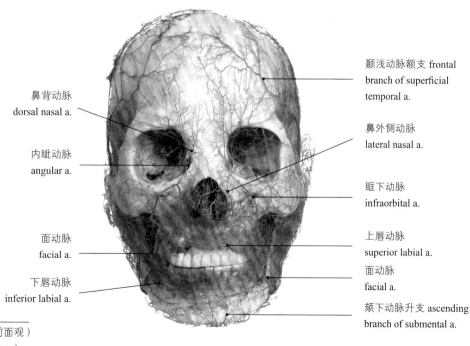

颞浅动脉额支 frontal
branch of superficial
temporal a.

鼻背动脉
dorsal nasal a.

鼻外侧动脉
lateral nasal a.

内眦动脉
angular a.

眶下动脉
infraorbital a.

上唇动脉
superior labial a.

面动脉
facial a.

面动脉
facial a.

下唇动脉
inferior labial a.

颏下动脉升支 ascending
branch of submental a.

图 2-5　面动脉 -5（前面观）
facial a. -5（anterior view）

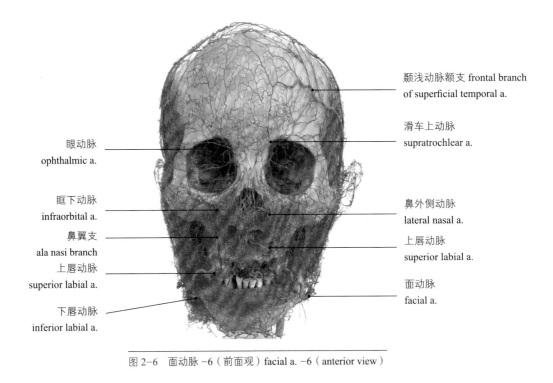

眼动脉
ophthalmic a.

眶下动脉
infraorbital a.

鼻翼支
ala nasi branch

上唇动脉
superior labial a.

下唇动脉
inferior labial a.

颞浅动脉额支 frontal branch of superficial temporal a.

滑车上动脉
supratrochlear a.

鼻外侧动脉
lateral nasal a.

上唇动脉
superior labial a.

面动脉
facial a.

图 2-6　面动脉 -6（前面观）facial a. -6（anterior view）

【临床解剖学要点】

　　额区皮瓣可用于鼻再造、鼻翼修复、上下唇部等缺损的修复。颞浅动脉的额支出现率为 100%，在耳屏上方发出处外径 1.6 mm，按照走行可分为平部和升部。平部斜向上前行，走在额肌浅面，行至眶外上角后上方，转向上变成升部，走向颅顶。平部长 7.0 cm，升部长 5.9 cm。额支发出 4~7 支额眶支和 3~5 支额顶支。

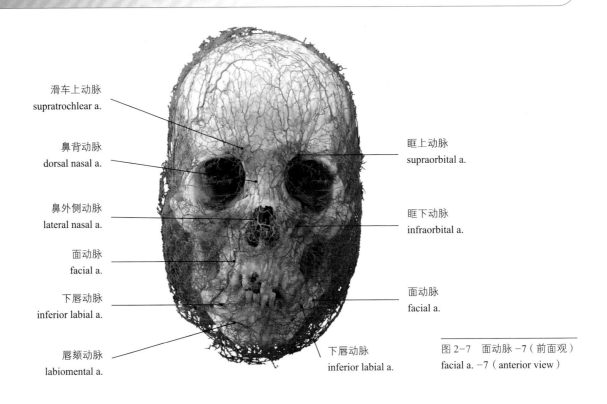

滑车上动脉
supratrochlear a.

鼻背动脉
dorsal nasal a.

鼻外侧动脉
lateral nasal a.

面动脉
facial a.

下唇动脉
inferior labial a.

唇颏动脉
labiomental a.

眶上动脉
supraorbital a.

眶下动脉
infraorbital a.

面动脉
facial a.

下唇动脉
inferior labial a.

图 2-7　面动脉 -7（前面观）
facial a. -7（anterior view）

【临床解剖学要点】

两侧面动脉对称分布的占 40%。终止于内眦动脉、鼻外侧动脉、上唇动脉和下唇动脉的分别占 40%、35%、15% 和 5%。在口角及鼻翼基底水平，面动脉外径右侧比左侧稍粗。由于面动脉分布和终止部位存在不恒定性，在发育较弱侧，特别是左侧，眶下动脉或面横动脉到唇鼻部的分支明显增粗增多，以起代偿作用。

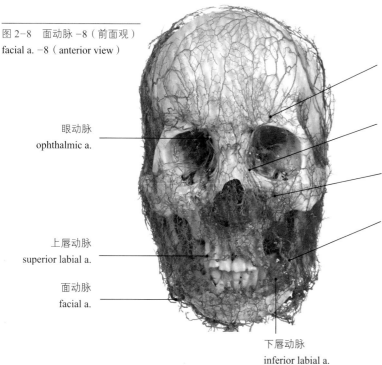

图 2-8　面动脉 -8（前面观）
facial a. -8（anterior view）

眶上动脉 supraorbital a.

鼻背动脉 dorsal nasal a.

眶下动脉 infraorbital a.

面动脉 facial a.

眼动脉 ophthalmic a.

上唇动脉 superior labial a.

面动脉 facial a.

下唇动脉 inferior labial a.

【临床解剖学要点】

眶上动脉经眶上孔（或眶上切迹）到达额部，先走行在深层结构，在眶缘上方 2.4 cm 处至浅筋膜。浅出后垂直上行，发出分支与滑车上动脉和颞浅动脉额支相吻合。

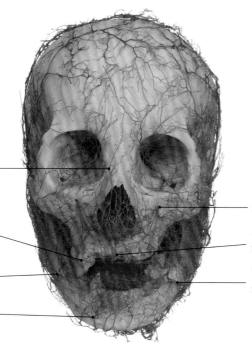

鼻背动脉 dorsal nasal a.

眶下动脉 infraorbital a.

鼻中隔支 nasal septum branch

上唇动脉 superior labial a.

面动脉 facial a.

面动脉 facial a.

颏下动脉升支 ascending branches of submental a.

图 2-9　面动脉 -9（前面观）
facial a. -9（anterior view）

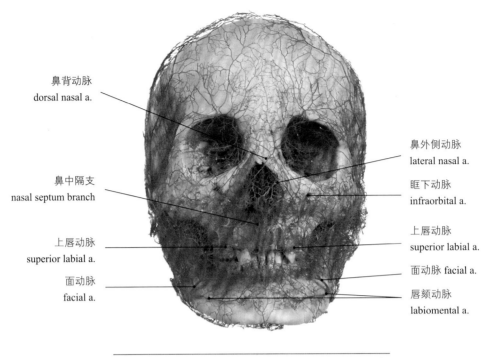

鼻背动脉
dorsal nasal a.

鼻外侧动脉
lateral nasal a.

鼻中隔支
nasal septum branch

眶下动脉
infraorbital a.

上唇动脉
superior labial a.

上唇动脉
superior labial a.

面动脉 facial a.

面动脉
facial a.

唇颏动脉
labiomental a.

图 2-10　面动脉 -10（前面观）facial a. -10（anterior view）

【临床解剖学要点】

　　眶下动脉穿过眶下裂进入眶腔，经眶下管出眶下孔，分出下睑支、上唇支和鼻翼支，并与上唇动脉及内眦动脉相吻合。如面动脉发育细小，眶下动脉则代偿增粗，分出上唇动脉、鼻外侧动脉等。

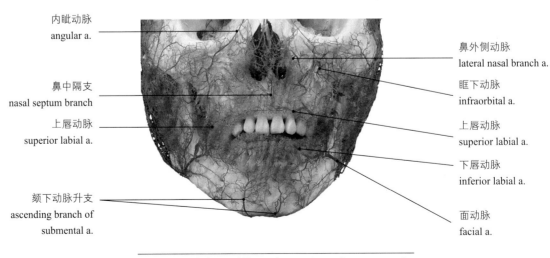

内眦动脉
angular a.

鼻外侧动脉
lateral nasal branch a.

鼻中隔支
nasal septum branch

眶下动脉
infraorbital a.

上唇动脉
superior labial a.

上唇动脉
superior labial a.

下唇动脉
inferior labial a.

颏下动脉升支
ascending branch of
submental a.

面动脉
facial a.

图 2-11　面动脉 -11（前面观）facial a. -11（anterior view）

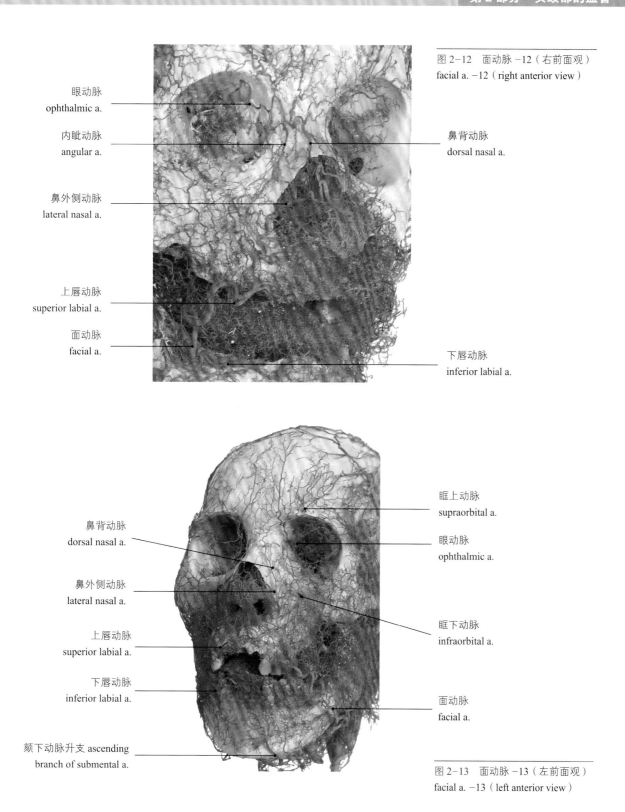

图 2-12　面动脉 -12（右前面观）
facial a. -12（right anterior view）

眼动脉
ophthalmic a.

内眦动脉
angular a.

鼻外侧动脉
lateral nasal a.

上唇动脉
superior labial a.

面动脉
facial a.

鼻背动脉
dorsal nasal a.

下唇动脉
inferior labial a.

鼻背动脉
dorsal nasal a.

鼻外侧动脉
lateral nasal a.

上唇动脉
superior labial a.

下唇动脉
inferior labial a.

颏下动脉升支 ascending
branch of submental a.

眶上动脉
supraorbital a.

眼动脉
ophthalmic a.

眶下动脉
infraorbital a.

面动脉
facial a.

图 2-13　面动脉 -13（左前面观）
facial a. -13（left anterior view）

【临床解剖学要点】

　　颏下动脉在颏下中部发出升支 2~12 支，越过下颌缘，上升至下唇下部，与唇颏动脉分支和下唇动脉降支吻合。在唇颏动脉或下唇动脉缺如或细小者，颏下动脉升支代偿性增多增粗，参与下唇动脉弓的构成。

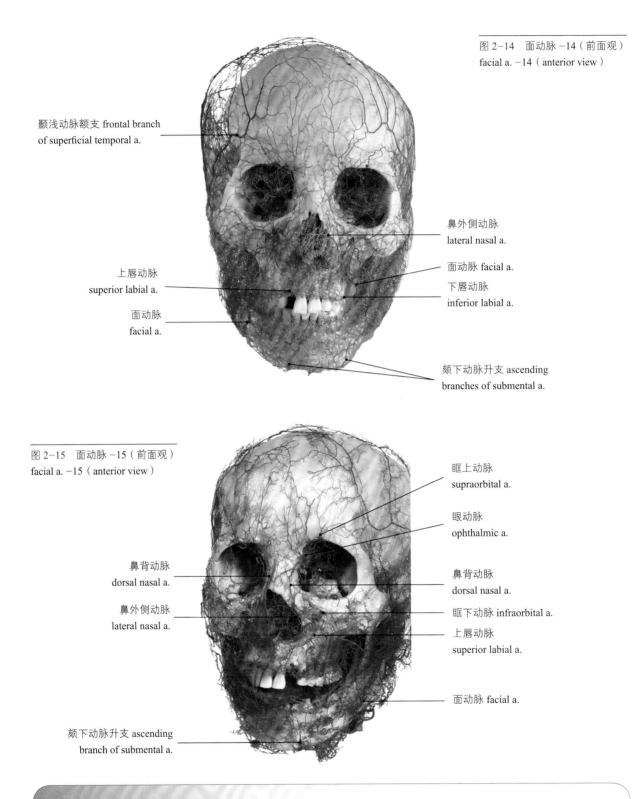

图 2-14 面动脉 -14（前面观）
facial a. -14（anterior view）

颞浅动脉额支 frontal branch
of superficial temporal a.

鼻外侧动脉
lateral nasal a.

面动脉 facial a.

上唇动脉
superior labial a.

下唇动脉
inferior labial a.

面动脉
facial a.

颏下动脉升支 ascending
branches of submental a.

图 2-15 面动脉 -15（前面观）
facial a. -15（anterior view）

眶上动脉
supraorbital a.

眼动脉
ophthalmic a.

鼻背动脉
dorsal nasal a.

鼻背动脉
dorsal nasal a.

鼻外侧动脉
lateral nasal a.

眶下动脉 infraorbital a.

上唇动脉
superior labial a.

面动脉 facial a.

颏下动脉升支 ascending
branch of submental a.

【临床解剖学要点】

上唇动脉由外而内发出鼻翼支、鼻前庭支和鼻中隔支。鼻外侧动脉由面动脉在经过鼻外侧时发出，或由内眦动脉发出，至鼻翼和鼻外侧部，并与鼻翼支、鼻中隔支、鼻背动脉或眶下动脉的分支相吻合。内眦动脉在上行过程中分支至鼻背上部。鼻背动脉下行至鼻背侧面，并与鼻外侧动脉、滑车上动脉及眶下动脉相吻合，形成鼻背皮肤动脉网。

图 2-16 面动脉 -16（前面观）
facial a. -16（anterior view）

眶上动脉
supraorbital a.

鼻背动脉
dorsal nasal a.

鼻外侧动脉
lateral nasal a.

上唇动脉
superior labial a.

面动脉
facial a.

眶下动脉升支
ascending branch
of infraorbital a.

眶下动脉
infraorbital a.

眶下动脉鼻翼支
ala nasi branch of
infraorbital a.

颏下动脉升支
ascending branch
of submental a.

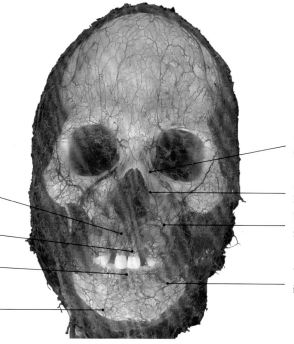

【临床解剖学要点】

面动脉发育不全或缺如者占 10%，由对侧粗大的上、下唇动脉代偿；或由眶下动脉发出上唇动脉、鼻外侧支、面横动脉发出上唇支以及增粗的鼻背动脉下行代偿。

图 2-17 面动脉 -17（前面观）
facial a. -17（anterior view）

鼻中隔支
nasal septum branch

上唇弓
superior labial arch

下唇弓
inferior labial arch

颏下动脉升支 ascending
branches of submental a.

鼻背动脉
dorsal nasal a.

鼻外侧动脉
lateral nasal a.

面动脉
facial a.

下唇动脉
inferior labial a.

【临床解剖学要点】

颞区组织瓣广泛应用于眉再造、鼻再造、耳再造等。颞浅动脉在颧弓上 2 cm 处分为额支和顶支，额支外径为 1.8 mm，发出后向前分布于额部，顶支及枕支分布于顶部和枕部。各分支相互间广泛吻合，为理想的皮瓣血管蒂。额、顶、枕支进一步分为深、浅支：深支分布于帽状腱膜和颅骨外膜，是颅骨瓣形成的解剖基础；浅支分布于头皮真皮层，形成营养头发毛囊的动脉网。

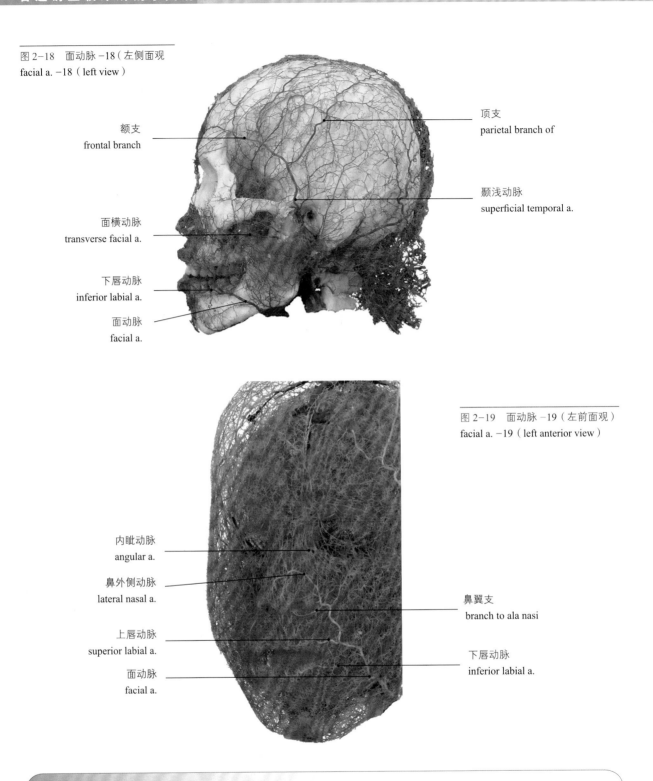

图 2-18　面动脉 -18（左侧面观）
facial a. -18（left view）

额支
frontal branch

顶支
parietal branch of

颞浅动脉
superficial temporal a.

面横动脉
transverse facial a.

下唇动脉
inferior labial a.

面动脉
facial a.

图 2-19　面动脉 -19（左前面观）
facial a. -19（left anterior view）

内眦动脉
angular a.

鼻外侧动脉
lateral nasal a.

上唇动脉
superior labial a.

面动脉
facial a.

鼻翼支
branch to ala nasi

下唇动脉
inferior labial a.

【临床解剖学要点】

　　面动脉的终止部位最高可达内眦，最低仅至下唇。其中以终止于鼻翼下缘外侧水平线以上者最多（77%），止于上颌窦底与口角水平线间者次之（15%），止于口角水平线以下者最少（8%）。后两类口角以上区域的血液供应，常由对侧上唇动脉或同侧的眶下动脉、鼻背动脉等补偿。95%的面动脉只有 1 支，约有 5% 的面动脉进入面部后，分为大小相近的前、后支。前支的走行部位如正常，后支则与面静脉伴行，称为副面动脉。副面动脉向上终止于眶下部。

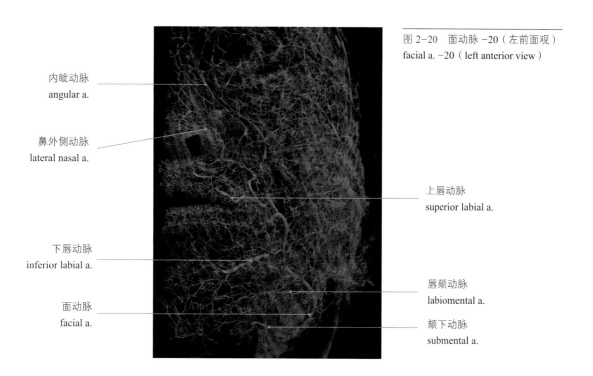

图 2-20　面动脉 -20（左前面观）
facial a. -20（left anterior view）

内眦动脉
angular a.

鼻外侧动脉
lateral nasal a.

下唇动脉
inferior labial a.

面动脉
facial a.

上唇动脉
superior labial a.

唇颏动脉
labiomental a.

颏下动脉
submental a.

【临床解剖学要点】

　　内眦动脉为面动脉的终支。面动脉经过上唇方肌的眶下头深面，进入上唇方肌内眦头时，即改名为内眦动脉。该动脉沿鼻外侧向上行至内眦部，与眼动脉分出的鼻背动脉吻合。以额部转移皮瓣修复鼻背缺损时，如果皮瓣以此处为蒂，即包括鼻背动脉。

图 2-21　面动脉 -21（右侧面观）
facial a. -21（right view）

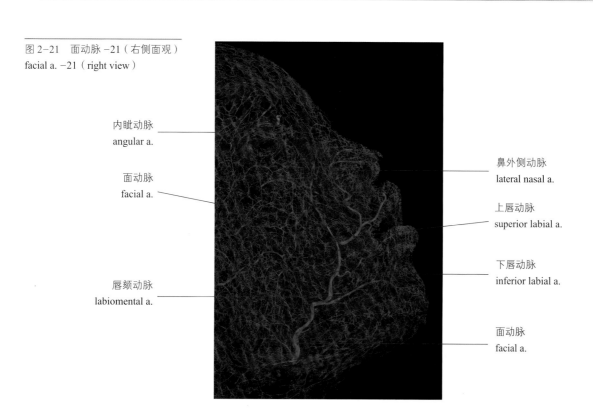

内眦动脉
angular a.

面动脉
facial a.

唇颏动脉
labiomental a.

鼻外侧动脉
lateral nasal a.

上唇动脉
superior labial a.

下唇动脉
inferior labial a.

面动脉
facial a.

【临床解剖学要点】

唇颏动脉在下唇动脉发出部位近侧约 1 cm 处从面动脉发出，多为 1 支，缺如或细小者占37%。唇颏动脉起始后水平走行，在唇颏中部分出数支，与下唇动脉降支、颏下动脉升支或对侧同名动脉分支吻合，形成唇颏血管丛。

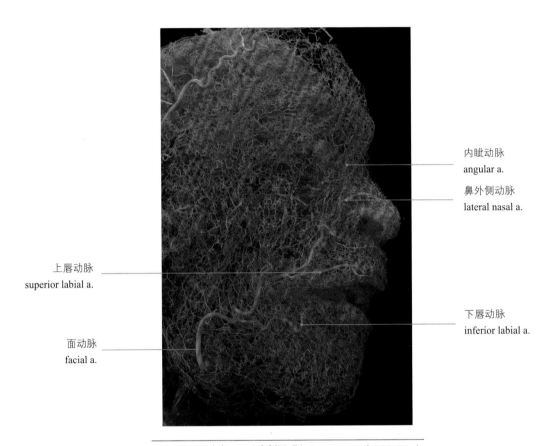

内眦动脉
angular a.

鼻外侧动脉
lateral nasal a.

上唇动脉
superior labial a.

下唇动脉
inferior labial a.

面动脉
facial a.

图 2-22　面动脉 -22（右侧面观）facial a. -22（right view）

【临床解剖学要点】

上唇动脉于口角附近发出后进入上唇，沿唇黏膜下前行至中线，与对侧同名动脉相吻合。上、下唇动脉位于黏膜与口轮匝肌纤维之间，在唇红缘深面的黏膜下组织内行向中线，互相吻合成围绕口裂的动脉环，此动脉环在唇缺损修复手术中十分重要。当切开唇部时，通常可见数个小血管出血点，其位置主要位于红唇部。当上唇瓣转向下唇或下唇瓣转向上唇时，蒂部必须包括红唇和2 mm 左右的白唇。

图 2-23　面动脉 -23（前面观）
facial a. -23（anterior view）

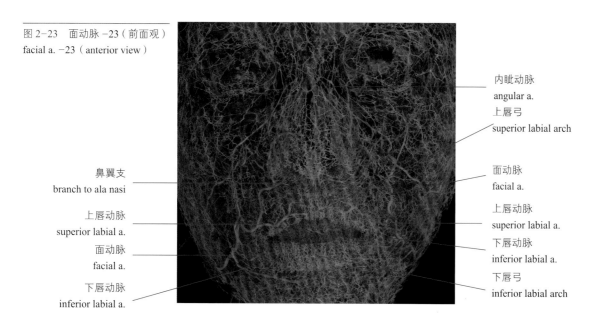

内眦动脉
angular a.
上唇弓
superior labial arch

面动脉
facial a.

上唇动脉
superior labial a.

下唇动脉
inferior labial a.

下唇弓
inferior labial arch

鼻翼支
branch to ala nasi

上唇动脉
superior labial a.

面动脉
facial a.

下唇动脉
inferior labial a.

【临床解剖学要点】

　　上唇动脉按起始部位分为 5 种类型。A 型：上唇动脉在口角平面上方起自面动脉，占 69%；B 型：上唇动脉在口角平面起自面动脉，占 22%；C 型：上唇动脉起自下唇动脉起始部，占 2%；D 型：上、下唇动脉共干起始占 6%；上唇动脉缺如的占 1%。

　　上唇动脉与面动脉的关系有 3 种类型。A 型：上唇动脉为面动脉的分支之一（43%）；B 型：上唇动脉为面动脉的终支之一（54%）；C 型：上唇动脉为面动脉的直接延续（3%）。

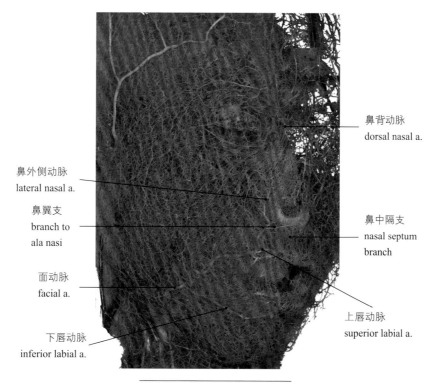

鼻背动脉
dorsal nasal a.

鼻外侧动脉
lateral nasal a.

鼻翼支
branch to
ala nasi

鼻中隔支
nasal septum
branch

面动脉
facial a.

下唇动脉
inferior labial a.

上唇动脉
superior labial a.

图 2-24　面动脉 -24（右前面观）
facial a. -24（right anterior view）

【临床解剖学要点】

　　下唇动脉与面动脉的关系有 3 种类型。A 型：下唇动脉为面动脉的分支之一，占 63%；B 型：下唇动脉为面动脉的 2 个终支之一，占 32%；C 型：下唇动脉为面动脉的终支，占 5%。两侧上、下唇动脉可环绕口裂，直接吻合成明显的动脉环者占 2%~10%。

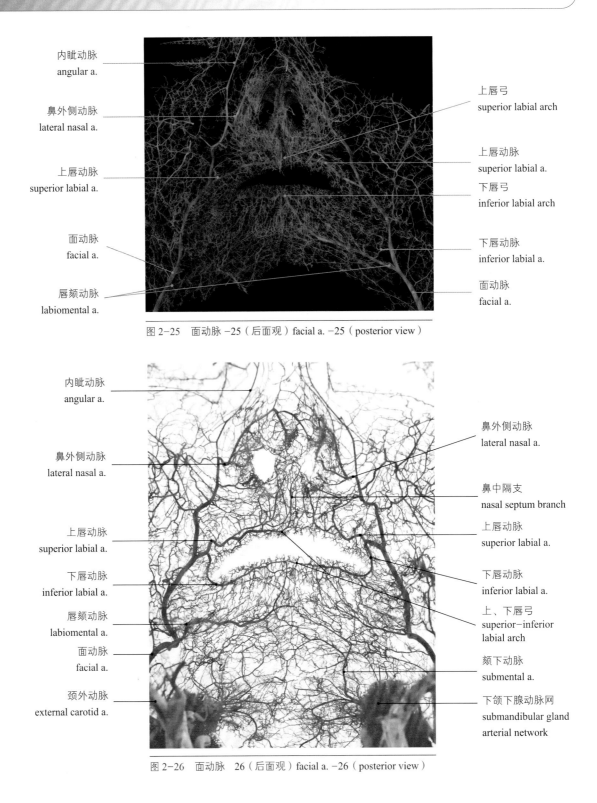

内眦动脉
angular a.

鼻外侧动脉
lateral nasal a.

上唇动脉
superior labial a.

面动脉
facial a.

唇颏动脉
labiomental a.

上唇弓
superior labial arch

上唇动脉
superior labial a.

下唇弓
inferior labial arch

下唇动脉
inferior labial a.

面动脉
facial a.

图 2-25　面动脉 -25（后面观）facial a. -25（posterior view）

内眦动脉
angular a.

鼻外侧动脉
lateral nasal a.

上唇动脉
superior labial a.

下唇动脉
inferior labial a.

唇颏动脉
labiomental a.

面动脉
facial a.

颈外动脉
external carotid a.

鼻外侧动脉
lateral nasal a.

鼻中隔支
nasal septum branch

上唇动脉
superior labial a.

下唇动脉
inferior labial a.

上、下唇弓
superior-inferior
labial arch

颏下动脉
submental a.

下颌下腺动脉网
submandibular gland
arterial network

图 2-26　面动脉 26（后面观）facial a. -26（posterior view）

第
2
部
分

【临床解剖学要点】

上、下唇动脉共干起于面动脉，唇动脉在近中线处相互吻合，分别构成上、下唇动脉弓。上、下唇动脉弓环绕上、下唇，又称唇冠状动脉（图2-26）。如某一上、下唇动脉缺如，则由对侧唇动脉、颏下动脉升支、唇颏动脉或眶下动脉分支代偿。

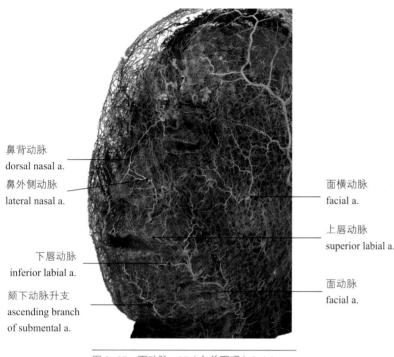

鼻背动脉
dorsal nasal a.

鼻外侧动脉
lateral nasal a.

下唇动脉
inferior labial a.

颏下动脉升支
ascending branch
of submental a.

面横动脉
facial a.

上唇动脉
superior labial a.

面动脉
facial a.

图 2-27　面动脉 -27（左前面观）facial a.
-27（left anterior view）

滑车上动脉
supratrochlear a.

眼动脉
ophthalmic a.

鼻背动脉
dorsal nasal a.

鼻翼支
branch of ala nasi

上唇弓
superior labial arch

下唇弓
inferior labial arch

颏下动脉升支
ascending branch
of submental a.

内眦动脉
angular a.

鼻中隔支 nasal
septum branch

上唇动脉
superior labial a.

下唇动脉
inferior labial a.

面动脉 facial a.

图 2-28　面动脉 -28（前面观）facial a. -28
（anterior view）

【临床解剖学要点】

面横动脉有多支，外径 1.7 mm，多起自颞浅动脉（62%），起始后紧贴咬肌浅面，向前穿经腮腺实质逐渐浅出，横过面侧部，沿途发出分支至腮腺、咬肌及皮肤，并与面动脉、颊动脉、咬肌动脉和眶下动脉的分支相吻合。图2-27面动脉终止于上唇动脉，从上唇动脉发出鼻外侧动脉。

【临床解剖学要点】

下唇动脉的走行有以下情况：A. 左、右侧下唇动脉均起始于面动脉，在中线附近或偏向一侧吻合的，占74%；B. 一侧下唇动脉缺如，对侧下唇动脉越过中线代偿，占4%；C. 一侧下唇动脉起于面动脉，另一侧起于上唇动脉，占6%；D. 一侧为下唇动脉，对侧为唇颏动脉，二者在中线处吻合，占5%；E. 下唇动脉起于上唇动脉，占3%；F. 下唇动脉缺如，占8%。

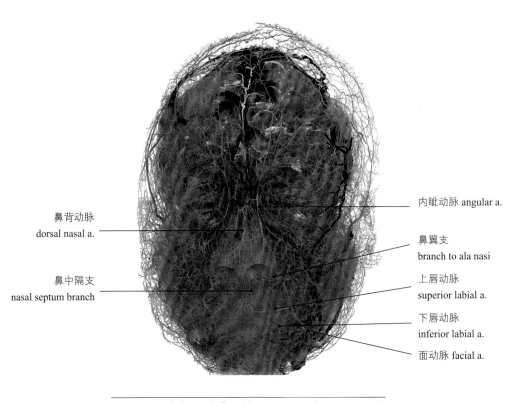

鼻背动脉
dorsal nasal a.

鼻中隔支
nasal septum branch

内眦动脉 angular a.

鼻翼支
branch to ala nasi

上唇动脉
superior labial a.

下唇动脉
inferior labial a.

面动脉 facial a.

图 2-29　面动脉 -29（前面观）facial a. -29（anterior view）

【临床解剖学要点】

如上、下唇动脉各有 2 支，远离唇缘的 1 支称为副上唇动脉（出现率 6%）和副下唇动脉（出现率 17%）。下唇动脉可与上唇动脉共干起始（6%），共干长 6.3 mm，外径 2.3 mm。上唇动脉起始处外径为 1.2 mm，主干长 9.0 cm，以上唇动脉为蒂设计鼻唇沟逆行岛状皮瓣，其面积可达 3.0 cm×1.5 cm，用于修复鼻尖、颌面部及上唇缺损。

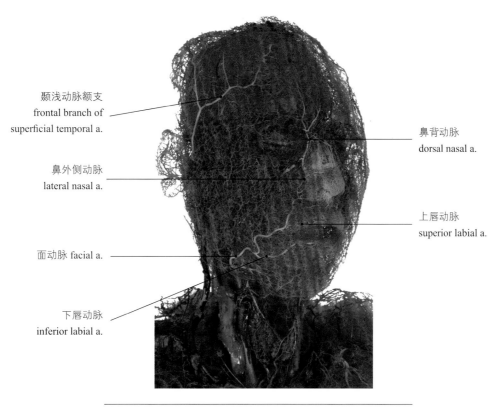

颞浅动脉额支
frontal branch of
superficial temporal a.

鼻外侧动脉
lateral nasal a.

面动脉 facial a.

下唇动脉
inferior labial a.

鼻背动脉
dorsal nasal a.

上唇动脉
superior labial a.

图 2-30　面动脉 -30（右前面观）facial a. -30（right anterior view）

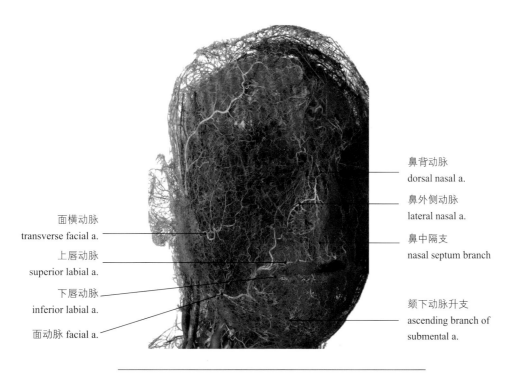

面横动脉
transverse facial a.

上唇动脉
superior labial a.

下唇动脉
inferior labial a.

面动脉 facial a.

鼻背动脉
dorsal nasal a.

鼻外侧动脉
lateral nasal a.

鼻中隔支
nasal septum branch

颏下动脉升支
ascending branch of
submental a.

图 2-31　面动脉 -31（右前面观）facial a. -31（right anterior view）

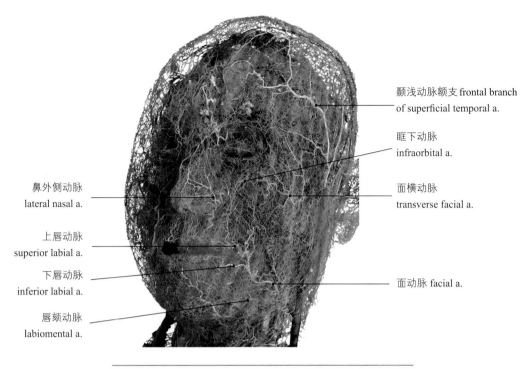

鼻外侧动脉 lateral nasal a.

上唇动脉 superior labial a.

下唇动脉 inferior labial a.

唇颏动脉 labiomental a.

颞浅动脉额支 frontal branch of superficial temporal a.

眶下动脉 infraorbital a.

面横动脉 transverse facial a.

面动脉 facial a.

图 2-32　面动脉 -32（左前面观）facial a. -32（left anterior view）

【临床解剖学要点】

下唇动脉按起始部位分为 5 种类型。A 型：在下颌骨下缘稍上方起自面动脉，占 46%；B 型：在口角平面或稍下方起自面动脉，占 38%；C 型：在口角以上起自上唇动脉起始部，占 3%；D 型：上、下唇动脉共干起始，占 6%；E 型：下唇动脉缺如，占 7%。

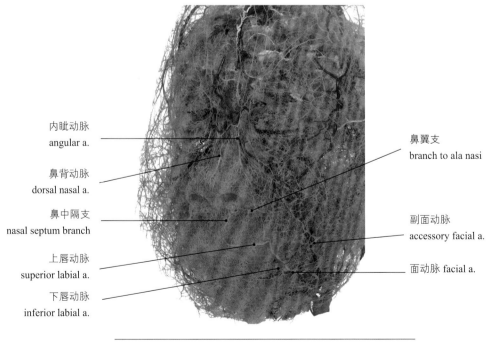

内眦动脉 angular a.

鼻背动脉 dorsal nasal a.

鼻中隔支 nasal septum branch

上唇动脉 superior labial a.

下唇动脉 inferior labial a.

鼻翼支 branch to ala nasi

副面动脉 accessory facial a.

面动脉 facial a.

图 2-33　面动脉 -33（左前面观）facial a. -33（left anterior view）

【临床解剖学要点】

面动脉常在下颌体上缘 1~3 cm 处分为外径相当的内、外 2 支，其中能够延续为内眦动脉的一支为面动脉主干（可能为内支，也可能为外支），另一支相对较短，视为副面动脉。面静脉通常与外侧支伴行。

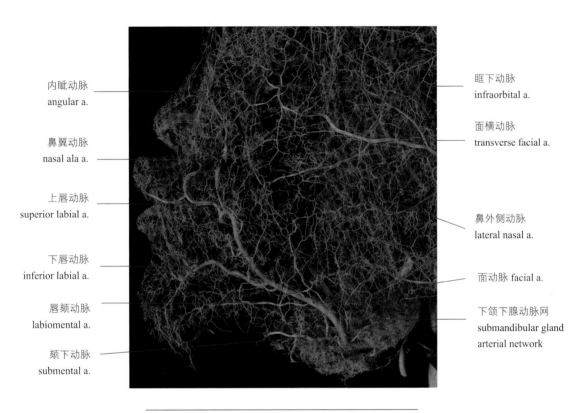

内眦动脉
angular a.

鼻翼动脉
nasal ala a.

上唇动脉
superior labial a.

下唇动脉
inferior labial a.

唇颏动脉
labiomental a.

颏下动脉
submental a.

眶下动脉
infraorbital a.

面横动脉
transverse facial a.

鼻外侧动脉
lateral nasal a.

面动脉 facial a.

下颌下腺动脉网
submandibular gland
arterial network

图 2-34　面动脉 -34（左侧面观）facial a. -34（left view）

【临床解剖学要点】

面动脉在鼻翼沟上缘处发出鼻外侧动脉 1~2 支，供应鼻背下部和鼻尖。内眦动脉主要供应鼻背上部。鼻外侧动脉在鼻尖、鼻背与鼻背动脉吻合形成广泛侧支循环。

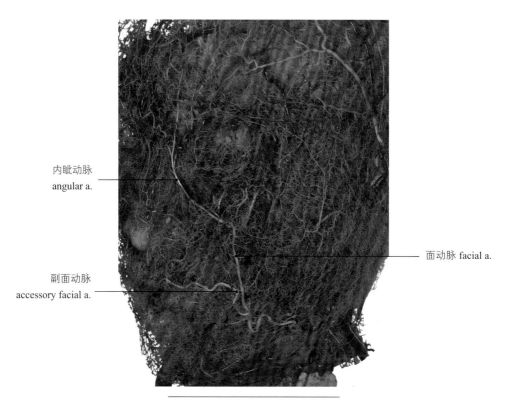

内眦动脉 angular a.

副面动脉 accessory facial a.

面动脉 facial a.

图 2-35　面动脉变异 facial a. variation

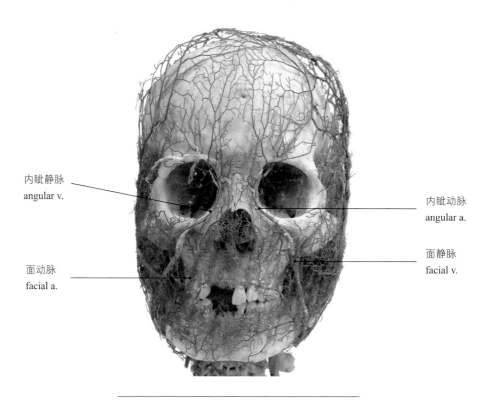

内眦静脉 angular v.

内眦动脉 angular a.

面动脉 facial a.

面静脉 facial v.

图 2-36　面动、静脉的关系 relation of facial a. and v.

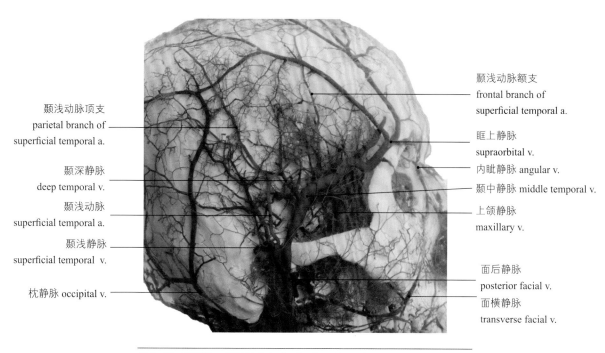

颞浅动脉额支
frontal branch of
superficial temporal a.

眶上静脉
supraorbital v.

内眦静脉 angular v.

颞中静脉 middle temporal v.

上颌静脉
maxillary v.

面后静脉
posterior facial v.

面横静脉
transverse facial v.

颞浅动脉顶支
parietal branch of
superficial temporal a.

颞深静脉
deep temporal v.

颞浅动脉
superficial temporal a.

颞浅静脉
superficial temporal v.

枕静脉 occipital v.

图 2-37　颞区动、静脉的分布 distribution of a. and v. in temporal region

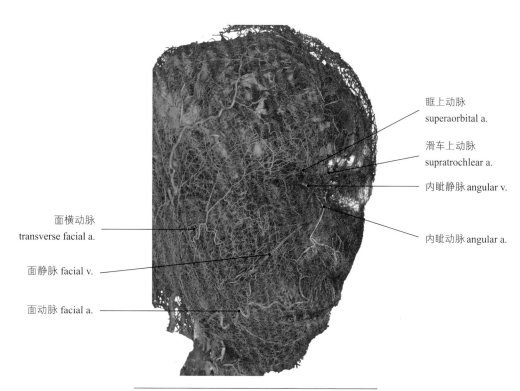

眶上动脉
superaorbital a.

滑车上动脉
supratrochlear a.

内眦静脉 angular v.

内眦动脉 angular a.

面横动脉
transverse facial a.

面静脉 facial v.

面动脉 facial a.

图 2-38　面动、静脉的关系 relation of facial a. and v.

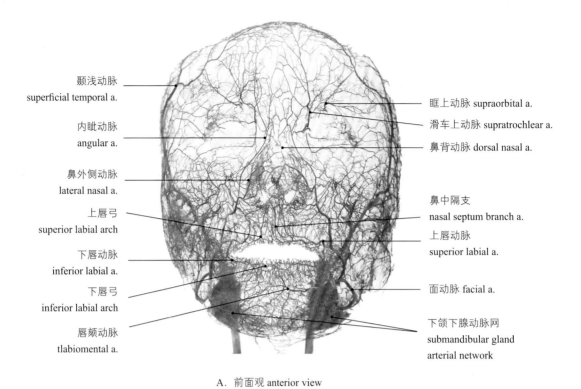

颞浅动脉 superficial temporal a.

内眦动脉 angular a.

鼻外侧动脉 lateral nasal a.

上唇弓 superior labial arch

下唇动脉 inferior labial a.

下唇弓 inferior labial arch

唇颏动脉 tlabiomental a.

眶上动脉 supraorbital a.

滑车上动脉 supratrochlear a.

鼻背动脉 dorsal nasal a.

鼻中隔支 nasal septum branch a.

上唇动脉 superior labial a.

面动脉 facial a.

下颌下腺动脉网 submandibular gland arterial network

A. 前面观 anterior view

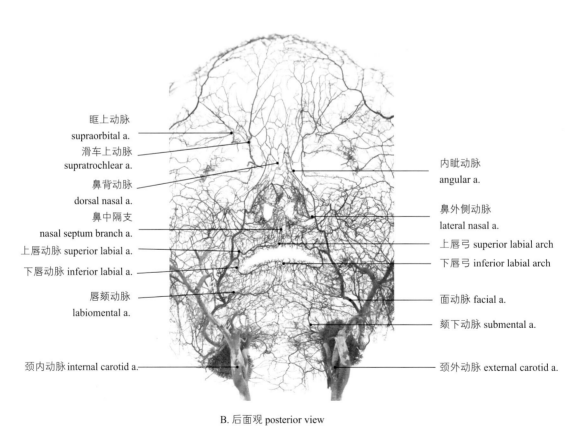

眶上动脉 supraorbital a.

滑车上动脉 supratrochlear a.

鼻背动脉 dorsal nasal a.

鼻中隔支 nasal septum branch a.

上唇动脉 superior labial a.

下唇动脉 inferior labial a.

唇颏动脉 labiomental a.

颈内动脉 internal carotid a.

内眦动脉 angular a.

鼻外侧动脉 lateral nasal a.

上唇弓 superior labial arch

下唇弓 inferior labial arch

面动脉 facial a.

颏下动脉 submental a.

颈外动脉 external carotid a.

B. 后面观 posterior view

图 2-39　面动脉的分支 branches of facial a.

【临床解剖学要点】

　　面动脉在咬肌的前缘绕下颌骨下缘向上进入面部，迂曲向上走行至距口角外约 1 cm 处，上升至鼻翼基底，再沿鼻外侧向上延续为内眦动脉（角动脉），在内眦部与眼动脉分出的鼻背动脉吻合，向上与滑车动脉吻合。以额部转移皮瓣修复鼻背缺损时，如果皮瓣以此处为蒂，即包括滑车上动脉。两侧面动脉对称的占 10%，终止于内眦动脉的占 40%，终止于鼻外侧动脉的占 25%，终止于上唇动脉的占 15%，终止于下唇动脉的占 5%，终止于下颌下缘的占 5%。全面型（即面动脉在口角水平发出 1 分支向上行至颧骨体下缘处分成 3 支，1 支沿鼻旁斜行上升达内眦，另 2 支向外上方与面横动脉和颞浅动脉分支吻合，其主干延续为鼻外侧动脉）占 10%。面动脉在下颌角、口角处的外径分别为 2.3 mm、1.8 mm。

睑动脉

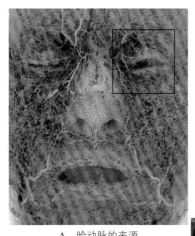

A．睑动脉的来源

滑车上动脉
superatrochlear a.

睑内侧动脉
medial palpebral a.

鼻背动脉
dorsal nasal a.

下睑弓动脉
inferior palpebral arch a.

内眦动脉 angular a.

上睑弓动脉
superior
palpebral
arch a.

上、下睑弓
superior and inferior
palpebral arches

B．睑动脉的分布

图 2-40　睑动脉的来源和分布 -1 origin and distribution of eyelid a.-1

【临床解剖学要点】

　　眼动脉在眶内发出供应眼睑的分支主要有泪腺动脉、睑外侧动脉、睑内侧动脉。睑内侧动脉发出后在内眦部分为上、下睑弓动脉，沿上、下睑弓形向外直至外眦部会合形成一冠状位睑周动脉环。泪腺动脉沿外直肌上缘至泪腺，并分支参与睑周动脉环的构成。

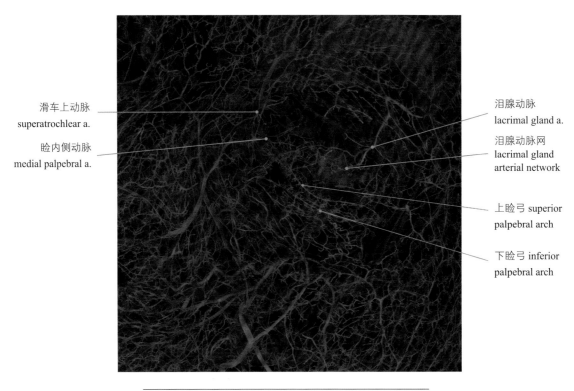

滑车上动脉
superatrochlear a.

睑内侧动脉
medial palpebral a.

泪腺动脉
lacrimal gland a.

泪腺动脉网
lacrimal gland
arterial network

上睑弓 superior
palpebral arch

下睑弓 inferior
palpebral arch

图 2-41　睑动脉的来源和分布（左侧）-2 origin and distribution of eyelid a.（left）-2

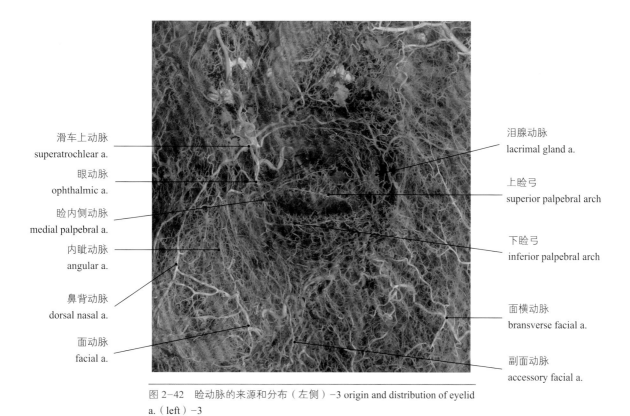

滑车上动脉
superatrochlear a.

眼动脉
ophthalmic a.

睑内侧动脉
medial palpebral a.

内眦动脉
angular a.

鼻背动脉
dorsal nasal a.

面面动脉
facial a.

泪腺动脉
lacrimal gland a.

上睑弓
superior palpebral arch

下睑弓
inferior palpebral arch

面横动脉
bransverse facial a.

副面动脉
accessory facial a.

图 2-42　睑动脉的来源和分布（左侧）-3 origin and distribution of eyelid a.（left）-3

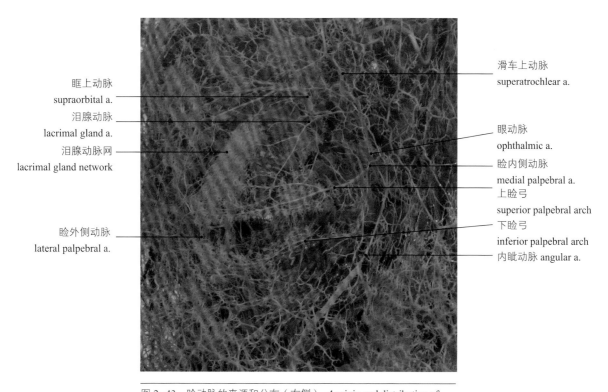

眶上动脉
supraorbital a.

泪腺动脉
lacrimal gland a.

泪腺动脉网
lacrimal gland network

睑外侧动脉
lateral palpebral a.

滑车上动脉
superatrochlear a.

眼动脉
ophthalmic a.

睑内侧动脉
medial palpebral a.

上睑弓
superior palpebral arch

下睑弓
inferior palpebral arch

内眦动脉 angular a.

图 2-43　睑动脉的来源和分布（右侧）-4 origin and distribution of eyelid a.（right）-4

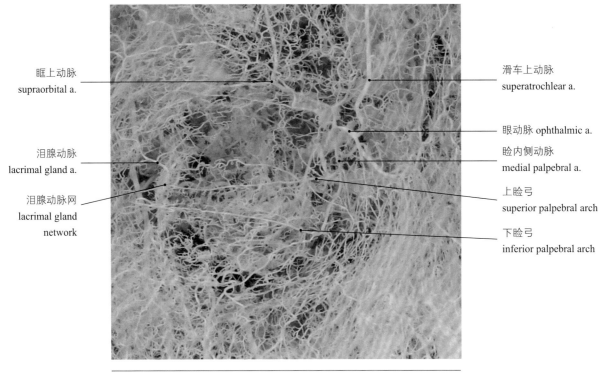

眶上动脉
supraorbital a.

滑车上动脉
superatrochlear a.

眼动脉 ophthalmic a.

泪腺动脉
lacrimal gland a.

睑内侧动脉
medial palpebral a.

上睑弓
superior palpebral arch

泪腺动脉网
lacrimal gland
network

下睑弓
inferior palpebral arch

图 2-44　睑动脉的来源和分布（右侧）-5 origin and distribution of eyelid a.（right）-5

【临床解剖学要点】
　　眼动脉分出的鼻背动脉经内眦韧带上方出眶，沿鼻梁下行，分支至泪囊、鼻根以及鼻背外面。滑车上动脉为眼动脉终末支，在眶上内角出眶至额部。眶上动脉由眼动脉发出后，先在上直肌与提上睑肌内侧前行，经眶上切迹达前额，与滑车上动脉、颞浅动脉分支吻合，供应上睑及眉部皮肤。睑内、外侧动脉为上、下睑血供主要来源。面动脉至眼内眦处延续为内眦动脉，供应内眦、泪囊和下睑内侧皮肤。颞浅动脉分支供应上、下睑外侧。眶下动脉经眶下孔出眶，分支供应下睑。

鼻唇动脉

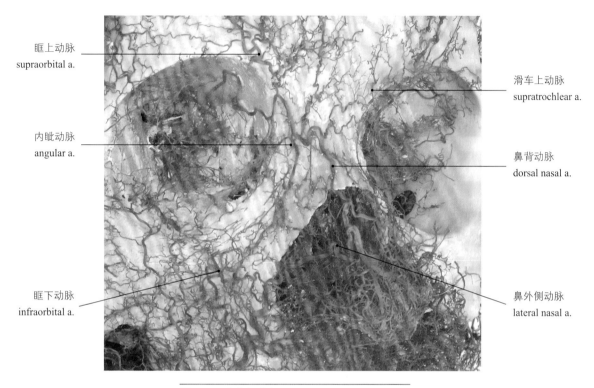

眶上动脉
supraorbital a.

内眦动脉
angular a.

眶下动脉
infraorbital a.

滑车上动脉
supratrochlear a.

鼻背动脉
dorsal nasal a.

鼻外侧动脉
lateral nasal a.

图 2-45　鼻背部动脉 arteries in nose dorsum region

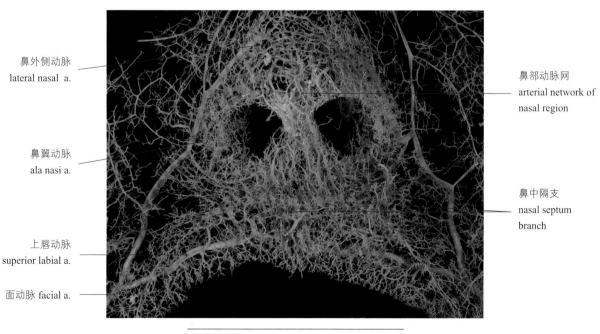

鼻外侧动脉
lateral nasal a.

鼻翼动脉
ala nasi a.

上唇动脉
superior labial a.

面动脉 facial a.

鼻部动脉网
arterial network of
nasal region

鼻中隔支
nasal septum
branch

图 2-46　鼻唇区动脉 arteries in nose-lip region

【临床解剖学要点】

外鼻的动脉主要来源于面动脉和眼动脉的分支：①鼻背动脉，眼动脉的终支之一，在滑车与睑内侧韧带之间穿过眶隔、眼轮匝肌，从内眦角前行分成 2 支，较细的分支分布至鼻根，较粗的分支向中线下行并与鼻外侧动脉吻合；②鼻外侧动脉，由面动脉发出，主要分布于鼻背和鼻翼。在鼻翼软骨外侧脚外上缘中点附近向下发出 1~2 条分支，向内行参与鼻前庭的血供；③眶下动脉分支，出眶下孔分布于鼻外侧；④筛前动脉外支，来自眼动脉，沿鼻骨背面下行达鼻尖；⑤鼻翼动脉，多数起自面动脉，均自鼻唇沟下部进入鼻翼；⑥鼻翼下缘动脉，起自面动脉，沿鼻翼基底外侧行向内，至前庭内壁和鼻中隔；⑦鼻中隔动脉升支和降支，升支起自上唇动脉，在人中区向上发出 2~3 条分支，走行于浅筋膜深层至鼻尖；降支发自鼻外侧动脉和鼻翼动脉在鼻端的吻合。

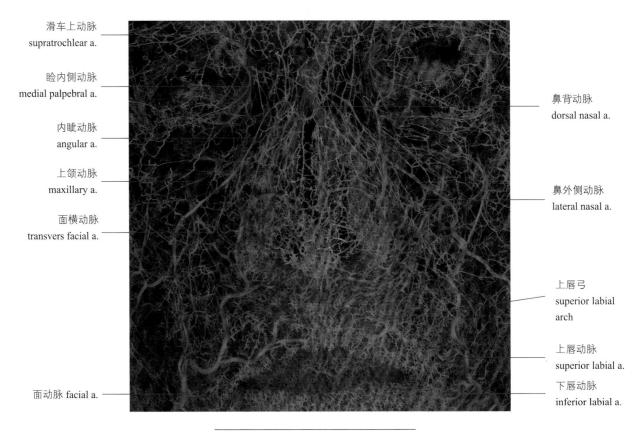

滑车上动脉 supratrochlear a.

睑内侧动脉 medial palpebral a.

内眦动脉 angular a.

上颌动脉 maxillary a.

面横动脉 transvers facial a.

面动脉 facial a.

鼻背动脉 dorsal nasal a.

鼻外侧动脉 lateral nasal a.

上唇弓 superior labial arch

上唇动脉 superior labial a.

下唇动脉 inferior labial a.

图 2-47　鼻唇动脉 artery in nose-lip region

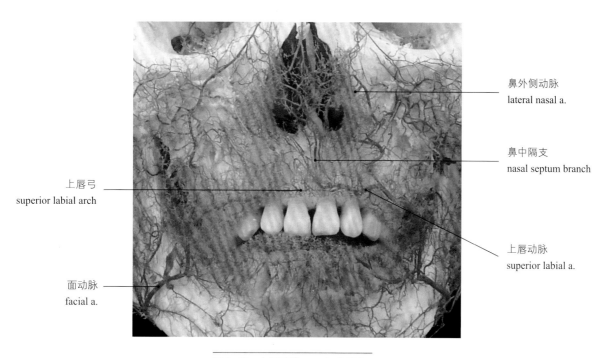

鼻外侧动脉
lateral nasal a.

鼻中隔支
nasal septum branch

上唇弓
superior labial arch

上唇动脉
superior labial a.

面动脉
facial a.

图 2-48　上唇动脉 superior labial a.

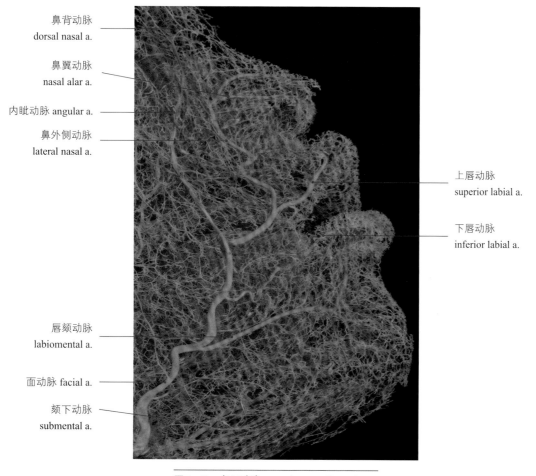

鼻背动脉
dorsal nasal a.

鼻翼动脉
nasal alar a.

内眦动脉 angular a.

鼻外侧动脉
lateral nasal a.

上唇动脉
superior labial a.

下唇动脉
inferior labial a.

唇颏动脉
labiomental a.

面动脉 facial a.

颏下动脉
submental a.

图 2-49　鼻唇动脉 artery in nose-lip region

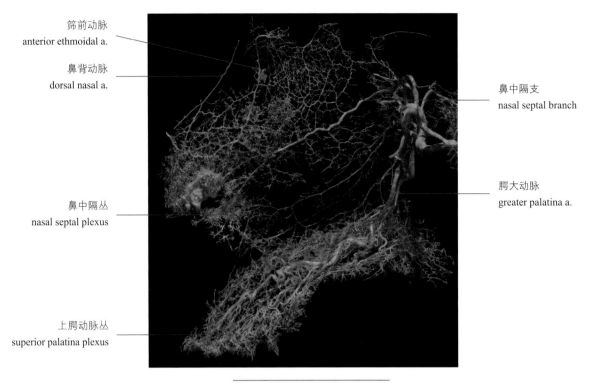

筛前动脉
anterior ethmoidal a.

鼻背动脉
dorsal nasal a.

鼻中隔丛
nasal septal plexus

上腭动脉丛
superior palatina plexus

鼻中隔支
nasal septal branch

腭大动脉
greater palatina a.

图 2-50　鼻中隔动脉 nasal septal a.

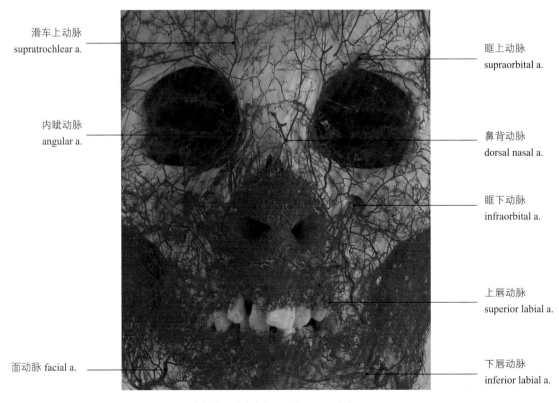

滑车上动脉
supratrochlear a.

内眦动脉
angular a.

面动脉 facial a.

眶上动脉
supraorbital a.

鼻背动脉
dorsal nasal a.

眶下动脉
infraorbital a.

上唇动脉
superior labial a.

下唇动脉
inferior labial a.

A. 左侧鼻唇动脉来自面动脉和眶下动脉
left nose-lip a. from facial a. and infraorbital a.

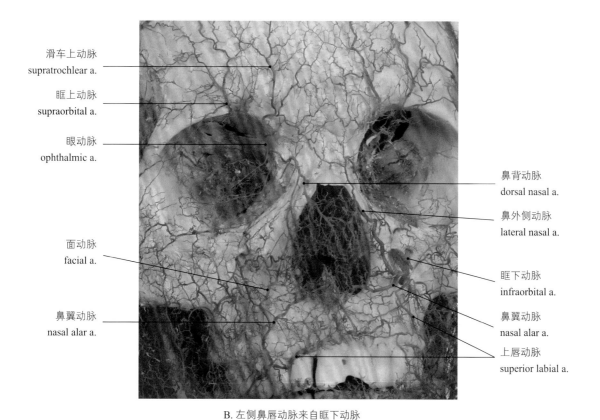

滑车上动脉
supratrochlear a.

眶上动脉
supraorbital a.

眼动脉
ophthalmic a.

鼻背动脉
dorsal nasal a.

鼻外侧动脉
lateral nasal a.

面动脉
facial a.

眶下动脉
infraorbital a.

鼻翼动脉
nasal alar a.

鼻翼动脉
nasal alar a.

上唇动脉
superior labial a.

B. 左侧鼻唇动脉来自眶下动脉
left nose-lip a. from infraorbital a.

图 2-51　鼻唇动脉 arteries in nose-lip region

【临床解剖学要点】

上唇动脉沿上唇唇缘上方 5~10 mm 范围向内迂曲走行，与对侧同名动脉吻合为上唇弓。在上唇弓外 1/3 段向上发出 1~2 支到鼻翼和鼻唇沟，2~3 支到鼻前孔基底；在中 1/3 段，向上发出浅、深鼻中隔支，浅支 5~7 支，向上方行至鼻中隔附近；深支 2 支，向上达鼻中隔两侧，与鼻翼基底部和鼻中隔的动脉相互吻合。上唇弓向下发出数 10 支唇支，各唇支间相互吻合，构成密集的上唇血管丛。

眶上皮瓣可以应用于修复鼻背、鼻尖处的组织缺损或畸形。眶上带蒂皮瓣包括眶上动脉和静脉、滑车上动脉和静脉以及枕额肌的额腹，其特点是血管较粗大、血供丰富及皮下组织较疏松。皮瓣经鼻根、鼻背的皮下隧道可到达鼻尖，术后局部皮肤不留瘢痕。

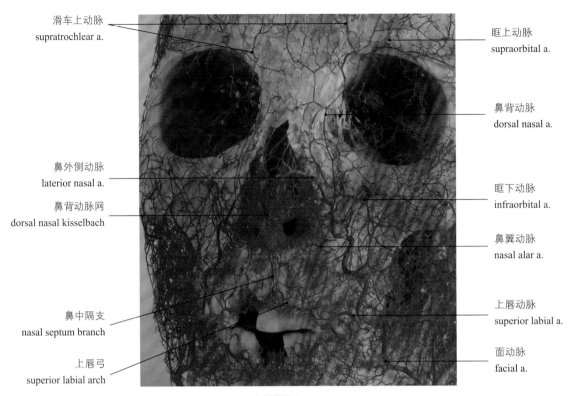

滑车上动脉
supratrochlear a.

眶上动脉
supraorbital a.

鼻背动脉
dorsal nasal a.

鼻外侧动脉
laterior nasal a.

鼻背动脉网
dorsal nasal kisselbach

眶下动脉
infraorbital a.

鼻翼动脉
nasal alar a.

鼻中隔支
nasal septum branch

上唇动脉
superior labial a.

上唇弓
superior labial arch

面动脉
facial a.

A. 左侧优势 left superiority

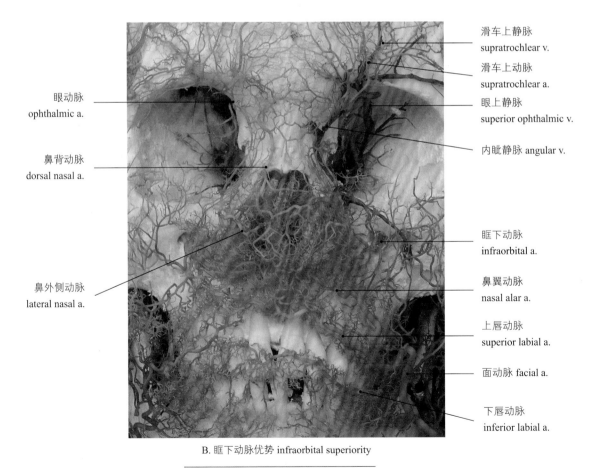

眼动脉
ophthalmic a.

滑车上静脉
supratrochlear v.

滑车上动脉
supratrochlear a.

眼上静脉
superior ophthalmic v.

内眦静脉 angular v.

鼻背动脉
dorsal nasal a.

眶下动脉
infraorbital a.

鼻翼动脉
nasal alar a.

鼻外侧动脉
lateral nasal a.

上唇动脉
superior labial a.

面动脉 facial a.

下唇动脉
inferior labial a.

B. 眶下动脉优势 infraorbital superiority

图 2-52 鼻唇动脉 artery in nose-lip region

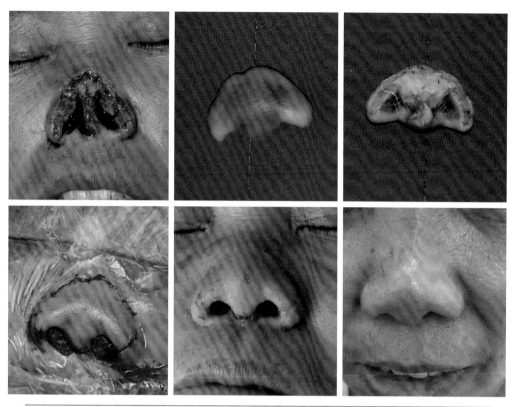

图 2-53　断鼻再植（吻合鼻外侧血管）replantation of amputated nose（anastomotic lateral nasal vessels）

（孙文海主任医师惠赠）

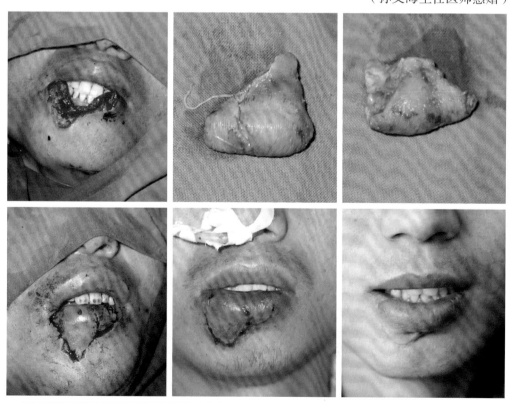

图 2-54　断唇再植（吻合下唇血管）replantation of amputated labium（anastomotic inferior labial vessels）

（孙文海主任医师惠赠）

（吴　涛　齐向东　丁自海）

耳郭动脉

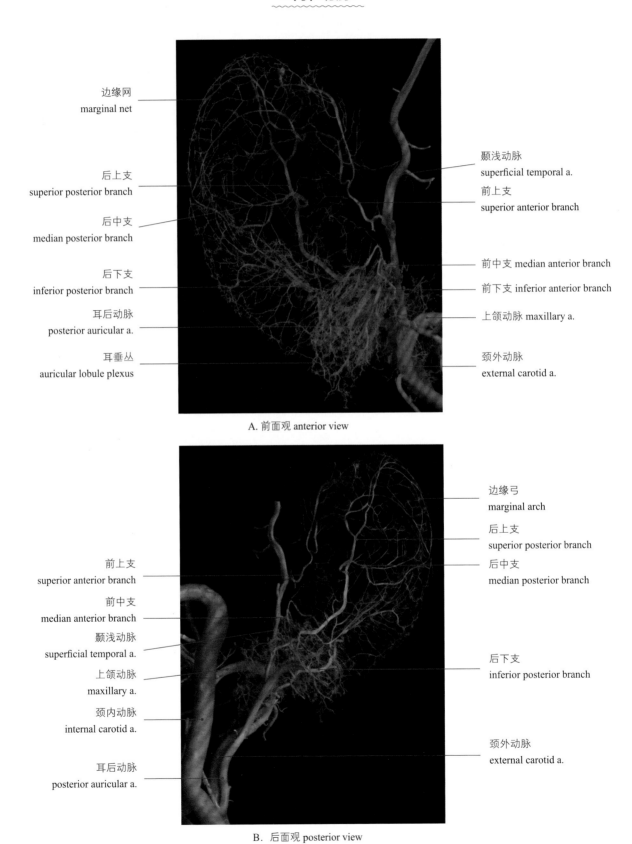

边缘网
marginal net

后上支
superior posterior branch

后中支
median posterior branch

后下支
inferior posterior branch

耳后动脉
posterior auricular a.

耳垂丛
auricular lobule plexus

颞浅动脉
superficial temporal a.

前上支
superior anterior branch

前中支 median anterior branch

前下支 inferior anterior branch

上颌动脉 maxillary a.

颈外动脉
external carotid a.

A. 前面观 anterior view

前上支
superior anterior branch

前中支
median anterior branch

颞浅动脉
superficial temporal a.

上颌动脉
maxillary a.

颈内动脉
internal carotid a.

耳后动脉
posterior auricular a.

边缘弓
marginal arch

后上支
superior posterior branch

后中支
median posterior branch

后下支
inferior posterior branch

颈外动脉
external carotid a.

B. 后面观 posterior view

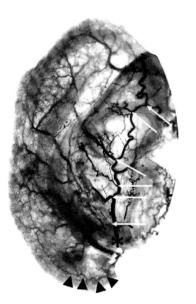
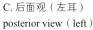
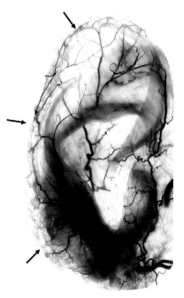
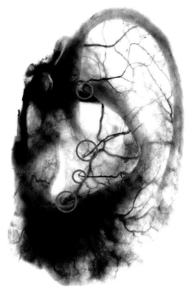

<table>
<tr><td style="text-align:center">C. 后面观（左耳）
posterior view（left）</td><td style="text-align:center">D. 前面观（右耳）
anterior view（right）</td><td style="text-align:center">E. 前面观（左耳）
anterior view（left）</td></tr>
</table>

C.* 耳后动脉，白箭示分支，黑箭头示到达耳垂的耳前下动脉；D. 箭示耳轮缘网；E. 蓝圈示对耳轮、耳甲艇、耳甲腔和对耳屏穿支。C.*Posterior auricular artery，white arrows indicate the perforating branches，black arrowheads mark the inferior anterior auricular artery running towards the earlobe.D.Black arrows indicate the helical rim arcade.E.Blue circles show the anticrural，helical root，conchal and the antitragal perforators.（The arterial blood supply of the auricle，I Zilinsky et al，J Anat，2017，230:315-324）

图 2-55　耳郭动脉 -1 auricle a. -1

【临床解剖学要点】

　　耳郭的血供主要来自颞浅动脉耳前支、耳后动脉的耳支。耳后动脉起始处直径为 1.2 mm，蒂长 2.7 cm，分出耳支和枕支。耳支发出耳郭支和耳垂支，前者分为耳后上、中、下动脉，长 3.8 cm，起始处直径为 0.5~1.4 mm，发出后经耳后肌深面或浅面上行，分布于耳郭，并发出穿支穿过软骨到达耳郭前皮肤，与颞浅动脉耳前支吻合；后者进入耳垂。枕支发出枕升支和枕后支，前者长 2.3~11.0 cm，起始处直径为 0.4~1.6 mm，发出分支至耳郭；后者分布于枕肌。颞浅动脉耳前支分为耳前上、中、下动脉，分布于耳郭，起始处直径为 0.8 mm，主要供区是耳前上 2/3。耳郭的血管网主要由耳前支与耳后支在耳郭边缘吻合而成。在耳甲腔至少有 1 个穿支，2 个穿支者为 45%；在耳轮脚处 1 个穿支者占 91%。

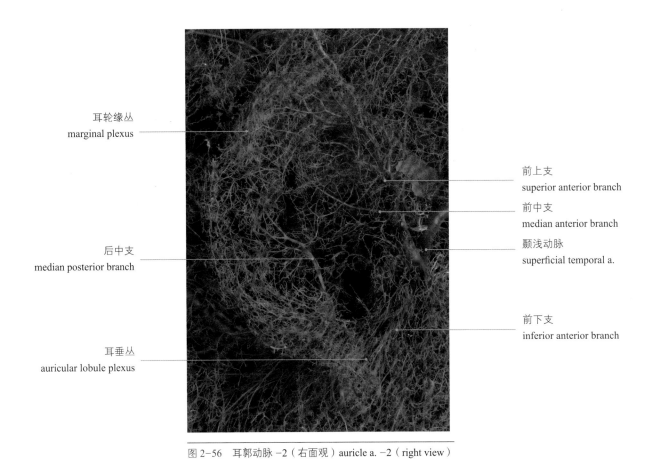

耳轮缘丛
marginal plexus

前上支
superior anterior branch

前中支
median anterior branch

颞浅动脉
superficial temporal a.

后中支
median posterior branch

耳垂丛
auricular lobule plexus

前下支
inferior anterior branch

图 2-56　耳郭动脉 -2（右面观）auricle a. -2（right view）

边缘丛
marginal plexus

前上支
superior anterior branch

前中支
median anterior branch

后中支
median posterior branch

前下支
inferior anterior branch

耳垂丛
auricular lobule plexus

图 2-57　耳郭动脉 -3（左面观）auricle a. -3（left view）

【临床解剖学要点】

颞浅动脉于耳郭内缘分出 4~10 支耳郭支。分支分为：①前上支，又称耳前上支，是耳郭上、中部血供的主要来源。起始处在颧弓上缘上、下方约 5 mm 范围，分布于耳郭上部，在耳轮上缘与耳后上支的边缘支吻合。有的前上支来自颞浅动脉向后上方的头皮支，分布于耳郭上部；②前中支，又称耳屏支，细小，1~3 支，起始处在颧弓上缘下方 6~12mm 处，分布于耳屏及外耳道前壁。前中支与前下支可为一共干，共干发出 1 cm 后再分为前中支和前下支；③前下支，又称耳垂支，可为一共干，或为数支细小分支，起点在外耳道下方 1~6 mm 范围内，分布于耳屏下部和耳垂，进入耳垂的分支与耳后下支耳垂支吻合，形成耳垂丛。

第 2 部分

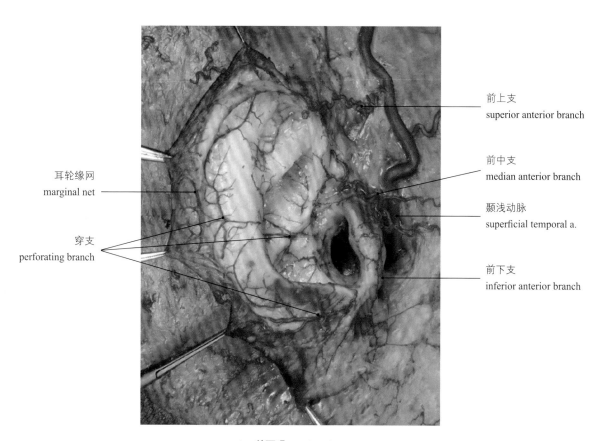

前上支
superior anterior branch

前中支
median anterior branch

颞浅动脉
superficial temporal a.

前下支
inferior anterior branch

耳轮缘网
marginal net

穿支
perforating branch

A．前面观 anterior view

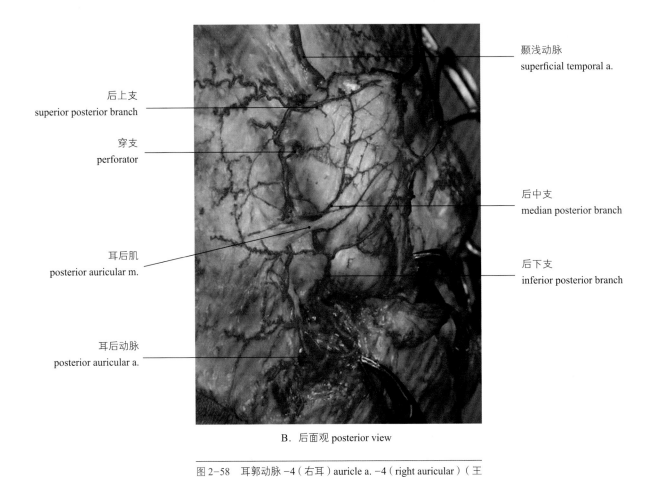

后上支
superior posterior branch

穿支
perforator

耳后肌
posterior auricular m.

耳后动脉
posterior auricular a.

颞浅动脉
superficial temporal a.

后中支
median posterior branch

后下支
inferior posterior branch

B. 后面观 posterior view

图 2-58　耳郭动脉 -4（右耳）auricle a. -4（right auricular）（王增涛教授惠赠）

【临床解剖学要点】

　　耳后动脉发出后沿茎突舌骨肌上缘向后上行走，至外耳道软骨与乳突之间分为耳支和枕支。耳支于耳后肌的深面上行，沿途发出耳郭支：①后上支：1~2 支，在外耳道上缘后方附近发出，分布于耳郭后面上 1/3，并发出 1~2 支穿支穿过耳郭软骨上部，与前上支吻合；②后中支：多为 1 支。在外耳门后缘附近发出，分布于耳郭后面中 1/3 部，于耳轮边缘向上与后上支的下行支吻合，向下与后下支的上行支吻合。发出穿支穿过软骨至耳郭前面，提供该部外侧 1/2 范围的血供，并与前中支吻合；③后下支：2~3 支，分布于耳郭后面下部和耳垂，供应耳垂 70% 的血供。后下支常发出 1~2 支边缘支翻越耳郭外缘至耳郭前面，与前、中、下支吻合，形成耳轮缘网。耳后动脉发出的 4 个较大穿支分别穿过耳郭的耳轮下脚、耳甲艇、耳甲腔和对耳屏，分别称耳轮脚穿支、耳甲艇穿支、耳甲腔穿支和对耳屏穿支。

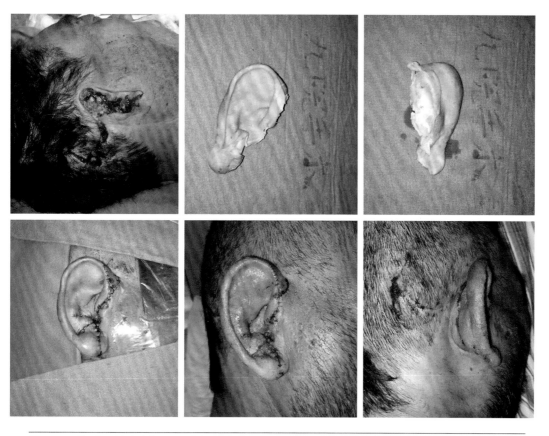

图 2-59　断耳郭再植（吻合耳后血管）replantation of amputated auricle（anastomotic posterior auricular vessels）

（孙文海主任医师惠赠）

【临床解剖学要点】

在断耳再植中，由于耳后动脉的各耳郭支之间存在着广泛吻合，又通过穿支和边缘支与颞浅动脉各耳前支间吻合，从理论上讲，只要高质量地吻合耳后动、静脉的 1~2 支耳后支，特别是中、下后支，借各耳郭支之间的吻合，就能保证整个耳郭获得足够的血供。颞浅动脉耳郭支的前上支位于颧弓上缘附近，位置较恒定，也常选用。耳郭前方有耳前上、中、下静脉汇入颞浅静脉，终末外径为 1.7~3.0 mm。后面有耳后上、中、下静脉，汇入耳后静脉。耳后静脉终末外径为 0.7~2.3 mm。

（丁自海　秦向征）

第 ② 部 分

头皮动脉

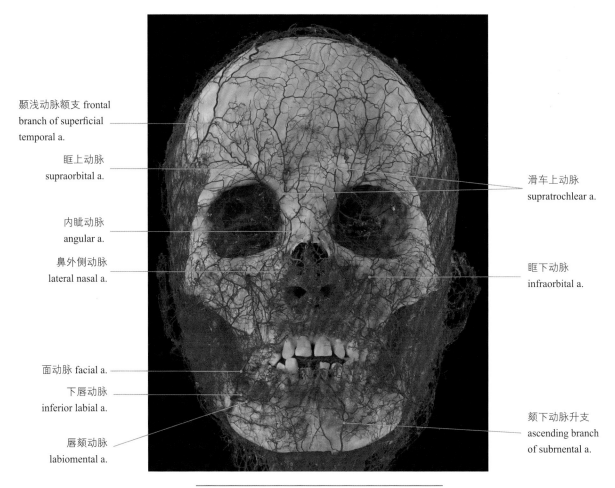

颞浅动脉额支 frontal branch of superficial temporal a.

眶上动脉 supraorbital a.

内眦动脉 angular a.

鼻外侧动脉 lateral nasal a.

面动脉 facial a.

下唇动脉 inferior labial a.

唇颏动脉 labiomental a.

滑车上动脉 supratrochlear a.

眶下动脉 infraorbital a.

颏下动脉升支 ascending branch of subrnental a.

图 2-60　头皮动脉（前面观）scalp a.（anterior view）

【临床解剖学要点】
　　带血管蒂面颊部皮瓣修复鼻尖部缺损的应用解剖：带内眦动脉的颊部轴型皮瓣，可逆行修复鼻尖部缺损，是修复鼻尖部缺损的良好供区。面动脉发出上唇动脉后，在其后壁发出一支至颊部的皮动脉，起点处投影位于两口角连线延长线上方约 6.5 mm、眶上孔与颏孔连线外侧约 26 mm。

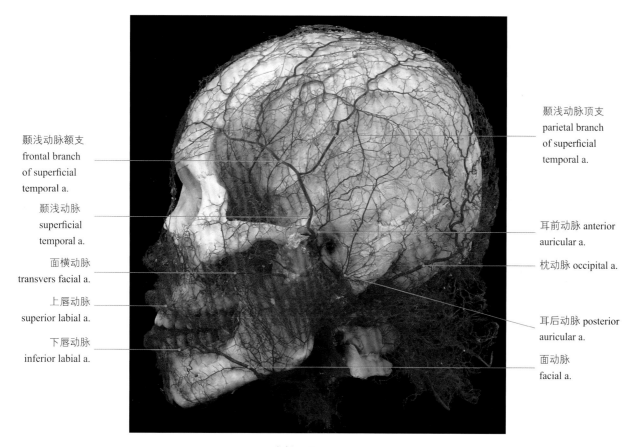

颞浅动脉额支
frontal branch
of superficial
temporal a.

颞浅动脉
superficial
temporal a.

面横动脉
transvers facial a.

上唇动脉
superior labial a.

下唇动脉
inferior labial a.

颞浅动脉顶支
parietal branch
of superficial
temporal a.

耳前动脉 anterior
auricular a.

枕动脉 occipital a.

耳后动脉 posterior
auricular a.

面动脉
facial a.

A. 左侧面观 −1 left view−1

【临床解剖学要点】

　　以颞浅动脉主干或分支为血管蒂构建颞区皮瓣，用于修复面颊部和额部缺损。颞区皮瓣的解剖特点是血管较粗、血供丰富，内有耳颞神经支配感觉，血管与神经的解剖行程较为表浅；皮瓣解剖位置与面颊、额部相近，易于形成带蒂皮瓣转移修复组织缺损区。耳后皮瓣以耳后动、静脉为蒂可用于修复耳郭、面部缺损。耳后动脉在下颌角上方两横指处起于颈外动脉，在乳突与耳郭软骨之间的皮下组织内分为耳支和枕支。

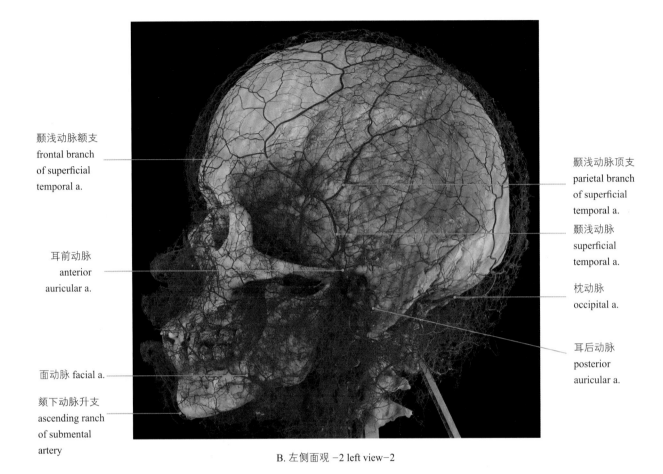

颞浅动脉额支
frontal branch
of superficial
temporal a.

耳前动脉
anterior
auricular a.

面动脉 facial a.

颏下动脉升支
ascending ranch
of submental
artery

颞浅动脉顶支
parietal branch
of superficial
temporal a.

颞浅动脉
superficial
temporal a.

枕动脉
occipital a.

耳后动脉
posterior
auricular a.

B. 左侧面观 −2 left view−2

【临床解剖学要点】

　　头皮血管和神经位于浅筋膜内,可分为前、后、外侧组。前组又包括内、外侧组。外侧组由眶上动、静脉和眶上神经组成,距正中线2.5 cm。内侧组距正中线2 cm,由滑车上动、静脉和滑车上神经组成。眶上动脉与眶上神经伴行,在眶上孔(切迹)处绕过眶上缘到达额部。滑车上动脉细小,绕额切迹至额部。

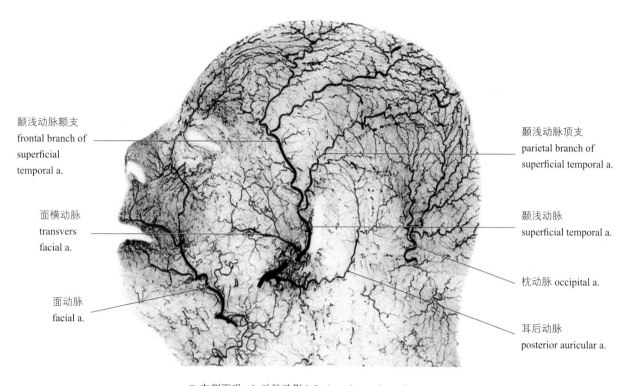

颞浅动脉额支
frontal branch of
superficial
temporal a.

面横动脉
transvers
facial a.

面动脉
facial a.

颞浅动脉顶支
parietal branch of
superficial temporal a.

颞浅动脉
superficial temporal a.

枕动脉 occipital a.

耳后动脉
posterior auricular a.

C. 左侧面观 -3 动脉造影 left view-3 arteriography

图 2-61 颞浅动脉分布 distribution of temporal a.

（唐茂林教授惠赠）

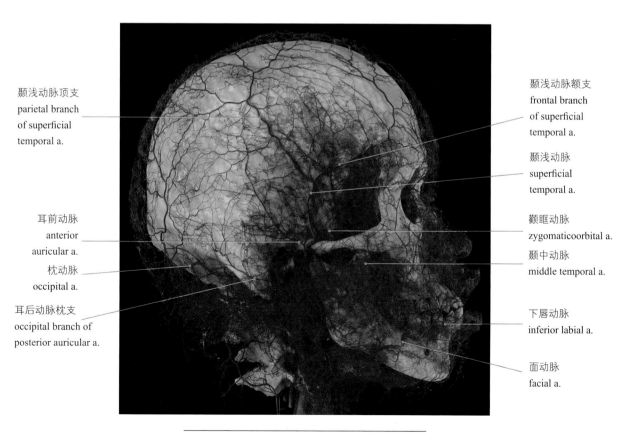

颞浅动脉顶支
parietal branch
of superficial
temporal a.

耳前动脉
anterior
auricular a.

枕动脉
occipital a.

耳后动脉枕支
occipital branch of
posterior auricular a.

颞浅动脉额支
frontal branch
of superficial
temporal a.

颞浅动脉
superficial
temporal a.

颧眶动脉
zygomaticoorbital a.

颞中动脉
middle temporal a.

下唇动脉
inferior labial a.

面动脉
facial a.

图 2-62 头皮动脉（右侧面观）scalp a.（right view）

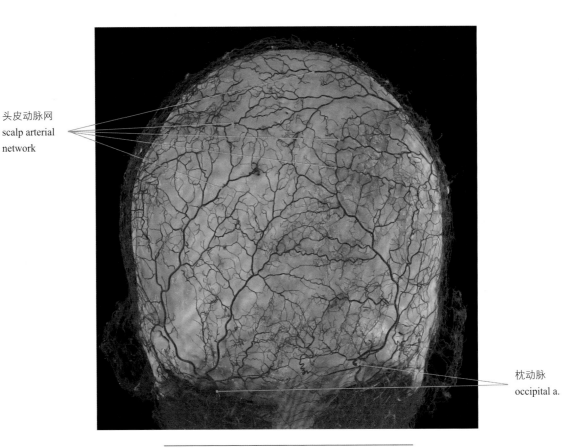

头皮动脉网
scalp arterial
network

枕动脉
occipital a.

图 2-63　头皮动脉（后面观）scalp a.（posterior view）

【临床解剖学要点】

外侧组包括耳前组和耳后组。耳前组由颞浅动、静脉和耳颞神经组成，三者伴行，越颧弓到达颞区。颞浅动脉在颧弓上方分为额支和顶支。额支外径 2 mm，根据走行方向分为平部与升部。平部斜向前上，行至眶外上角或额结节附近后转向上，变成升部，走行中发出额眶支和额顶支。顶支外径 2 mm，向上后走行中再分为 3~4 条分支。耳后组由耳后动、静脉和枕小神经组成。耳后动脉外径 1.3 mm，发出后向后上方行至耳郭后面，继而上行分为耳支和枕支，分布于耳郭后面及其后上方的皮肤。

第 2 部分

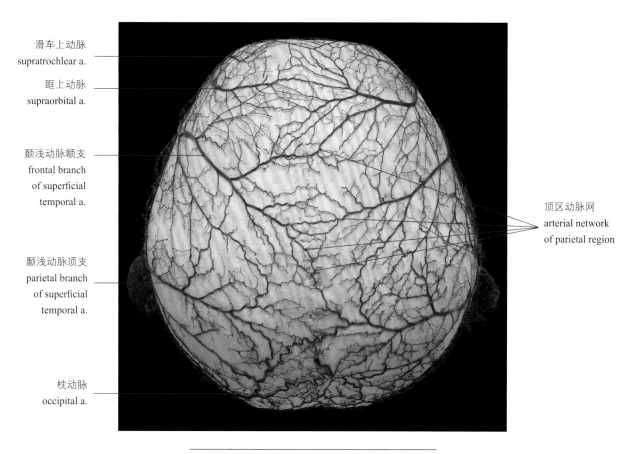

滑车上动脉
supratrochlear a.

眶上动脉
supraorbital a.

颞浅动脉额支
frontal branch
of superficial
temporal a.

顶区动脉网
arterial network
of parietal region

颞浅动脉顶支
parietal branch
of superficial
temporal a.

枕动脉
occipital a.

图 2-64　头皮动脉（上面观）scalp a.（superior view）

【临床解剖学要点】

　　后组由枕动、静脉和枕大神经组成。枕动脉外径 2 mm，经颞骨乳突根部内侧的枕动脉沟，在胸锁乳突肌和斜方肌附着点之间，上项线下方 2 cm，距后正中线 4 cm 处穿出深筋膜。浅出后迂曲行向内上方达头顶部，分布于枕顶区的头皮。沿途发出胸锁乳突肌支、乳突支、耳支和肌支。枕动脉皮支 18 支，分布面积为 89 cm²，占整个头皮的 35%。枕静脉起自枕部静脉丛，虽与枕动脉伴行，但多以静脉血管网形式汇入耳后静脉。

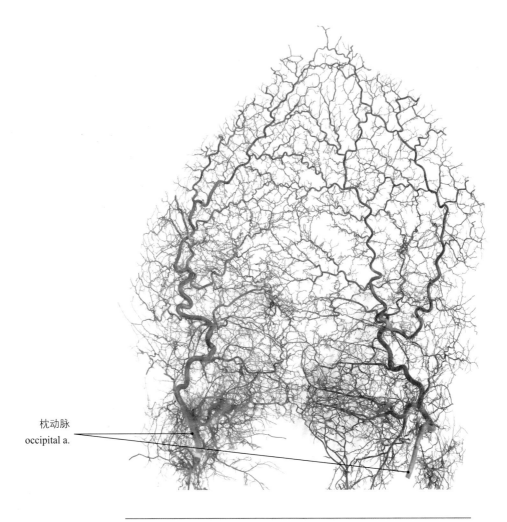

枕动脉
occipital a.

图 2-65　枕动脉的分布（后面观）dislribution of occipital a.（posterior view）

【临床解剖学要点】

　　颞枕皮瓣以颞浅动脉及其分支和枕动脉为蒂。颞浅动脉与枕动脉、耳后动脉之间有密集的吻合支，故血供丰富。由于此处皮瓣带有毛发，特别适合修复头皮或发际区域组织缺损。

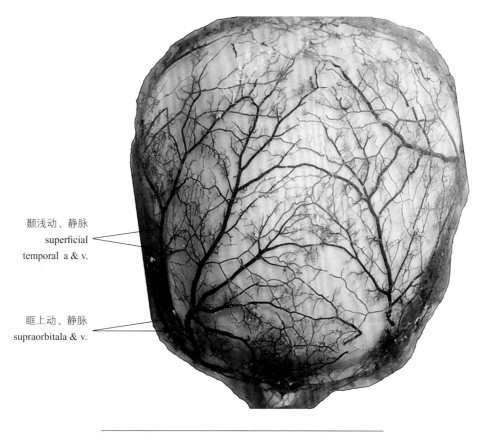

颞浅动、静脉
superficial
temporal a & v.

眶上动、静脉
supraorbitala & v.

图 2-66　头皮动、静脉的毗邻关系（上面观）neighbouring relationship of scalp a. & v.（superior view）

【临床解剖学要点】

　　颅顶部的血管和神经的走向都是由下至上，由周围走向颅顶。做单纯切开时，为避免血管神经损伤，应做放射状切口。制备皮瓣时，其蒂应留在下方，并应包括血管神经束，以保证皮瓣的血液供应和神经支配。

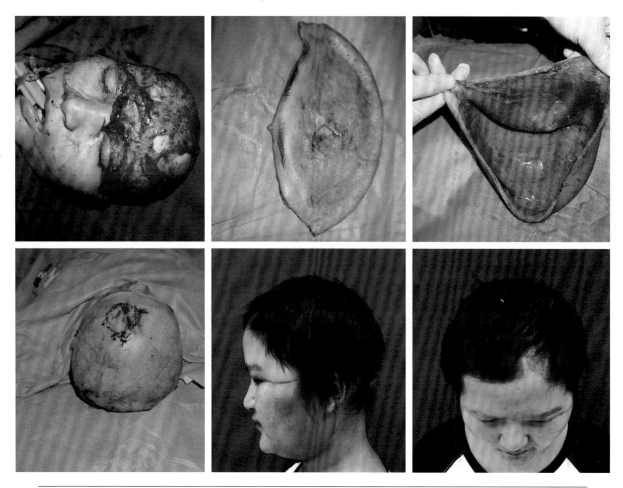

图 2-67　头皮再植（吻合颞浅血管，枕血管）scalp transplant（anastomotic superficial temporal vessels and occipital vessels）

（孙文海主任医师惠赠）

（齐向东　吴　涛）

上腭动脉

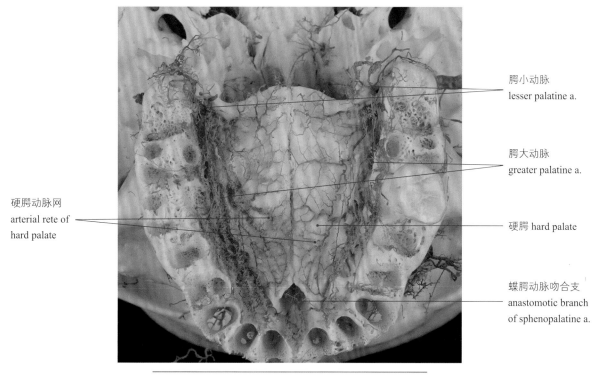

腭小动脉
lesser palatine a.

腭大动脉
greater palatine a.

硬腭动脉网
arterial rete of
hard palate

硬腭 hard palate

蝶腭动脉吻合支
anastomotic branch
of sphenopalatine a.

图 2-68　腭动脉 -1（下面观）palatine a.-1（inferior view）

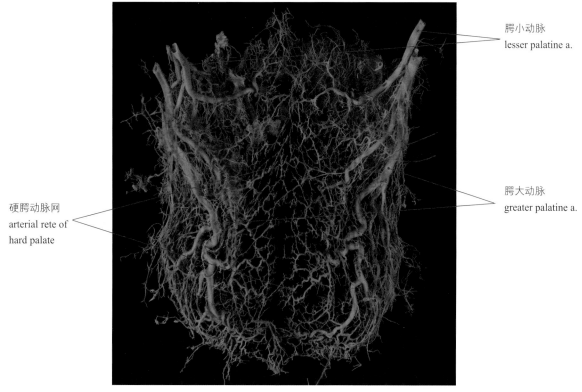

腭小动脉
lesser palatine a.

硬腭动脉网
arterial rete of
hard palate

腭大动脉
greater palatine a.

A. 上面观 superior view

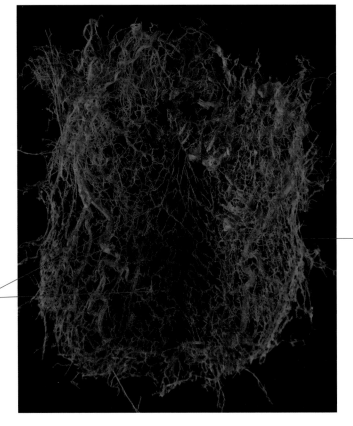

硬腭动脉网
arterial rete of hard palate

腭大动脉
greater palatine a.

B. 下面观 inferior view

图 2-69　腭动脉 -2 palatine a.-2

【临床解剖学要点】

　　腭裂整复手术的基本原则是利用裂隙邻近的组织瓣（犁黏骨膜瓣、动脉岛腭瓣等）封闭裂隙。剥离黏骨膜瓣、腭大血管神经束时，要注意腭大动、静脉的走行。腭降动脉自翼腭管下降，伴随腭神经，经翼腭管出腭大孔至硬腭，移行为腭大动脉。腭大动脉与静脉、神经沿硬腭侧面相伴前行，末端经切牙管与蝶腭动脉的鼻腭动脉吻合。腭降动脉是腭裂手术中两侧腭黏骨膜瓣的主供血管，手术中切勿伤及，以免导致腭瓣坏死。

（丁自海　李建华）

颏下动脉和舌动脉

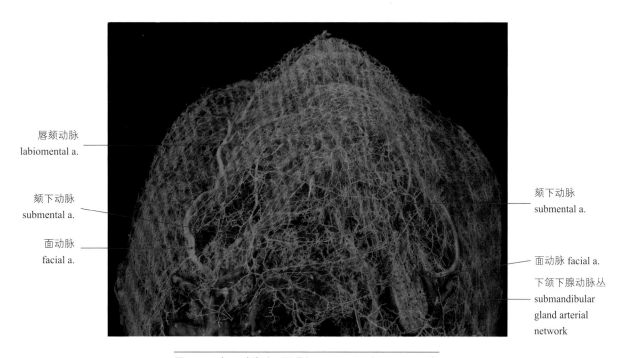

唇颏动脉
labiomental a.

颏下动脉
submental a.

面动脉
facial a.

颏下动脉
submental a.

面动脉 facial a.

下颌下腺动脉丛
submandibular
gland arterial
network

图 2-70　颏下动脉（下面观）submental a.（inferior view）

【临床解剖学要点】

　　颏下动脉由面动脉近下颌骨下缘处发出，起始处直径 1.5 mm。主干沿下颌骨下缘深面前行，沿途发出直径 0.3 mm 的分支 5~13 支，从近向远分别分出下颌下腺支、皮支、下唇支、舌下腺支和舌支。至近颏联合 1 cm 处分为升支、水平支和降支。颏下动脉的分支构成密集的颏下动脉网，构筑 1~3 层，范围约为 7 cm×5 cm。

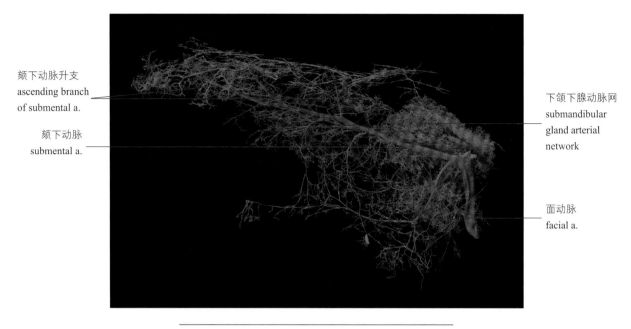

颏下动脉升支
ascending branch
of submental a.

颏下动脉
submental a.

下颌下腺动脉网
submandibular
gland arterial
network

面动脉
facial a.

图 2-71　颏下动脉（内侧面观）submental a.（medial view）

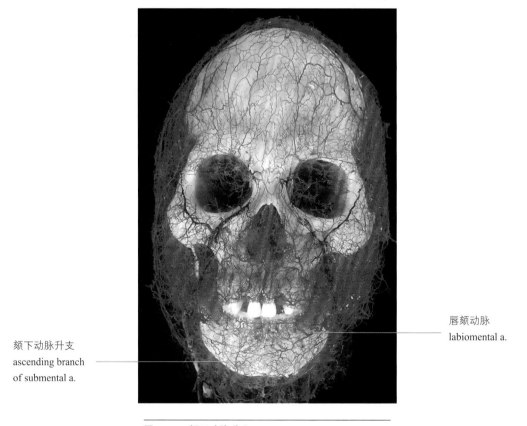

唇颏动脉
labiomental a.

颏下动脉升支
ascending branch
of submental a.

图 2-72　颏下动脉升支 ascending branch of submental a.

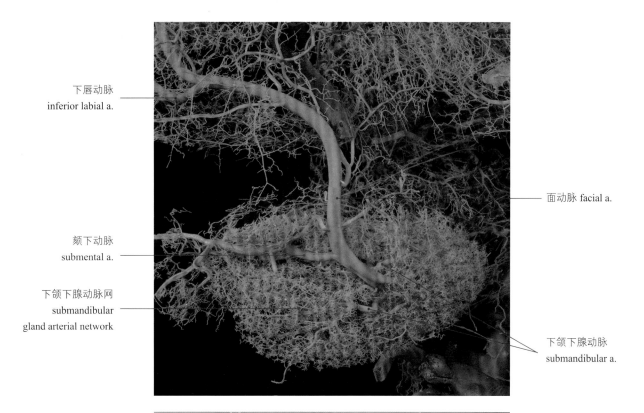

下唇动脉
inferior labial a.

面动脉 facial a.

颏下动脉
submental a.

下颌下腺动脉网
submandibular
gland arterial network

下颌下腺动脉
submandibular a.

图 2-73　面动脉、颏下动脉和下颌下腺动脉（内面观）facial a.，submental a. and submandibular a.（internal view）

【临床解剖学要点】

颏下动脉不是面动脉最早发出的分支。面动脉起始后 0.5~1.0 cm 范围内发出 1~3 支下颌下腺动脉，起始处直径与颏下动脉相当，发出后进入下颌下腺。左、右颏下动脉大小均等的占 40%，不均等的占 60%，有副颏下动脉的占 10%。

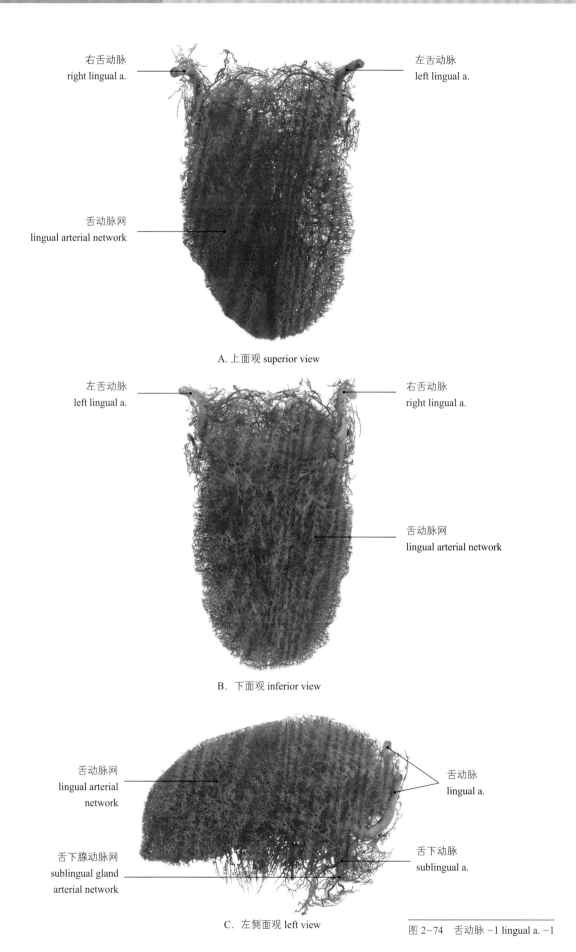

右舌动脉
right lingual a.

左舌动脉
left lingual a.

舌动脉网
lingual arterial network

A. 上面观 superior view

左舌动脉
left lingual a.

右舌动脉
right lingual a.

舌动脉网
lingual arterial network

B. 下面观 inferior view

舌动脉网
lingual arterial
network

舌动脉
lingual a.

舌下腺动脉网
sublingual gland
arterial network

舌下动脉
sublingual a.

C. 左侧面观 left view

图 2-74 舌动脉 -1 lingual a. -1

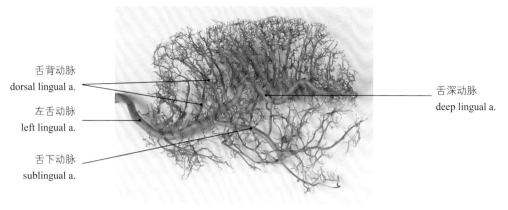

舌背动脉
dorsal lingual a.

左舌动脉
left lingual a.

舌下动脉
sublingual a.

舌深动脉
deep lingual a.

A. 左舌动脉（内面观）left lingual a.（interior view）

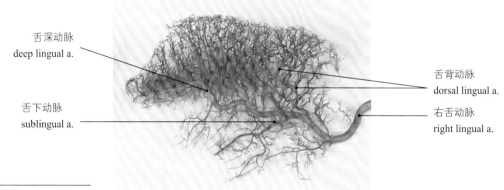

舌深动脉
deep lingual a.

舌下动脉
sublingual a.

舌背动脉
dorsal lingual a.

右舌动脉
right lingual a.

图 2-75　舌动脉 -2 lingual a. -2

B. 右舌动脉（内面观）right lingual a.（interior view）

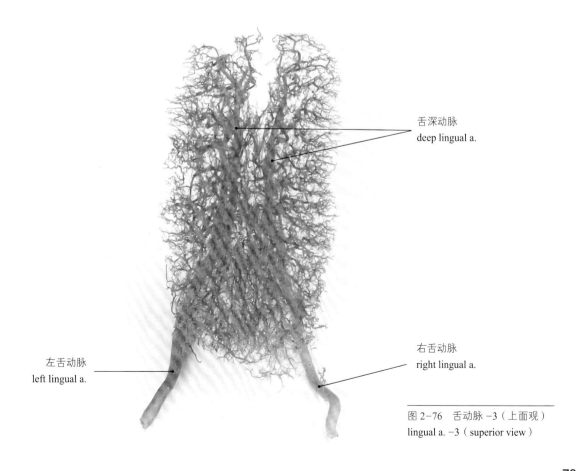

舌深动脉
deep lingual a.

左舌动脉
left lingual a.

右舌动脉
right lingual a.

图 2-76　舌动脉 -3（上面观）
lingual a. -3（superior view）

第 2 部分

【临床解剖学要点】

　　舌动脉与舌静脉伴行到达口腔底。在舌骨舌肌前缘，舌动脉形成急剧的向上弯曲至舌尖，与对侧的舌动脉分支有少量吻合，该吻合在手术切除时对于维持舌的血液供应有重要作用。每侧舌动脉的分支形成一个密集的吻合网，但与对侧舌动脉的分支吻合较少。舌动脉分支包括舌背动脉、舌下动脉和舌深动脉。舌背动脉有 2~3 支，起自舌动脉近段，向上走向舌背的后部。舌下动脉起自舌动脉中段，向前下到达舌下腺，并分支与颏下动脉吻合。舌深动脉是舌动脉的终支，分出数十个分支垂直上行，分布于舌体大部分和舌尖。

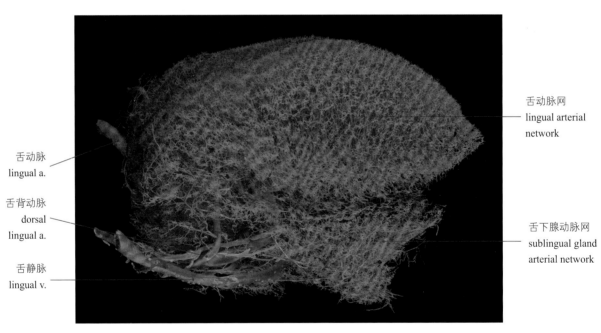

舌动脉网
lingual arterial network

舌动脉
lingual a.

舌背动脉
dorsal lingual a.

舌静脉
lingual v.

舌下腺动脉网
sublingual gland arterial network

A. 右侧面观 right view

第2部分

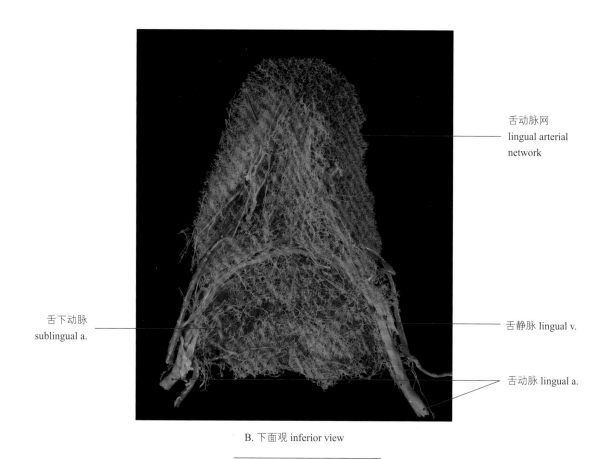

舌动脉网 lingual arterial network

舌下动脉 sublingual a.

舌静脉 lingual v.

舌动脉 lingual a.

B. 下面观 inferior view

图 2-77　舌动脉 -4 lingual a. -4

【临床解剖学要点】

舌的引流静脉遵循两条路径：舌背静脉引流舌背和舌两侧的静脉血，在舌骨舌肌和颏舌肌之间，与舌动脉伴行汇入舌静脉，在舌骨大角附近注入颈内静脉；舌深静脉起始于舌尖，贴舌下黏膜向后走行，汇入来自于舌下腺的舌下静脉，最后汇入面静脉、颈内静脉或舌静脉。舌静脉常汇入面静脉。

（丁自海）

甲状腺血管

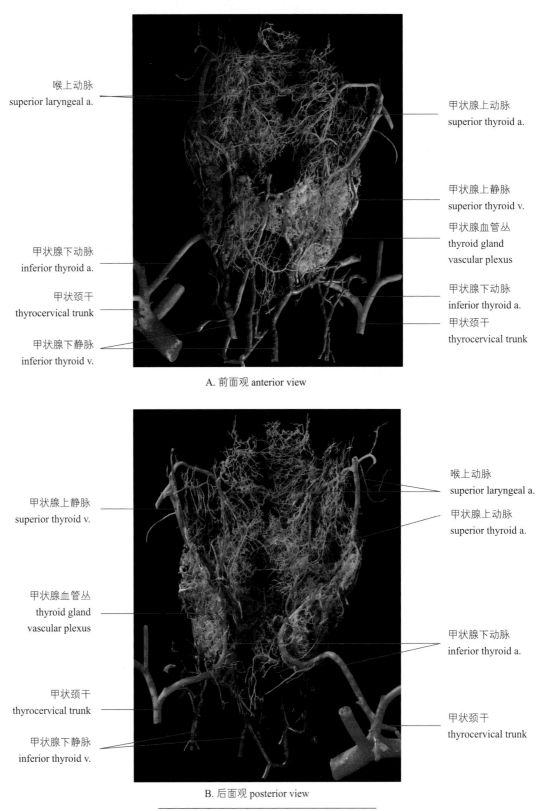

喉上动脉
superior laryngeal a.

甲状腺上动脉
superior thyroid a.

甲状腺上静脉
superior thyroid v.

甲状腺血管丛
thyroid gland
vascular plexus

甲状腺下动脉
inferior thyroid a.

甲状颈干
thyrocervical trunk

甲状腺下动脉
inferior thyroid a.

甲状颈干
thyrocervical trunk

甲状腺下静脉
inferior thyroid v.

A. 前面观 anterior view

甲状腺上静脉
superior thyroid v.

喉上动脉
superior laryngeal a.

甲状腺上动脉
superior thyroid a.

甲状腺血管丛
thyroid gland
vascular plexus

甲状腺下动脉
inferior thyroid a.

甲状颈干
thyrocervical trunk

甲状颈干
thyrocervical trunk

甲状腺下静脉
inferior thyroid v.

B. 后面观 posterior view

图 2-78　甲状腺血管 -1 thyroid gland vascular-1

【临床解剖学要点】

　　甲状腺上动脉多为颈外动脉的第 1 个分支，绝大多数以单干起始，外径为 2.2 mm，伴喉上神经外支行向前下方，至甲状腺侧叶上极附近分支入腺体。甲状腺上动脉的主要分支有喉上动脉、胸锁乳突肌支、环甲支和腺支。甲状腺上动脉与喉上神经关系密切。甲状腺下动脉主要起自甲状颈干，有的一侧甲状腺下动脉缺如。甲状腺下动脉与喉返神经毗邻关系密切、复杂，按毗邻关系不同分为 6 种类型。甲状腺最下动脉在胚胎期分布于甲状腺前下部，后多退化消失，在成人出现率为 10%，以 1 支多见，多发自头臂干，在气管前面上行至甲状腺峡，并与甲状腺上、下动脉吻合。行甲状腺手术或低位气管切开及颈根部手术时应注意，以免意外大出血。

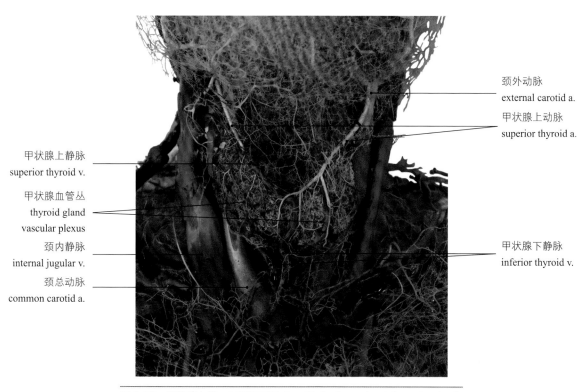

图 2-79　甲状腺血管 -2（前面观）thyroid gland vascular-2（anterior view）

甲状腺上静脉
superior thyroid v.

甲状腺血管丛
thyroid gland
vascular plexus

颈内静脉
internal jugular v.

颈总动脉
common carotid a.

颈外动脉
external carotid a.

甲状腺上动脉
superior thyroid a.

甲状腺下静脉
inferior thyroid v.

【临床解剖学要点】

　　甲状腺上静脉与甲状腺上动脉伴行，行程较恒定；甲状腺中静脉多数不与动脉伴行，其出现率和行程变异较多。甲状腺上静脉在甲状腺侧叶上端汇合而成，经甲状腺上动脉外侧伴行向上，多汇入面总静脉或直接汇入颈内静脉。甲状腺中静脉出现率低，在甲状腺侧叶外侧缘中点或稍下方汇合而成，向外侧注入颈内静脉。甲状腺下静脉在甲状腺侧叶下端或峡部下方汇合而成，向下沿气管前面进入胸腔，多数汇入左头臂静脉。甲状腺下静脉不与动脉伴行，其主干的数目、粗细等变异较多，多为双干，其间常借数目不等的交通支相连而形成甲状腺下静脉丛。因甲状腺下静脉丛恒定地位于气管的前方，管径较粗大，故气管紧急切开时，应特别注意。

（丁自海）

第 *3* 部分

心的血管

心的动脉

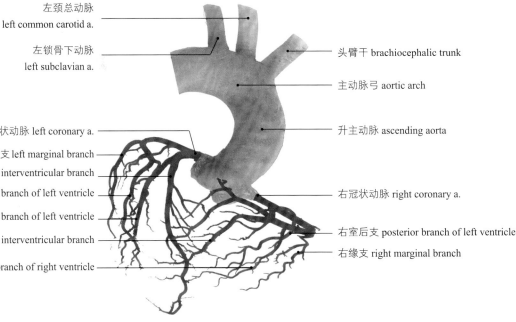

头臂干
brachiocephalic trunk

主动脉弓
aorta arch

升主动脉
ascending aorta

右冠状动脉
right coronary a.

后室间支
posterior interventricular branch

右缘支 right marginal branch

右室后支
posterior branch of right ventricle

左颈总动脉
left common carotid a.

左锁骨下动脉
left subclavian a.

左冠状动脉
left coronary a.

旋支
circumflex branch

左室前支
anterior branch of left ventricle

左室后支
posterior branch of left ventricle

前室间支
anterior interventricular branch

A. 前面观 anterior view

左颈总动脉
left common carotid a.

左锁骨下动脉
left subclavian a.

左冠状动脉 left coronary a.

左缘支 left marginal branch

前室间支 anterior interventricular branch

左室后支 posterior branch of left ventricle

左室前支 anterior branch of left ventricle

后室间支 posterior interventricular branch

右室后支 posterior branch of right ventricle

头臂干 brachiocephalic trunk

主动脉弓 aortic arch

升主动脉 ascending aorta

右冠状动脉 right coronary a.

右室后支 posterior branch of left ventricle

右缘支 right marginal branch

B. 后面观 posterior view

图 3-1　冠状动脉的分支 branch of coronary a.

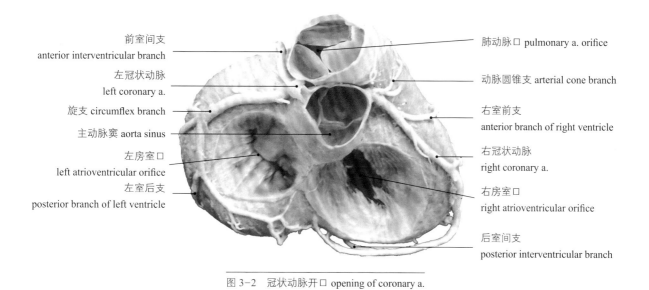

前室间支
anterior interventricular branch

左冠状动脉
left coronary a.

旋支 circumflex branch

主动脉窦 aorta sinus

左房室口
left atrioventricular orifice

左室后支
posterior branch of left ventricle

肺动脉口 pulmonary a. orifice

动脉圆锥支 arterial cone branch

右室前支
anterior branch of right ventricle

右冠状动脉
right coronary a.

右房室口
right atrioventricular orifice

后室间支
posterior interventricular branch

图 3-2　冠状动脉开口 opening of coronary a.

【临床解剖学要点】

　　左冠状动脉开口于主动脉左窦窦内者占 92%，绝大部分在窦的中 1/3，开口距窦底约 15 mm。左冠状动脉主干起始处直径为 4~5 mm 者占 48%，5~6 mm 者占 29%；最小直径为 3 mm，最大直径为 8 mm。右冠状动脉主干开口于主动脉右窦内者占 94%，绝大部分在窦的中 1/3，开口距窦底约 17 mm。右冠状动脉主干起始处直径为 3~4 mm 者占 41%，4~5 mm 者占 34%；最小直径为 2 mm，最大直径为 7 mm。

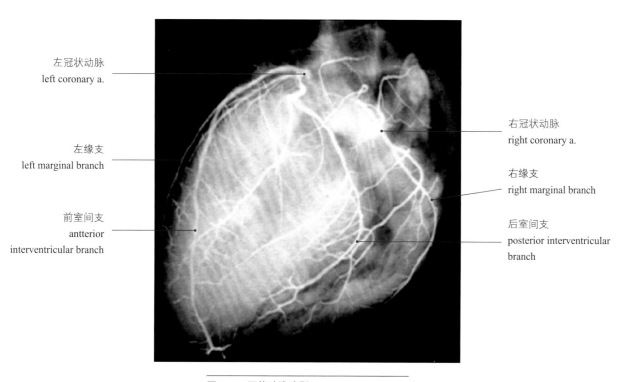

左冠状动脉
left coronary a.

左缘支
left marginal branch

前室间支
antterior interventricular branch

右冠状动脉
right coronary a.

右缘支
right marginal branch

后室间支
posterior interventricular branch

图 3-3　冠状动脉造影 coronary arteriography

【临床解剖学要点】

　　1964 年 Sones 完成了第 1 例经肱动脉入路的冠状动脉造影术。利用特制的头端呈弧形的造影导管，经肱动脉逆行送入主动脉根部，并将导管远端分别置于左、右冠状动脉口，约 30 mL 的造影剂直接注入左、右冠状动脉内而使其清晰显影，患者并没有像预期的那样发生室颤，从而开创了选择性冠状动脉造影术。冠状动脉造影术是比较安全的诊断技术，手术死亡率低于 0.1%。

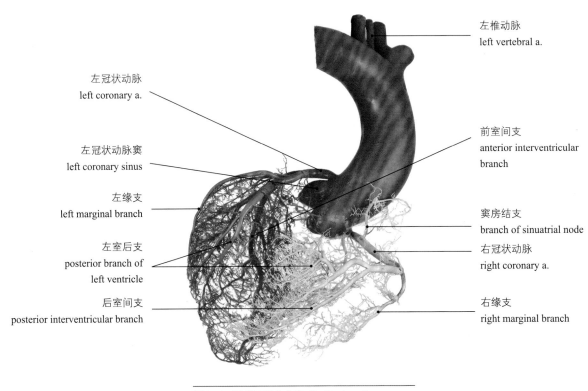

左椎动脉
left vertebral a.

左冠状动脉
left coronary a.

左冠状动脉窦
left coronary sinus

左缘支
left marginal branch

左室后支
posterior branch of
left ventricle

后室间支
posterior interventricular branch

前室间支
anterior interventricular
branch

窦房结支
branch of sinuatrial node

右冠状动脉
right coronary a.

右缘支
right marginal branch

图 3-4　冠状动脉的分布 distribution of coronary a.

【临床解剖学要点】

　　冠状动脉的开口部位一般位于主动脉窦。左冠状动脉口大多比右冠状动脉口高 2~4 mm；本例标本的左冠状动脉开口于左主动脉窦口上方。国人冠状动脉的分布类型：右优势型占 71%；左优势型占 6%；均衡性占 23%。优势型冠状动脉闭塞或狭窄出现症状较严重；但冠状动脉硬化发生于何侧与优势型无关。

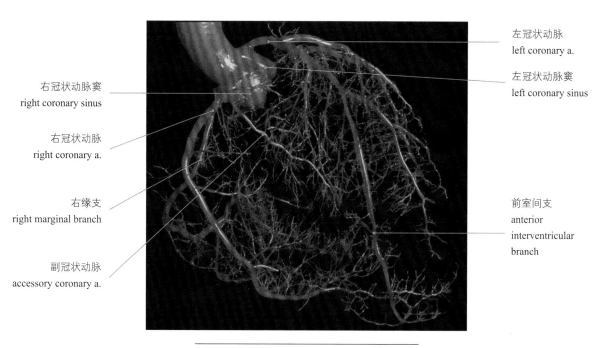

图 3-5　冠状动脉的分布 distribution of coronary a.

【临床解剖学要点】

图 3-5 标本的左冠状动脉开口于左主动脉窦口上缘；右冠状动脉开口于右主动脉窦口后上角。这种变异会给冠状动脉开口插管带来困难。

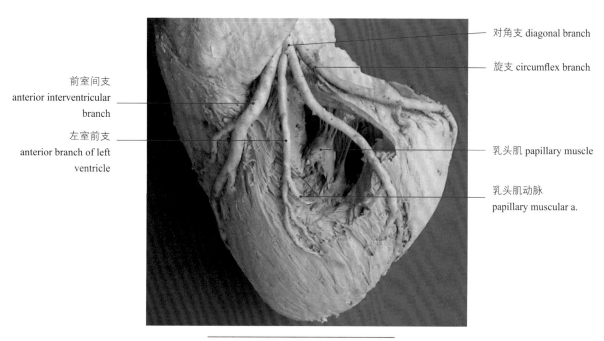

图 3-6　乳头肌动脉　papillary muscular a.

此图有对角支，左冠状动脉的终末支为 3 支，在冠状动脉造影时可见三分叉（trifurcation）。

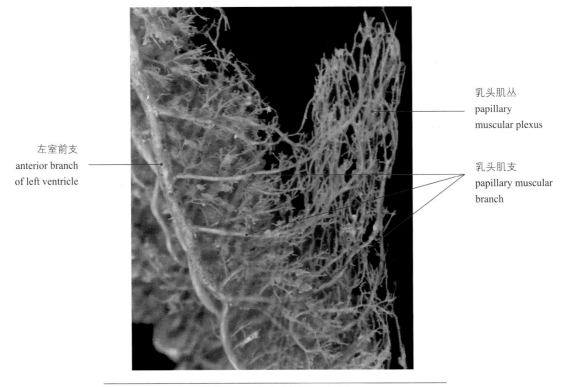

左室前支
anterior branch
of left ventricle

乳头肌丛
papillary
muscular plexus

乳头肌支
papillary muscular
branch

图 3-7　乳头肌动脉（源自心脏冠状动脉解剖　于彦铮）　papillary muscular a.

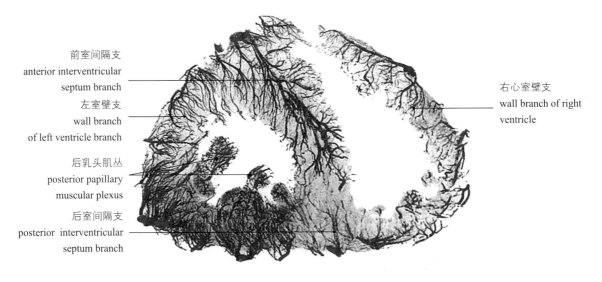

前室间隔支
anterior interventricular
septum branch

左室壁支
wall branch
of left ventricle branch

后乳头肌丛
posterior papillary
muscular plexus

后室间隔支
posterior interventricular
septum branch

右心室壁支
wall branch of right
ventricle

A. 水平切面 horizontal section

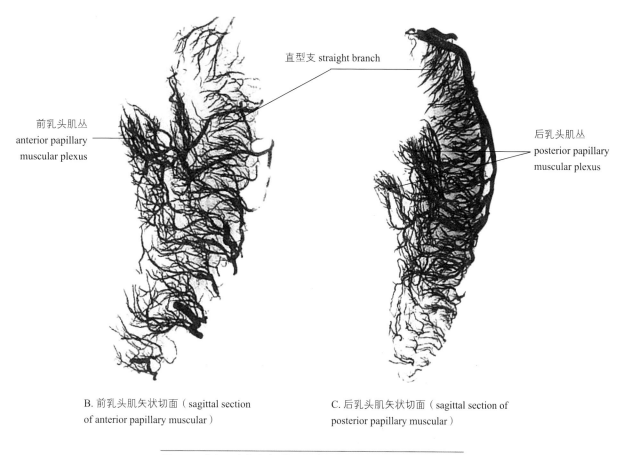

直型支 straight branch

前乳头肌丛
anterior papillary
muscular plexus

后乳头肌丛
posterior papillary
muscular plexus

B. 前乳头肌矢状切面（sagittal section
of anterior papillary muscular）

C. 后乳头肌矢状切面（sagittal section of
posterior papillary muscular）

图 3-8　乳头肌动脉（造影）　papillary muscular a.（anteriography）

【临床解剖学要点】
　　左室前支近乳头肌处分出数支肌支，经其根部进入乳头肌。左室前乳头肌动脉 11% 来自前室间支，10% 来自斜角支，32% 来自旋支，47% 有两个以上来源。左室后乳头肌动脉起于左冠状动脉的占 33%，右冠状动脉的占 54%，左、右冠状动脉的占 13%。右室乳头肌的动脉 53% 来自前室间隔动脉和右室前支，28% 来自前室间隔动脉和右缘支，19% 来自前室间隔动脉、右室前支或右缘支。在心肌梗死病例中，判断受累乳头肌的范围，对于后续救治和预后有重要参考价值。

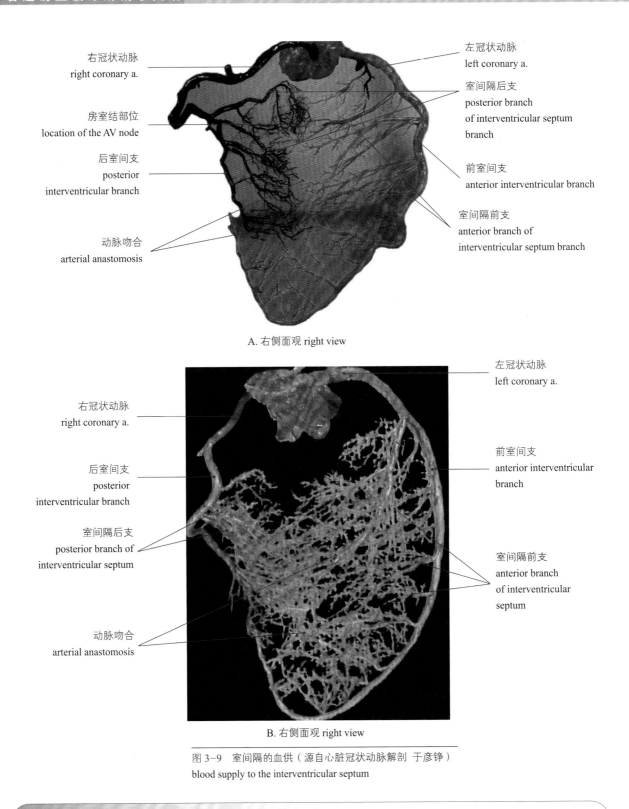

右冠状动脉
right coronary a.

左冠状动脉
left coronary a.

房室结部位
location of the AV node

室间隔后支
posterior branch
of interventricular septum
branch

后室间支
posterior
interventricular branch

前室间支
anterior interventricular branch

动脉吻合
arterial anastomosis

室间隔前支
anterior branch of
interventricular septum branch

A. 右侧面观 right view

右冠状动脉
right coronary a.

左冠状动脉
left coronary a.

后室间支
posterior
interventricular branch

前室间支
anterior interventricular
branch

室间隔后支
posterior branch of
interventricular septum

室间隔前支
anterior branch
of interventricular
septum

动脉吻合
arterial anastomosis

B. 右侧面观 right view

图 3-9　室间隔的血供（源自心脏冠状动脉解剖　于彦铮）
blood supply to the interventricular septum

【临床解剖学要点】

前室间支以直角从左冠状动脉发出，呈反"S"形走行，血管内压力高，血管床阻力大，血流速度慢，因此冠状动脉粥样硬化常发生于此，故前室间支有"猝死动脉"之称。前室间支发出的前室间隔支分布范围占室间隔的前 2/3（3-9A：红色）；后室间支发出的后室间隔支分布范围占室间隔的后 1/3（3-9A：蓝色）。冠状动脉的侧支循环主要是分支之间的吻合。

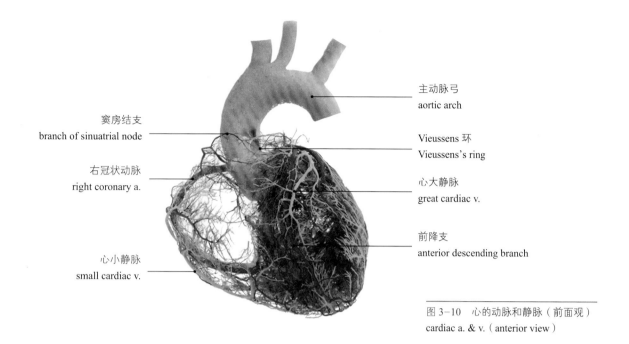

窦房结支
branch of sinuatrial node

右冠状动脉
right coronary a.

心小静脉
small cardiac v.

主动脉弓
aortic arch

Vieussens 环
Vieussens's ring

心大静脉
great cardiac v.

前降支
anterior descending branch

图 3-10　心的动脉和静脉（前面观）
cardiac a. & v.（anterior view）

【临床解剖学要点】
　　旋支起始处直径 2.5~4.5 mm，长短不一，沿冠状沟左行，绕心左缘至心膈面，大多数（60%）终于心左缘与房室交点处之间的左心室膈面。有 30% 的旋支终末于左缘并发出左缘支或左室后支，有的到达房室交点处延续为后降支，有的甚至到右心室膈面形成右室后支。右冠状动脉的右室前支有 2~3 支，第 1 支常分布于肺动脉圆锥，称为右圆锥支（漏斗支），常比来自前室间支的左圆锥支粗大，并且还可分布到靠近前室间沟的右心室前壁。有的左、右圆锥支在肺动脉圆锥部吻合成动脉环，称为 Vieussens 环。

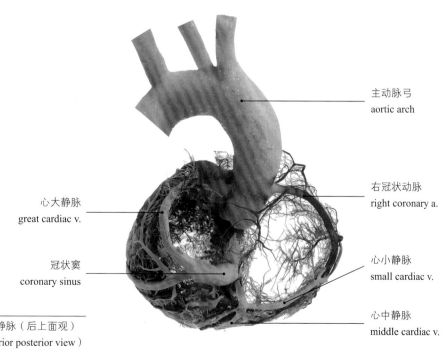

主动脉弓
aortic arch

右冠状动脉
right coronary a.

心大静脉
great cardiac v.

冠状窦
coronary sinus

心小静脉
small cardiac v.

心中静脉
middle cardiac v.

图 3-11　心的静脉（后上面观）
cardiac v.（superior posterior view）

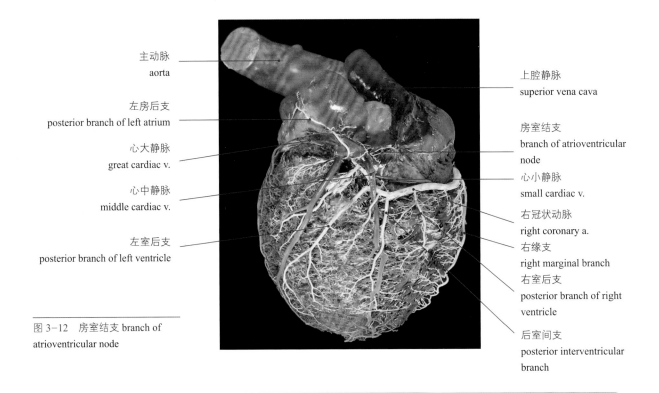

主动脉
aorta

左房后支
posterior branch of left atrium

心大静脉
great cardiac v.

心中静脉
middle cardiac v.

左室后支
posterior branch of left ventricle

上腔静脉
superior vena cava

房室结支
branch of atrioventricular node

心小静脉
small cardiac v.

右冠状动脉
right coronary a.

右缘支
right marginal branch

右室后支
posterior branch of right ventricle

后室间支
posterior interventricular branch

图 3-12　房室结支 branch of atrioventricular node

【临床解剖学要点】

　　右冠状动脉终末支在心膈面常形成倒"U"形弯曲，在血管造影时是一个重要定位标志。该处是房间隔与室间隔在心后壁的结合点，位于冠状窦口的后下方；"U"的顶点靠近房室结；房室结动脉 90% 从此处发出。另有 10% 的房室结动脉来自左冠状动脉的旋支。

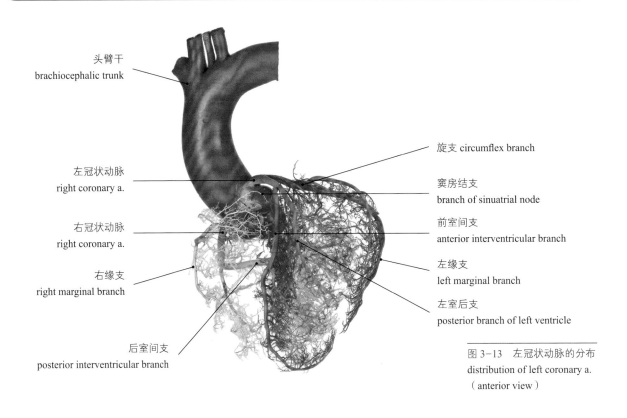

头臂干
brachiocephalic trunk

左冠状动脉
right coronary a.

右冠状动脉
right coronary a.

右缘支
right marginal branch

后室间支
posterior interventricular branch

旋支 circumflex branch

窦房结支
branch of sinuatrial node

前室间支
anterior interventricular branch

左缘支
left marginal branch

左室后支
posterior branch of left ventricle

图 3-13　左冠状动脉的分布
distribution of left coronary a.
（anterior view）

【临床解剖学要点】

旋支发出左室前支、左缘支和左室后支等。左室前支 2~3 支，分布于左室前壁上部；左缘支起始处恒定，分支供应心左缘及邻近的左室壁；左室后支多为 1 支，分布于左室膈面及后乳头肌。窦房结支 40% 起于旋支的起始段，直径 1~3 mm，经左心房前壁向右至上腔静脉口，进入窦房结；左房旋支起于旋支近侧段，直径 2 mm，与主干平行，向左后行于旋支上方，分布于左房后壁。

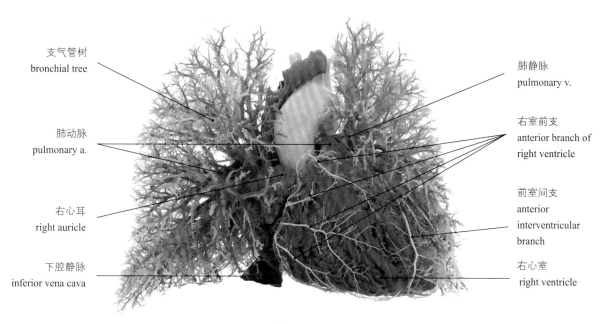

支气管树
bronchial tree

肺静脉
pulmonary v.

右室前支
anterior branch of
right ventricle

肺动脉
pulmonary a.

前室间支
anterior
interventricular
branch

右心耳
right auricle

下腔静脉
inferior vena cava

右心室
right ventricle

A. 4 支型（4 branch type）

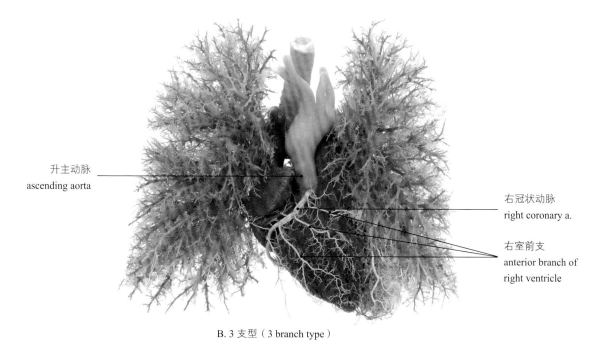

升主动脉
ascending aorta

右冠状动脉
right coronary a.

右室前支
anterior branch of
right ventricle

B. 3 支型（3 branch type）

图 3-14　右室前支 anterior branch of right ventricle

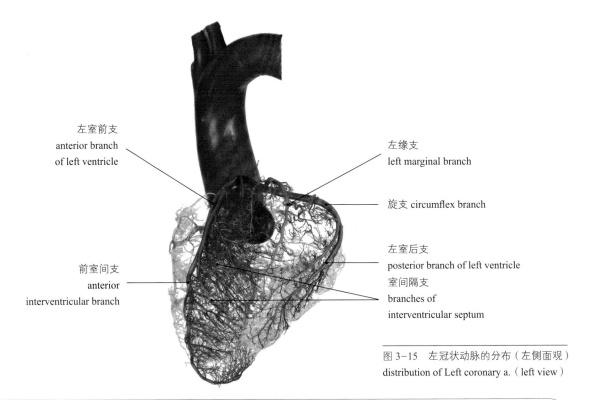

左室前支
anterior branch
of left ventricle

前室间支
anterior
interventricular branch

左缘支
left marginal branch

旋支 circumflex branch

左室后支
posterior branch of left ventricle
室间隔支
branches of
interventricular septum

图 3-15　左冠状动脉的分布（左侧面观）
distribution of Left coronary a.（left view）

【临床解剖学要点】

　　左冠状动脉来自左主动脉窦，常为一总干，走行 1~2 cm 后分为前室间支和旋支，两支间的角度多为 60°~90°。约 1.6 % 的人无左主干（如图 3-15），前室间支和旋支直接分别起于主动脉左窦。前室间支沿前室间沟向下，多数绕过心尖切迹而终止于膈面的下 1/3 或中 1/3。旋支沿左侧冠状沟行走，绕过心左缘进入膈面，分布于左房和左室的后壁；也有的旋支很短，只到左缘。左冠状动脉主干的分叉处常发出对角支，出现率为 42%，直径为 1~4 mm。对角支向左下斜行，分布于左心室前壁。

图 3-16　右冠状动脉的分布（前面观）
distribution of right coronary a.（anterior view）

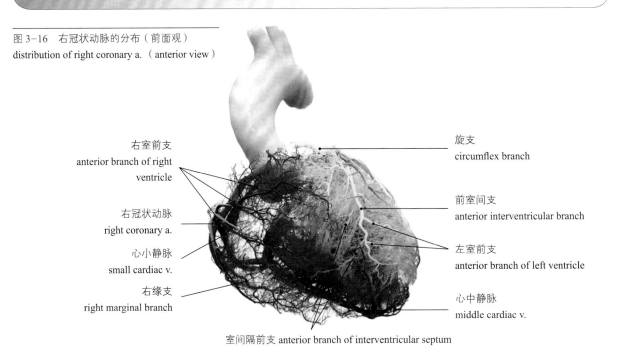

右室前支
anterior branch of right
ventricle

右冠状动脉
right coronary a.

心小静脉
small cardiac v.

右缘支
right marginal branch

旋支
circumflex branch

前室间支
anterior interventricular branch

左室前支
anterior branch of left ventricle

心中静脉
middle cardiac v.

室间隔前支 anterior branch of interventricular septum

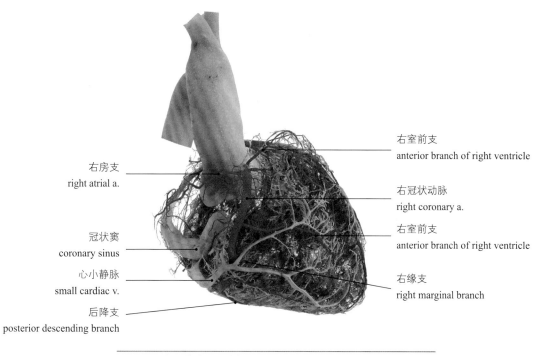

右房支
right atrial a.

冠状窦
coronary sinus

心小静脉
small cardiac v.

后降支
posterior descending branch

右室前支
anterior branch of right ventricle

右冠状动脉
right coronary a.

右室前支
anterior branch of right ventricle

右缘支
right marginal branch

图 3-17　右冠状动脉（右侧面观）right coronary a.（right lateral view）

【临床解剖学要点】

右冠状动脉起始处外径 3~5 mm，最粗可达 7 mm，起始后行于右心耳与肺动脉干之间，再沿冠状沟右行，绕心锐缘至膈面的冠状沟内。一般在房室交点附近或右侧，分为后室间支和右旋支。

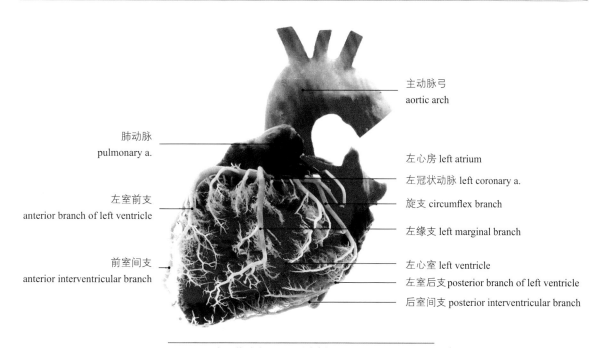

肺动脉
pulmonary a.

左室前支
anterior branch of left ventricle

前室间支
anterior interventricular branch

主动脉弓
aortic arch

左心房 left atrium

左冠状动脉 left coronary a.

旋支 circumflex branch

左缘支 left marginal branch

左心室 left ventricle

左室后支 posterior branch of left ventricle

后室间支 posterior interventricular branch

图 3-18　左冠状动脉的分支（左侧面观）branch of left coronary a.（left lateral view）

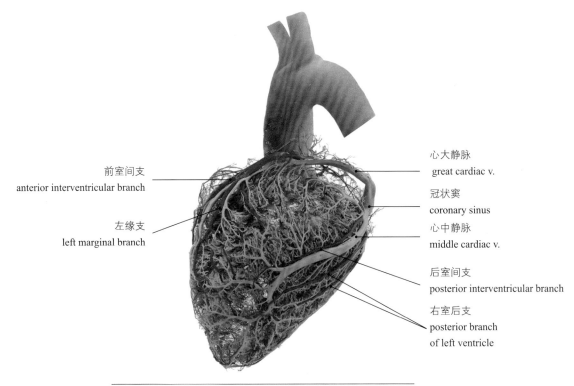

前室间支
anterior interventricular branch

左缘支
left marginal branch

心大静脉
great cardiac v.

冠状窦
coronary sinus

心中静脉
middle cardiac v.

后室间支
posterior interventricular branch

右室后支
posterior branch
of left ventricle

图 3-19　左冠状动脉和伴行静脉（左侧面观）left coronary a. and accompany v.（left lateral view）

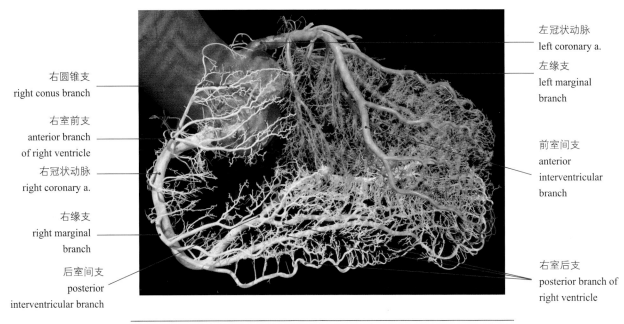

右圆锥支
right conus branch

右室前支
anterior branch
of right ventricle

右冠状动脉
right coronary a.

右缘支
right marginal
branch

后室间支
posterior
interventricular branch

左冠状动脉
left coronary a.

左缘支
left marginal
branch

前室间支
anterior
interventricular
branch

右室后支
posterior branch of
right ventricle

图 3-20　冠状动脉的分布（右前面观）distribution of coronary a.（anterior right view）

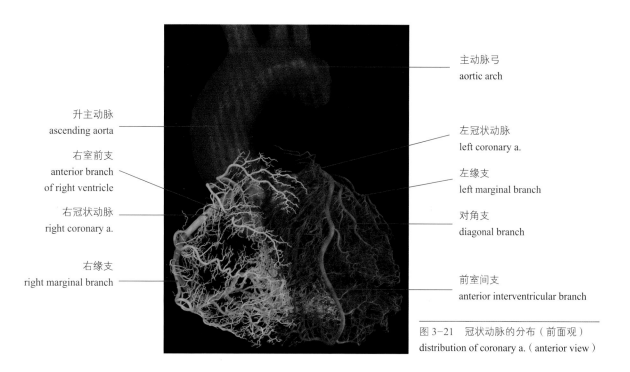

升主动脉
ascending aorta

右室前支
anterior branch
of right ventricle

右冠状动脉
right coronary a.

右缘支
right marginal branch

主动脉弓
aortic arch

左冠状动脉
left coronary a.

左缘支
left marginal branch

对角支
diagonal branch

前室间支
anterior interventricular branch

图 3-21　冠状动脉的分布（前面观）
distribution of coronary a.（anterior view）

第
3
部
分

【临床解剖学要点】

　　升主动脉长 5 cm，直径 3 cm。升主动脉起始处形成 3 个主动脉窦。在升主动脉与主动脉口相交处动脉右侧壁向外侧突出，血管管径增大形成主动脉球，或称为最大窦。

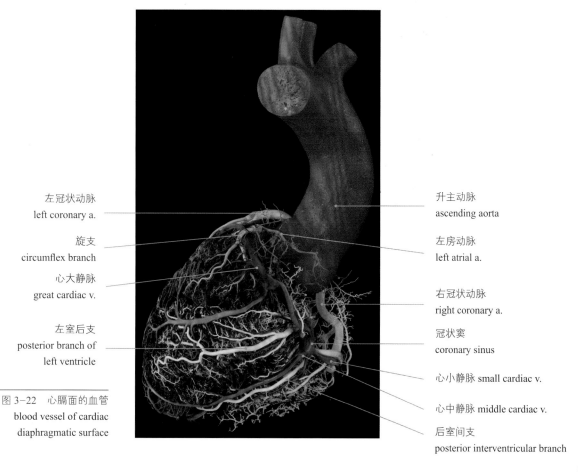

左冠状动脉
left coronary a.

旋支
circumflex branch

心大静脉
great cardiac v.

左室后支
posterior branch of
left ventricle

升主动脉
ascending aorta

左房动脉
left atrial a.

右冠状动脉
right coronary a.

冠状窦
coronary sinus

心小静脉 small cardiac v.

心中静脉 middle cardiac v.

后室间支
posterior interventricular branch

图 3-22　心膈面的血管
blood vessel of cardiac
diaphragmatic surface

91

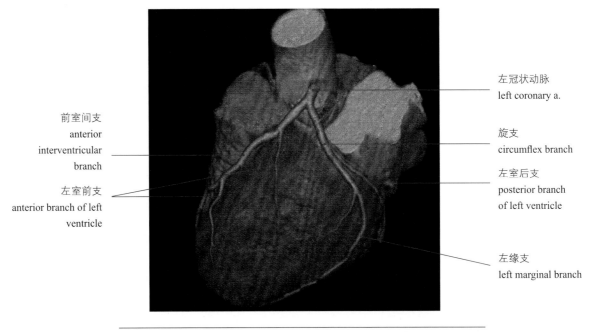

前室间支
anterior
interventricular
branch

左室前支
anterior branch of left
ventricle

左冠状动脉
left coronary a.

旋支
circumflex branch

左室后支
posterior branch
of left ventricle

左缘支
left marginal branch

图 3-23　左冠状动脉影像（左侧面观）image of left coronary a.（left lateral view）

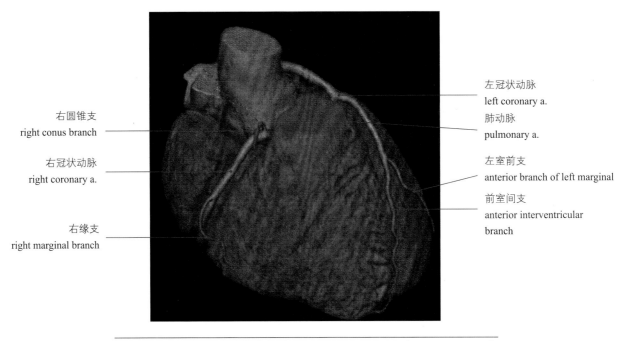

右圆锥支
right conus branch

右冠状动脉
right coronary a.

右缘支
right marginal branch

左冠状动脉
left coronary a.

肺动脉
pulmonary a.

左室前支
anterior branch of left marginal

前室间支
anterior interventricular
branch

图 3-24　右冠状动脉影像（右前面观）image of right coronary a.（anterior right view）

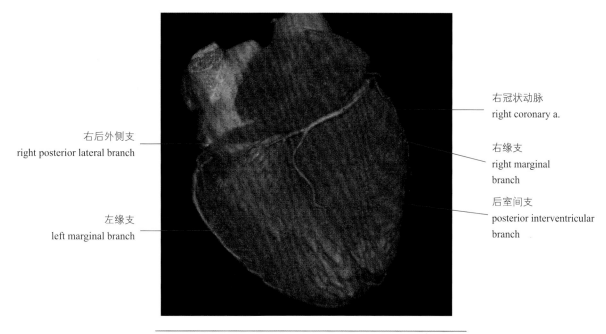

右后外侧支
right posterior lateral branch

左缘支
left marginal branch

右冠状动脉
right coronary a.

右缘支
right marginal
branch

后室间支
posterior interventricular
branch

图 3-25　后室间支影像（后面观）image of posterior interventricular branch（posterior view）

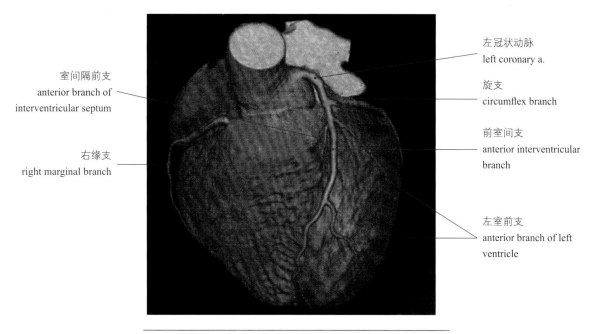

室间隔前支
anterior branch of
interventricular septum

右缘支
right marginal branch

左冠状动脉
left coronary a.

旋支
circumflex branch

前室间支
anterior interventricular
branch

左室前支
anterior branch of left
ventricle

图 3-26　前室间支影像（前面观）image of anterior interventricular branch （anterior view）

第
3
部
分

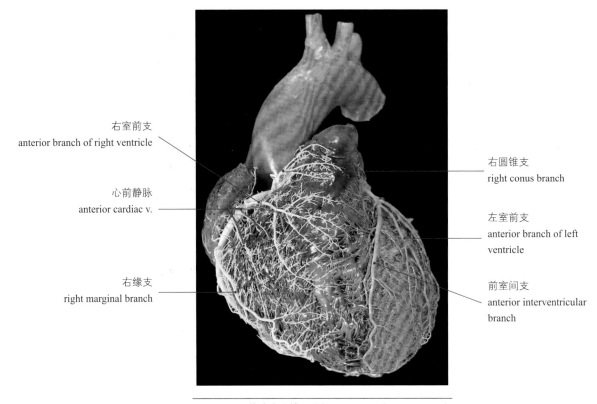

右室前支
anterior branch of right ventricle

心前静脉
anterior cardiac v.

右缘支
right marginal branch

右圆锥支
right conus branch

左室前支
anterior branch of left ventricle

前室间支
anterior interventricular branch

图 3-27 冠状动脉（前面观）coronary a.（anterior view）

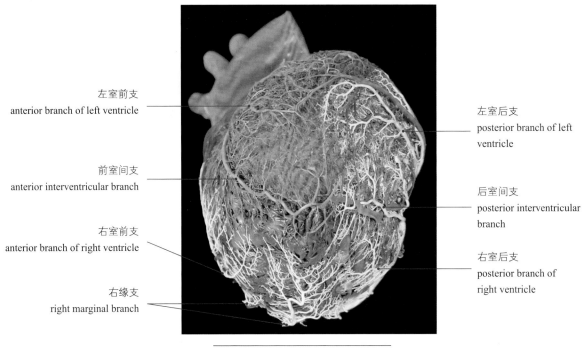

左室前支
anterior branch of left ventricle

前室间支
anterior interventricular branch

右室前支
anterior branch of right ventricle

右缘支
right marginal branch

左室后支
posterior branch of left ventricle

后室间支
posterior interventricular branch

右室后支
posterior branch of right ventricle

图 3-28 心尖部血管 apical blood vessel

【临床解剖学要点】
　　前、后室间动脉终末支在心尖前、后室间沟会合处有多处吻合，吻合部位依各自的终止部位而定。心大静脉与心中静脉起始处也有多处吻合。

左冠状动脉
right coronary a.

对角支
diagonal branch

室间隔前支
anterior branch of
interventricular septum

右冠状动脉
right coronary a.

左室前支
anterior branch
of left ventricle

右室前支
anterior branch
of right ventricle

前室间支
anterior interventricular
branch

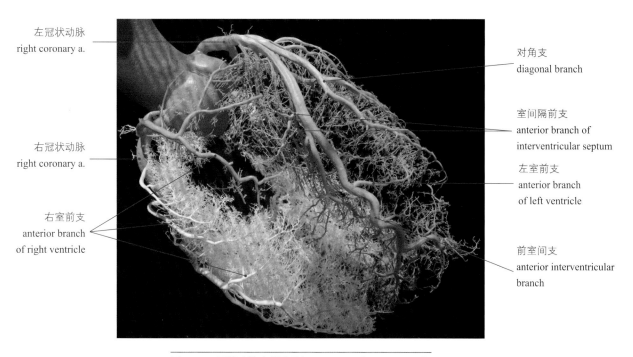

图 3-29　冠状动脉（前面观）coronary a.（anterior view）

右室前支
anterior branch of right
ventricle

旋支 circumflex branch

对角支 diagonal branch

右室前支
anterior branch of right
ventricle

左室后支
posterior branch of left ventricle

前室间支
anterior interventricular
branch

左室前支
anterior branch of left ventricle

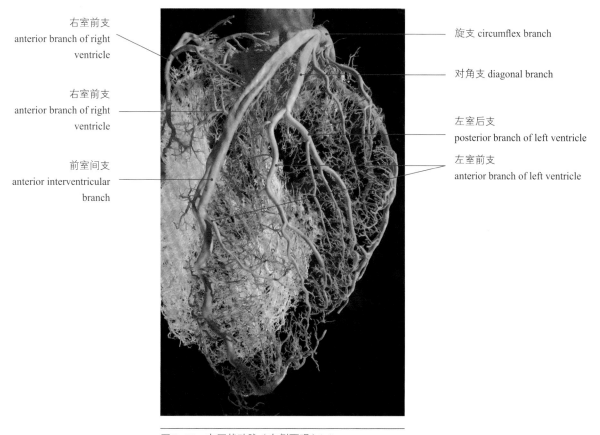

图 3-30　左冠状动脉（左侧面观）left coronary artery
（left lateral view）

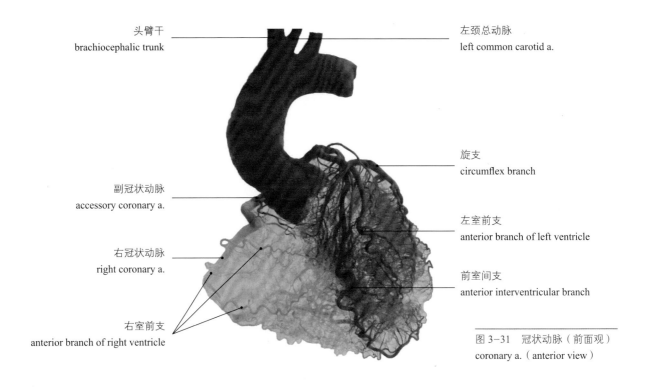

头臂干
brachiocephalic trunk

左颈总动脉
left common carotid a.

旋支
circumflex branch

副冠状动脉
accessory coronary a.

左室前支
anterior branch of left ventricle

右冠状动脉
right coronary a.

前室间支
anterior interventricular branch

右室前支
anterior branch of right ventricle

图 3-31　冠状动脉（前面观）
coronary a.（anterior view）

【临床解剖学要点】

　　除左、右冠状动脉以外，直接起始于主动脉窦的动脉称副冠状动脉。副冠状动脉的出现率为 44.2%，发自右主动脉窦者占绝对多数，其开口部多位于右冠状动脉开口的前方 1~5 mm 处。副冠状动脉一般可有 1~3 支，1 支者属多数，较细小，分布于动脉圆锥附近或右心室前壁，与动脉圆锥附近动脉支有吻合，当冠状动脉发生阻塞时，具有较重要的侧支循环意义。

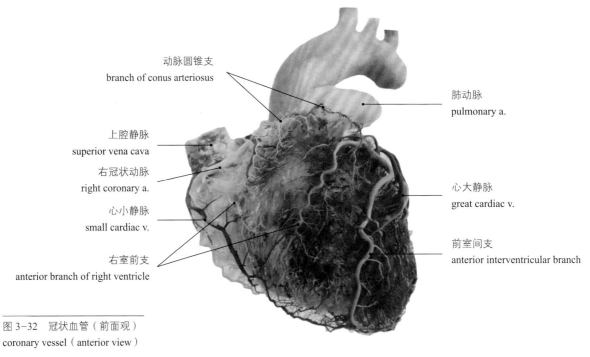

动脉圆锥支
branch of conus arteriosus

肺动脉
pulmonary a.

上腔静脉
superior vena cava

右冠状动脉
right coronary a.

心大静脉
great cardiac v.

心小静脉
small cardiac v.

前室间支
anterior interventricular branch

右室前支
anterior branch of right ventricle

图 3-32　冠状血管（前面观）
coronary vessel（anterior view）

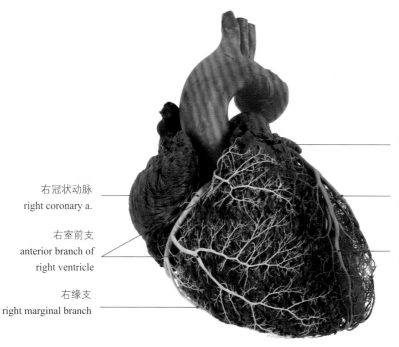

右冠状动脉
right coronary a.

右室前支
anterior branch of
right ventricle

右缘支
right marginal branch

旋支
circumflex branch

左室前支
anterior branch of left ventricle

前室间支
anterior interventricular branch

图 3-33　冠状动脉（前面观）coronary a.（anterior view）

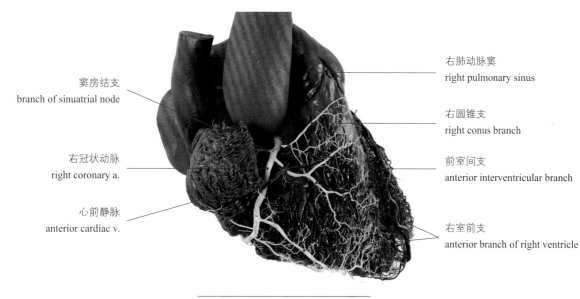

窦房结支
branch of sinuatrial node

右冠状动脉
right coronary a.

心前静脉
anterior cardiac v.

右肺动脉窦
right pulmonary sinus

右圆锥支
right conus branch

前室间支
anterior interventricular branch

右室前支
anterior branch of right ventricle

图 3-34　右冠状动脉 right coronary a.

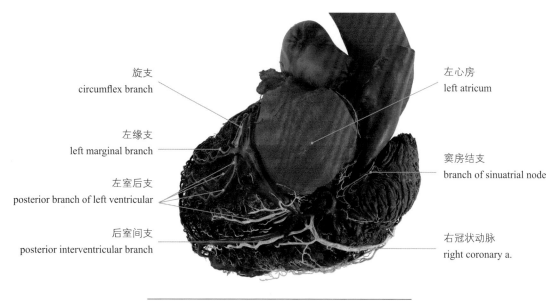

旋支
circumflex branch

左缘支
left marginal branch

左室后支
posterior branch of left ventricular

后室间支
posterior interventricular branch

左心房
left atrium

窦房结支
branch of sinuatrial node

右冠状动脉
right coronary a.

图 3-35　冠状动脉（后面观）coronary a.（posterior view）

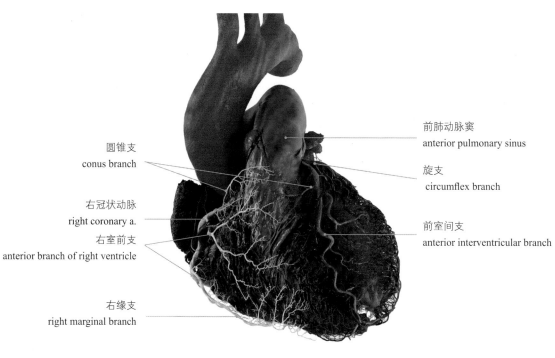

圆锥支
conus branch

右冠状动脉
right coronary a.

右室前支
anterior branch of right ventricle

右缘支
right marginal branch

前肺动脉窦
anterior pulmonary sinus

旋支
circumflex branch

前室间支
anterior interventricular branch

图 3-36　冠状动脉（前面观）coronary a.（anterior view）

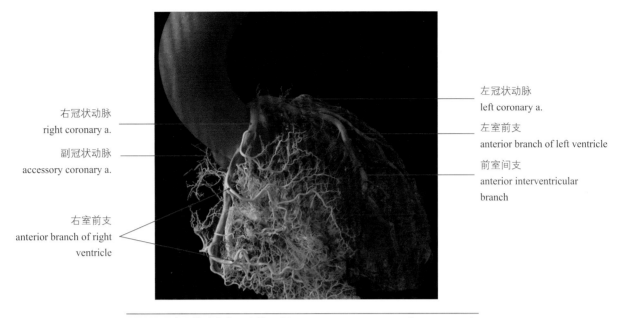

右冠状动脉
right coronary a.

副冠状动脉
accessory coronary a.

右室前支
anterior branch of right
ventricle

左冠状动脉
left coronary a.

左室前支
anterior branch of left ventricle

前室间支
anterior interventricular
branch

图 3-37　右冠状动脉变异（前面观）right coronary a. variation（anterior view）

【临床解剖学要点】

本例标本属单一冠状动脉。从左主动脉窦发出一长约 0.5 cm 的单干冠状动脉后，即分为左、右冠状动脉，其后各自按正常行程走行和分布。在右主动脉窦处发出一细小分支分布至右心房处。在介入、造影等技术操作中应予以注意。

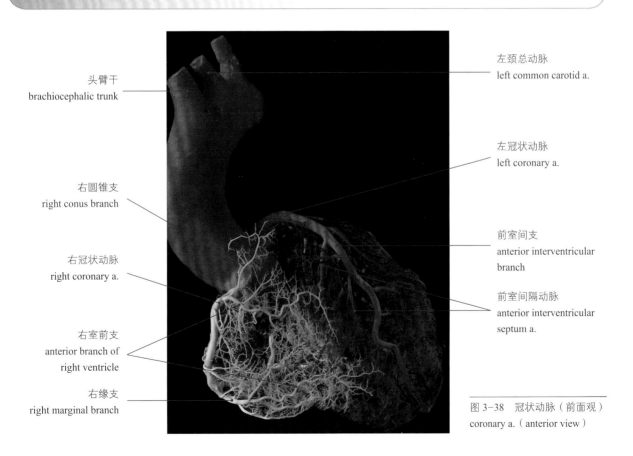

头臂干
brachiocephalic trunk

右圆锥支
right conus branch

右冠状动脉
right coronary a.

右室前支
anterior branch of
right ventricle

右缘支
right marginal branch

左颈总动脉
left common carotid a.

左冠状动脉
left coronary a.

前室间支
anterior interventricular
branch

前室间隔动脉
anterior interventricular
septum a.

图 3-38　冠状动脉（前面观）
coronary a.（anterior view）

【临床解剖学要点】

冠状动脉的变异约占 1%，常见的有：①左主干缺如，即前室间支与左旋支各自单独开口于左主动脉窦；②左旋支起源于右冠状窦或右冠状动脉起始处，随后经主动脉根部后方进入左房室沟，这些变异在瓣膜手术时可能受损或被人工瓣膜挤压；③左冠状动脉或前室间支起于右冠状动脉；④右冠状动脉起于左冠状动脉。

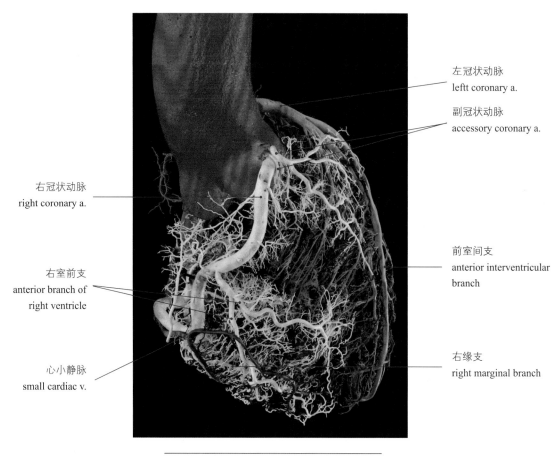

左冠状动脉
leftt coronary a.

副冠状动脉
accessory coronary a.

右冠状动脉
right coronary a.

前室间支
anterior interventricular
branch

右室前支
anterior branch of
right ventricle

心小静脉
small cardiac v.

右缘支
right marginal branch

图 3-39　副冠状动脉 -1 accessory coronary a. -1

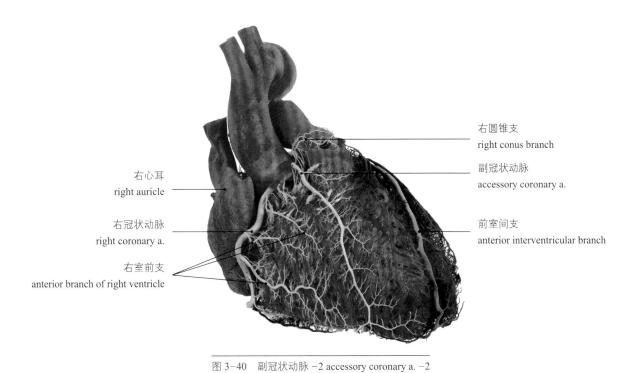

右圆锥支
right conus branch

副冠状动脉
accessory coronary a.

右心耳
right auricle

右冠状动脉
right coronary a.

前室间支
anterior interventricular branch

右室前支
anterior branch of right ventricle

图 3-40　副冠状动脉 -2 accessory coronary a. -2

副冠状动脉
accessory coronary a.

左室前支
anterior branch of left ventricle

右冠状动脉
right coronary a.

前室间支
anterior interventricular branch

右室前支
anterior branch of right ventricle

右缘支
right marginal branch

后室间支
posterior
interventricular branch

右室后支
posterior branch of right ventricle

图 3-41　副冠状动脉 -3 accessory coronary a. -3

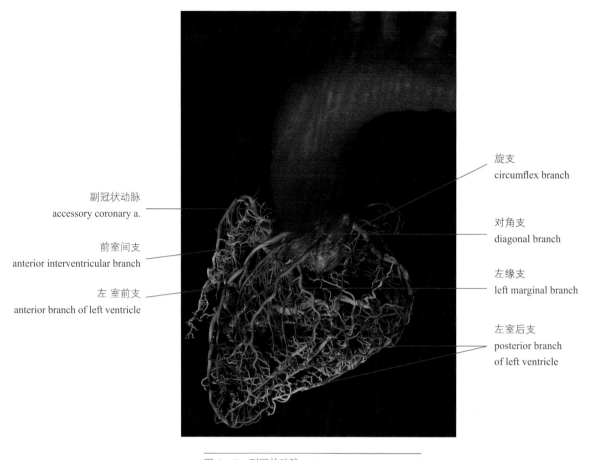

副冠状动脉
accessory coronary a.

前室间支
anterior interventricular branch

左室前支
anterior branch of left ventricle

旋支
circumflex branch

对角支
diagonal branch

左缘支
left marginal branch

左室后支
posterior branch
of left ventricle

图 3-42 副冠状动脉 -4 accessory coronary a. -4

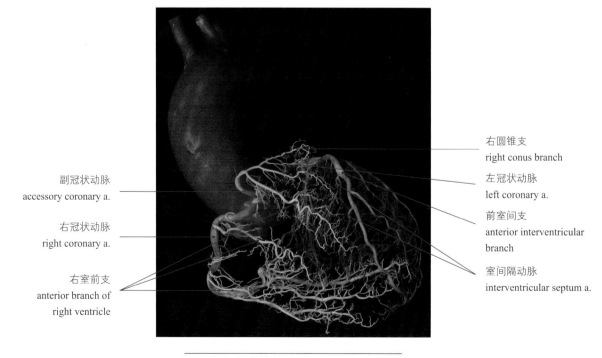

副冠状动脉
accessory coronary a.

右冠状动脉
right coronary a.

右室前支
anterior branch of
right ventricle

右圆锥支
right conus branch

左冠状动脉
left coronary a.

前室间支
anterior interventricular
branch

室间隔动脉
interventricular septum a.

图 3-43 副冠状动脉 -5 accessory coronary a. -5

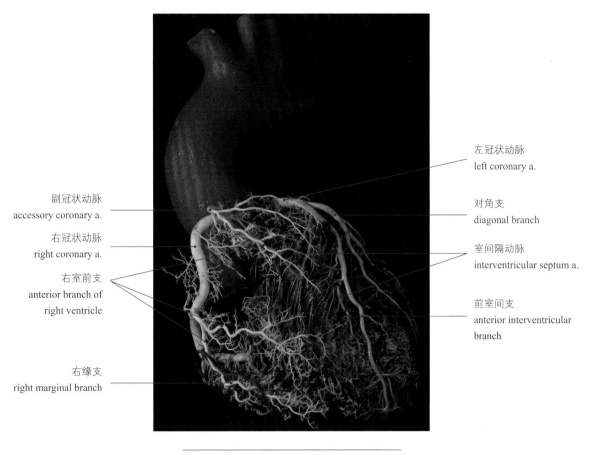

左冠状动脉
left coronary a.

对角支
diagonal branch

室间隔动脉
interventricular septum a.

前室间支
anterior interventricular
branch

副冠状动脉
accessory coronary a.

右冠状动脉
right coronary a.

右室前支
anterior branch of
right ventricle

右缘支
right marginal branch

图 3-44　副冠状动脉 -6 accessory coronary a. -6

【临床解剖学要点】

　　右冠状动脉第 1 个分支为右圆锥支，至动脉圆锥上部，并与左圆锥支吻合。如单独起自主动脉窦即为副冠状动脉。60% 的窦房结支起于主干起始以内 1~2 cm，向上经右心房壁至上腔静脉口，进入窦房结，直径 1 cm；右室前支 2~3 支，粗大；右缘支恒定。右室后支 1~4 支，发出 7~12 支室间隔后支，分布于后室间沟下 1/3；右旋支向左越过房室点左行，与旋支吻合；左室后支为右旋支的延续，分布于左室后壁。

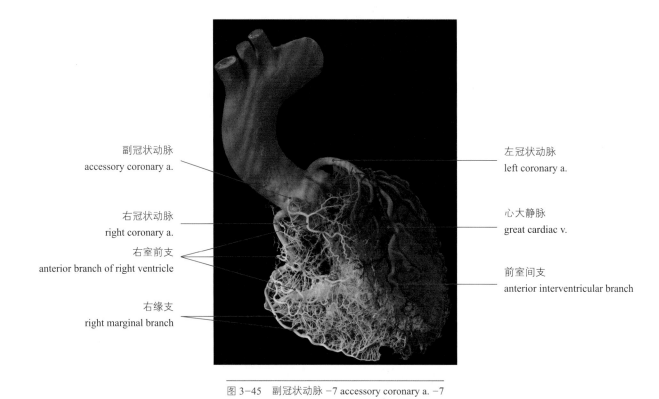

副冠状动脉
accessory coronary a.

左冠状动脉
left coronary a.

右冠状动脉
right coronary a.

心大静脉
great cardiac v.

右室前支
anterior branch of right ventricle

前室间支
anterior interventricular branch

右缘支
right marginal branch

图 3-45　副冠状动脉 -7 accessory coronary a. -7

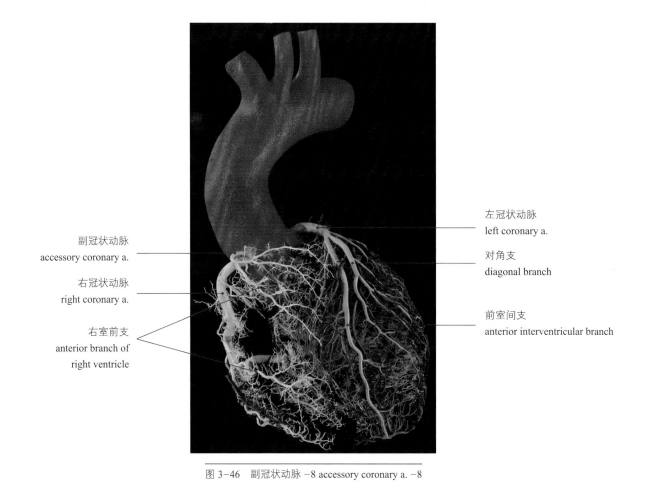

副冠状动脉
accessory coronary a.

左冠状动脉
left coronary a.

右冠状动脉
right coronary a.

对角支
diagonal branch

右室前支
anterior branch of
right ventricle

前室间支
anterior interventricular branch

图 3-46　副冠状动脉 -8 accessory coronary a. -8

第
3
部
分

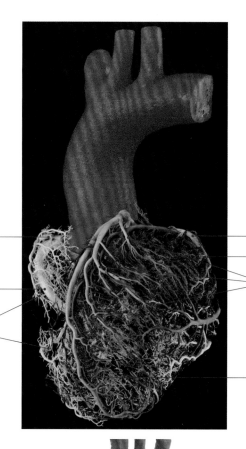

副冠状动脉
accessory coronary a.

右冠状动脉
right coronary a.

右室前支
anterior branch of
right ventricle

旋支 circumflex branch

左缘支 left marginal branch

左室前支
anterior branch of left entricle

前室间支
anterior interventricular branch

图 3-47　副冠状动脉 -9
accessory coronary a. -9

副冠状动脉
accessory coronary a.

右室前支
anterior branch of right ventricle

右缘支
right marginal branch

左冠状动脉
left coronary a.

心大静脉
great cardiac v.

左缘支
left marginal branch

左室前支
anterior branch of left ventricle

前室间支
anterior interventricular branch

图 3-48　副冠状动脉（前面观）-10
accessory coronary a. -10（anterior view）

【临床解剖学要点】
　　副冠状动脉是指直接起自主动脉窦的一些细小分支，当冠状动脉阻塞时，具有一定的代偿作用。副冠状动脉可分布于动脉圆锥、右心室前壁、冠状沟的脂肪或主动脉壁和肺动脉壁等处。副冠状动脉有 1~4 支，多数起自右主动脉窦，其出现率为 41%。

（孟步亮　孙　俊）

心膈面动脉的分布

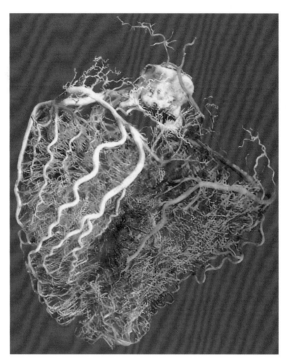

A. Ⅰ型　左、右心室膈面分别由左冠状动脉（黄色）和右冠状动脉分布（蓝色）
Type Ⅰ: The diaphragmatic surface of left and right ventricle is supplied by left coronary a. (yellow) and right coronary a. (blue) respectively

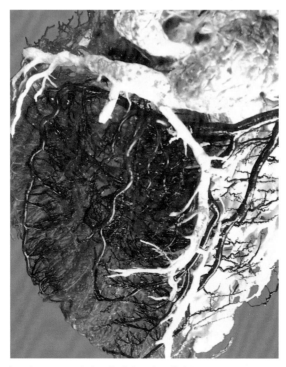

B. Ⅱ型　左心室膈面主要由右冠状动脉分布（蓝色）
Type Ⅱ: The diaphragmatic surface of left ventricle is supplied by mainly right coronary a. (blue)

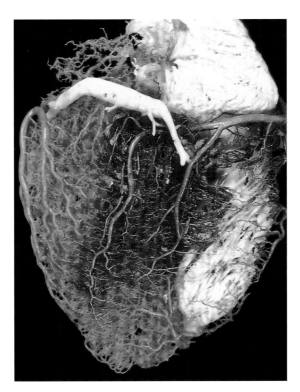

C. Ⅲ型　左心室膈面由左冠状动脉（红色）和右冠状动脉（蓝色）共同分布
Type Ⅲ : The diaphragmatic surface of left ventricle is supplied by equally left coronary a. (red) and right coronary a. (blue)

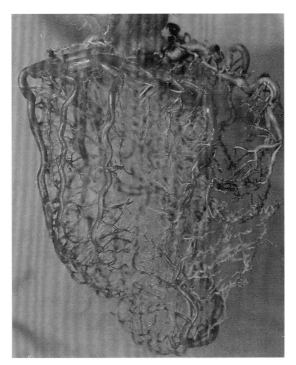

D. Ⅳ型　右心室膈面主要由左冠状动脉分布（红色）
Type Ⅳ :The diaphragmatic surface of right ventricle is supplied by mainly left coronary a. (red).

图 3-49　冠状动脉在膈面的分布类型
The distribution of coronary artery on diaphragmatic surface of heart

【临床解剖学要点】

心的膈面由左、右冠状动脉的分支分布，但各自的分布范围常有较大变化。根据左、右冠状动脉在膈面的分布范围将其分为4型：左、右心室膈面分别各自由左冠状动脉和右冠状动脉分布的为Ⅰ型；左心室膈面主要由右冠状动脉分布的为Ⅱ型；左心室膈面由左冠状动脉和右冠状动脉共同分布的为Ⅲ型；右心室膈面主要由左冠状动脉分布的为Ⅳ型。

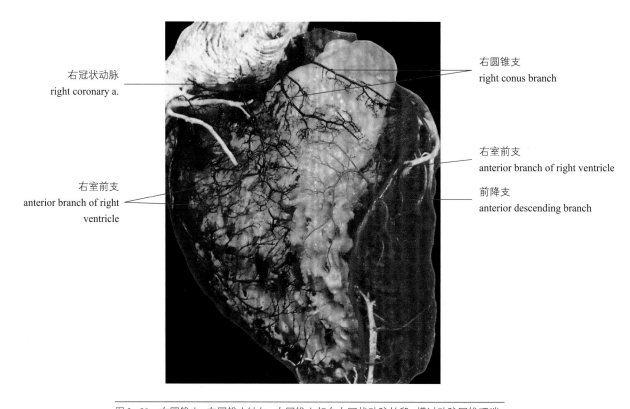

右冠状动脉
right coronary a.

右圆锥支
right conus branch

右室前支
anterior branch of right ventricle

右室前支
anterior branch of right ventricle

前降支
anterior descending branch

图3-50　右圆锥支，左圆锥支缺如，右圆锥支起自右冠状动脉始段，横过动脉圆锥顶端，分布于动脉圆锥

right conus branch,with no left conus branch. right conus branch arises from initial segment of right coronary a.,crosses over top of conus arteriosus,and distributews to conus

【临床解剖学要点】

左圆锥支起自前降支的近端，肺动脉基底部的下方，分布于动脉圆锥。右圆锥支起自右冠状动脉的近端，分布于动脉圆锥。左、右圆锥支的大小和分布范围不均等，可能缺如。左、右圆锥支可多处吻合，其中在动脉圆锥顶端吻合的称Vieussen环，此环是左、右冠状动脉重要的吻合途径之一。

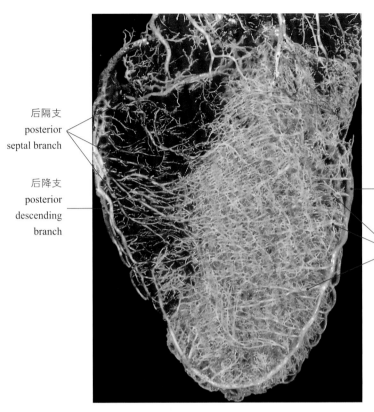

后隔支
posterior
septal branch

后降支
posterior
descending
branch

前降支
anterior descending branch

前隔支
anterior septal branch

图 3-51　前降支的前隔支（黄色）与后降支的后隔支（绿色）吻合，前隔支优势

The anastomosis pf anterior septal branches of anterior descending branch (yellow)and posterior septal branches of posterior descending branch(green). The anterior septal branches is adventage.

【临床解剖学要点】

　　室间隔分别由前降支发出的前室间隔支和后降支发出的后室间隔支分布。通常前室间隔支分布范围占前 2/3，后室间隔支分布范围占后 1/3。起自前降支近端的前室间隔支沿节制索分支，由乳头肌基部上行，分布于右心室前乳头肌。左心室前乳头肌动脉起自左旋支的左室前支，后乳头肌动脉起自左缘支。

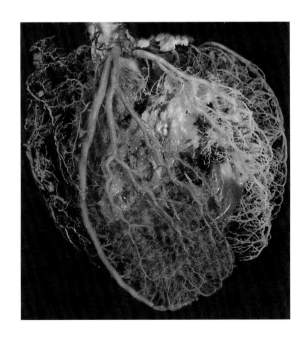

图 3-52　心左胸肋面心室壁支分段 红色动脉分支为前室间支；黄色动脉分支为外侧支段；绿色动脉分支为左缘支段

The left sternocostal surface of heart,showing segmental blood supply of sternocostal part of wall of left ventricle.Red blood vessels denote segment of anterior interventricular branch; yellow blood vessels denotes segment of lateral branch; green blood vessels denote segment of left margin branch

【临床解剖学要点】

以左、右冠状动脉在心室壁的分支分布范围可将其分为9段。以左半胸肋面心室壁动脉分支分段可分为前室间支段、外侧支段和左缘支段；以右半胸肋面心室壁动脉分支分段可分为动脉圆锥支段、右缘支段和后室间支段。以心膈面心室壁动脉分支分段可分为后心室支段、后室间支段和右缘支段。

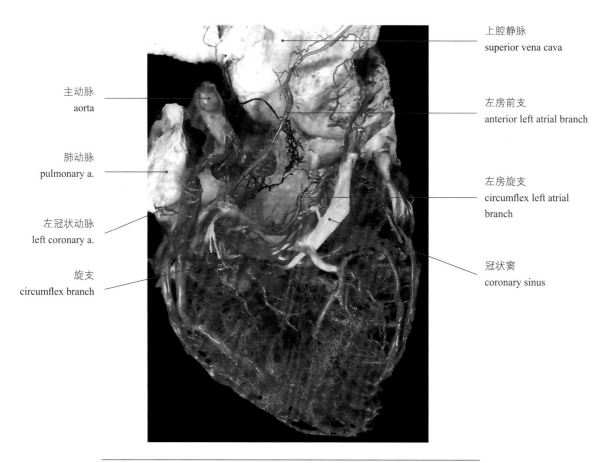

主动脉
aorta

肺动脉
pulmonary a.

左冠状动脉
left coronary a.

旋支
circumflex branch

上腔静脉
superior vena cava

左房前支
anterior left atrial branch

左房旋支
circumflex left atrial branch

冠状窦
coronary sinus

图 3-53 左房前支和左房旋支 左房前支粗大，向上右行直达上腔静脉基部形成窦房结动脉。左房旋支起自左旋支，位于冠状窦上方，分支分布于左、右心房后壁
The anterior left atrial branch and circumflex left atrial branch The anterior left atrial branch is fairly large and runs superior-rightward to base of superior vena cava directly,it then becomes artery of S-A node.circumflex left atrial branch arises from left circumflex branch above coronary sinus.It supplies the posterior wall of left and right atrium.

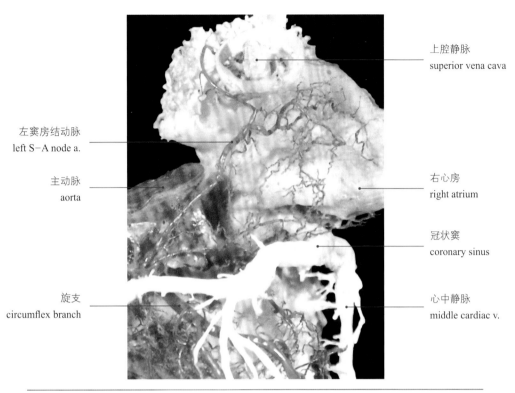

图 3-54　左窦房结动脉 起自左旋支近端分叉状包绕上腔静脉口基部

left S-A node a. arises from proximal end of left circumflex brabch,it divides two branches which embrance the base of superior vena cava.

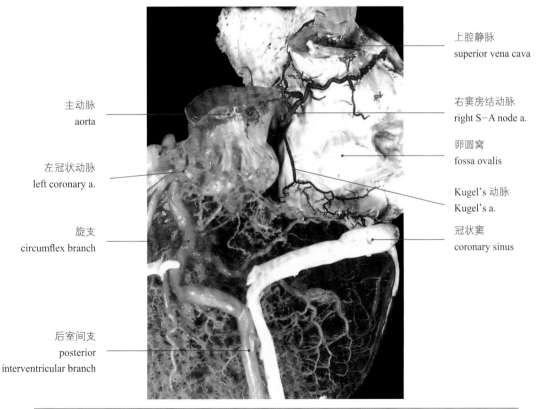

图 3-55　Kugel's 动脉 起自右窦房结动脉，在主动脉后方进入房间隔，向后经卵圆窝其部走向房室交点区

Kugel's a. arises from right S-Anode a.,and enter interatrial septum,posterior to arota and then turns backward passing though base of fossa ovalis,ending at crux.

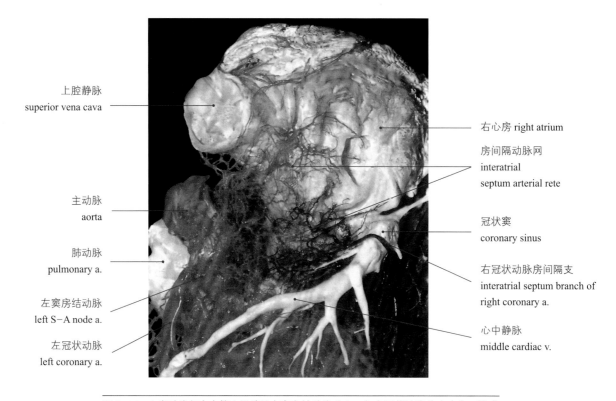

上腔静脉
superior vena cava

右心房 right atrium

房间隔动脉网
interatrial
septum arterial rete

主动脉
aorta

冠状窦
coronary sinus

肺动脉
pulmonary a.

右冠状动脉房间隔支
interatrial septum branch of
right coronary a.

左窦房结动脉
left S-A node a.

心中静脉
middle cardiac v.

左冠状动脉
left coronary a.

图 3-56 心房动脉起自左旋支近端的左窦房结动脉分支，与右冠状动脉分支吻合，形成
房间隔动脉网（心膈面动脉分支各图均来自《心脏冠状动脉解剖》 于彦铮）
atrial a. coming from the proximal of the left circumflex branch anastomoses with atrial branch
of right coronary a.,form interatrial septum arterial rete

【临床解剖学要点】

　　右冠状动脉在右冠状沟内向上分别发出右房前支、中间支和后支，分布于右心房前、后壁
和外侧壁，粗大的中间支向上可达上腔静脉口的基部。左房前支从旋支发出后分布于左房前壁。
较粗大的左房前支（图 3-53），向右上直行，达上腔静脉基部延续为窦房结动脉。发育粗大的
左房中间支从旋支发出后上行，在上腔静脉口的基部分叉环绕上腔静脉口，并分出窦房结动脉。
左房后支从右冠状动脉发出，经冠状窦浅面，上行分布于左心房后壁。左、右冠状动脉发出的
房间隔支在房间隔内吻合形成房间隔动脉网（图 3-56）。

（丁自海　秦向征）

心的静脉

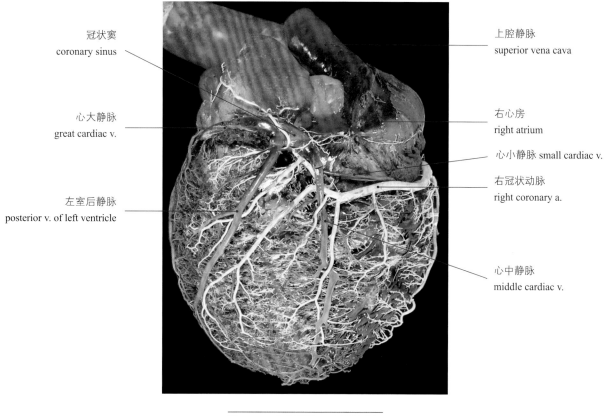

冠状窦
coronary sinus

上腔静脉
superior vena cava

心大静脉
great cardiac v.

右心房
right atrium

心小静脉 small cardiac v.

右冠状动脉
right coronary a.

左室后静脉
posterior v. of left ventricle

心中静脉
middle cardiac v.

图 3-57 心的静脉 -1（后面观）
cardiac v.-1（posterior view）

【临床解剖学要点】

心壁的大部分静脉血经冠状窦回流右心房。冠状窦的主要属支有心大、中、小静脉。冠状窦位于心膈面，左心房与左心室之间的冠状沟内，为心大静脉的延续。冠状窦长 35 mm，起始部、中段和末段的直径分别为 4 mm、7 mm 和 9 mm。冠状窦表面由左心房来的薄层肌束覆盖。冠状窦口位于下腔静脉口与右房室口之间，有 1 个瓣膜者占 79%。

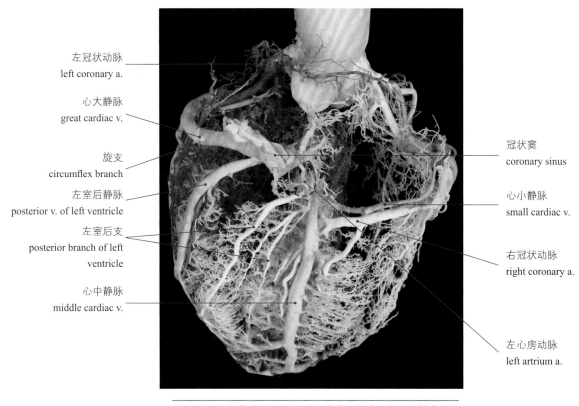

左冠状动脉
left coronary a.

心大静脉
great cardiac v.

旋支
circumflex branch

左室后静脉
posterior v. of left ventricle

左室后支
posterior branch of left ventricle

心中静脉
middle cardiac v.

冠状窦
coronary sinus

心小静脉
small cardiac v.

右冠状动脉
right coronary a.

左心房动脉
left artrium a.

图 3-58　心的静脉 -2（后面观，虚线示切除的部分冠状窦）
cardiac v. -2（posterior view）

【临床解剖学要点】

　　本例右冠状动脉优势，发出的左室后支分布于左室后壁大部分。切除部分冠状窦，显示右冠状动脉发出的左心房后动脉。

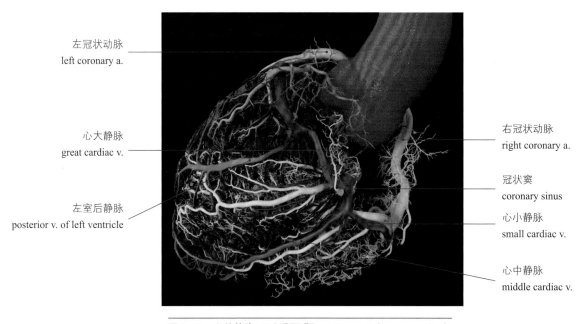

左冠状动脉
left coronary a.

心大静脉
great cardiac v.

左室后静脉
posterior v. of left ventricle

右冠状动脉
right coronary a.

冠状窦
coronary sinus

心小静脉
small cardiac v.

心中静脉
middle cardiac v.

图 3-59　心的静脉 -3（后面观）cardiac v.-3（posterior view）

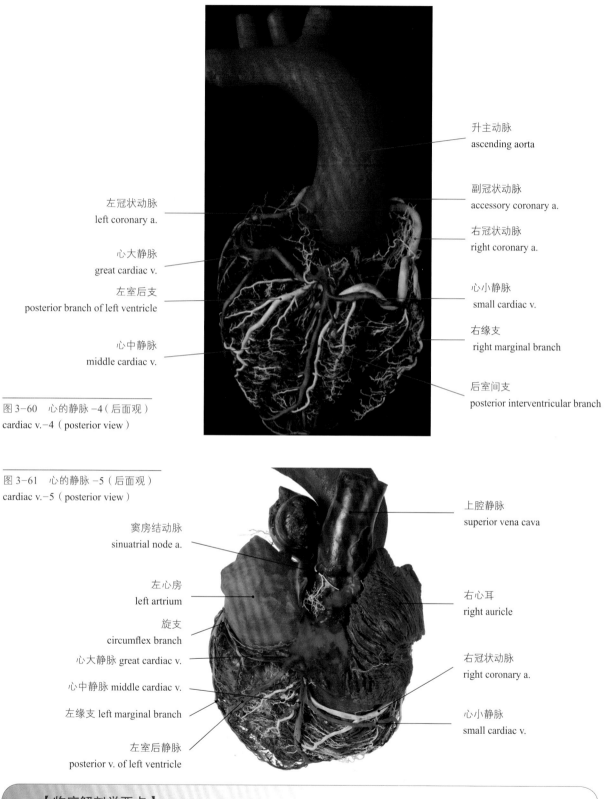

升主动脉
ascending aorta

副冠状动脉
accessory coronary a.

右冠状动脉
right coronary a.

心小静脉
small cardiac v.

右缘支
right marginal branch

后室间支
posterior interventricular branch

左冠状动脉
left coronary a.

心大静脉
great cardiac v.

左室后支
posterior branch of left ventricle

心中静脉
middle cardiac v.

图 3-60　心的静脉 -4（后面观）
cardiac v.-4（posterior view）

图 3-61　心的静脉 -5（后面观）
cardiac v.-5（posterior view）

上腔静脉
superior vena cava

右心耳
right auricle

右冠状动脉
right coronary a.

心小静脉
small cardiac v.

窦房结动脉
sinuatrial node a.

左心房
left artrium

旋支
circumflex branch

心大静脉 great cardiac v.

心中静脉 middle cardiac v.

左缘支 left marginal branch

左室后静脉
posterior v. of left ventricle

【临床解剖学要点】
　　窦房结动脉来自右冠状动脉者较多见（61%）。发自右冠状动脉的窦房结动脉的分支点，即距主动脉壁之间的距离，成人以 6~20 mm 多见（81%）。窦房结动脉细长，外径为 1.5 mm。本例窦房结动脉来自右冠状动脉。本例标本无典型冠状窦，心中、小静脉共干后似未与心大静脉合并。

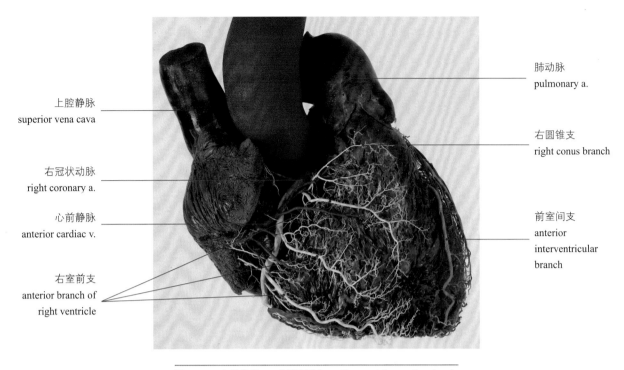

上腔静脉
superior vena cava

右冠状动脉
right coronary a.

心前静脉
anterior cardiac v.

右室前支
anterior branch of
right ventricle

肺动脉
pulmonary a.

右圆锥支
right conus branch

前室间支
anterior
interventricular
branch

图 3-62　心的静脉 -6（后面观）cardiac v.-6（posterior view）

【临床解剖学要点】

　　心的静脉血 80% 通过冠状窦系统回流，15% 通过心最小静脉直接回流心腔，3% 通过心前静脉回流右心房。心前静脉又称右室前静脉，起自右心室前壁，有 1~4 支，直径 1~2 mm，单独或汇合为一主干，向上越过冠状沟注入右心房。在本例标本中，多支心前静脉共干注入右心房。有的心前静脉与心小静脉汇合，注入冠状窦。

图 3-63　心的静脉 -7（后面观）
cardiac v. -7（posterior view）

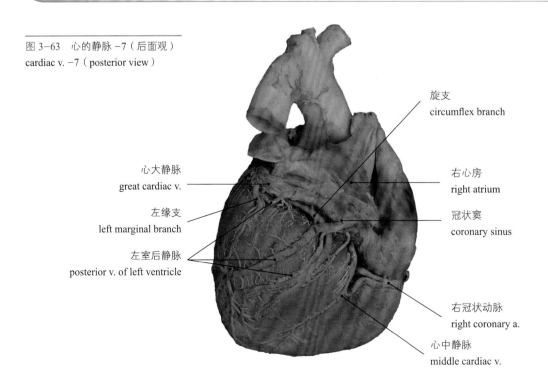

心大静脉
great cardiac v.

左缘支
left marginal branch

左室后静脉
posterior v. of left ventricle

旋支
circumflex branch

右心房
right atrium

冠状窦
coronary sinus

右冠状动脉
right coronary a.

心中静脉
middle cardiac v.

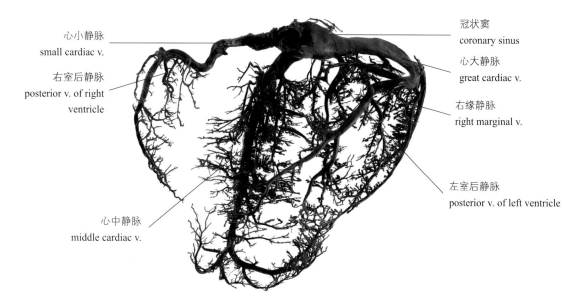

心小静脉
small cardiac v.

右室后静脉
posterior v. of right
ventricle

心中静脉
middle cardiac v.

冠状窦
coronary sinus

心大静脉
great cardiac v.

右缘静脉
right marginal v.

左室后静脉
posterior v. of left ventricle

A. 前面观 anterior view

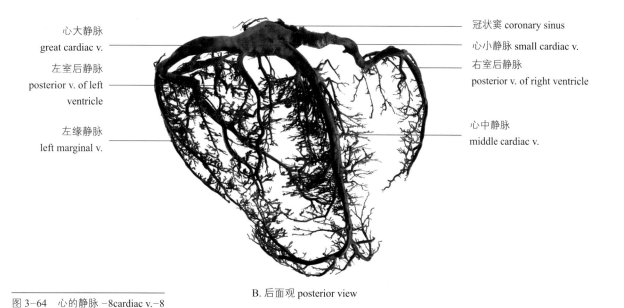

心大静脉
great cardiac v.

左室后静脉
posterior v. of left
ventricle

左缘静脉
left marginal v.

冠状窦 coronary sinus

心小静脉 small cardiac v.

右室后静脉
posterior v. of right ventricle

心中静脉
middle cardiac v.

B. 后面观 posterior view

图 3-64　心的静脉 -8cardiac v.-8

【临床解剖学要点】
　　心大静脉起于前室间沟近心尖处，斜向左上方进入冠状沟。当左缘静脉与左心室后静脉汇入心大静脉后即移行为冠状窦。心大静脉在前室间沟接受数支左室前静脉、左房前静脉和左缘静脉。心大静脉汇入冠状窦的开口处，约 70% 有瓣膜，多为单瓣，接受属支的开口处也有瓣膜，以防止血液逆流。心中静脉起于后室间沟近心尖部，上行注入冠状窦的末端，沿途接受左、右室后静脉。心小静脉起于右心室锐缘，至冠状沟注入冠状窦右端或心中静脉，缺如者占 45%。左房斜静脉起于左上、下肺静脉附近，斜向下注入冠状窦的起端。左室后静脉 1~4 支，上行注入心大静脉或冠状窦。左缘静脉 1~3 支，向上注入心大静脉或冠状窦。

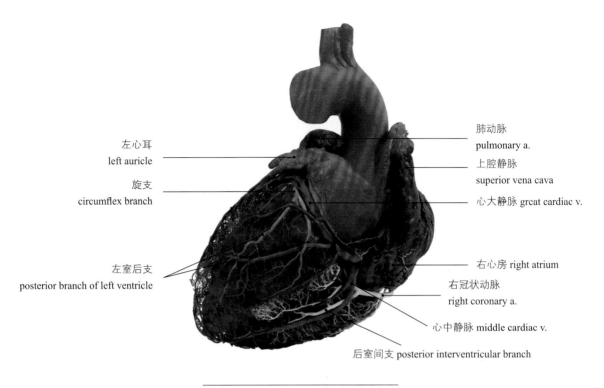

左心耳
left auricle

旋支
circumflex branch

左室后支
posterior branch of left ventricle

肺动脉
pulmonary a.

上腔静脉
superior vena cava

心大静脉 great cardiac v.

右心房 right atrium

右冠状动脉
right coronary a.

心中静脉 middle cardiac v.

后室间支 posterior interventricular branch

图 3-65 冠状窦缺如 coronary sinus absence

【临床解剖学要点】

本例标本无典型的冠状窦，心大、中静脉未合并，似单独进入右心房。冠状窦的位置、形态、大小存在高度变异。

（孙　俊　孟步亮）

主动脉弓及其分支

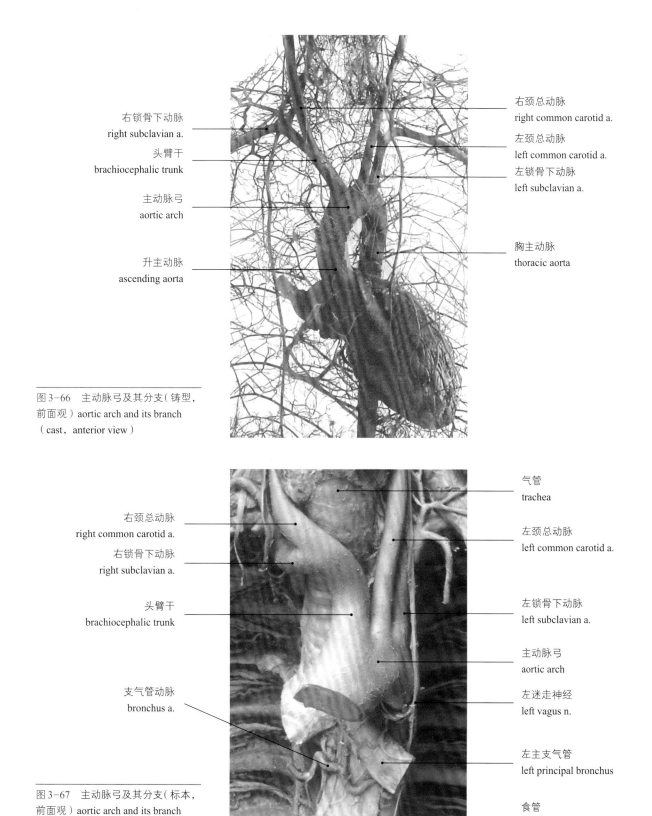

右锁骨下动脉
right subclavian a.

头臂干
brachiocephalic trunk

主动脉弓
aortic arch

升主动脉
ascending aorta

右颈总动脉
right common carotid a.

左颈总动脉
left common carotid a.

左锁骨下动脉
left subclavian a.

胸主动脉
thoracic aorta

图 3-66　主动脉弓及其分支（铸型，前面观）aortic arch and its branch（cast，anterior view）

右颈总动脉
right common carotid a.

右锁骨下动脉
right subclavian a.

头臂干
brachiocephalic trunk

支气管动脉
bronchus a.

气管
trachea

左颈总动脉
left common carotid a.

左锁骨下动脉
left subclavian a.

主动脉弓
aortic arch

左迷走神经
left vagus n.

左主支气管
left principal bronchus

食管
esophagus

图 3-67　主动脉弓及其分支（标本，前面观）aortic arch and its branch（specimen，anterior view）

119

【临床解剖学要点】

　　主动脉弓为升主动脉的延续，长 9.3 cm，起始部直径 2.8 cm，呈弓形向左上后行，绕左主支气管的前方向左后方跨过左肺根，至脊柱左侧，平胸骨角水平续为胸主动脉。主动脉弓向上分出头臂干、左颈总动脉和左锁骨下动脉。主动脉弓的变异主要有：①右位主动脉弓；②双主动脉弓；③主动脉弓缺如。主动脉弓分支的变异有多种，如发出左、右头臂干，左颈总动脉起始于头臂干，颈内动脉、颈外动脉或椎动脉分别起始于主动脉弓。

图 3-68　主动脉弓及其分支（影像，前面观）aortic arch and its branch（image，anterior view）

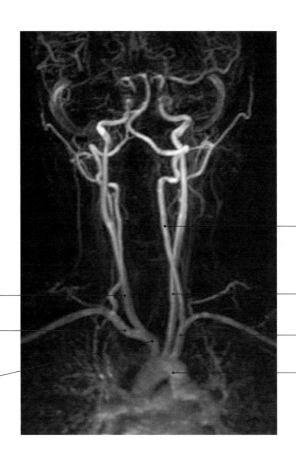

左椎动脉
left vertebral a.

右颈总动脉
right common carotid a.

左颈总动脉
left common carotid a.

右锁骨下动脉
right subclavian a.

左锁骨下动脉
left subclavian a.

头臂干
brachiocephalic trunk

主动脉弓
aortic arch

图 3-69　主动脉弓及其分支（变异，影像，前面观）aortic arch and its branches（variation，image，anterior view）

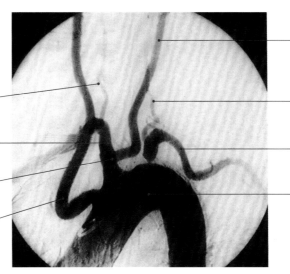

左颈总动脉
left common carotid a.

右椎动脉
right vertebral a.

左椎动脉
left vertebral a.

右锁骨下动脉
right subclavian a.

左锁骨下动脉
left subclavian a.

头臂干
brachiocephalic trunk

主动脉弓
aortic arch

右颈总动脉
right common carotid a.

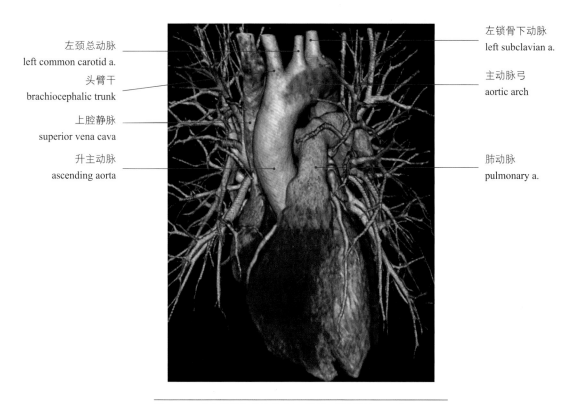

左颈总动脉
left common carotid a.

头臂干
brachiocephalic trunk

上腔静脉
superior vena cava

升主动脉
ascending aorta

左锁骨下动脉
left subclavian a.

主动脉弓
aortic arch

肺动脉
pulmonary a.

图 3-70　升主动脉和肺动脉（CT 影像，前面观）ascending aorta a. and pulmonary a.（CT image，anterior view）

【临床解剖学要点】

　　头臂干长 3.5 cm，周径 3.4 cm，起始处高度相当于胸骨柄中央的后方，发出后向右后上方斜行于气管的前方至右侧，在右胸锁关节上缘的后方分为右颈总动脉和右锁骨下动脉。左颈总动脉长 20 cm，发出后在左胸锁关节的后方上升至颈部，向左上走行，先行于气管前方然后斜行向左侧。左锁骨下动脉发出后沿食管和气管的左侧上行至颈根部，经前斜角肌内侧缘至其后方，降至第 1 肋的外缘，移行为腋动脉。

（丁自海　秦向征）

第 **4** 部分
肺的管道

肺的外形

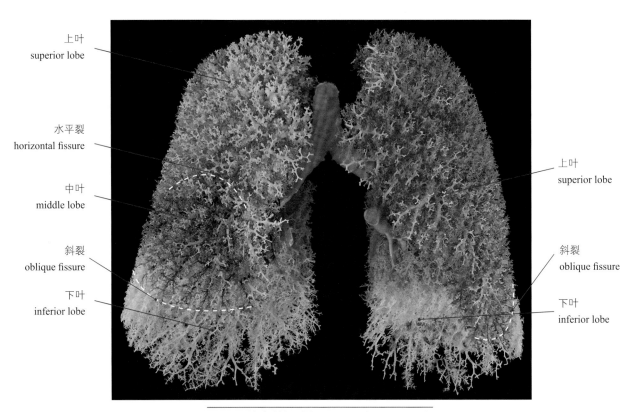

上叶
superior lobe

水平裂
horizontal fissure

中叶
middle lobe

斜裂
oblique fissure

下叶
inferior lobe

上叶
superior lobe

斜裂
oblique fissure

下叶
inferior lobe

图 4-1　肺叶（前面观）lung lobe（anteror view）

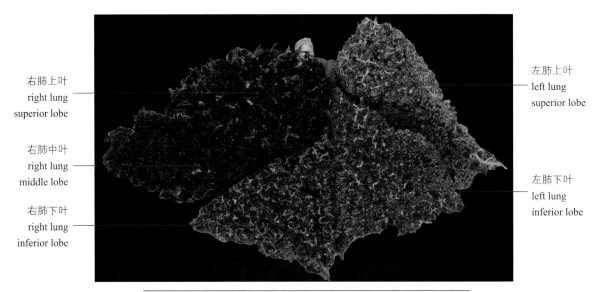

右肺上叶
right lung
superior lobe

右肺中叶
right lung
middle lobe

右肺下叶
right lung
inferior lobe

左肺上叶
left lung
superior lobe

左肺下叶
left lung
inferior lobe

图 4-2　胎儿肺的形态（24 周）The morphology of fetal lung（24 week）
肺泡尚未打开，肺似实质性器官

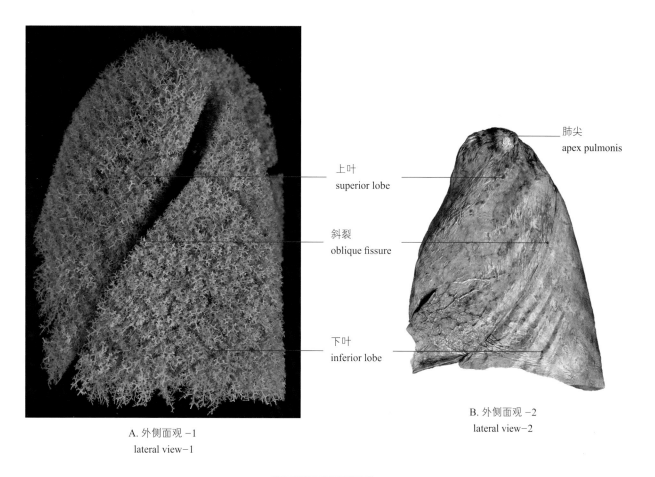

A. 外侧面观 -1
lateral view-1

上叶
superior lobe

斜裂
oblique fissure

下叶
inferior lobe

肺尖
apex pulmonis

B. 外侧面观 -2
lateral view-2

图 4-3 左肺 left lung

【临床解剖学要点】

　　肺裂是重要的解剖标志，几乎所有的肺叶切除术，均需经肺裂进行肺叶支气管与血管的分离和解剖。肺裂由表面至肺门的平面不一定是直的，也可能出现曲线。肺裂的深度因人而异，肺裂可能不完全，以致相邻的肺叶之间有肺实质的融合。肺实质的融合部以肺门附近多见，右肺斜裂的融合多在肺门后上方，故常出现下叶的后上部与上叶相连，水平裂的融合多见于肺门前下，使中叶与上叶不能完全分开。左肺斜裂的融合多在肺门上、下方。右肺斜裂、水平裂不完全的出现率分别为 28.5% 和 62%，缺如率为 2%；左肺斜裂不完全的出现率为 42.6%，缺如率为 0.8%。由于肺实质的融合，手术中分离不完全肺裂时，应注意有迷走支气管和血管通过融合部。

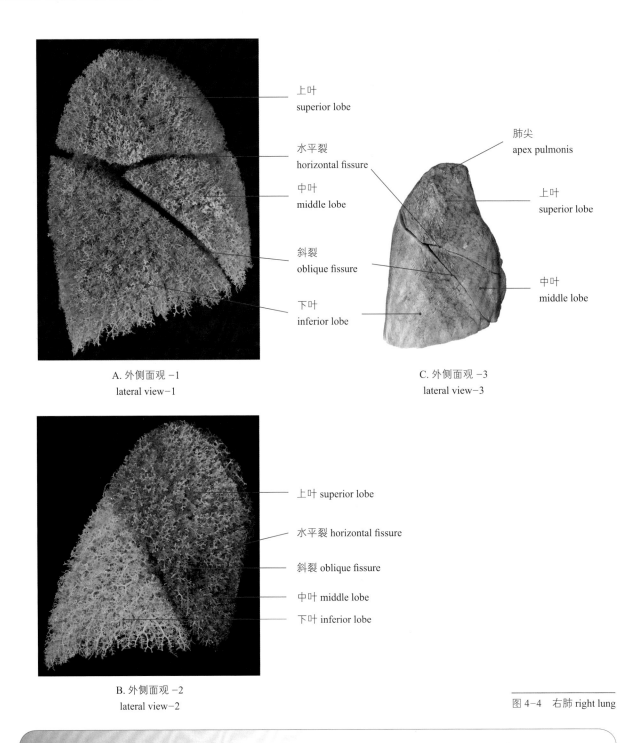

A. 外侧面观 -1
lateral view-1

上叶
superior lobe

水平裂
horizontal fissure

中叶
middle lobe

斜裂
oblique fissure

下叶
inferior lobe

肺尖
apex pulmonis

上叶
superior lobe

中叶
middle lobe

C. 外侧面观 -3
lateral view-3

上叶 superior lobe

水平裂 horizontal fissure

斜裂 oblique fissure

中叶 middle lobe

下叶 inferior lobe

B. 外侧面观 -2
lateral view-2

图 4-4　右肺 right lung

【临床解剖学要点】

　　肺可能有额外肺裂，以致出现额外肺叶（副肺叶）。额外肺裂的出现率：右肺为 20.6%，其中右上叶 1.7%，右中叶 1.7%，右下叶 17.2%；左肺为 29.6%，其中左上叶 22.9%，左下叶 6.7%。额外肺裂的位置，可能与肺段的分界线一致，也可能不一致。与肺段分界线一致的额外肺裂，可以看成是肺段的独立分离。与肺段分界不一致的额外肺裂，最为常见的是奇静脉叶（azygos lobe）（见第 452 页附图），此叶的形成是由于胚胎发育过程中右肺芽的一部分，在右后主静脉（未来的奇静脉）头端所形成的静脉弓下方长向内侧，致使静脉被包埋于发育中的肺内所形成，出现率为 0.5%~1.0%。

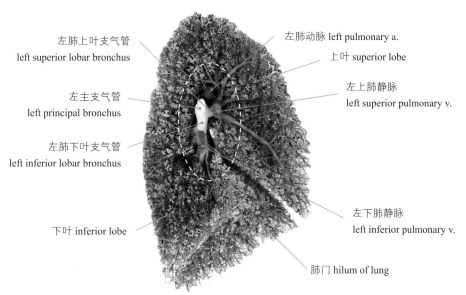

左肺上叶支气管
left superior lobar bronchus

左肺动脉 left pulmonary a.

上叶 superior lobe

左主支气管
left principal bronchus

左上肺静脉
left superior pulmonary v.

左肺下叶支气管
left inferior lobar bronchus

左下肺静脉
left inferior pulmonary v.

下叶 inferior lobe

肺门 hilum of lung

A. 左肺肺门 hilum of the left lung

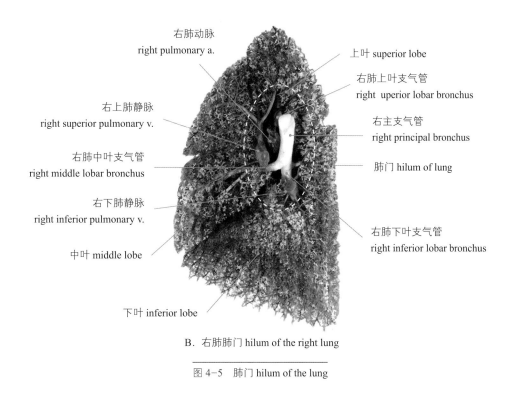

右肺动脉
right pulmonary a.

上叶 superior lobe

右肺上叶支气管
right superior lobar bronchus

右上肺静脉
right superior pulmonary v.

右主支气管
right principal bronchus

右肺中叶支气管
right middle lobar bronchus

肺门 hilum of lung

右下肺静脉
right inferior pulmonary v.

中叶 middle lobe

右肺下叶支气管
right inferior lobar bronchus

下叶 inferior lobe

B. 右肺肺门 hilum of the right lung

图 4-5　肺门 hilum of the lung

【临床解剖学要点】
　　肺门内有主支气管，肺动、静脉，支气管动、静脉，淋巴管和肺丛出入。在肺根的纵隔段，各主要结构的位置由前向后为上肺静脉、肺动脉、主支气管和下肺静脉；自上而下，左侧的依次为肺动脉、主支气管、上肺静脉和下肺静脉；右侧的依次为上叶支气管、肺动脉，中、下叶支气管，上肺静脉和下肺静脉。两侧下肺静脉位置均为最低，在手术中分离切断肺韧带时，应注意保护，避免损伤而致大出血。

第4部分

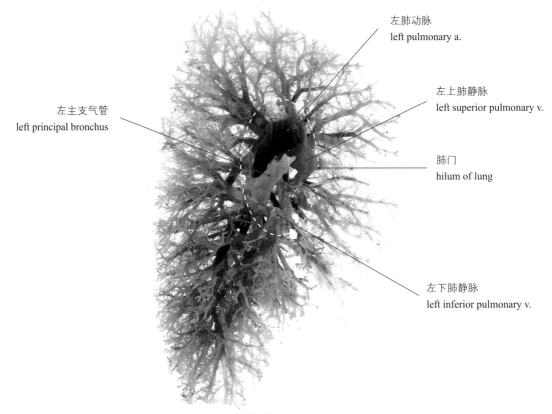

左肺动脉
left pulmonary a.

左上肺静脉
left superior pulmonary v.

左主支气管
left principal bronchus

肺门
hilum of lung

左下肺静脉
left inferior pulmonary v.

A. 左肺肺门 hilum of the left lung

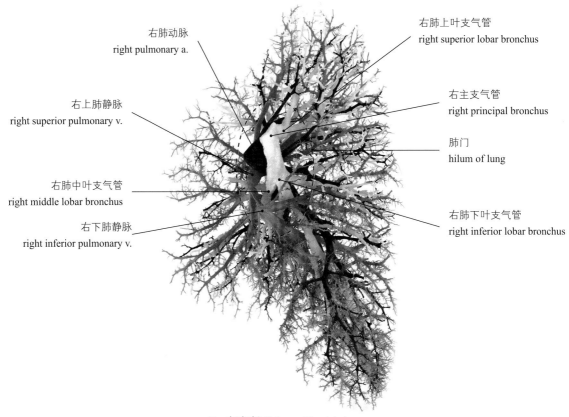

右肺动脉
right pulmonary a.

右肺上叶支气管
right superior lobar bronchus

右上肺静脉
right superior pulmonary v.

右主支气管
right principal bronchus

肺门
hilum of lung

右肺中叶支气管
right middle lobar bronchus

右肺下叶支气管
right inferior lobar bronchus

右下肺静脉
right inferior pulmonary v.

B. 右肺肺门 hilum of the right lung

图 4-6　肺门 lung hilus

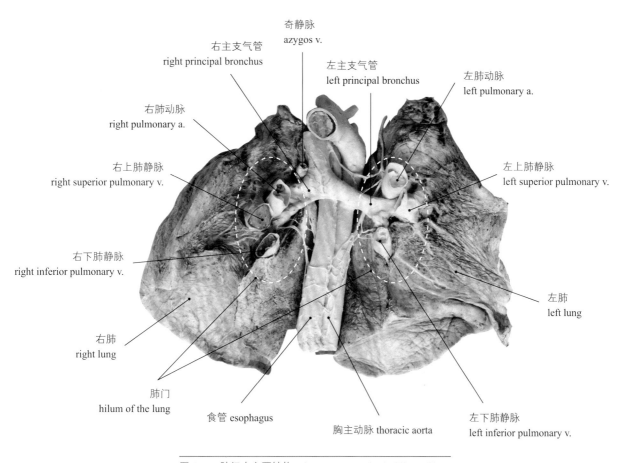

右主支气管
right principal bronchus

奇静脉
azygos v.

左主支气管
left principal bronchus

左肺动脉
left pulmonary a.

右肺动脉
right pulmonary a.

右上肺静脉
right superior pulmonary v.

左上肺静脉
left superior pulmonary v.

右下肺静脉
right inferior pulmonary v.

左肺
left lung

右肺
right lung

肺门
hilum of the lung

食管 esophagus

胸主动脉 thoracic aorta

左下肺静脉
left inferior pulmonary v.

图 4-7　肺门内主要结构 primary structure in the hilum of lung

【临床解剖学要点】
　　出入肺门各主要结构的支数常有变异，相互位置关系也不甚恒定。在肺门处，肺动脉为 1 支者占 50%，2 支者占 48%，3 支者占 2%。肺动脉均位于支气管前方，其中 48% 位置偏前下方，40% 位居正前方，12% 位置偏前上方；肺静脉为 2 支者占 98%，3 支者占 2%，其位置在支气管前下方和下方的分别占 53% 和 43%；主支气管在肺门处支数变异很小。在肺门附近，有的主支气管发出一些小的子支气管，分布于这一区域，这些子支气管构成的肺小叶，有 64% 由支气管树伴行的血管供养，存在良好的侧副血供系统。

肺动脉

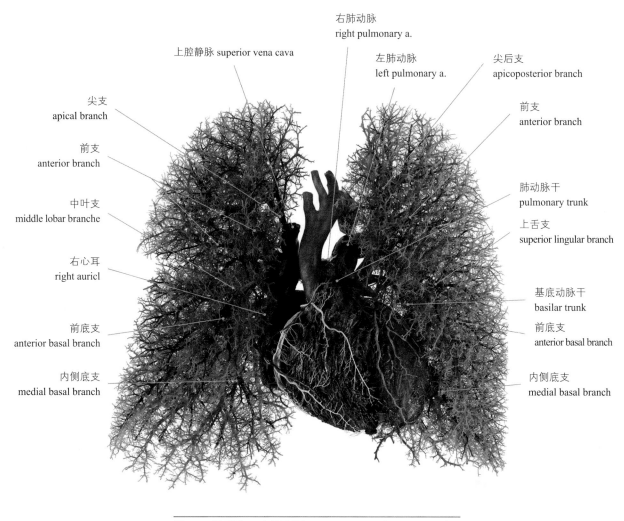

上腔静脉 superior vena cava

右肺动脉
right pulmonary a.

左肺动脉
left pulmonary a.

尖后支
apicoposterior branch

尖支
apical branch

前支
anterior branch

前支
anterior branch

中叶支
middle lobar branche

肺动脉干
pulmonary trunk

上舌支
superior lingular branch

右心耳
right auricl

基底动脉干
basilar trunk

前底支
anterior basal branch

前底支
anterior basal branch

内侧底支
medial basal branch

内侧底支
medial basal branch

图 4-8　肺动脉 -1（前面观）pulmonary a. -1（anterior view）

【临床解剖学要点】

肺动脉干起自右心室动脉圆锥，长度 4.5 cm，外径 3.0 cm，X 线活体测量成人肺动脉干宽 3.8 cm。发出后向左上后行至主动脉弓下方，分为左、右肺动脉，经肺门进入肺，然后伴随肺段支气管及肺段以下各支气管逐级发出分支。左、右肺动脉入肺门后，其分支形式不如支气管规律，形态变异较多，特别是分支和合干比较频繁。

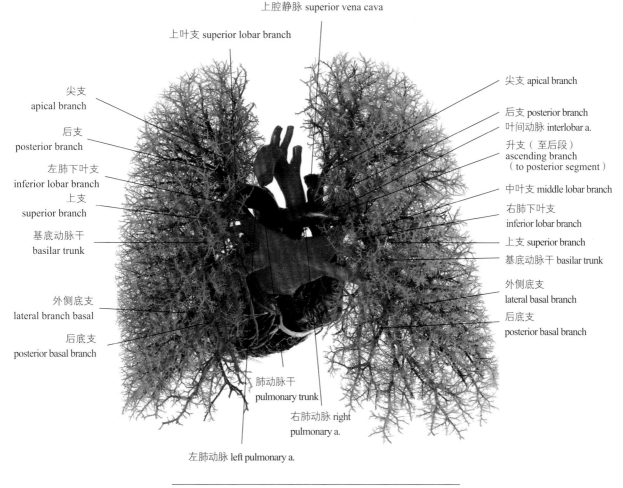

上腔静脉 superior vena cava

上叶支 superior lobar branch

尖支 apical branch

后支 posterior branch

左肺下叶支 inferior lobar branch

上支 superior branch

基底动脉干 basilar trunk

外侧底支 lateral branch basal

后底支 posterior basal branch

尖支 apical branch

后支 posterior branch

叶间动脉 interlobar a.

升支（至后段） ascending branch（to posterior segment）

中叶支 middle lobar branch

右肺下叶支 inferior lobar branch

上支 superior branch

基底动脉干 basilar trunk

外侧底支 lateral basal branch

后底支 posterior basal branch

肺动脉干 pulmonary trunk

右肺动脉 right pulmonary a.

左肺动脉 left pulmonary a.

图 4-9　肺动脉（后面观）-2 pulmonary a. -2（posterior view）

【临床解剖学要点】

　　右肺动脉较粗长，横向右行至右肺门，进入肺门后即发出前干（上干）至右肺上叶，与上叶支气管伴行。前干有 75% 为单支，分布于右上叶的尖段和前段。右肺动脉发出前干后，本干行向右下更名为叶间动脉，位于支气管叶间干的后外方，叶间动脉向上发出一升支，进入后段，之后向外下行进入斜裂，分为右肺中叶动脉和下叶动脉。从分支形式上看，动脉分支与支气管分支相对应者仅有 16% 左右，但在分布上动脉分支与支气管分支基本是相互伴随的。叶间动脉分出中叶动脉后，进入右肺下叶，首先发出上段动脉，往下改称为基底动脉干，发出分支至下叶各基底段。

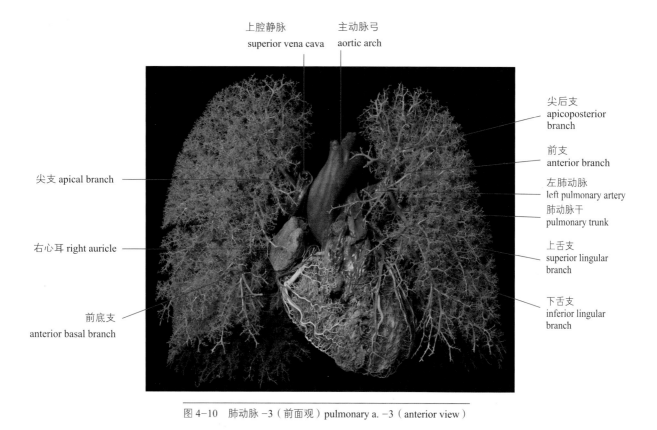

上腔静脉
superior vena cava

主动脉弓
aortic arch

尖后支
apicoposterior
branch

前支
anterior branch

左肺动脉
left pulmonary artery

肺动脉干
pulmonary trunk

上舌支
superior lingular
branch

下舌支
inferior lingular
branch

尖支 apical branch

右心耳 right auricle

前底支
anterior basal branch

图 4-10　肺动脉 -3（前面观）pulmonary a. -3（anterior view）

肺动脉干
pulmonary trunk

主动脉弓
aortic arch

右肺动脉
right pulmonary a.

上腔静脉
superior vena cava

上叶支
superior lobar branch

下叶支
inferior lobar branch

左肺动脉
left pulmonary a.

左上肺静脉
left superior
pulmonary v.

左下肺静脉
left inferior
pulmonary v.

上叶支
superior lobar branch

中叶支
middle lobar branch

下叶支
inferior lobar branch

右上肺静脉
right superior
pulmonary v.

右下肺静脉
right inferior
pulmonary v.

左心房 left atrium

图 4-11　肺动脉 -4（后面观）pulmonary a. -4（posterior view）

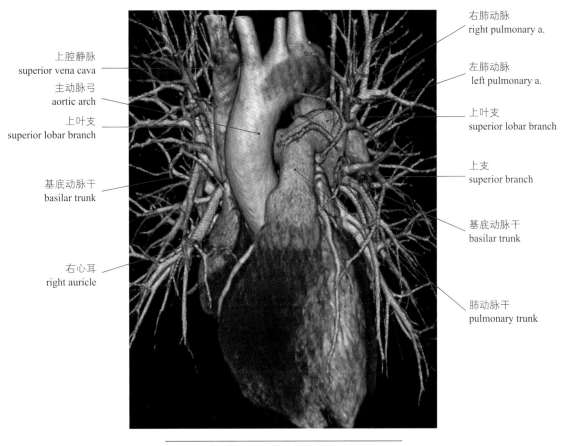

右肺动脉
right pulmonary a.

左肺动脉
left pulmonary a.

上叶支
superior lobar branch

上支
superior branch

基底动脉干
basilar trunk

肺动脉干
pulmonary trunk

上腔静脉
superior vena cava

主动脉弓
aortic arch

上叶支
superior lobar branch

基底动脉干
basilar trunk

右心耳
right auricle

图 4-12　肺动脉 3D 重建（前面观）
3D reconstruction of pulmonary artery（anterior view）

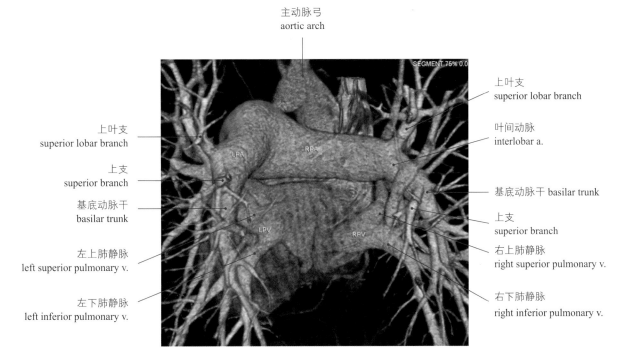

主动脉弓
aortic arch

上叶支
superior lobar branch

叶间动脉
interlobar a.

基底动脉干 basilar trunk

上支
superior branch

右上肺静脉
right superior pulmonary v.

右下肺静脉
right inferior pulmonary v.

上叶支
superior lobar branch

上支
superior branch

基底动脉干
basilar trunk

左上肺静脉
left superior pulmonary v.

左下肺静脉
left inferior pulmonary v.

图 4-13　肺动脉 3D 重建（后面观）LPA: 左肺动脉；RPA: 右肺动脉；
LPV: 左肺静脉；RPV: 右肺静脉
3D reconstruction of pulmonary artery（posterior view）

【临床解剖学要点】

左肺动脉进入肺门后，绕支气管外上方转向后下，经舌干支气管后方降入左下叶。由左肺动脉发至左上叶的动脉支，一般不形成粗大干，90%以上为3~5条短小分支。左肺动脉的终支延续为左肺下叶动脉，在下叶支气管的后外侧下行，先发出上段支，再分为各基底段动脉。上段动脉为单干型的占76.1%，双干型的占21.2%，其起源位置与上叶的舌干动脉起源相邻，有半数左右高于舌干动脉的起点，1/4左右与舌干动脉在同一平面发出。基底段动脉则90%以上为2分支型，各动脉支的起源与分支形式较复杂，但其分布多与支气管支相伴随。

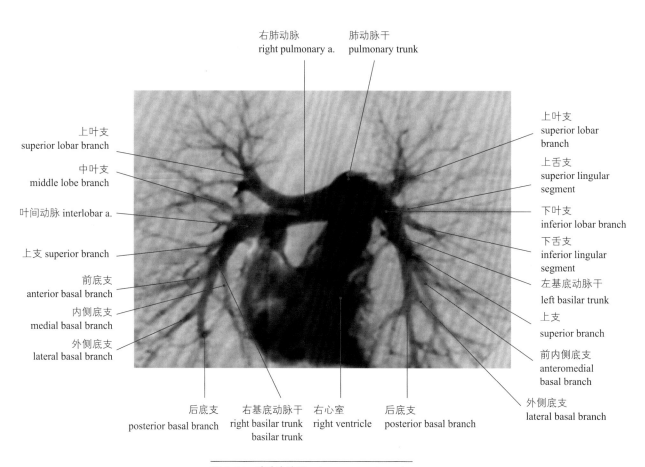

图4-14 肺动脉造影 pulmonary arteriography

肺静脉

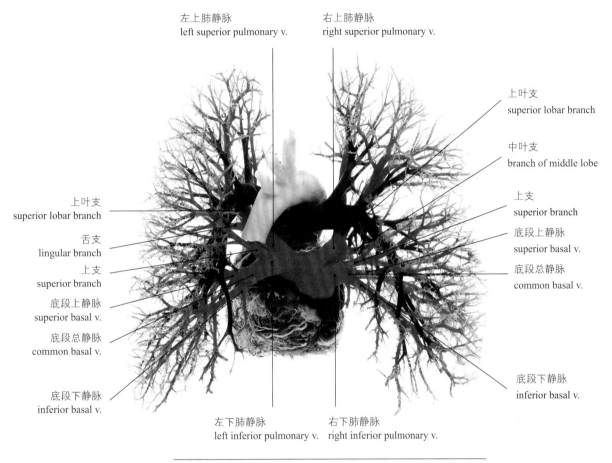

左上肺静脉
left superior pulmonary v.

右上肺静脉
right superior pulmonary v.

上叶支
superior lobar branch

中叶支
branch of middle lobe

上支
superior branch

底段上静脉
superior basal v.

底段总静脉
common basal v.

上叶支
superior lobar branch

舌支
lingular branch

上支
superior branch

底段上静脉
superior basal v.

底段总静脉
common basal v.

底段下静脉
inferior basal v.

底段下静脉
inferior basal v.

左下肺静脉
left inferior pulmonary v.

右下肺静脉
right inferior pulmonary v.

图 4-15　肺静脉 -1（后面观）pulmonary v. -1（posterior view）

【临床解剖学要点】
　　肺静脉在肺内多行于肺段与肺段之间，引流相邻两肺段的静脉血，通常有 4 支，每侧肺各 2 支。这些静脉均起自肺泡壁毛细血管网，引流高含氧血液回左心房。所有肺静脉主要属支收纳来自段内、段间更小的静脉属支，这些细小静脉相互吻合、汇集，属支静脉最终形成单一叶静脉干，也就是左肺 2 支、右肺 3 支叶静脉。左上肺静脉主要由左肺上叶的静脉汇集而成，左下肺静脉主要由下叶的静脉汇集而成。右上肺静脉主要由右肺上叶和中叶的静脉汇成，右下肺静脉由下叶的静脉汇成，出肺门后皆位于肺根的前下份。

第 4 部分

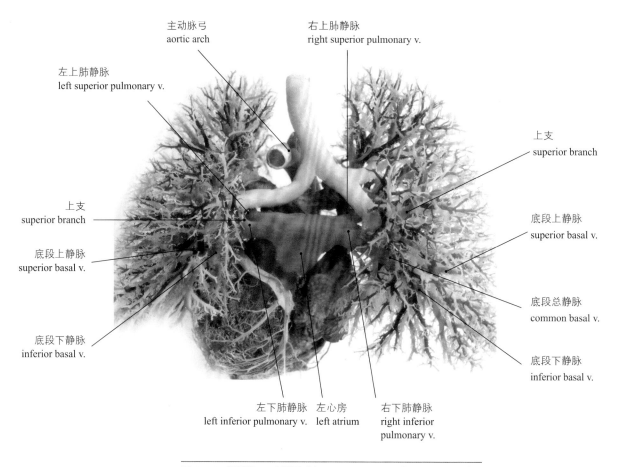

主动脉弓
aortic arch

右上肺静脉
right superior pulmonary v.

左上肺静脉
left superior pulmonary v.

上支
superior branch

上支
superior branch

底段上静脉
superior basal v.

底段上静脉
superior basal v.

底段总静脉
common basal v.

底段下静脉
inferior basal v.

底段下静脉
inferior basal v.

左下肺静脉
left inferior pulmonary v.

左心房
left atrium

右下肺静脉
right inferior pulmonary v.

图 4-16　肺静脉 -2（后面观）pulmonary v. -2（posterior view）

【临床解剖学要点】

　　右上肺静脉长 1.5 cm，右肺上叶的静脉支常汇集成尖段支、前段支、后段支 3 支，其中有 2 支浅居胸膜下，1 支位于斜裂之中，位于胸膜下者有 1 支在上叶的纵隔面，另 1 支在上、中叶之间的斜裂处，故切除右上叶或中叶的手术，可以此静脉的深面作为分离的标志。右肺上叶的静脉注入右上肺静脉者占 80% 以上，属支的形式与支气管的分支形式不同。右肺中叶的静脉汇集成 1 支中叶肺静脉的占 60%，它们多位于支气管的内下方，80% 注入右上肺静脉。右肺下叶的静脉先汇集成上支（上段静脉）、底段上静脉和底段下静脉，底段上、下静脉又汇成底段总静脉，再与上支汇合形成位于支气管后下方的右下肺静脉。底段上、下静脉的汇集形态变化较多，其中由前、外、后 3 个底段支组成的占 45%，底段静脉深居肺组织中。右肺下叶的静脉，可能有小支汇入上叶静脉，右下肺静脉也可接受来自中叶或上叶的静脉支。

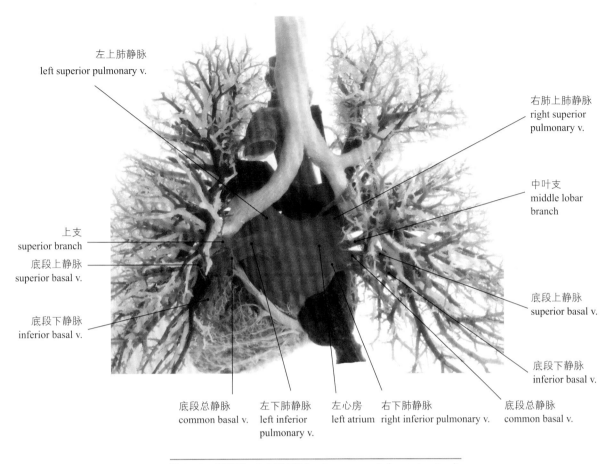

左上肺静脉
left superior pulmonary v.

右肺上肺静脉
right superior
pulmonary v.

中叶支
middle lobar
branch

上支
superior branch

底段上静脉
superior basal v.

底段上静脉
superior basal v.

底段下静脉
inferior basal v.

底段下静脉
inferior basal v.

底段总静脉
common basal v.

左下肺静脉
left inferior
pulmonary v.

左心房
left atrium

右下肺静脉
right inferior pulmonary v.

底段总静脉
common basal v.

图 4-17　肺静脉 -3（后面观）pulmonary v. -3（posterior view）

【临床解剖学要点】

　　左上肺静脉引流左肺上叶的血液，长 2.0 cm，由尖后静脉（引流尖段和后段）、前静脉和舌静脉在肺门处会合而成。左下肺静脉引流左肺下叶的血液，长 1.5 cm，由上静脉（尖静脉）和底段总静脉会合而成，后者由上、下底静脉合成。左肺上、下静脉皆行于胸主动脉之前。底段总静脉的汇集形式有 90% 以上是先由前底段的静脉、外侧底段的静脉和后底段的静脉汇集成底段上、下静脉，再合成底段总静脉。内侧底段静脉为最细小的底段静脉，其汇入处无规律。偶尔，左侧 2 支肺静脉会合成单一左肺静脉干，注入左心房；有的上、下叶各增加 1 支叶静脉，这 2 支叶静脉再会合成左肺第 3 肺静脉。

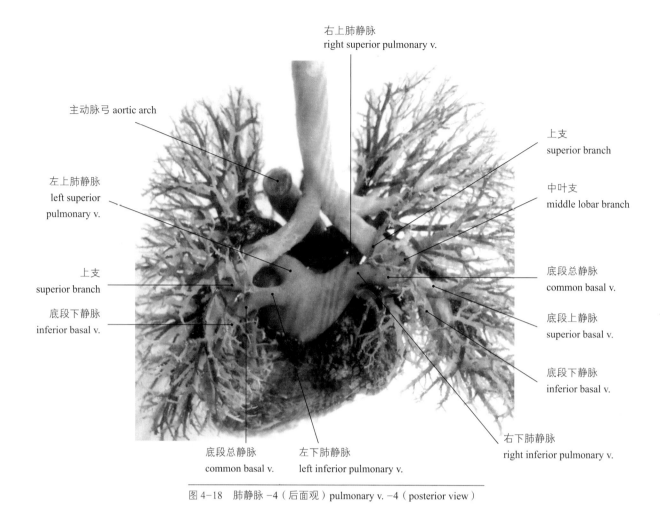

右上肺静脉
right superior pulmonary v.

主动脉弓 aortic arch

左上肺静脉
left superior
pulmonary v.

上支
superior branch

中叶支
middle lobar branch

上支
superior branch

底段总静脉
common basal v.

底段下静脉
inferior basal v.

底段总静脉
common basal v.

底段上静脉
superior basal v.

底段下静脉
inferior basal v.

底段总静脉
common basal v.

左下肺静脉
left inferior pulmonary v.

右下肺静脉
right inferior pulmonary v.

图 4-18　肺静脉 -4（后面观）pulmonary v. -4（posterior view）

主动脉弓 aortic arch

左上肺静脉
left superior pulmonary v.

右上肺静脉 right superior pulmonary v.

上支 superior branch

上支
superior branch

底段上静脉
superior basal v.

底段上静脉
superior basal v.

底段下静脉
inferior basal v.

底段总静脉
common basal v.

底段总静脉
common basal v.

底段下静脉
inferior basal v.

左下肺静脉
left inferior pulmonary v.

右下肺静脉 right inferior pulmonary v.

图 4-19　肺静脉 -5（后面观）pulmonary v. -5（posterior view）

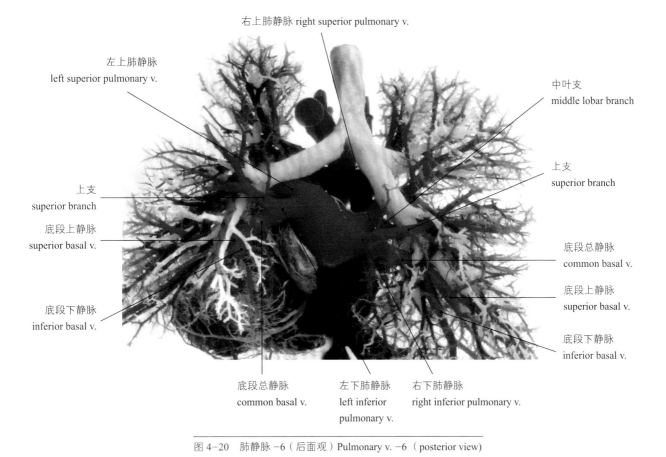

右上肺静脉 right superior pulmonary v.

左上肺静脉
left superior pulmonary v.

中叶支
middle lobar branch

上支
superior branch

上支
superior branch

底段上静脉
superior basal v.

底段总静脉
common basal v.

底段上静脉
superior basal v.

底段下静脉
inferior basal v.

底段下静脉
inferior basal v.

底段总静脉
common basal v.

左下肺静脉
left inferior
pulmonary v.

右下肺静脉
right inferior pulmonary v.

图 4-20　肺静脉 -6（后面观）Pulmonary v. -6（posterior view）

【临床解剖学要点】

　　肺静脉干指最后一级属支到入口之间这一段，上、下肺静脉干长分别为 19 mm 和 16 mm，入口直径分别为 22 mm 和 14 mm。了解这些数据，有助于选择不同直径的导管。肺静脉的常见变异是左或右侧上肺静脉共干（25%），左侧的多于右侧的。额外肺静脉多见于出现右中肺静脉（26%），直径 10 mm。有一种变异为迟到属支，即有的属支在肺静脉入口处才汇入肺静脉。

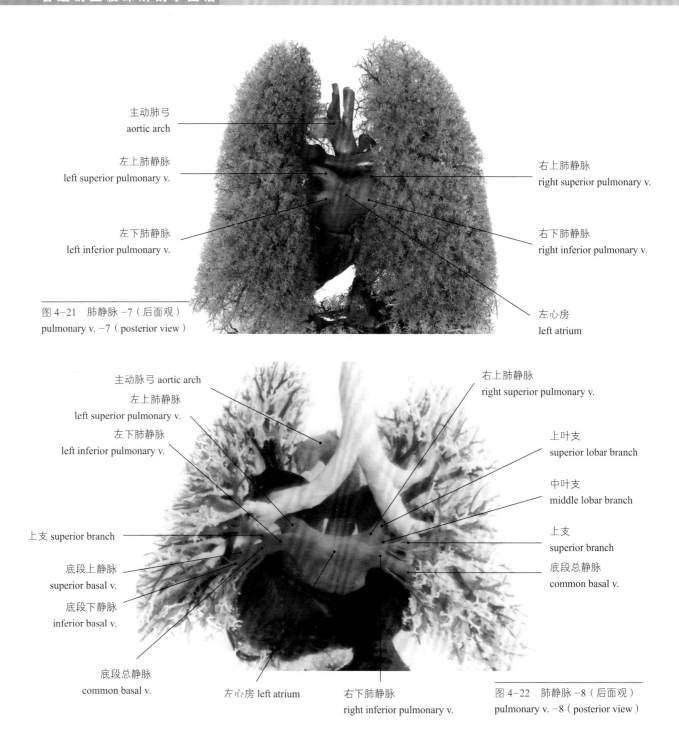

主动肺弓
aortic arch

左上肺静脉
left superior pulmonary v.

左下肺静脉
left inferior pulmonary v.

右上肺静脉
right superior pulmonary v.

右下肺静脉
right inferior pulmonary v.

左心房
left atrium

图 4-21　肺静脉 -7（后面观）
pulmonary v. -7（posterior view）

主动脉弓 aortic arch
左上肺静脉
left superior pulmonary v.
左下肺静脉
left inferior pulmonary v.

右上肺静脉
right superior pulmonary v.

上叶支
superior lobar branch

中叶支
middle lobar branch

上支 superior branch

底段上静脉
superior basal v.

底段下静脉
inferior basal v.

底段总静脉
common basal v.

左心房 left atrium

右下肺静脉
right inferior pulmonary v.

上支
superior branch

底段总静脉
common basal v.

图 4-22　肺静脉 -8（后面观）
pulmonary v. -8（posterior view）

【临床解剖学要点】

　　肺静脉注入左心房的支数存在变异，左、右上、下肺静脉，各有 11.7% 和 17.9% 在注入前分别合成左肺静脉干或右肺静脉干。用经食管心脏超声技术活体观察，结果为左、右肺静脉合成共干注入左房者分别为 6.3% 和 2.5%，有 4 条肺静脉注入左房者 91.2%。共干肺静脉近左房段内径 14.7 mm，非共干的内径 9.9 mm。肺静脉内径与性别无关，但与年龄及心功能状态有显著的相关性。

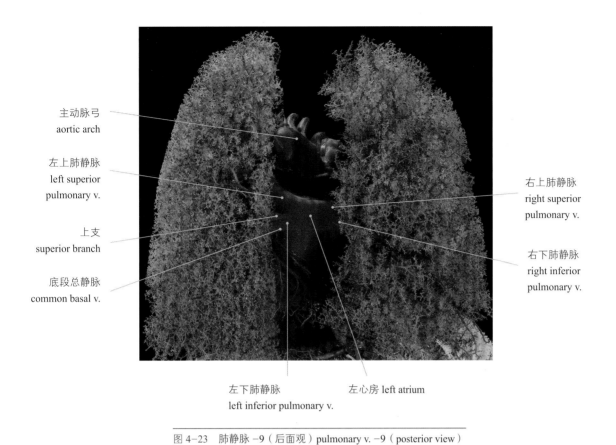

主动脉弓
aortic arch

左上肺静脉
left superior
pulmonary v.

上支
superior branch

底段总静脉
common basal v.

右上肺静脉
right superior
pulmonary v.

右下肺静脉
right inferior
pulmonary v.

左下肺静脉
left inferior pulmonary v.

左心房 left atrium

图 4-23　肺静脉 -9（后面观）pulmonary v. -9（posterior view）

主动脉弓
aortic arch

左上肺静脉
left superior
pulmonary v.

上支
superior branch

底段总静脉
common basal v.

右上肺静脉
right superior
pulmonary v.

右下肺静脉
right inferior
pulmonary v.

左下肺静脉
left inferior pulmonary v.

左心房 left atrium

图 4-24　肺静脉 -10（后面观）pulmonary v. -10（posterior view）

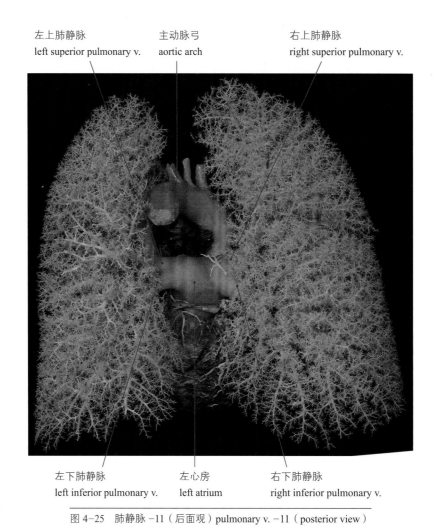

左上肺静脉
left superior pulmonary v.

主动脉弓
aortic arch

右上肺静脉
right superior pulmonary v.

左下肺静脉
left inferior pulmonary v.

左心房
left atrium

右下肺静脉
right inferior pulmonary v.

图 4-25　肺静脉 -11（后面观）pulmonary v. -11（posterior view）

左上肺静脉
left superior
pulmonary v.

上支
superior branch

底段总静脉
common basal v.

左下肺静脉
left inferior
pulmonary v.

主动脉弓
aortic arch

右上肺静脉
right superior
pulmonary v.

左心房
left atrium

右下肺静脉
right inferior
pulmonary v.

图 4-26　肺静脉 -12（后面观）pulmonary v. -12（posterior view）

【临床解剖学要点】

　　肺段的构成是以段支气管为中心，由相应的肺动脉段支、肺静脉段支以及淋巴管和神经纤维等共同组成。每个肺段内通常有 1 支，偶尔有数支肺动脉的段支与段支气管伴行，但肺动脉分支形态变异多于支气管，有的肺动脉段支可跨段分布至相邻肺段。肺静脉段支通常位于肺段之间，一支肺静脉可引流相邻肺段的血液，一个肺段的血液可汇入邻近的几条肺静脉支，肺静脉的属支形态变异又多于肺动脉。由段支气管、肺动脉及肺静脉段支为主要成分构成的肺段，实际上是肺的支气管血管段，但是，各肺段的支气管段支与肺动脉段支、肺静脉段支之间，在分支形式上通常没有什么紧密的联系。

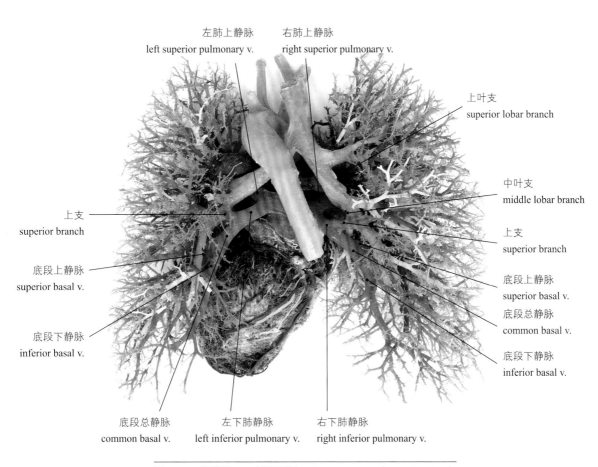

左肺上静脉
left superior pulmonary v.

右肺上静脉
right superior pulmonary v.

上叶支
superior lobar branch

中叶支
middle lobar branch

上支
superior branch

底段上静脉
superior basal v.

底段总静脉
common basal v.

底段下静脉
inferior basal v.

上支
superior branch

底段上静脉
superior basal v.

底段下静脉
inferior basal v.

底段总静脉
common basal v.

左下肺静脉
left inferior pulmonary v.

右下肺静脉
right inferior pulmonary v.

图 4-27　肺静脉 -13（后面观）pulmonary v. -13（posterior view）

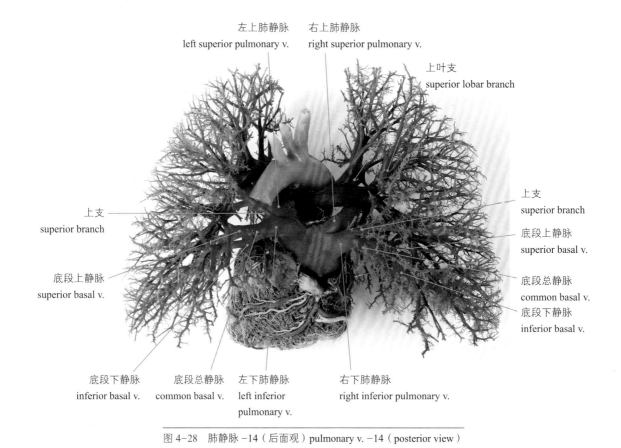

左上肺静脉
left superior pulmonary v.

右上肺静脉
right superior pulmonary v.

上叶支
superior lobar branch

上支
superior branch

上支
superior branch

底段上静脉
superior basal v.

底段上静脉
superior basal v.

底段总静脉
common basal v.

底段下静脉
inferior basal v.

底段下静脉
inferior basal v.

底段总静脉
common basal v.

左下肺静脉
left inferior
pulmonary v.

右下肺静脉
right inferior pulmonary v.

图 4-28　肺静脉 -14（后面观）pulmonary v. -14（posterior view）

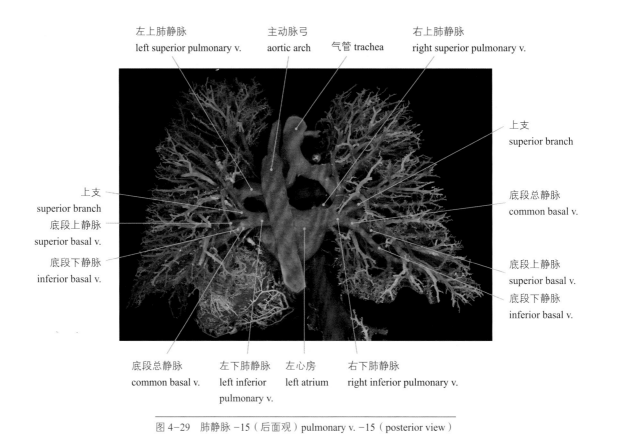

左上肺静脉
left superior pulmonary v.

主动脉弓
aortic arch

气管 trachea

右上肺静脉
right superior pulmonary v.

上支
superior branch

上支
superior branch

底段上静脉
superior basal v.

底段总静脉
common basal v.

底段下静脉
inferior basal v.

底段上静脉
superior basal v.

底段下静脉
inferior basal v.

底段总静脉
common basal v.

左下肺静脉
left inferior
pulmonary v.

左心房
left atrium

右下肺静脉
right inferior pulmonary v.

图 4-29　肺静脉 -15（后面观）pulmonary v. -15（posterior view）

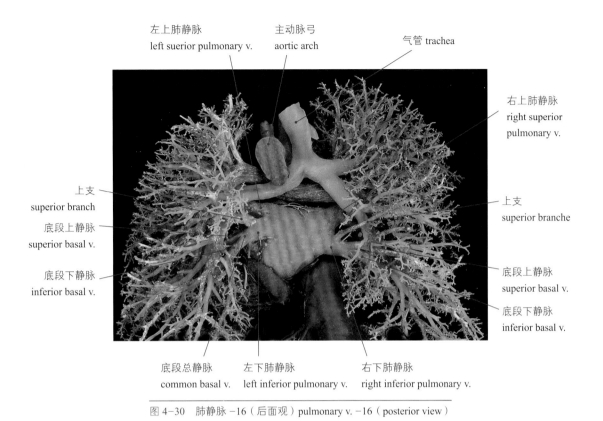

左上肺静脉
left suerior pulmonary v.

主动脉弓
aortic arch

气管 trachea

右上肺静脉
right superior
pulmonary v.

上支
superior branch

上支
superior branche

底段上静脉
superior basal v.

底段上静脉
superior basal v.

底段下静脉
inferior basal v.

底段下静脉
inferior basal v.

底段总静脉
common basal v.

左下肺静脉
left inferior pulmonary v.

右下肺静脉
right inferior pulmonary v.

图 4-30　肺静脉 -16（后面观）pulmonary v. -16（posterior view）

左上肺静脉
left superior pulmonary v.

气管 trachea

右上肺静脉
right superior pulmonary v.

上叶支
superior lobar branch

中叶支
middle lobar branch

上支
superior branch

上支
superior branch

底段上静脉
superior basal v.

底段上静脉
superior basal v.

底段下静脉
inferior basal v.

底段下静脉
inferior basal v.

底段总静脉
common basal v.

左下肺静脉
left inferior pulmonary v.

右下肺静脉
right inferior pulmonary v.

底段总静脉
common basal v.

图 4-31　肺静脉 -17（后面观）pulmonary v. -17（posterior view）

第 4 部分

143

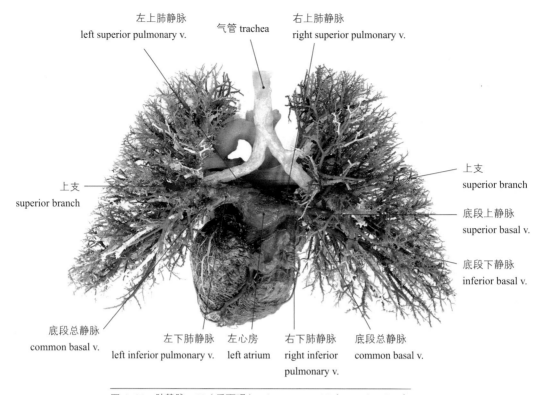

左上肺静脉 left superior pulmonary v.　　气管 trachea　　右上肺静脉 right superior pulmonary v.

上支 superior branch

上支 superior branch

底段上静脉 superior basal v.

底段下静脉 inferior basal v.

底段总静脉 common basal v.

左下肺静脉 left inferior pulmonary v.

左心房 left atrium

右下肺静脉 right inferior pulmonary v.

底段总静脉 common basal v.

图 4-32　肺静脉 -18（后面观）pulmonary v. -18（posterior view）

【临床解剖学要点】

　　各肺叶内支气管、肺动脉与肺静脉的相互关系是：动脉与支气管在分支数目和形式上相互一致者甚少，但分布多为相互伴随。静脉居于段间，与支气管形态一致者更少。左肺上叶由于动脉变异多，故支气管、肺动脉、肺静脉三者在分支和分布上完全一致的基本没有，尤以尖后段变异最多，前段次之，舌段比较稳定。

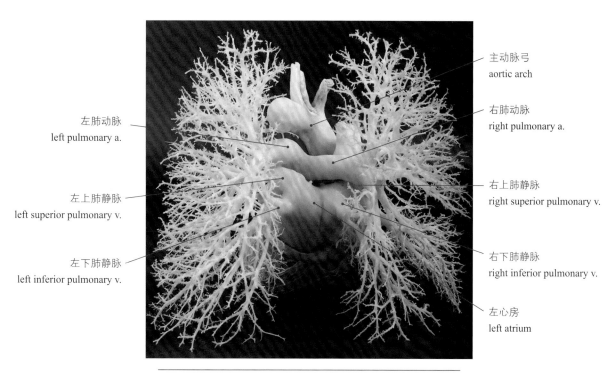

左肺动脉
left pulmonary a.

左上肺静脉
left superior pulmonary v.

左下肺静脉
left inferior pulmonary v.

主动脉弓
aortic arch

右肺动脉
right pulmonary a.

右上肺静脉
right superior pulmonary v.

右下肺静脉
right inferior pulmonary v.

左心房
left atrium

图 4-33　肺静脉 -19（后面观）pulmonary v. -19（posterior view）

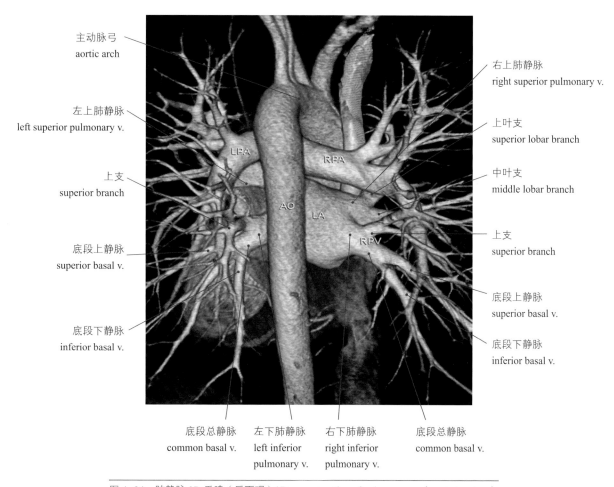

主动脉弓
aortic arch

左上肺静脉
left superior pulmonary v.

上支
superior branch

底段上静脉
superior basal v.

底段下静脉
inferior basal v.

右上肺静脉
right superior pulmonary v.

上叶支
superior lobar branch

中叶支
middle lobar branch

上支
superior branch

底段上静脉
superior basal v.

底段下静脉
inferior basal v.

底段总静脉
common basal v.

左下肺静脉
left inferior
pulmonary v.

右下肺静脉
right inferior
pulmonary v.

底段总静脉
common basal v.

图 4-34　肺静脉 3D 重建（后面观）3D reconstruction of pulmonary v.（posterior view）
LA：左心房；AO：主动脉；LPA：左肺动脉；RPA：右肺动脉；RPV：右肺静脉

肺段支气管

主支气管在肺内的第三级分支为肺段支气管，每一肺段支气管及其所属的肺组织构成支气管肺段，简称肺段。肺段支气管和肺段的命名是根据各肺段在肺叶内的位置来确定的，每一肺段支气管和肺段又按由上而下的顺序给予一个编号，编号也可以代表该肺段支气管和肺段的名称。按照全国自然科学名词审定委员会公布的"人体解剖学名词"（1991）所审定的名词，人体左、右两肺的肺段支气管（B）和支气管肺段（S）命名如下：

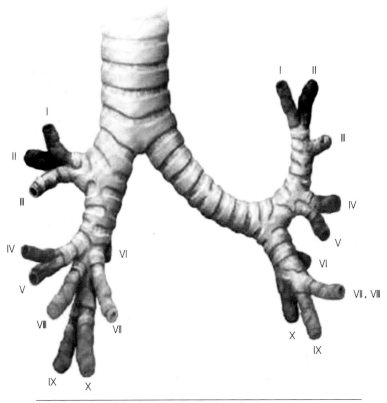

图 4-35　肺段支气管 -1（前面观）segmental bronchi（anterior view）-1

表 4-1　肺段支气管命名

右肺			左肺		
上叶	Ⅰ尖段		上叶	Ⅰ尖段	尖后段
	Ⅱ后段			Ⅱ后段	
	Ⅲ前段			Ⅲ前段	
中叶	Ⅳ外侧段			Ⅳ上舌段	
	Ⅴ内侧段			Ⅴ下舌段	
下叶	Ⅵ上段		下叶	Ⅵ上段	
	Ⅶ内侧底段			Ⅶ内侧底段	内前底段
	Ⅷ前底段			Ⅷ前底段	
	Ⅸ外侧底段			Ⅸ外侧底段	
	Ⅹ后底段			Ⅹ后底段	

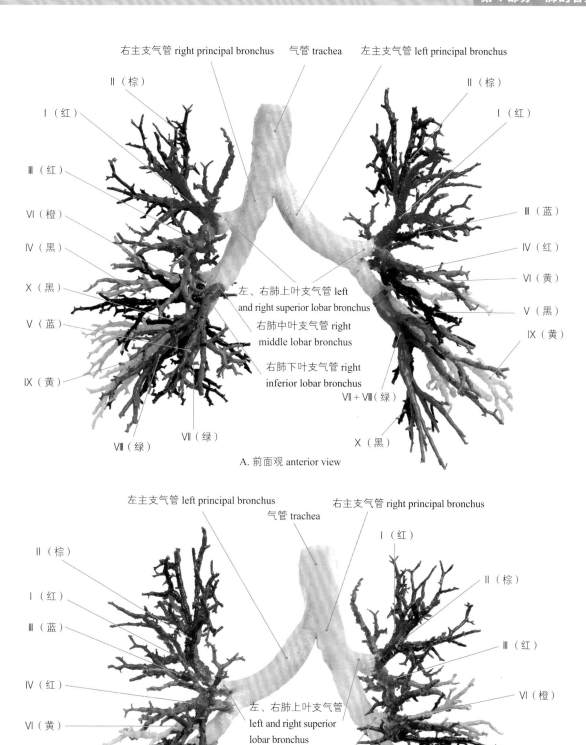

右主支气管 right principal bronchus　气管 trachea　左主支气管 left principal bronchus

Ⅱ（棕）
Ⅰ（红）
Ⅲ（红）
Ⅵ（橙）
Ⅳ（黑）
Ⅹ（黑）
Ⅴ（蓝）
Ⅸ（黄）

Ⅱ（棕）
Ⅰ（红）
Ⅲ（蓝）
Ⅳ（红）
Ⅵ（黄）
Ⅴ（黑）
Ⅸ（黄）

左、右肺上叶支气管 left and right superior lobar bronchus
右肺中叶支气管 right middle lobar bronchus
右肺下叶支气管 right inferior lobar bronchus
Ⅶ＋Ⅷ（绿）

Ⅸ（黄）
Ⅶ（绿）
Ⅷ（绿）
Ⅹ（黑）

A. 前面观 anterior view

左主支气管 left principal bronchus　气管 trachea　右主支气管 right principal bronchus

Ⅱ（棕）
Ⅰ（红）
Ⅲ（蓝）
Ⅳ（红）
Ⅵ（黄）
Ⅴ（黑）
Ⅸ（黄）

Ⅰ（红）
Ⅱ（棕）
Ⅲ（红）
Ⅵ（橙）
Ⅳ（黑）

左、右肺上叶支气管 left and right superior lobar bronchus
右肺中叶支气管 right middle lobar bronchus
右肺下叶支气管 right inferior lobar bronchus

Ⅶ＋Ⅷ（绿）
Ⅹ（黑）
Ⅴ（蓝）
Ⅶ（绿）
Ⅹ（黑）
Ⅷ（绿）
Ⅸ（黄）

B. 后面观 posterior view

图 4-36　肺段支气管 -2 segmental bronchi-2

【临床解剖学要点】

气管分出的左、右主支气管为第 1 级分支，分别进入左、右肺门后，右主支气管分为 3 支，左主支气管分为 2 支，为第 2 级分支，各分布于相应的肺叶，称为肺叶支气管，肺叶支气管在肺叶内又分为 2~5 支，为第 3 级分支，称为肺段支气管。肺段支气管在肺段内反复分支，愈分愈细。主支气管以侧支的形式发出肺叶支气管，肺叶支气管以下的分支形式均呈叉状，所有支气管发出分支的部位皆呈锐角，部位越低者角度越锐。

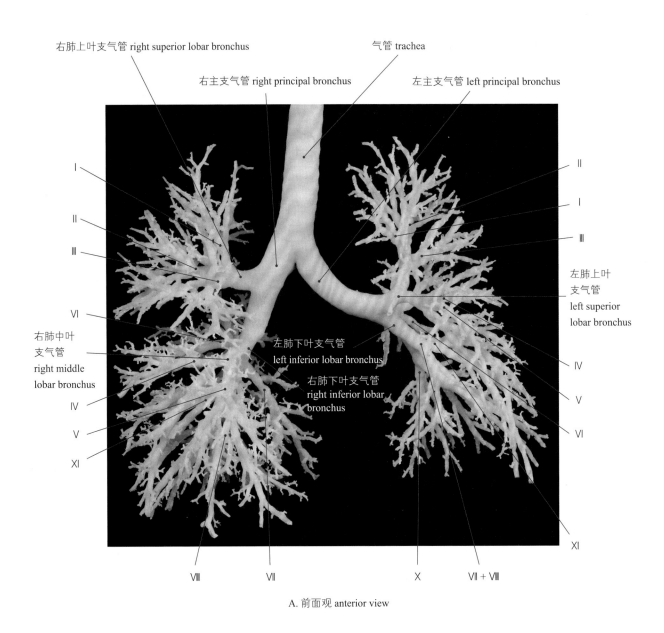

右肺上叶支气管 right superior lobar bronchus　　气管 trachea

右主支气管 right principal bronchus　　左主支气管 left principal bronchus

左肺上叶支气管 left superior lobar bronchus

右肺中叶支气管 right middle lobar bronchus

左肺下叶支气管 left inferior lobar bronchus

右肺下叶支气管 right inferior lobar bronchus

A. 前面观 anterior view

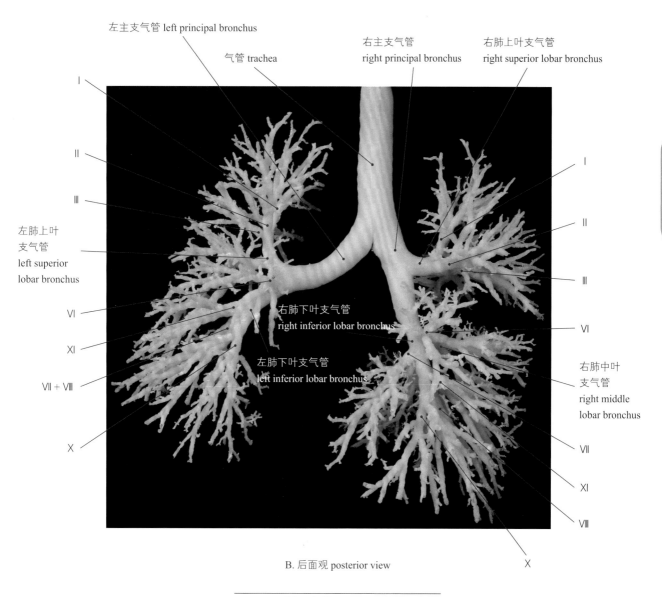

左主支气管 left principal bronchus

气管 trachea

右主支气管 right principal bronchus

右肺上叶支气管 right superior lobar bronchus

左肺上叶支气管 left superior lobar bronchus

右肺下叶支气管 right inferior lobar bronchus

左肺下叶支气管 left inferior lobar bronchus

右肺中叶支气管 right middle lobar bronchus

B. 后面观 posterior view

图 4-37　肺段支气管 -3 segmental bronchi-3

【临床解剖学要点】

　　右主支气管发出右肺上叶支气管后，继续下行延续为叶间干（右中间支气管）进入斜裂，叶间干长 18 mm，外径 12 mm。由叶间干前壁发出右肺中叶支气管，向前下外行进入中叶，其长度为 23 mm，外径 7 mm。右肺中叶支气管较细长，由叶间干呈锐角发出，其根部常有淋巴结包绕，当肺部感染致淋巴结肿大时，可压迫中叶支气管而使中叶不张，炎性分泌物阻塞，加重肺的感染，可形成中叶综合征。叶间干继续下行进入下叶。

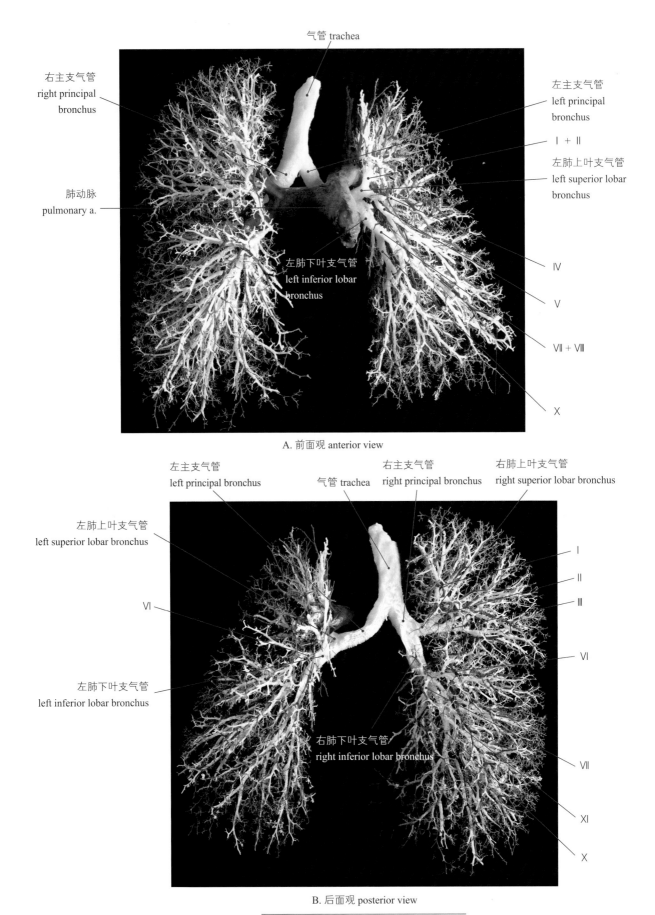

气管 trachea

右主支气管
right principal
bronchus

肺动脉
pulmonary a.

左肺下叶支气管
left inferior lobar
bronchus

左主支气管
left principal
bronchus

Ⅰ + Ⅱ

左肺上叶支气管
left superior lobar
bronchus

Ⅳ

Ⅴ

Ⅶ + Ⅷ

Ⅹ

A. 前面观 anterior view

左主支气管
left principal bronchus

气管 trachea

右主支气管
right principal bronchus

右肺上叶支气管
right superior lobar bronchus

左肺上叶支气管
left superior lobar bronchus

Ⅵ

左肺下叶支气管
left inferior lobar bronchus

右肺下叶支气管
right inferior lobar bronchus

Ⅰ

Ⅱ

Ⅲ

Ⅵ

Ⅶ

Ⅺ

Ⅹ

B. 后面观 posterior view

图 4-38　肺段支气管 -4 segmental bronchi-4

【临床解剖学要点】

　　右主支气管末端进入下叶，成为右肺下叶支气管，其长度仅 4 mm，外径 11 mm，先向外上方发出上段支气管，然后下行成为基底干，基底干长 11 mm，再分为内、前、外、后 4 个底段支。上段支气管甚短且细，呈水平位走向该段。有约 18% 的人，下叶上段支气管的发出部位高于中叶支气管的发出点，这种形态则被认为是没有下叶支气管，此类情况手术切除下叶或上段时，应注意避免伤及中叶支气管。

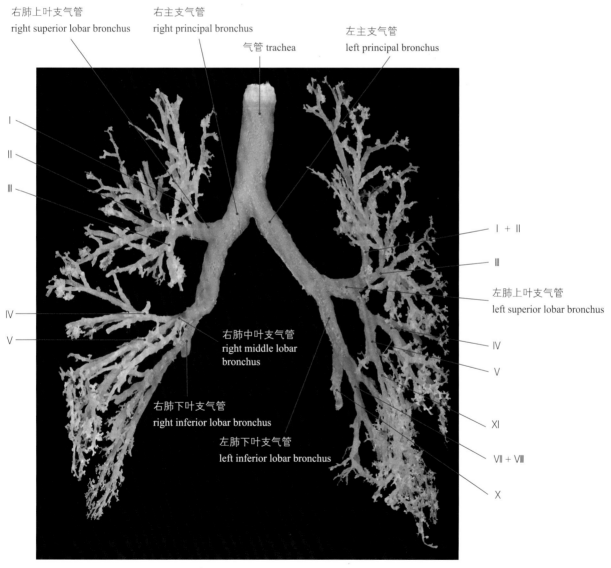

右肺上叶支气管
right superior lobar bronchus

右主支气管
right principal bronchus

气管 trachea

左主支气管
left principal bronchus

I

II

III

IV

V

I + II

III

左肺上叶支气管
left superior lobar bronchus

IV

V

右肺中叶支气管
right middle lobar bronchus

右肺下叶支气管
right inferior lobar bronchus

左肺下叶支气管
left inferior lobar bronchus

XI

VII + VIII

X

A. 前面观 anterior view

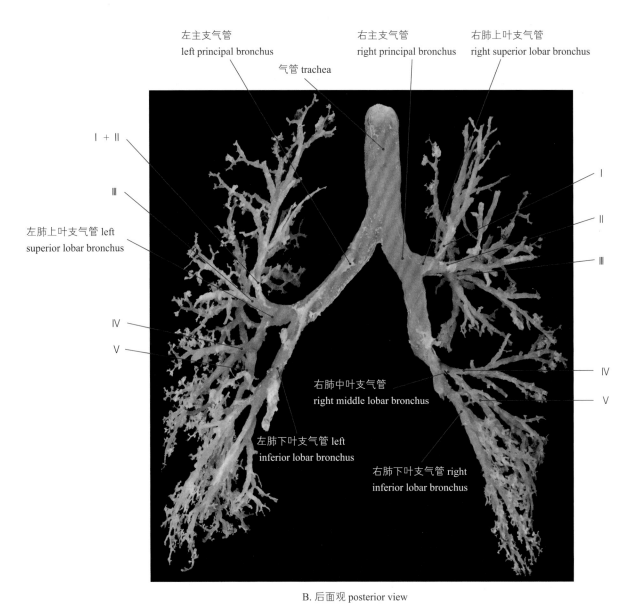

左主支气管
left principal bronchus

右主支气管
right principal bronchus

右肺上叶支气管
right superior lobar bronchus

气管 trachea

I + II

III

左肺上叶支气管 left
superior lobar bronchus

IV

V

I

II

III

IV

V

右肺中叶支气管
right middle lobar bronchus

左肺下叶支气管 left
inferior lobar bronchus

右肺下叶支气管 right
inferior lobar bronchus

B. 后面观 posterior view

图 4-39　肺段支气管 -5 segmental bronchus-5

【临床解剖学要点】

　　左主支气管进入左肺门后，先由前外侧壁发出左肺上叶支气管，本干下行进入下叶为左肺下叶支气管。成人左肺上叶支气管长 10 mm，外径 10 mm，向外偏前行进入左上叶分为段支。左肺下叶支气管长 5 mm，外径 11 mm，先向背外侧发上段支气管，然后下行为基底干，基底干长 15 mm，再分为内、前、外、后底段支。左右两肺下叶的上段支气管，与下叶各基底段支气管的发出方向不一致，可看作是从主支气管的延续支上直接发出的。

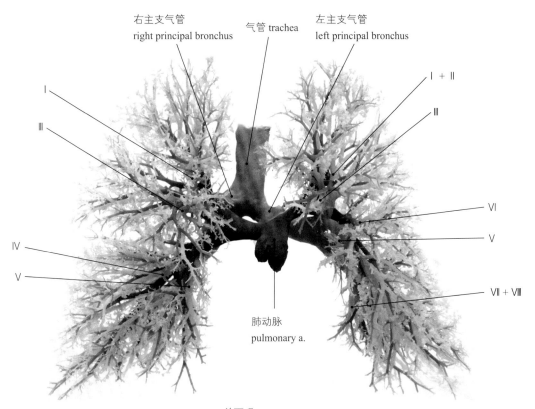

右主支气管 right principal bronchus
气管 trachea
左主支气管 left principal bronchus

I
I + II
III
III
VI
IV
V
V
VII + VIII

肺动脉
pulmonary a.

A. 前面观 anterior view

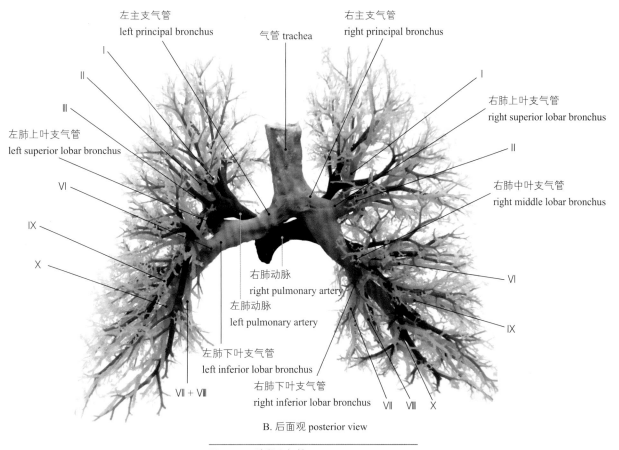

左主支气管 left principal bronchus
气管 trachea
右主支气管 right principal bronchus

I
II
右肺上叶支气管
right superior lobar bronchus
III
左肺上叶支气管
left superior lobar bronchus
II
右肺中叶支气管
right middle lobar bronchus
VI
IX
VI
X
右肺动脉
right pulmonary artery
左肺动脉
left pulmonary artery
IX
左肺下叶支气管
left inferior lobar bronchus
VII + VIII
右肺下叶支气管
right inferior lobar bronchus
VII VIII X

B. 后面观 posterior view

图 4-40　肺段支气管 -6 segmental bronchus-6

第 4 部 分

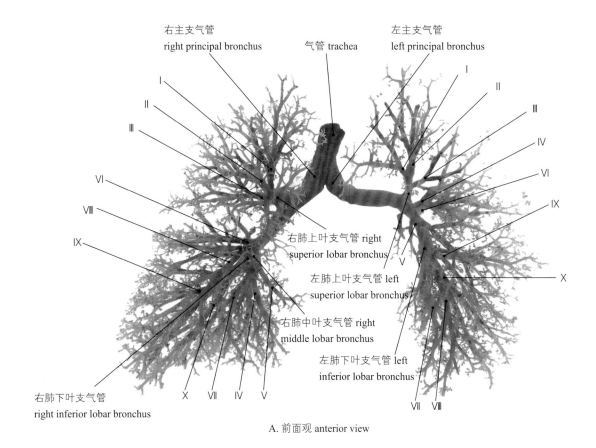

右主支气管 right principal bronchus

气管 trachea

左主支气管 left principal bronchus

右肺上叶支气管 right superior lobar bronchus

左肺上叶支气管 left superior lobar bronchus

右肺中叶支气管 right middle lobar bronchus

左肺下叶支气管 left inferior lobar bronchus

右肺下叶支气管 right inferior lobar bronchus

A. 前面观 anterior view

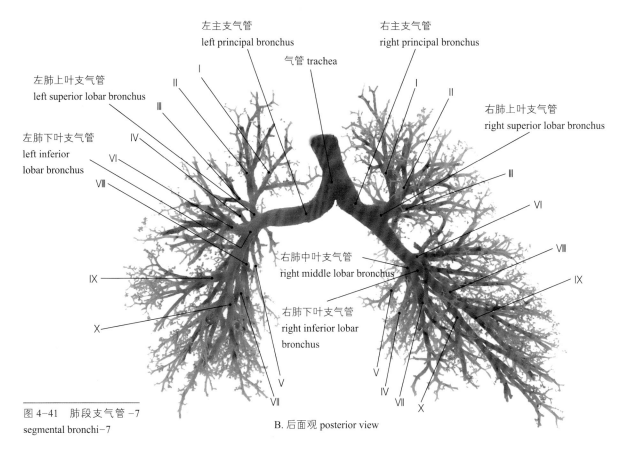

左主支气管 left principal bronchus

气管 trachea

右主支气管 right principal bronchus

左肺上叶支气管 left superior lobar bronchus

右肺上叶支气管 right superior lobar bronchus

左肺下叶支气管 left inferior lobar bronchus

右肺中叶支气管 right middle lobar bronchus

右肺下叶支气管 right inferior lobar bronchus

图 4-41　肺段支气管 -7
segmental bronchi-7

B. 后面观 posterior view

【临床解剖学要点】

按照肺裂划分肺叶是常用的划分方法，这种划分方法从外形上看比较合理，但与肺的内部结构并不甚吻合。一些学者认为，从临床应用观点看，按照支气管的分支形式划分肺叶更为实用。左、右主支气管（一级支气管）的分支形式及其所形成的左、右两肺的解剖结构相类似，由主支气管发出的二级支气管，其分布范围为肺叶，两肺上叶的支气管为左、右主支气管发出的向上行的二级支，而左肺上叶前下部的舌段支气管相当于右肺中叶支气管，此支常单独由左主支气管发出，与右中叶支气管一样行向前，成为主支气管的向前行的二级支，两肺下叶上段支均为单独由主支气管发出的向后行的二级支，底段支为向下行的二级支。如此，左、右肺皆可按主支气管所发出的向上、下、前、后行的 4 个二级支并各分为上、下、前、后 4 叶。

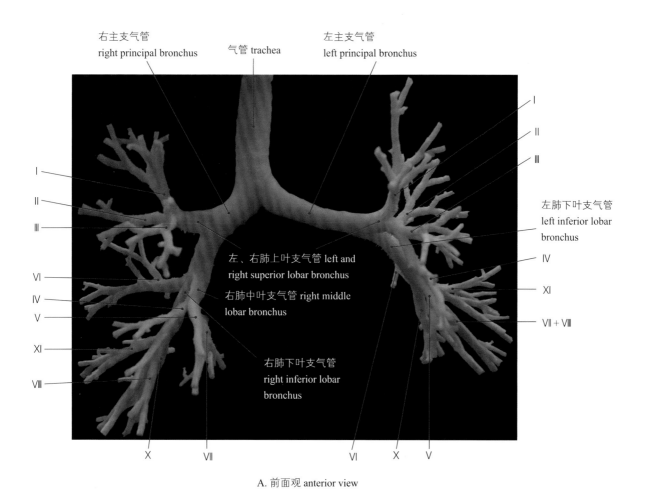

右主支气管 right principal bronchus　气管 trachea　左主支气管 left principal bronchus

左、右肺上叶支气管 left and right superior lobar bronchus

右肺中叶支气管 right middle lobar bronchus

右肺下叶支气管 right inferior lobar bronchus

左肺下叶支气管 left inferior lobar bronchus

A. 前面观 anterior view

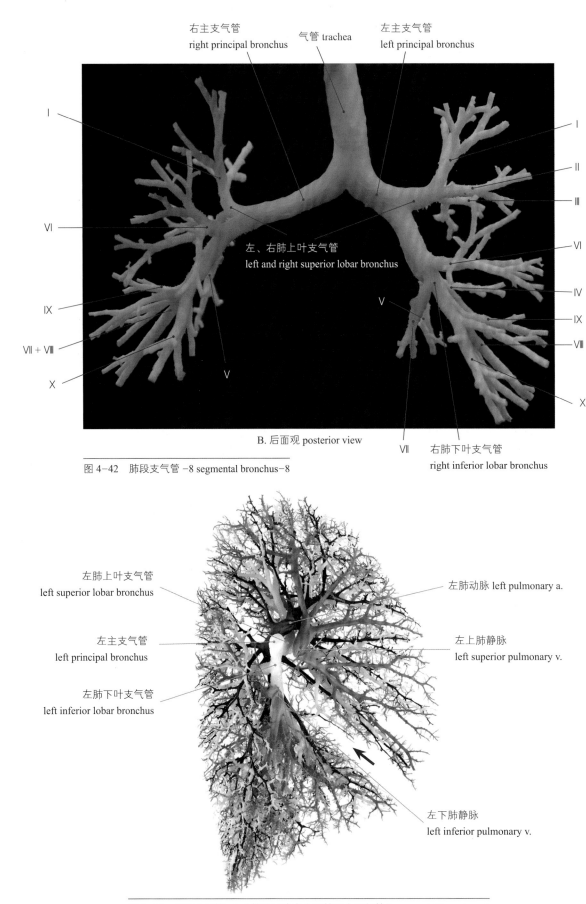

右主支气管 right principal bronchus

气管 trachea

左主支气管 left principal bronchus

I

I

II

III

VI

左、右肺上叶支气管 left and right superior lobar bronchus

VI

IV

IX

V

IX

VII + VIII

VIII

X

V

X

B. 后面观 posterior view

VII

右肺下叶支气管 right inferior lobar bronchus

图 4-42　肺段支气管 -8 segmental bronchus-8

左肺上叶支气管 left superior lobar bronchus

左肺动脉 left pulmonary a.

左主支气管 left principal bronchus

左上肺静脉 left superior pulmonary v.

左肺下叶支气管 left inferior lobar bronchus

左下肺静脉 left inferior pulmonary v.

图 4-43　肺段支气管 -9（箭头示迷走小血管和小支气管）segmental bronchus-9

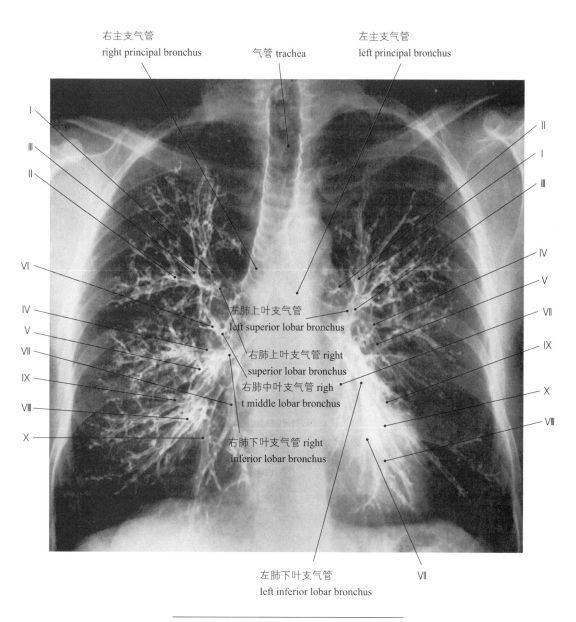

右主支气管
right principal bronchus

气管 trachea

左主支气管
left principal bronchus

I

III

II

VI

IV

V

VII

IX

VIII

X

II

I

III

IV

V

VII

IX

X

VIII

左肺上叶支气管
left superior lobar bronchus

右肺上叶支气管 right
superior lobar bronchus

右肺中叶支气管 righ
t middle lobar bronchus

右肺下叶支气管 right
inferior lobar bronchus

左肺下叶支气管
left inferior lobar bronchus

VII

图 4-44　肺段支气管 X 线 segmental bronchus X ray

支气管肺段

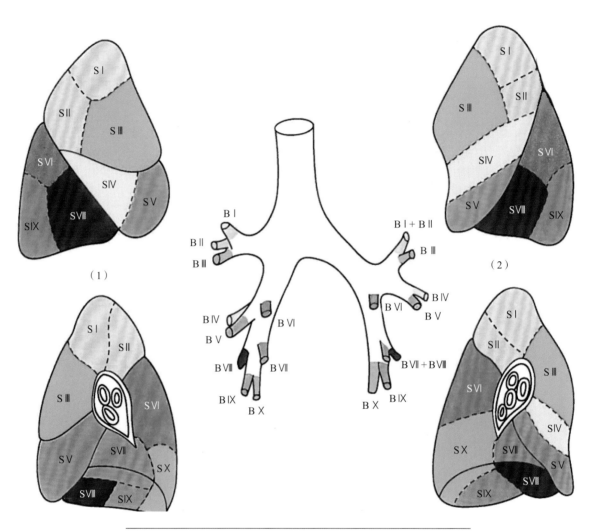

图 4-45　肺段支气管和支气管肺段 segmental bronchus and pulmonary segment

右主支气管
right principal bronchus　气管 trachea　左主支气管
left principal bronchus

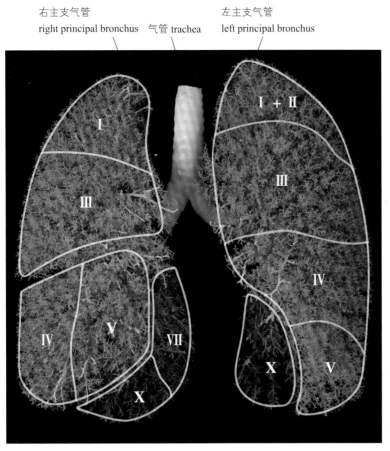

A. 前面观，示肺段部位 anterior view, showing destination of pulmonary segment

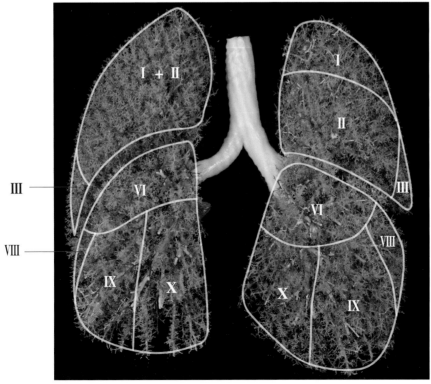

B. 后面观，示肺段范围 posterior view, showing range of pulmonary segment

图 4-46　支气管肺段 -1 bronchopulmonary segment-1

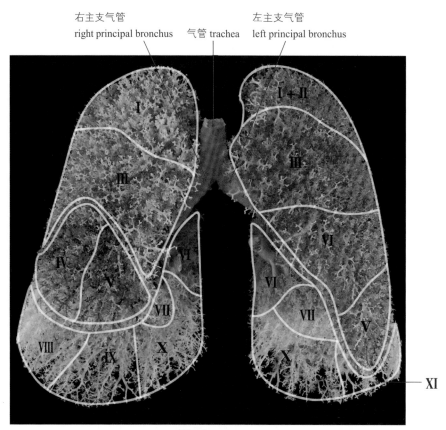

右主支气管 right principal bronchus　气管 trachea　左主支气管 left principal bronchus

A. 前面观 anterior view

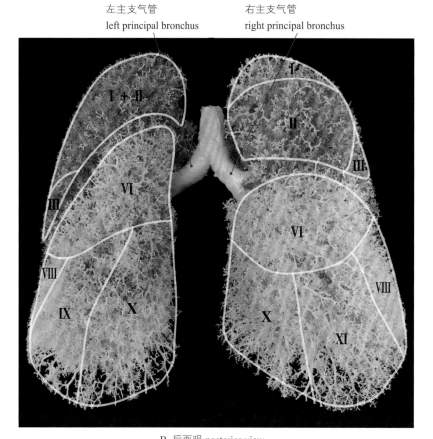

左主支气管 left principal bronchus　右主支气管 right principal bronchus

B. 后面观 posterior view

图 4-47　支气管肺段 -2 bronchopulmonary segment-2

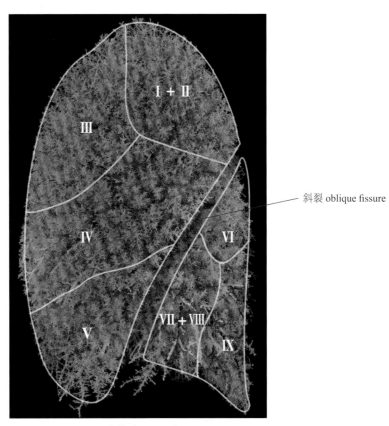

斜裂 oblique fissure

A. 左肺（left lung）

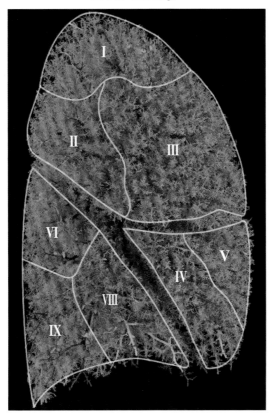

B. 右肺（right lung）

图 4-48　支气管肺段（外侧面观）-3 bronchopulmonary segment（lateral view）-3

（郑雪峰）

支气管动脉

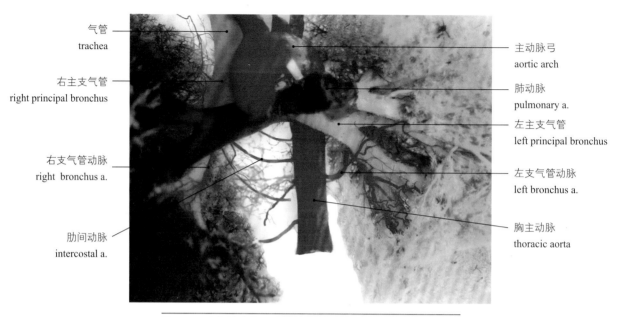

气管
trachea

右主支气管
right principal bronchus

右支气管动脉
right bronchus a.

肋间动脉
intercostal a.

主动脉弓
aortic arch

肺动脉
pulmonary a.

左主支气管
left principal bronchus

左支气管动脉
left bronchus a.

胸主动脉
thoracic aorta

图 4-49　支气管动脉 -1（前面观）bronchial a.（anterior view）-1

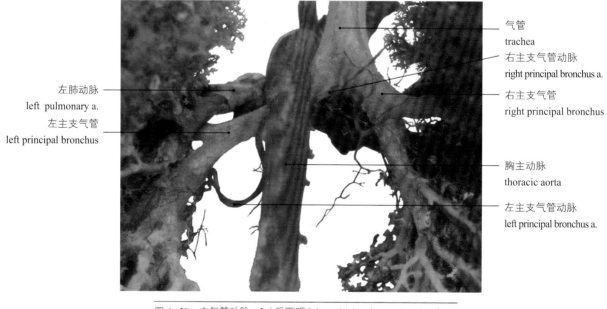

左肺动脉
left pulmonary a.

左主支气管
left principal bronchus

气管
trachea

右主支气管动脉
right principal bronchus a.

右主支气管
right principal bronchus

胸主动脉
thoracic aorta

左主支气管动脉
left principal bronchus a.

图 4-50　支气管动脉 -2（后面观）bronchial a.（posterior view）-2

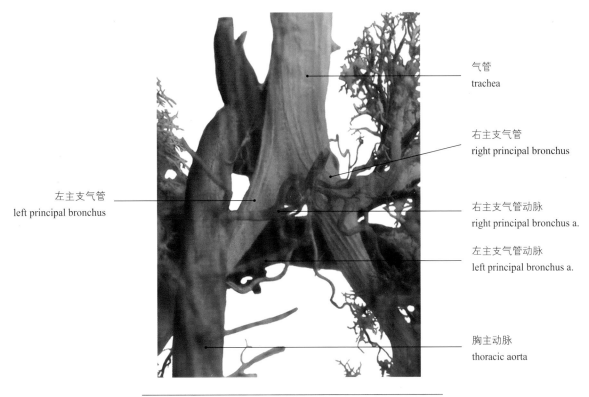

气管
trachea

右主支气管
right principal bronchus

右主支气管动脉
right principal bronchus a.

左主支气管
left principal bronchus

左主支气管动脉
left principal bronchus a.

胸主动脉
thoracic aorta

图 4-51　支气管动脉 -3（后面观）bronchial a.（posterior view）-3

【临床解剖学要点】

　　左、右支气管动脉各有 1~3 支。左支气管动脉起自胸主动脉或主动脉弓的占 98%，多数在第 4~6 胸椎平面起于胸主动脉前壁。右支气管动脉起自右侧第 3~5 肋间后动脉的占 54%，起自胸主动脉前壁或主动脉弓下壁凹侧的占 31%，少数由左支气管动脉分出。支气管动脉的管径小于 2.0 mm 者占 80% 以上，极少数可达 4 mm。支气管动脉主要分布于肺内各级支气管，其形态变异主要是支数和起源部位，在肺内分布则比较恒定。做左支气管动脉插管时，先按胸主动脉的前壁、右前壁、右壁、左壁、左前壁和主动脉弓下壁的顺序寻找。做右支气管动脉插管时，按胸主动脉的右后壁、右壁、前壁、左前壁、左壁、主动脉弓下壁顺序寻找。

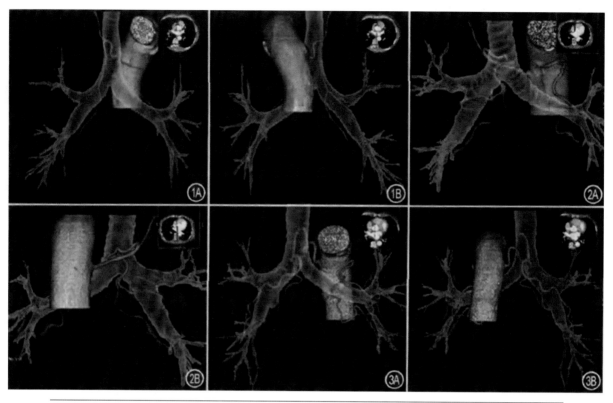

图 4-52　支气管动脉 CT 影像（A. 前面观，B. 后面观）CT image of bronchial a.（A. anterior view, B. posterior view）

【临床解剖学要点】

　　左支气管动脉发出后，多先向左再转向下行，抵达左肺门。右支气管动脉起自右肋间后动脉者，于胸椎体前面或右侧发出，经食管后面斜向下到达右肺门；起自胸主动脉者，经食管后面斜向左上，经左主支气管后面，横过气管分叉前方入右肺门。来自左支气管动脉的右支气管动脉，经食管与胸主动脉之间向右上入右肺门。在肺门区均贴行于支气管。支气管动脉入肺后随支气管分支至各肺叶。肺移植时，自供体取出移植块，注意保留此支动脉的完整，将它与受体相应的动脉吻合，以保证右主支气管的血供。

（李建华　丁自海）

第 5 部分

肝的管道

肝段

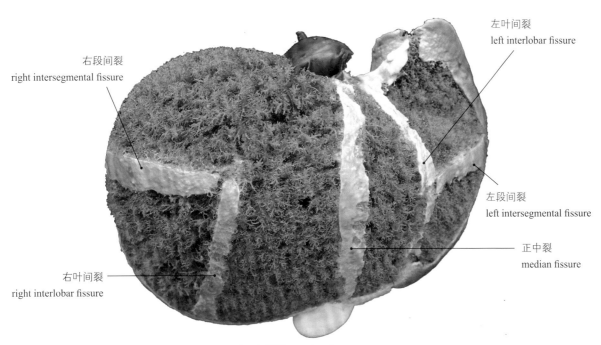

右段间裂
right intersegmental fissure

左叶间裂
left interlobar fissure

右叶间裂
right interlobar fissure

左段间裂
left intersegmental fissure

正中裂
median fissure

A．上面观 superior view

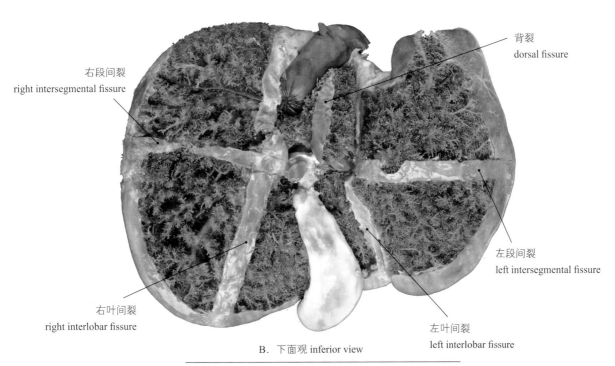

右段间裂
right intersegmental fissure

背裂
dorsal fissure

右叶间裂
right interlobar fissure

左段间裂
left intersegmental fissure

左叶间裂
left interlobar fissure

B．下面观 inferior view

图 5-1　Glisson 肝裂与肝段 hepatic fissure and hepatic segment

【临床解剖学要点】

Glisson 系统的管道行于肝叶内，而肝静脉及其所属分支行于叶与叶之间，有薄层结缔组织包被，而形成肝叶之间的一个"层面"。在 Glisson 系统管道灌铸腐蚀标本上，此层面似一无血管的裂隙，因而被命名为肝裂。肝部分切除所谓"经裂入路"就是在裂处切开。肝内有 3 个叶间裂（正中裂、左叶间裂和右叶间裂）和段间裂（左段间裂、右段间裂和背裂）。

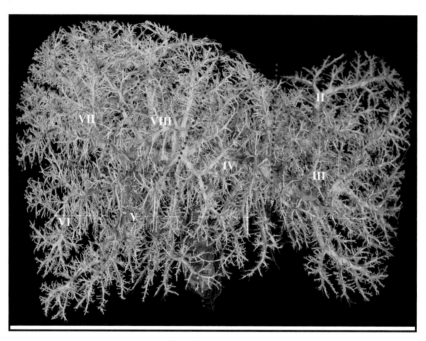

A．上面观 superior view

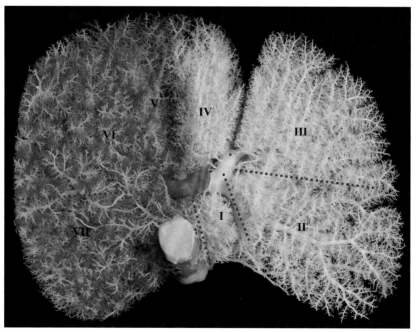

B．下面观 inferior view

图 5-2　Glisson 肝段 -1 Glisson hepatic segment-1

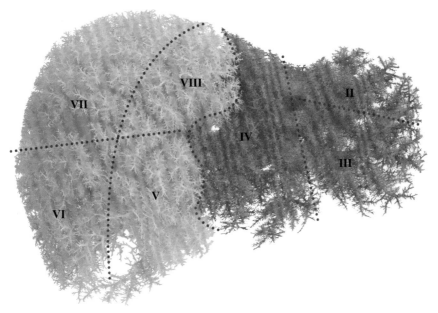

A. 上面观 superior view

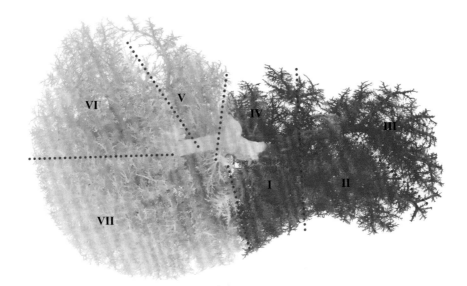

B. 下面观 inferior view

图 5-3　Glisson 肝段 -2 Glisson hepatic segment -2

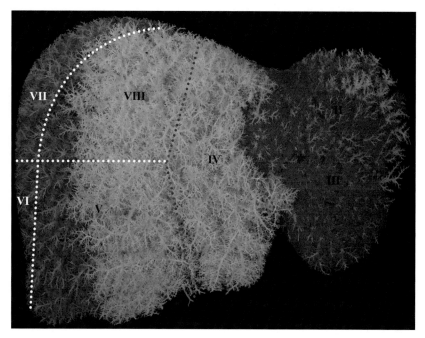

A. 上面观 superior view

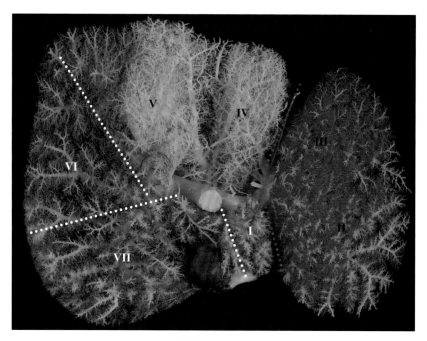

B. 下面观 inferior view

图 5-4 Glisson 肝段 -3 Glisson hepatic segment-3

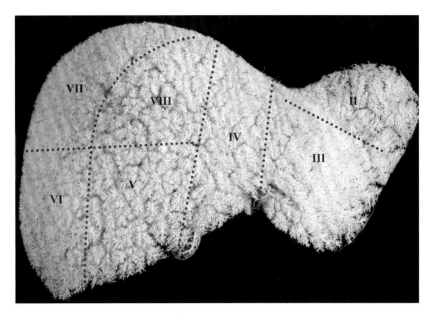

A. 上面观 superior view

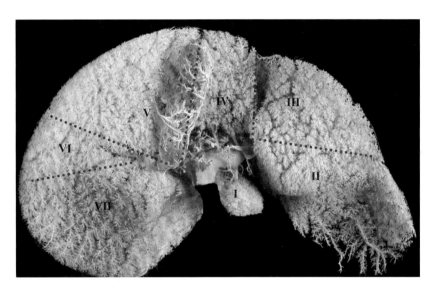

B. 下面观 inferior view

图 5-5　Glisson 肝段 -4 Glisson hepatic segment-4

【临床解剖学要点】

根据 Glisson 系统的分支、分布和肝静脉的走行，将肝分为左、右半肝，五叶和八段。左半肝包括尾状叶（段Ⅰ）、左外叶和左内叶（方叶，段Ⅳ），左外叶右分为左外上段（段Ⅱ）和左外下段（段Ⅲ）。右半肝分为右前叶和右后叶，前者包括右前下段（段Ⅴ）和右前上段（Ⅷ），后者包括右后下段（段Ⅵ）和右后上段（段Ⅶ）。

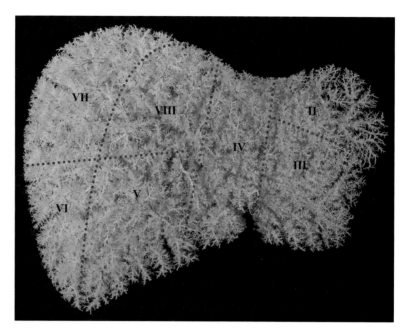

A. 上面观 superior view

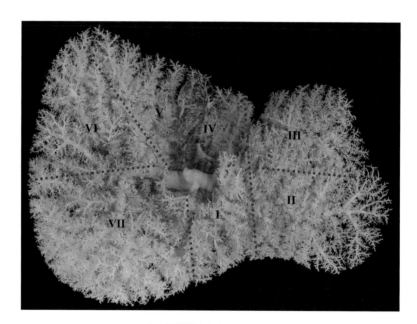

B. 下面观 inferior view

图 5-6 Glisson 肝段 -5 Glisson hepatic segment -5

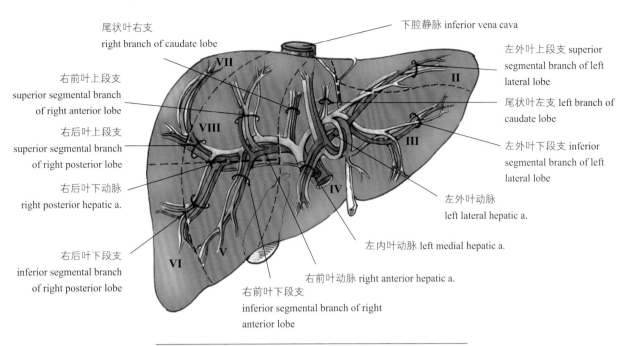

尾状叶右支
right branch of caudate lobe

下腔静脉 inferior vena cava

左外叶上段支 superior segmental branch of left lateral lobe

右前叶上段支 superior segmental branch of right anterior lobe

尾状叶左支 left branch of caudate lobe

右后叶上段支 superior segmental branch of right posterior lobe

左外叶下段支 inferior segmental branch of left lateral lobe

右后叶下动脉 right posterior hepatic a.

左外叶动脉 left lateral hepatic a.

左内叶动脉 left medial hepatic a.

右后叶下段支 inferior segmental branch of right posterior lobe

右前叶动脉 right anterior hepatic a.

右前叶下段支 inferior segmental branch of right anterior lobe

图 5-7　Glisson 肝段划分示意图 hepatic segment sketch map of Glisson

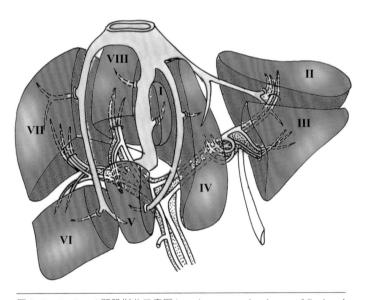

图 5-8　Couinaud 肝段划分示意图 hepatic segment sketch map of Couinaud

【临床解剖学要点】

　　国外现常用 Couniaud 的 8 段分法。Couniaud 将每个肝段分别用罗马数字Ⅰ~Ⅷ标记，Ⅰ段：尾状叶；Ⅱ段：左外叶上段；Ⅲ段：左外叶下段；Ⅳ段：左内叶；Ⅴ段：右前叶下段；Ⅵ段：右后叶下段；Ⅶ段：右后叶上段；Ⅷ段：右前叶上段。也有人把左内叶又分为Ⅳa和Ⅳb两部分。该划分法对于 CT 影像诊断和外科手术都有着比较实用的意义。

肝动脉

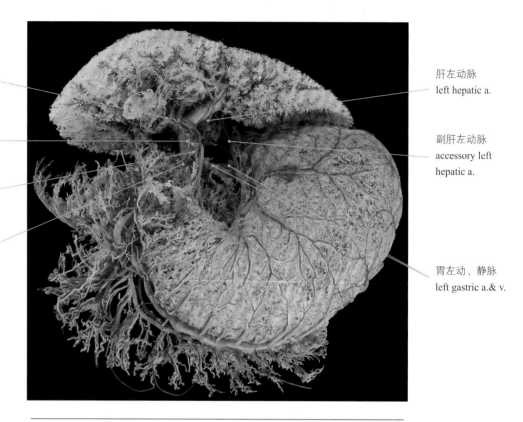

肝右动脉
right hepatic a.

肝门静脉
hepatic portal v.

肝固有动脉
proper hepatic a.

胃十二指肠动脉
gastroduodenal a.

肝左动脉
left hepatic a.

副肝左动脉
accessory left hepatic a.

胃左动、静脉
left gastric a.& v.

图5-9　副肝左动脉起自胃左动脉 accessory left hepatic a. originates from left gastric a.

【临床解剖学要点】

　　肝左动脉正常起自肝固有动脉，占78%；有11%起自其他动脉，即替代肝左动脉，包括起自胃左动脉、腹腔干、肠系膜上动脉等；另外11%则为副肝左动脉，即有正常的肝左动脉，副肝左动脉实际是肝左动脉的某叶支或段支，起于胃左动脉（图5-9所见）、肝右动脉、肝总动脉、脾动脉、肠系膜上动脉、胃右动脉、胃十二指肠动脉和腹主动脉等。这种变异对肝叶、肝段切除术和介入治疗等都有重要的临床意义，术前应进行动脉造影以明确肝左动脉的来源。

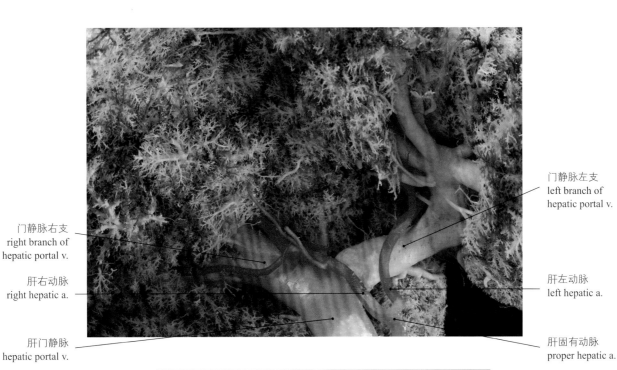

门静脉左支
left branch of
hepatic portal v.

门静脉右支
right branch of
hepatic portal v.

肝右动脉
right hepatic a.

肝门静脉
hepatic portal v.

肝左动脉
left hepatic a.

肝固有动脉
proper hepatic a.

图 5-10　肝固有动脉与肝门静脉分支之间的位置关系
relationship between the branch of proper hepatic a. and hepatic portal v.

【临床解剖学要点】

　　肝固有动脉发出后，上行于肝十二指肠韧带内，近肝门处一般分为左、右支。在肝门处，肝左、右管在前，肝左、右动脉居中，肝门静脉左、右支在后；肝左、右管的汇合点最高，其次为肝门静脉的分叉点，肝固有动脉的分叉点最低。与肝门静脉分叉点相比较，肝固有动脉分叉点稍低，且偏左。

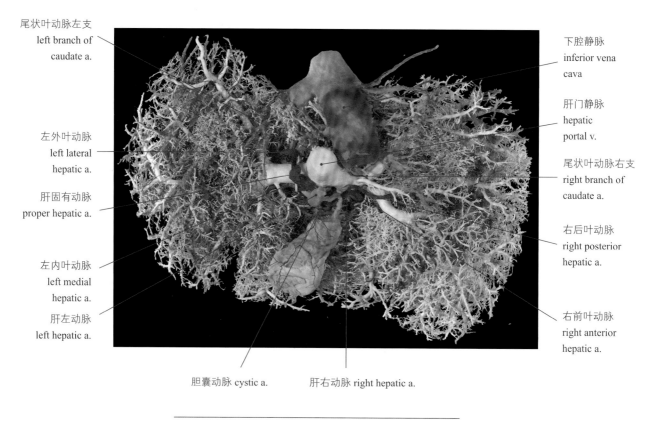

尾状叶动脉左支 left branch of caudate a.

左外叶动脉 left lateral hepatic a.

肝固有动脉 proper hepatic a.

左内叶动脉 left medial hepatic a.

肝左动脉 left hepatic a.

下腔静脉 inferior vena cava

肝门静脉 hepatic portal v.

尾状叶动脉右支 right branch of caudate a.

右后叶动脉 right posterior hepatic a.

右前叶动脉 right anterior hepatic a.

胆囊动脉 cystic a.　　　肝右动脉 right hepatic a.

图 5-11　肝左、右动脉的分支 branch of left and right hepatic a.

【临床解剖学要点】

　　肝右动脉较长，经肝总管后方和肝门静脉分叉点前方进入胆囊三角，在此分出胆囊动脉，继续向右上入肝门右部；入肝后向右上行，位于肝管右下方、肝门静脉右支前下方，分出尾状叶支，继而分为右前叶支和右后叶支。肝左动脉较短，入肝门居左肝管左下方、肝门静脉左支前下方，与二者伴行达肝门的直部、肝门静脉脐部处分为左内叶和左外叶动脉。

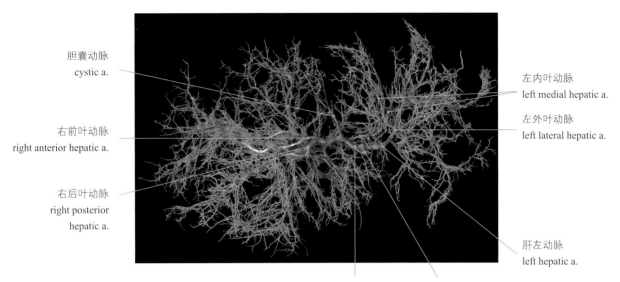

胆囊动脉
cystic a.

右前叶动脉
right anterior hepatic a.

右后叶动脉
right posterior
hepatic a.

左内叶动脉
left medial hepatic a.

左外叶动脉
left lateral hepatic a.

肝左动脉
left hepatic a.

肝右动脉 right hepatic a.　　肝固有动脉 proper hepatic a.

A. 下面观 inferior view

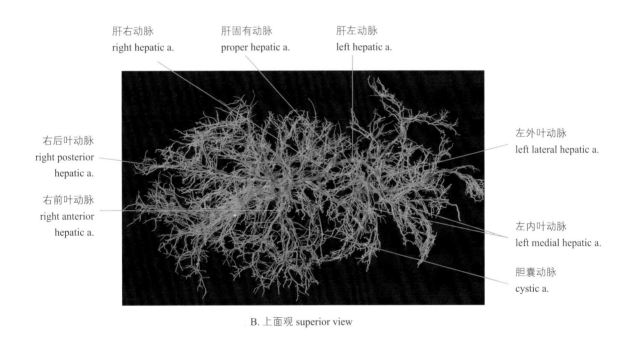

肝右动脉
right hepatic a.

肝固有动脉
proper hepatic a.

肝左动脉
left hepatic a.

右后叶动脉
right posterior
hepatic a.

右前叶动脉
right anterior
hepatic a.

左外叶动脉
left lateral hepatic a.

左内叶动脉
left medial hepatic a.

胆囊动脉
cystic a.

B. 上面观 superior view

图 5-12　肝左、右动脉分支的变异
branch of left and right hepatic a.

【临床解剖学要点】

　　肝叶、肝段切除术或者肝癌的介入治疗等需要对肝叶、肝段血管解剖有清晰的认识。绝大部分的病例中肝左动脉供应左半肝，肝右动脉供应右半肝，少数例外。图 5-12 标本中，肝右动脉异常发达，发出一分支至左内叶，可清晰观察到该例标本的左内叶有 2 条主要供血动脉。

肝门静脉

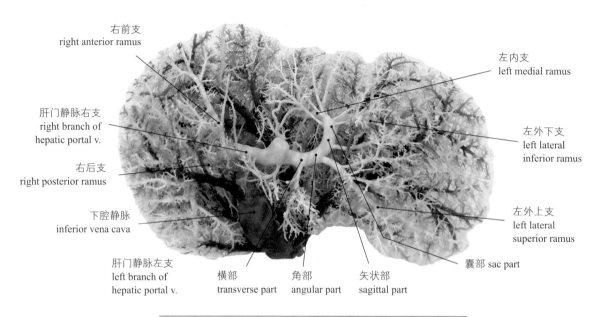

右前支
right anterior ramus

肝门静脉右支
right branch of
hepatic portal v.

右后支
right posterior ramus

下腔静脉
inferior vena cava

肝门静脉左支
left branch of
hepatic portal v.

横部
transverse part

角部
angular part

矢状部
sagittal part

左内支
left medial ramus

左外下支
left lateral
inferior ramus

左外上支
left lateral
superior ramus

囊部 sac part

图 5-13　肝门静脉左、右支的走行 -1（下面观）
course of left and right branches of hepatic portal v.-1（inferior view）

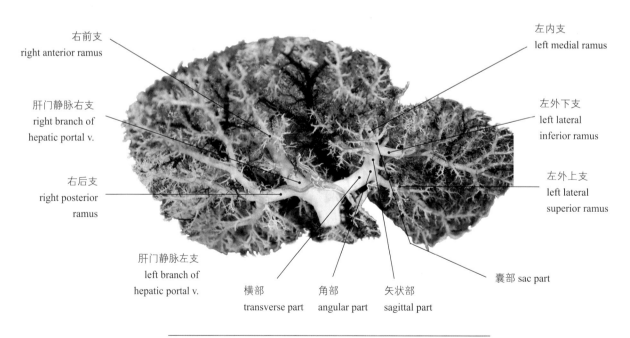

右前支
right anterior ramus

肝门静脉右支
right branch of
hepatic portal v.

右后支
right posterior
ramus

肝门静脉左支
left branch of
hepatic portal v.

横部
transverse part

角部
angular part

矢状部
sagittal part

左内支
left medial ramus

左外下支
left lateral
inferior ramus

左外上支
left lateral
superior ramus

囊部 sac part

图 5-14　肝门静脉左、右支的走行 -2（下面观）
course of left and right branch of hepatic portal v.-2（ inferior view）

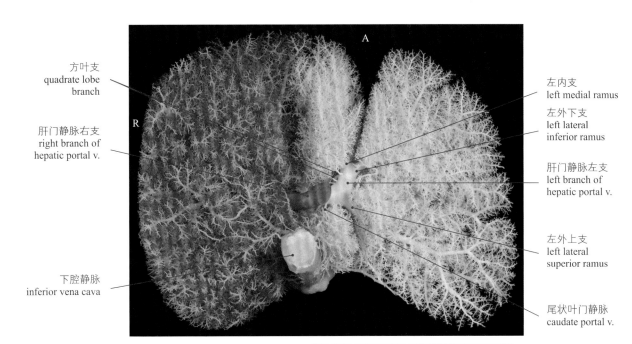

方叶支
quadrate lobe
branch

肝门静脉右支
right branch of
hepatic portal v.

下腔静脉
inferior vena cava

左内支
left medial ramus

左外下支
left lateral
inferior ramus

肝门静脉左支
left branch of
hepatic portal v.

左外上支
left lateral
superior ramus

尾状叶门静脉
caudate portal v.

图 5-15　肝门静脉左、右支的分布 -1（下面观）
distribution of left and right branch of hepatic portal v.-1（inferior view）

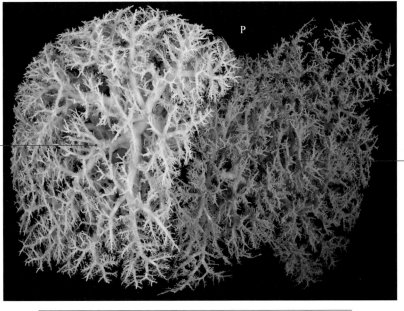

肝门静脉右支分布
范围（黄色）
distribution of right
branch of hepatic
portal v.（yellow）

肝门静脉左支分
布范围（蓝色）
distribution of left
branch of hepatic
portal v.（blue）

图 5-16　肝门静脉左、右支的分布 -2（上面观）
distribution of left and right branch of hepatic portal v.-2（superior view）

【临床解剖学要点】
　　肝门静脉在近肝门处分为左、右支。门静脉右支较短；门静脉左支较长较细，在肝门外起始入肝门横部，向左行达肝门直部（即肝圆韧带裂与静脉导管裂接续处），后即以 90°～130° 角急转向前下行于肝圆韧带裂内，距肝下（前）缘 2 cm 处终止，末端扩大成囊状，按其行程分为横部（横沟内）、角部（转折处）、矢状部（肝门直部和肝圆韧带裂内）和囊部（末端的膨大）四部。

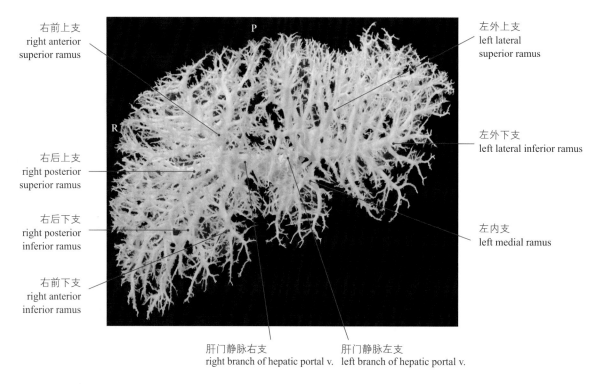

右前上支
right anterior
superior ramus

左外上支
left lateral
superior ramus

右后上支
right posterior
superior ramus

左外下支
left lateral inferior ramus

右后下支
right posterior
inferior ramus

左内支
left medial ramus

右前下支
right anterior
inferior ramus

肝门静脉右支
right branch of hepatic portal v.

肝门静脉左支
left branch of hepatic portal v.

A. 上面观 superior view

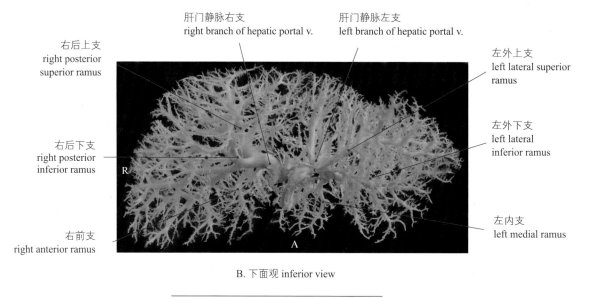

肝门静脉右支
right branch of hepatic portal v.

肝门静脉左支
left branch of hepatic portal v.

右后上支
right posterior
superior ramus

左外上支
left lateral superior
ramus

右后下支
right posterior
inferior ramus

左外下支
left lateral
inferior ramus

右前支
right anterior ramus

左内支
left medial ramus

B. 下面观 inferior view

图 5-17　肝门静脉左、右支的分布 -3
distribution of left and right branch of portal v.-3

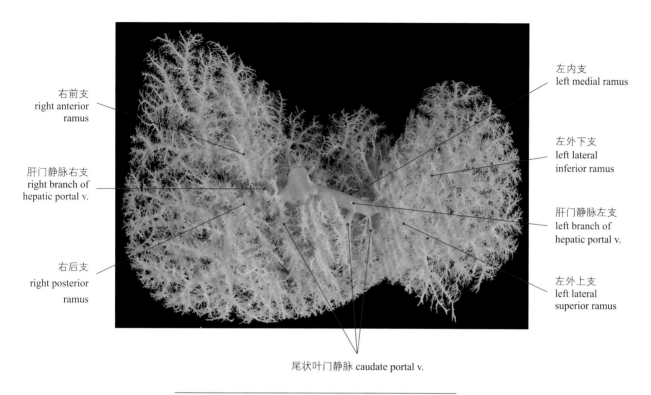

右前支
right anterior
ramus

肝门静脉右支
right branch of
hepatic portal v.

右后支
right posterior
ramus

左内支
left medial ramus

左外下支
left lateral
inferior ramus

肝门静脉左支
left branch of
hepatic portal v.

左外上支
left lateral
superior ramus

尾状叶门静脉 caudate portal v.

图 5-18　肝门静脉左、右支的分布 -4（下面观）
distribution of left and right branch of portal v. -4（inferior view）

第
5
部
分

【临床解剖学要点】

　　肝门静脉在肝门处的分支有多种形式，肝门静脉左支和右前支恒定出现；右后上支和右后下支可发自右后支，也可直接由右支发出。门静脉不分叉变异（即门静脉不分为左右二支）是较为罕见的变异，各家报道发生率均不超过 0.1%，但是非常重要，若未能识别这种变异，则可能误扎门静脉主干，从而导致灾难性后果。这种门静脉由肝门深入肝，直角向后至肝右叶，分出右后支；而后主干弯向前上，转弯处分出两支中等大小的右前上、下支；接着弯转向左行，横过肝主裂，直达肝圆韧带裂后上端（相当于正常左支的横部）；有的转而向下至肝圆韧带裂，成为门静脉矢状部；但有的无矢状部或成一细的结缔组织索而终。

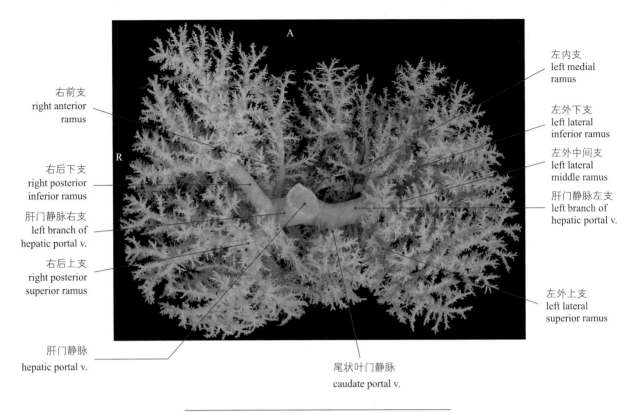

右前支
right anterior
ramus

右后下支
right posterior
inferior ramus

肝门静脉右支
left branch of
hepatic portal v.

右后上支
right posterior
superior ramus

肝门静脉
hepatic portal v.

左内支
left medial
ramus

左外下支
left lateral
inferior ramus

左外中间支
left lateral
middle ramus

肝门静脉左支
left branch of
hepatic portal v.

左外上支
left lateral
superior ramus

尾状叶门静脉
caudate portal v.

图 5-19　肝门静脉和肝内胆管 -1（绿色为胆管）
hepatic portal v. and intrahepatic bile duct-1（green bile duct）

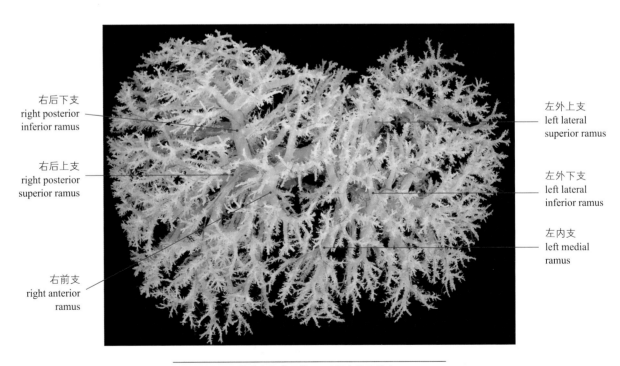

右后下支
right posterior
inferior ramus

右后上支
right posterior
superior ramus

右前支
right anterior
ramus

左外上支
left lateral
superior ramus

左外下支
left lateral
inferior ramus

左内支
left medial
ramus

图 5-20　肝门静脉和肝内胆管 -2（绿色为胆管）
hepatic portal v. and intrahepatic bile duct-2（green bile duct）

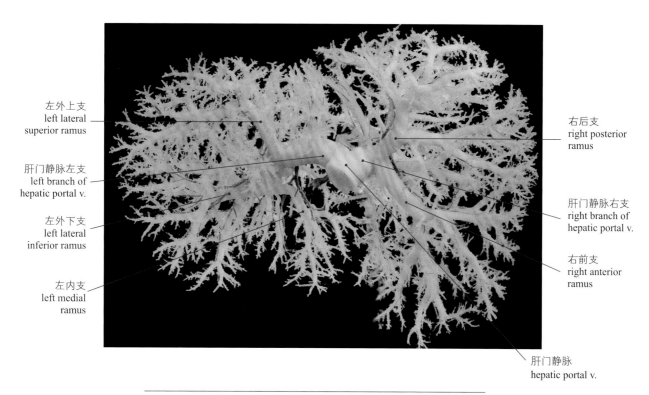

左外上支
left lateral
superior ramus

肝门静脉左支
left branch of
hepatic portal v.

左外下支
left lateral
inferior ramus

左内支
left medial
ramus

右后支
right posterior
ramus

肝门静脉右支
right branch of
hepatic portal v.

右前支
right anterior
ramus

肝门静脉
hepatic portal v.

图 5-21　肝门静脉和肝内胆管 -3（下面观）（绿色为胆管）
hepatic portal v. and intrahepatic bile duct-3（inferior view）（green bile duct）

【临床解剖学要点】

　　肝门静脉左支的主要分支有：①尾状叶支：主要发自左支横部或在门静脉分叉处；②左内支：有 2~5 支，起于囊部右侧壁；③左外叶上支：较粗大，起自角部凸侧；④左外叶下支：较粗大，起自矢状部或囊部左侧壁；⑤左外中间支：出现率约 25%，起自左支矢状部左侧壁。

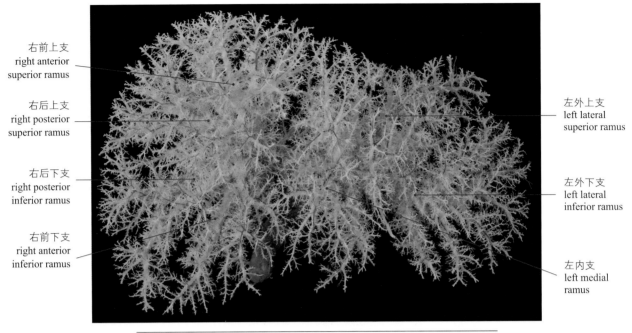

右前上支
right anterior
superior ramus

右后上支
right posterior
superior ramus

右后下支
right posterior
inferior ramus

右前下支
right anterior
inferior ramus

左外上支
left lateral
superior ramus

左外下支
left lateral
inferior ramus

左内支
left medial
ramus

图 5-22　肝门静脉和肝内胆管 -4（上面观）（绿色为胆管）
hepatic portal v. and intrahepatic bile duct-4（superior view）（green bile duct）

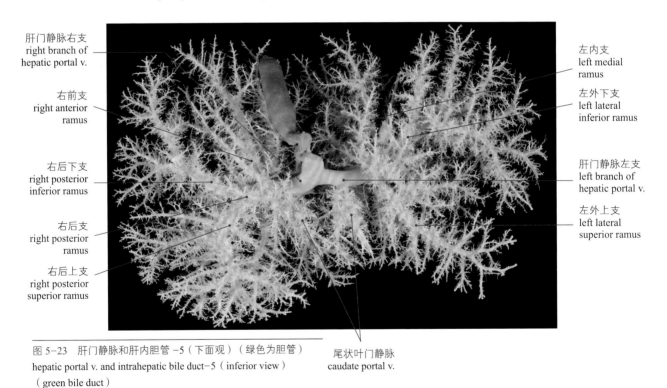

肝门静脉右支
right branch of
hepatic portal v.

右前支
right anterior
ramus

右后下支
right posterior
inferior ramus

右后支
right posterior
ramus

右后上支
right posterior
superior ramus

左内支
left medial
ramus

左外下支
left lateral
inferior ramus

肝门静脉左支
left branch of
hepatic portal v.

左外上支
left lateral
superior ramus

尾状叶门静脉
caudate portal v.

图 5-23　肝门静脉和肝内胆管 -5（下面观）（绿色为胆管）
hepatic portal v. and intrahepatic bile duct-5（inferior view）
（green bile duct）

【临床解剖学要点】
　　肝门静脉右支一般在分出后 1 cm 长范围内向后发出 1~3 细支至尾状叶右半，而后多分为右前叶支和右后叶支两支。右前叶支多为一短干，行向前下，分出数支腹侧扇状支和背侧扇状支分别进入右前叶上段和下段；偶见长干，逐级分支。右后支为右支主干的延续，分为右后上、下支分布于相应肝段；右后上支和右后下支也可不合干单独发自右支；右后下支也可发自右前支。

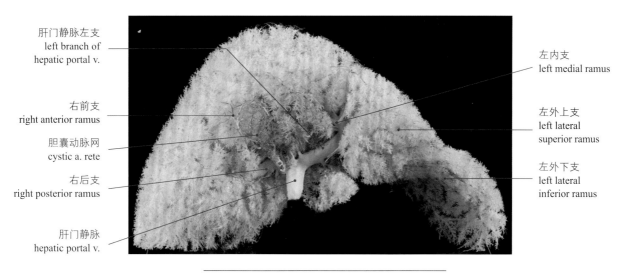

肝门静脉左支
left branch of
hepatic portal v.

右前支
right anterior ramus

胆囊动脉网
cystic a. rete

右后支
right posterior ramus

肝门静脉
hepatic portal v.

左内支
left medial ramus

左外上支
left lateral
superior ramus

左外下支
left lateral
inferior ramus

图 5-24　肝门静脉和肝动脉 -1（前面观）
hepatic portal v. and hepatic a. -1（anterior view）

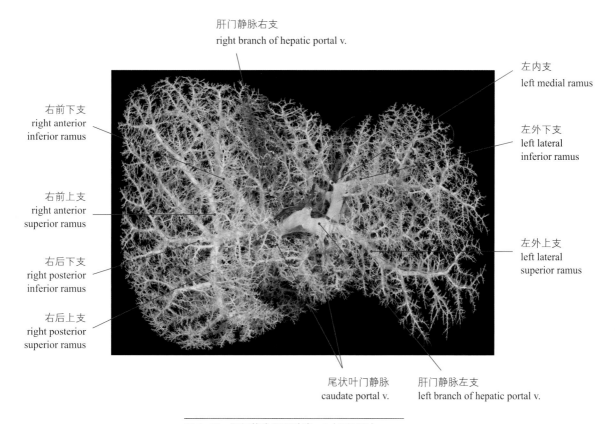

肝门静脉右支
right branch of hepatic portal v.

右前下支
right anterior
inferior ramus

右前上支
right anterior
superior ramus

右后下支
right posterior
inferior ramus

右后上支
right posterior
superior ramus

左内支
left medial ramus

左外下支
left lateral
inferior ramus

左外上支
left lateral
superior ramus

尾状叶门静脉
caudate portal v.

肝门静脉左支
left branch of hepatic portal v.

图 5-25　肝门静脉和肝动脉 -2（下面观）
hepatic portal v. and hepatic a. -2（inferior view）

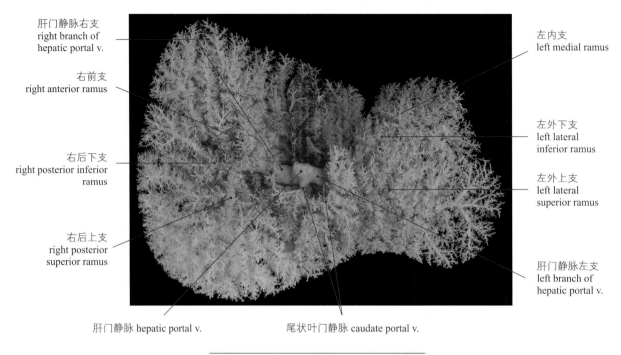

肝门静脉右支
right branch of
hepatic portal v.

右前支
right anterior ramus

右后下支
right posterior inferior
ramus

右后上支
right posterior
superior ramus

左内支
left medial ramus

左外下支
left lateral
inferior ramus

左外上支
left lateral
superior ramus

肝门静脉左支
left branch of
hepatic portal v.

肝门静脉 hepatic portal v.

尾状叶门静脉 caudate portal v.

图 5-26　肝门静脉和肝动脉 -3（下面观）
hepatic portal v. and hepatic a. -3（inferior view）

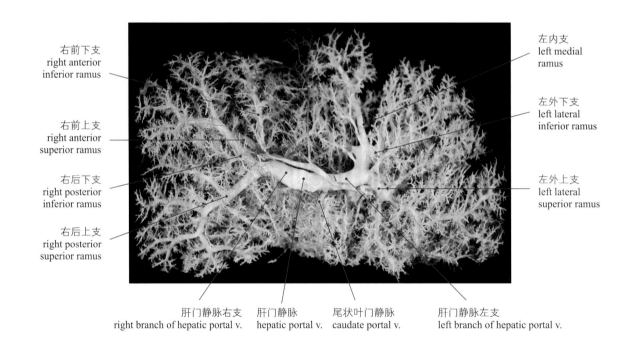

右前下支
right anterior
inferior ramus

右前上支
right anterior
superior ramus

右后下支
right posterior
inferior ramus

右后上支
right posterior
superior ramus

左内支
left medial
ramus

左外下支
left lateral
inferior ramus

左外上支
left lateral
superior ramus

肝门静脉右支
right branch of hepatic portal v.

肝门静脉
hepatic portal v.

尾状叶门静脉
caudate portal v.

肝门静脉左支
left branch of hepatic portal v.

图 5-27　肝门静脉和肝动脉 -4（下面观）
hepatic portal v. and hepatic a. -4（inferior view）

肝右动脉 right hepatic a.

胆总管 common bile duct

肝门静脉右支
right branch of
hepatic portal v.

右前支
right anterior ramus

右后下支
right posterior
inferior ramus

右后上支
right posterior
superior ramus

左内支
left medial ramus

左外下支
left lateral inferior ramus

肝门静脉左支
left branch of
hepatic portal v.

左外上支
left lateral superior
ramus

肝门静脉 hepatic portal v.　尾状叶门静脉 caudate portal v.　肝左动脉 left hepatic a.

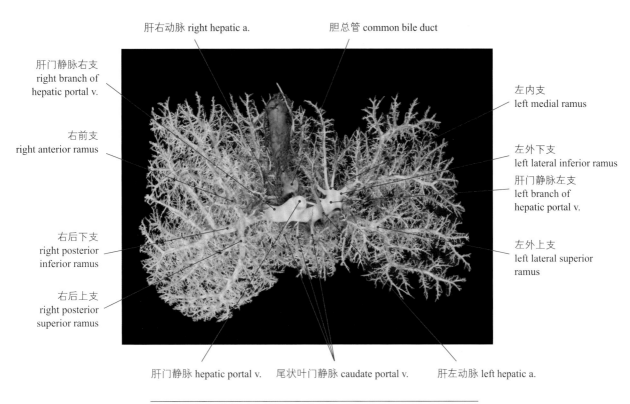

图 5-28　肝门静脉、肝动脉和肝内胆管 -1（下面观）
hepatic portal v., hepatic artery and intrahepatic bile duct −1（inferior view）

右前上支
right anterior
superior ramus

右后上支
right posterior
superior ramus

右后下支
right posterior
inferior ramus

右前下支
right anterior
inferior ramus

左外上支
left lateral
superior ramus

左外下支
left lateral
inferior ramus

左内支
left medial ramus

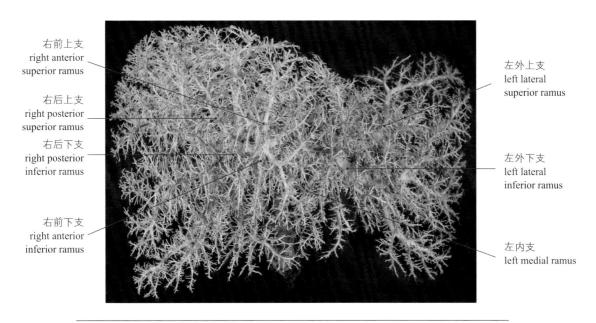

图 5-29　肝门静脉、肝动脉和肝内胆管 -2（上面观）（红色为动脉，绿色为胆管）
hepatic portal vein, hepatic a. and intrahepatic bile duct−2（superior view）（red a., green bile duct）

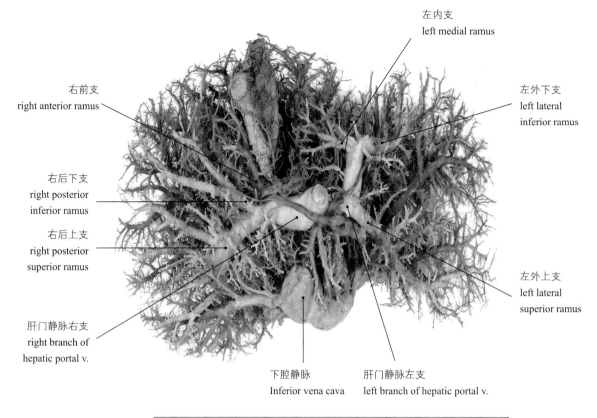

右前支
right anterior ramus

左内支
left medial ramus

左外下支
left lateral
inferior ramus

右后下支
right posterior
inferior ramus

右后上支
right posterior
superior ramus

左外上支
left lateral
superior ramus

肝门静脉右支
right branch of
hepatic portal v.

下腔静脉
Inferior vena cava

肝门静脉左支
left branch of hepatic portal v.

图 5-30　肝血管和肝内胆管的位置关系 -1（下面观）
position relationship of hepatic vessels and intrahepatic bile duct-1（inferior view）

【临床解剖学要点】

　　肝内管道可分为肝静脉系统和 Glisson 系统两部分，后者由血管周围纤维囊（Glisson 囊）包绕肝动脉、门静脉、肝管及其分支形成，三者在肝内的分支和分布基本一致。入肝的血管有肝门静脉和肝固有动脉双重血供，二者入肝后反复分支，最后形成（肝）小叶间静脉和动脉，两个血管入肝后分支分布基本相似，故命名也相似。

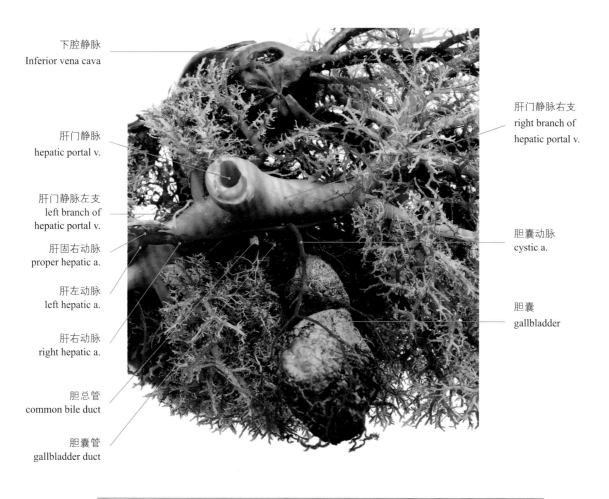

下腔静脉
Inferior vena cava

肝门静脉右支
right branch of
hepatic portal v.

肝门静脉
hepatic portal v.

肝门静脉左支
left branch of
hepatic portal v.

肝固右动脉
proper hepatic a.

胆囊动脉
cystic a.

肝左动脉
left hepatic a.

肝右动脉
right hepatic a.

胆囊
gallbladder

胆总管
common bile duct

胆囊管
gallbladder duct

图 5-31　肝门处各管道的位置关系 -2（下面观）
position relationship of hepatic vessels and intrahepatic bile duct in the porta hepatis-2（inferior view）

【临床解剖学要点】

　　肝门内有门静脉、肝固有动脉、肝管及神经和淋巴管等（不包括肝静脉）进出肝脏，临床上称第一肝门。胆总管居门静脉右前方，肝固有动脉居左前方，门静脉位于前二者后方（多偏左）。门静脉和肝固有动脉近肝门处都分为左、右支，而肝左、右管在此合成肝总管，其中肝左、右管结合点最高，紧贴横沟；肝门静脉分叉点稍低；而肝固有动脉分叉点最低。在肝门处，一般肝左、右管在前偏右，肝固有动脉左、右支居中偏左，肝门静脉左、右支在后。

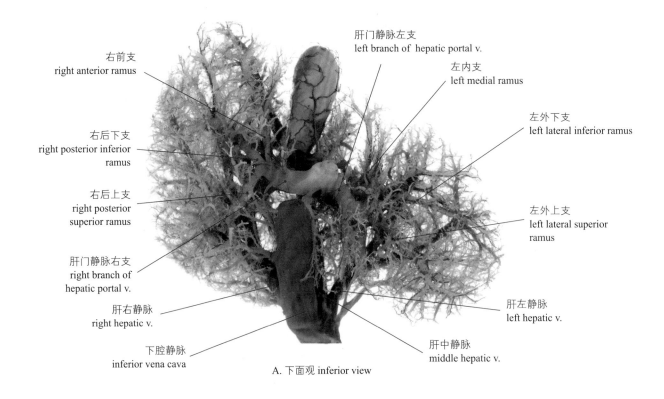

右前支
right anterior ramus

右后下支
right posterior inferior
ramus

右后上支
right posterior
superior ramus

肝门静脉右支
right branch of
hepatic portal v.

肝右静脉
right hepatic v.

下腔静脉
inferior vena cava

肝门静脉左支
left branch of hepatic portal v.

左内支
left medial ramus

左外下支
left lateral inferior ramus

左外上支
left lateral superior
ramus

肝左静脉
left hepatic v.

肝中静脉
middle hepatic v.

A. 下面观 inferior view

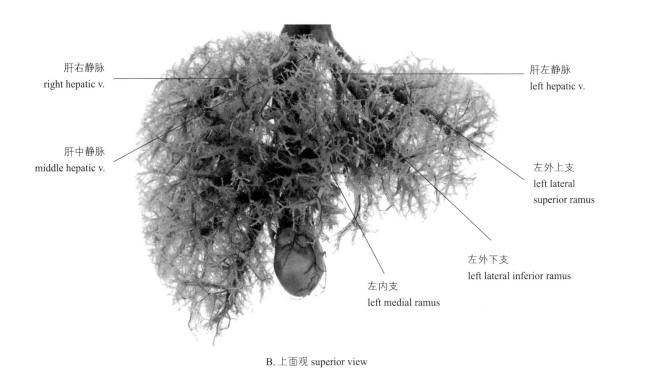

肝右静脉
right hepatic v.

肝中静脉
middle hepatic v.

肝左静脉
left hepatic v.

左外上支
left lateral
superior ramus

左外下支
left lateral inferior ramus

左内支
left medial ramus

B. 上面观 superior view

图 5-32　肝门静脉与肝静脉的关系 -1 relationship between hepatic portal v. and hepatic v.-1

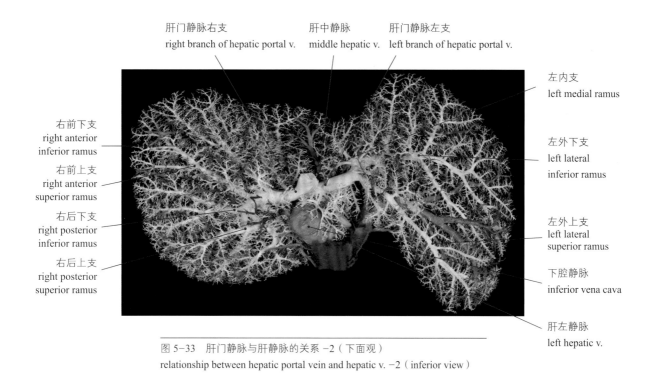

肝门静脉右支
right branch of hepatic portal v.

肝中静脉
middle hepatic v.

肝门静脉左支
left branch of hepatic portal v.

左内支
left medial ramus

右前下支
right anterior
inferior ramus

右前上支
right anterior
superior ramus

右后下支
right posterior
inferior ramus

右后上支
right posterior
superior ramus

左外下支
left lateral
inferior ramus

左外上支
left lateral
superior ramus

下腔静脉
inferior vena cava

肝左静脉
left hepatic v.

图 5-33　肝门静脉与肝静脉的关系 -2（下面观）
relationship between hepatic portal vein and hepatic v. -2（inferior view）

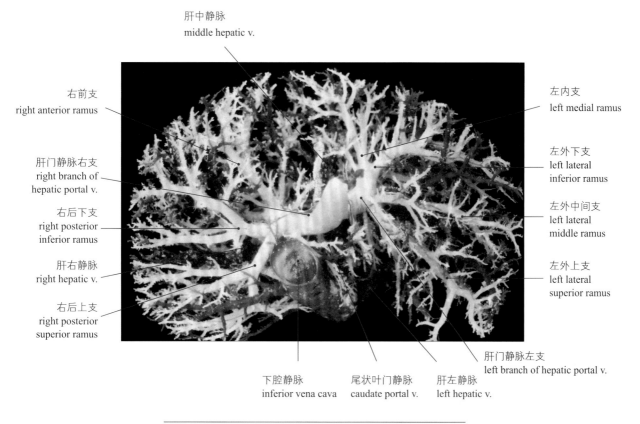

肝中静脉
middle hepatic v.

右前支
right anterior ramus

左内支
left medial ramus

肝门静脉右支
right branch of
hepatic portal v.

左外下支
left lateral
inferior ramus

右后下支
right posterior
inferior ramus

左外中间支
left lateral
middle ramus

肝右静脉
right hepatic v.

左外上支
left lateral
superior ramus

右后上支
right posterior
superior ramus

肝门静脉左支
left branch of hepatic portal v.

下腔静脉
inferior vena cava

尾状叶门静脉
caudate portal v.

肝左静脉
left hepatic v.

图 5-34　肝门静脉与肝静脉的关系 -3（下面观）
relationship between hepatic portal v. and hepatic v. -3（inferior view）

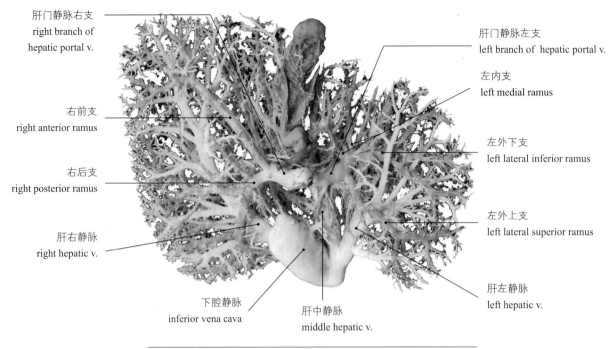

肝门静脉右支
right branch of
hepatic portal v.

肝门静脉左支
left branch of hepatic portal v.

左内支
left medial ramus

右前支
right anterior ramus

左外下支
left lateral inferior ramus

右后支
right posterior ramus

左外上支
left lateral superior ramus

肝右静脉
right hepatic v.

肝左静脉
left hepatic v.

下腔静脉
inferior vena cava

肝中静脉
middle hepatic v.

图 5-35　肝门静脉与肝静脉的关系 -4（下面观）
relationship between hepatic portal vein and hepatic v. -4（inferior view）

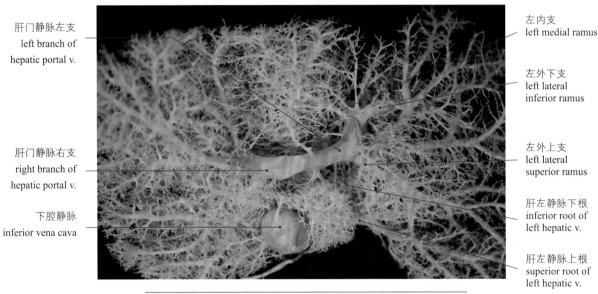

肝门静脉左支
left branch of
hepatic portal v.

左内支
left medial ramus

左外下支
left lateral
inferior ramus

肝门静脉右支
right branch of
hepatic portal v.

左外上支
left lateral
superior ramus

下腔静脉
inferior vena cava

肝左静脉下根
inferior root of
left hepatic v.

肝左静脉上根
superior root of
left hepatic v.

图 5-36　肝门静脉与肝静脉的关系 -5（下面观）
relationship between hepatic portal vein and hepatic v. -5（inferior view）

【临床解剖学要点】
　　肝固有动脉、门静脉各级分支以及肝管所属支行于各肝段、肝叶之内，而肝静脉单独行于各肝段、肝叶之间，汇集与之相邻的肝段、肝叶的静脉血。这些静脉在肝内所经行的"面"，人们称之为段间裂、叶间裂，实际不是真正的"裂"，而是薄层结缔组织。入肝血管以肝门为中心呈放射状分支分布，而出肝的肝静脉是以尖对向下腔静脉的扇状分布，出、入肝血管的解剖关系形象地比喻如双手手指互相交叉状。

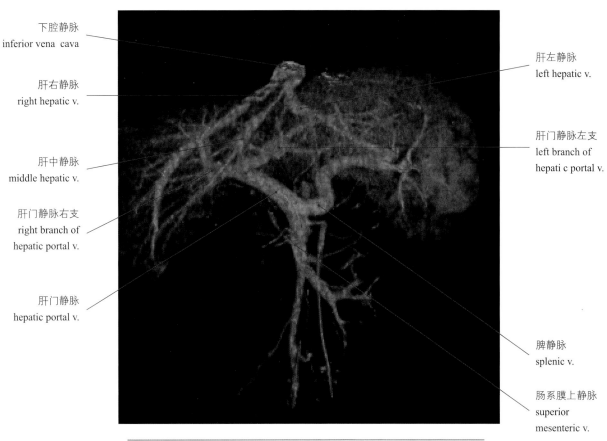

下腔静脉
inferior vena cava

肝右静脉
right hepatic v.

肝中静脉
middle hepatic v.

肝门静脉右支
right branch of
hepatic portal v.

肝门静脉
hepatic portal v.

肝左静脉
left hepatic v.

肝门静脉左支
left branch of
hepati c portal v.

脾静脉
splenic v.

肠系膜上静脉
superior
mesenteric v.

图 5-37　肝门静脉与肝静脉的关系（CT 三维重建）
relationship between hepatic portal vein and hepatic v.（3D reconstruction of CT）

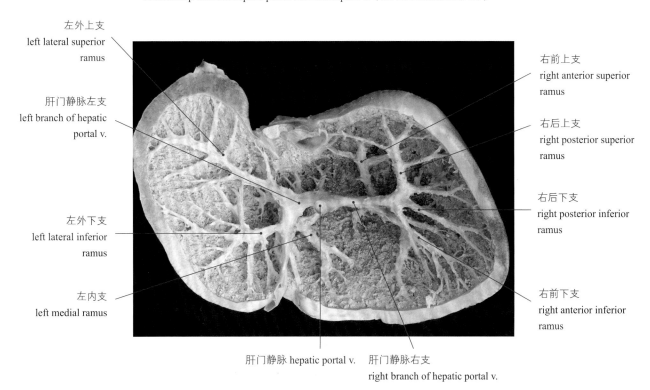

左外上支
left lateral superior
ramus

肝门静脉左支
left branch of hepatic
portal v.

左外下支
left lateral inferior
ramus

左内支
left medial ramus

右前上支
right anterior superior
ramus

右后上支
right posterior superior
ramus

右后下支
right posterior inferior
ramus

右前下支
right anterior inferior
ramus

肝门静脉 hepatic portal v.　　肝门静脉右支
right branch of hepatic portal v.

图 5-38　肝门静脉的分支（剥离标本，下面观）
branches of hepatic portal v.（dissected specimen, inferior view）

胆道

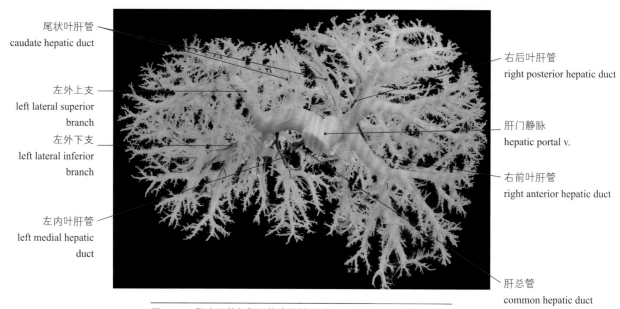

尾状叶肝管
caudate hepatic duct

左外上支
left lateral superior
branch

左外下支
left lateral inferior
branch

左内叶肝管
left medial hepatic
duct

右后叶肝管
right posterior hepatic duct

肝门静脉
hepatic portal v.

右前叶肝管
right anterior hepatic duct

肝总管
common hepatic duct

图 5-39　肝内胆管与肝门静脉的关系（下面观）
relation of intrahepatic bile duct and hepatic portal v.（inferior view）

【临床解剖学要点】
　　肝内胆管起始于肝细胞间的胆小管，逐渐汇集成肝段、肝叶的肝管，最后在肝门处会合成肝左、右管。引流范围基本上与肝的分叶和分段相一致。肝左管较长，位居肝左动脉、门静脉左支右前上方，正常由左内叶和左外叶肝管会合而成，并有尾状叶左半肝管汇入；肝右管短，在肝门右部位置最高、偏左，正常由肝右前、右后叶肝管会合而成，并有尾状叶右半肝管汇入。

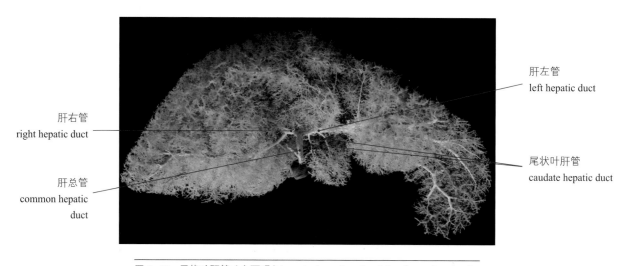

肝右管
right hepatic duct

肝总管
common hepatic
duct

肝左管
left hepatic duct

尾状叶肝管
caudate hepatic duct

图 5-40　尾状叶肝管（上面观）hepatic duct of caudate lobe（superior view）

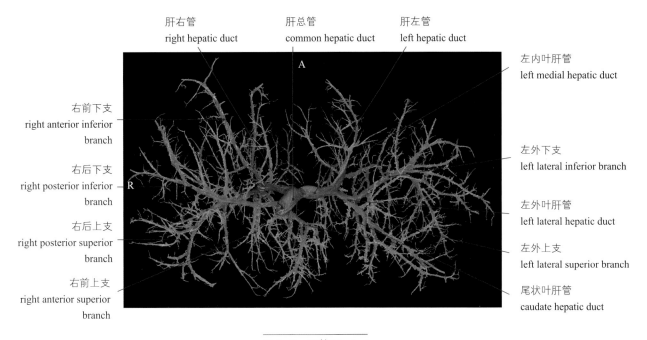

肝右管
right hepatic duct

肝总管
common hepatic duct

肝左管
left hepatic duct

左内叶肝管
left medial hepatic duct

右前下支
right anterior inferior
branch

右后下支
right posterior inferior
branch

右后上支
right posterior superior
branch

右前上支
right anterior superior
branch

左外下支
left lateral inferior branch

左外叶肝管
left lateral hepatic duct

左外上支
left lateral superior branch

尾状叶肝管
caudate hepatic duct

图 5-41　胆管 bile duct

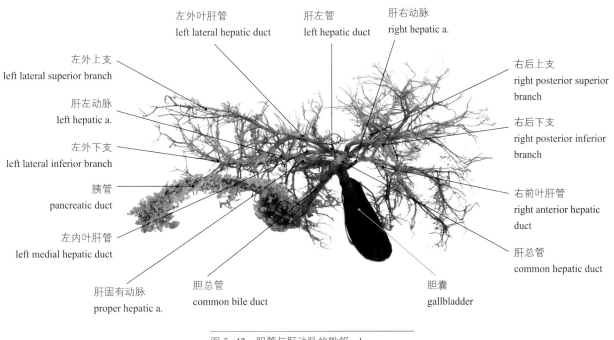

左外叶肝管
left lateral hepatic duct

肝左管
left hepatic duct

肝右动脉
right hepatic a.

左外上支
left lateral superior branch

肝左动脉
left hepatic a.

左外下支
left lateral inferior branch

胰管
pancreatic duct

左内叶肝管
left medial hepatic duct

肝固有动脉
proper hepatic a.

胆总管
common bile duct

右后上支
right posterior superior
branch

右后下支
right posterior inferior
branch

右前叶肝管
right anterior hepatic
duct

肝总管
common hepatic duct

胆囊
gallbladder

图 5-42　胆管与肝动脉的毗邻 -1
adjoin of right hepatic duct and hepatic a. -1

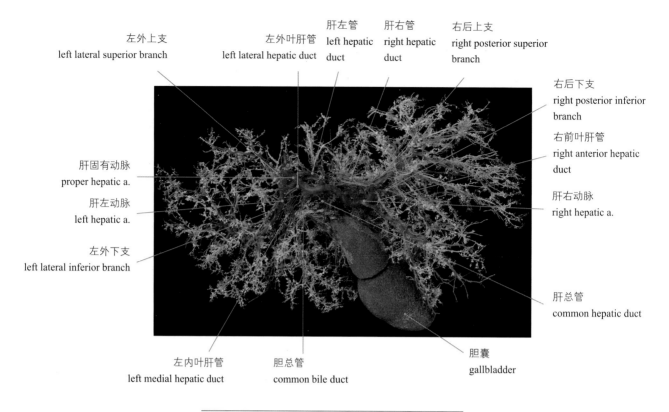

左外上支
left lateral superior branch

左外叶肝管
left lateral hepatic duct

肝左管
left hepatic duct

肝右管
right hepatic duct

右后上支
right posterior superior branch

右后下支
right posterior inferior branch

右前叶肝管
right anterior hepatic duct

肝右动脉
right hepatic a.

肝固有动脉
proper hepatic a.

肝左动脉
left hepatic a.

左外下支
left lateral inferior branch

左内叶肝管
left medial hepatic duct

胆总管
common bile duct

胆囊
gallbladder

肝总管
common hepatic duct

图 5-43　胆管与肝动脉的毗邻 -2（绿色为胆管）
adjoin of right hepatic duct and hepatic a. -2（bile green）

【临床解剖学要点】

国人肝右管由右前、右后叶肝管合成者约占一半，其他的变异型有：①右前叶肝管穿过主裂汇入肝左管；②右后叶上段或下段肝管直接汇入肝总管；③肝右管不存在，右前、右后叶肝管分别汇入肝总管或肝左管；④右前叶上、下段肝管分别汇入肝右管。这些变异，如同肝固有动脉、门静脉分支一样，在肝部分切除时应先确定是某些叶或段肝管后再结扎、切断，或待分离肝时直视下边分离边结扎。

肝静脉

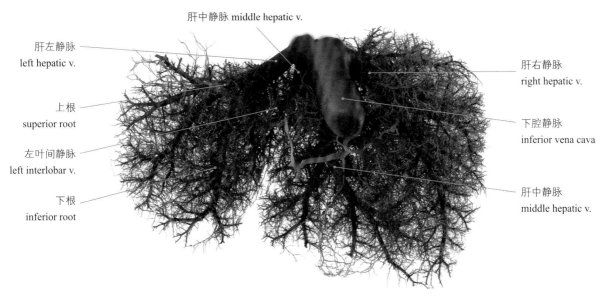

肝左静脉 left hepatic v.

肝中静脉 middle hepatic v.

肝右静脉 right hepatic v.

上根 superior root

下腔静脉 inferior vena cava

左叶间静脉 left interlobar v.

下根 inferior root

肝中静脉 middle hepatic v.

A. 下面观 inferior view

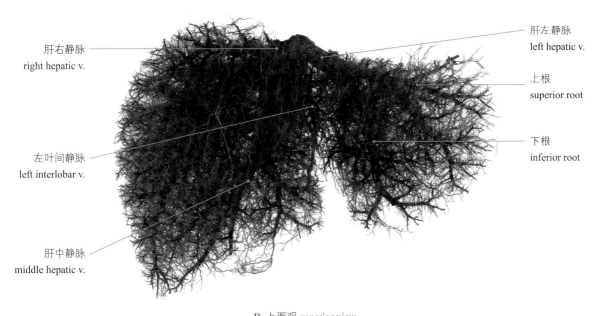

肝右静脉 right hepatic v.

肝左静脉 left hepatic v.

上根 superior root

下根 inferior root

左叶间静脉 left interlobar v.

肝中静脉 middle hepatic v.

B. 上面观 superior view

图 5-44　集中型肝左静脉 centralized left hepatic v.

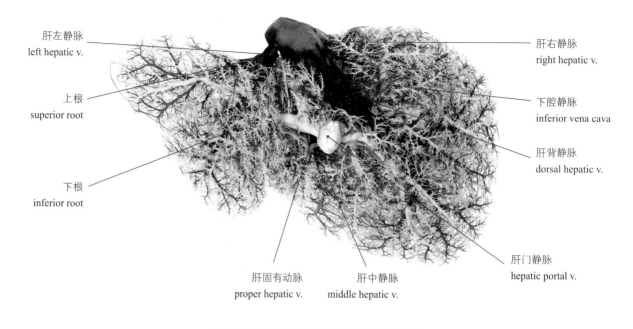

肝左静脉
left hepatic v.

上根
superior root

下根
inferior root

肝右静脉
right hepatic v.

下腔静脉
inferior vena cava

肝背静脉
dorsal hepatic v.

肝门静脉
hepatic portal v.

肝固有动脉
proper hepatic v.

肝中静脉
middle hepatic v.

图 5-45　集中型肝左静脉（下面观）
centralized left hepatic v.（inferior view）

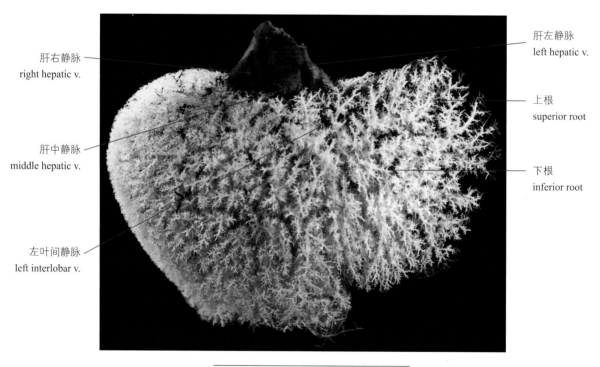

肝右静脉
right hepatic v.

肝中静脉
middle hepatic v.

左叶间静脉
left interlobar v.

肝左静脉
left hepatic v.

上根
superior root

下根
inferior root

图 5-46　集中型肝左静脉（上面观）
centralized left hepatic v.（superior view）

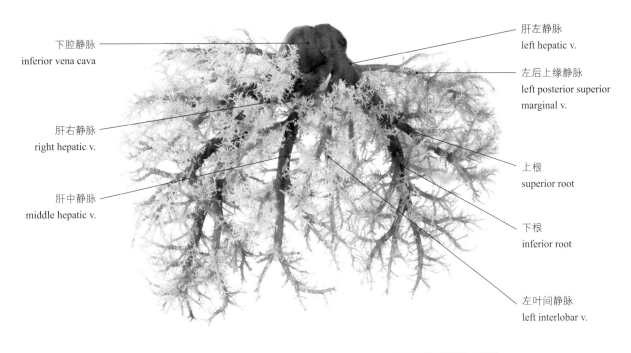

下腔静脉
inferior vena cava

肝右静脉
right hepatic v.

肝中静脉
middle hepatic v.

肝左静脉
left hepatic v.

左后上缘静脉
left posterior superior
marginal v.

上根
superior root

下根
inferior root

左叶间静脉
left interlobar v.

图 5-47　集中型肝左静脉和左后上缘静脉（上面观）
centralized left hepatic v. and left posterior superior marginal v.（superior view）

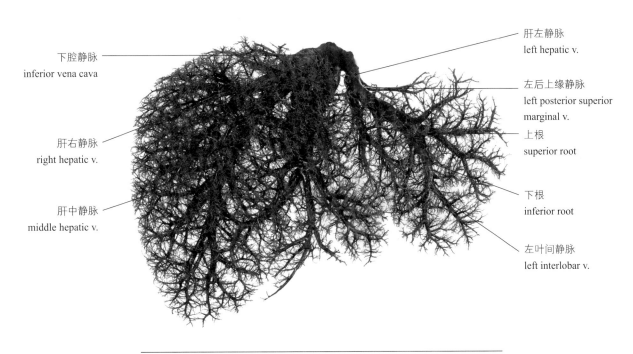

下腔静脉
inferior vena cava

肝右静脉
right hepatic v.

肝中静脉
middle hepatic v.

肝左静脉
left hepatic v.

左后上缘静脉
left posterior superior
marginal v.

上根
superior root

下根
inferior root

左叶间静脉
left interlobar v.

图 5-48　集中型肝左静脉和左后上缘静脉（上面观）
centralized left hepatic v. and left posterior superior marginal v.（superior view）

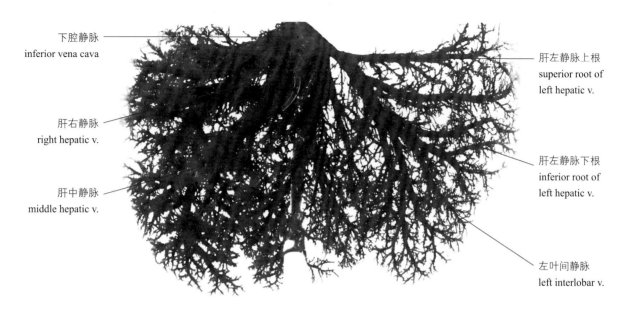

下腔静脉
inferior vena cava

肝右静脉
right hepatic v.

肝中静脉
middle hepatic v.

肝左静脉上根
superior root of
left hepatic v.

肝左静脉下根
inferior root of
left hepatic v.

左叶间静脉
left interlobar v.

图 5-49　分散型肝左静脉（上面观）
scattered left hepatic vein（superior view）

【临床解剖学要点】

依据其引流情况，肝左静脉分为三型：①集中型，占 70%，由上、下根汇合而成，分别引流段Ⅱ和段Ⅲ的静脉血；②分散型，占 21%，上、下根并行注入下腔静脉，或上根注入下腔静脉、下根注入肝中静脉；③扩大型，占 9%，左内、外叶之间的左叶间静脉发达，引流了部分左内叶静脉血，向上注入肝左静脉。肝左静脉的主要属支：①左后上缘静脉，出现率 71%，位于左外叶后缘，注入肝左静脉末端，少数直接注入下腔静脉；②左叶间静脉，出现率 78%，多数注入肝左静脉，少数注入肝中静脉。

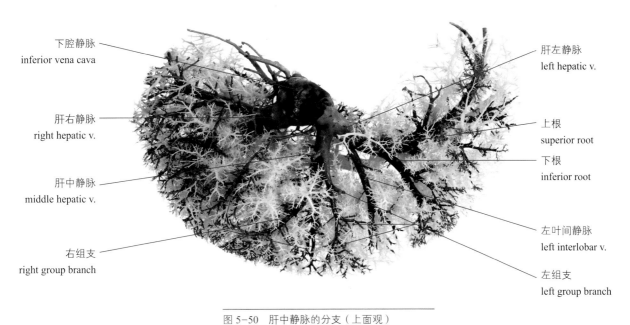

下腔静脉
inferior vena cava

肝右静脉
right hepatic v.

肝中静脉
middle hepatic v.

右组支
right group branch

肝左静脉
left hepatic v.

上根
superior root

下根
inferior root

左叶间静脉
left interlobar v.

左组支
left group branch

图 5-50　肝中静脉的分支（上面观）
branch of middle hepatic v.（superior view）

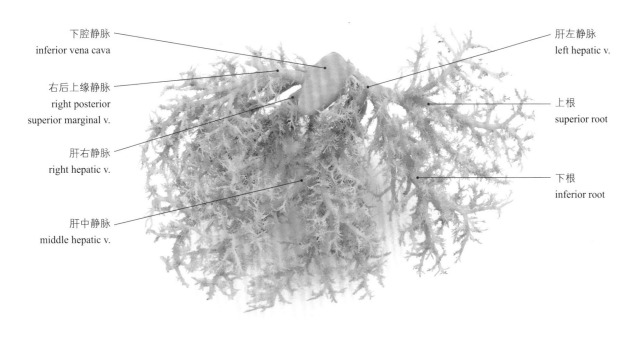

下腔静脉
inferior vena cava

右后上缘静脉
right posterior
superior marginal v.

肝右静脉
right hepatic v.

肝中静脉
middle hepatic v.

肝左静脉
left hepatic v.

上根
superior root

下根
inferior root

图 5-51　肝中静脉的分支（下面观）
branch of middle hepatic v.（inferior view）

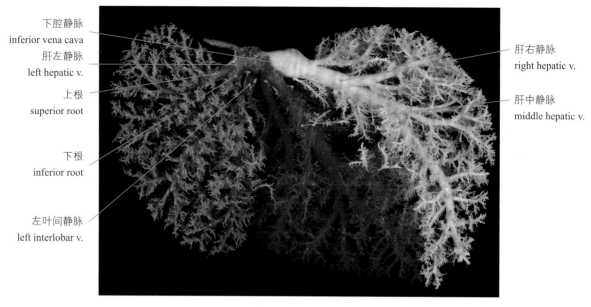

下腔静脉
inferior vena cava
肝左静脉
left hepatic v.
上根
superior root
下根
inferior root
左叶间静脉
left interlobar v.

肝右静脉
right hepatic v.
肝中静脉
middle hepatic v.

A. 上面观 superior view

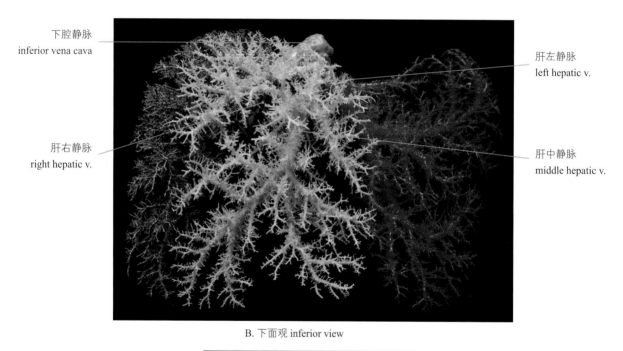

下腔静脉
inferior vena cava

肝右静脉
right hepatic v.

肝左静脉
left hepatic v.

肝中静脉
middle hepatic v.

B. 下面观 inferior view

图 5-52　肝左、中、右静脉的分布范围
distribution range of left, middle, right hepatic v.

【临床解剖学要点】

　　90% 的肝中静脉为主干型，其属支分为左、右两组，左组支由上、中、下三支组成，出现率分别为 63%、22% 和 100%，一般下支较粗大。右组支也由上、中、下三支组成，出现率分别为 80%、48% 和 100%，其中上支粗大且恒定，主要引流右前叶上段的静脉血，其可直接汇入肝中静脉与下腔静脉汇合处；有的下支较粗大，可达肝右后叶下段，即右扩展型肝中静脉。左右两组属支也可分别形成主干，单独汇入下腔静脉，形成双肝中静脉。

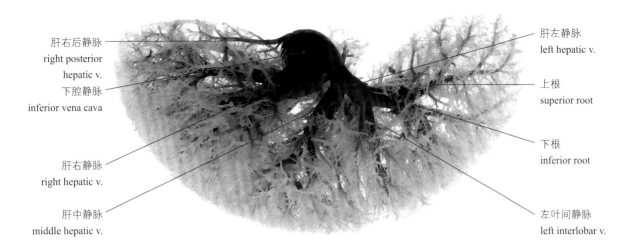

肝右后静脉
right posterior
hepatic v.

下腔静脉
inferior vena cava

肝右静脉
right hepatic v.

肝中静脉
middle hepatic v.

肝左静脉
left hepatic v.

上根
superior root

下根
inferior root

左叶间静脉
left interlobar v.

图 5-53　集中型肝右静脉（上面观）
centralized right hepatic v.（superior view）

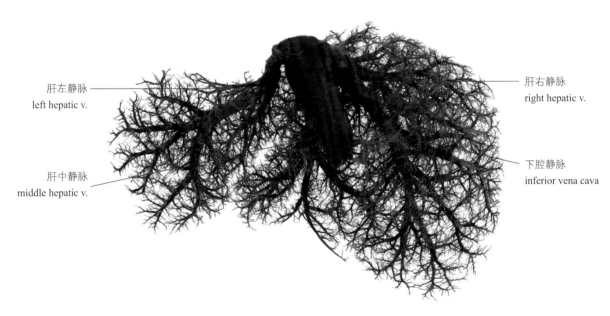

肝左静脉
left hepatic v.

肝中静脉
middle hepatic v.

肝右静脉
right hepatic v.

下腔静脉
inferior vena cava

A. 下面观 inferior view

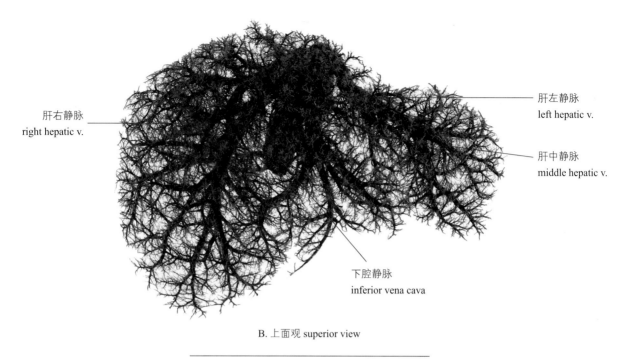

肝右静脉
right hepatic v.

肝左静脉
left hepatic v.

肝中静脉
middle hepatic v.

下腔静脉
inferior vena cava

B. 上面观 superior view

图 5-54　集中型肝右静脉 centralized right hepatic v.

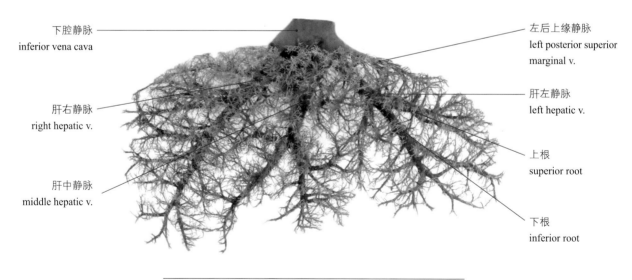

下腔静脉
inferior vena cava

肝右静脉
right hepatic v.

肝中静脉
middle hepatic v.

左后上缘静脉
left posterior superior
marginal v.

肝左静脉
left hepatic v.

上根
superior root

下根
inferior root

图 5-55　肝左 、中 、右静脉和左后上缘静脉（上面观）
left, middle and right posterior superior marginal v.（superior view）

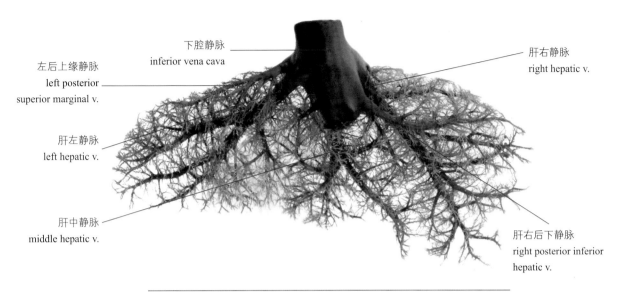

图 5-56　肝左、中、右静脉和左后上缘静脉（下面观）
left, middle, right hepatic v. and right posterior superior marginal v.（inferior view）

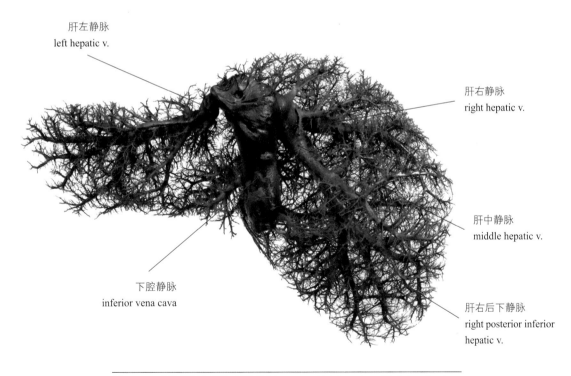

图 5-57　分散型肝右静脉（下面观）scattered left hepatic v.（inferior view）

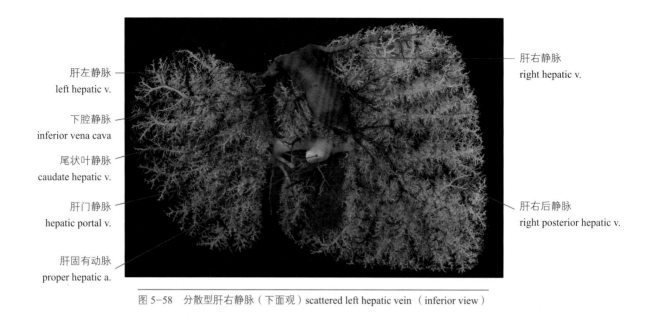

肝左静脉
left hepatic v.

下腔静脉
inferior vena cava

尾状叶静脉
caudate hepatic v.

肝门静脉
hepatic portal v.

肝固有动脉
proper hepatic a.

肝右静脉
right hepatic v.

肝右后静脉
right posterior hepatic v.

图 5-58　分散型肝右静脉（下面观）scattered left hepatic vein（inferior view）

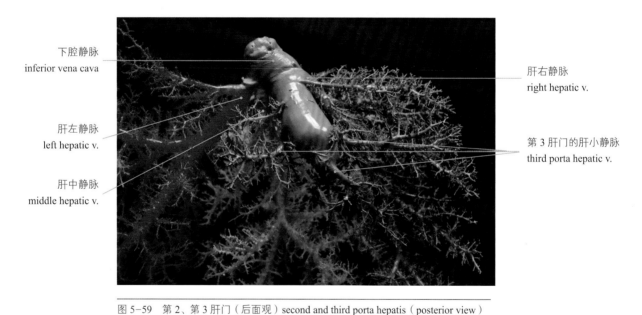

下腔静脉
inferior vena cava

肝左静脉
left hepatic v.

肝中静脉
middle hepatic v.

肝右静脉
right hepatic v.

第 3 肝门的肝小静脉
third porta hepatic v.

图 5-59　第 2、第 3 肝门（后面观）second and third porta hepatis（posterior view）

【临床解剖学要点】

依据其引流情况，肝右静脉分为三型：①集中型，占 49%，肝右静脉以一个主干引流段Ⅵ、Ⅶ及段Ⅴ一小部分的静脉血；②分散型，占 22%，肝右静脉发育不良，引流范围局限于段Ⅶ，而有 2~5 条发育很好的肝右后静脉引流段Ⅵ的静脉血，直接开口于肝后下腔静脉下段；③混合型，占 29%，肝右静脉和肝右后静脉均较细小，只引流段Ⅶ，而段Ⅵ由发育强大的肝中静脉右根引流。肝右静脉的主要属支有：①前上段支；②后上段支；③后下段支；④右后上缘静脉。

第 1 肝门有肝门静脉，肝固有动脉左、右支，左、右肝管等进出。第 2 肝门有肝左、中、右静脉通过，进入下腔静脉。第 3 肝门有 3~15 支，直径 0.3~3.0 mm 的小静脉通过，进入下腔静脉。

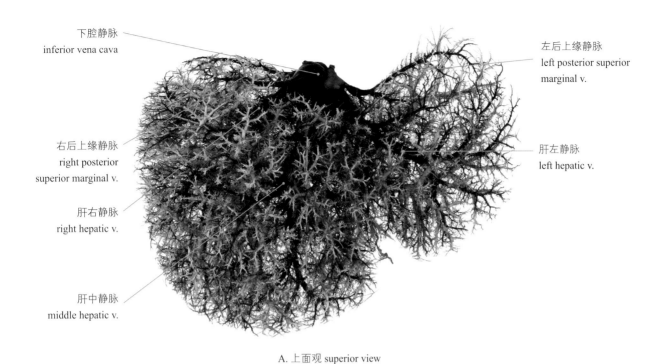

下腔静脉
inferior vena cava

左后上缘静脉
left posterior superior
marginal v.

右后上缘静脉
right posterior
superior marginal v.

肝左静脉
left hepatic v.

肝右静脉
right hepatic v.

肝中静脉
middle hepatic v.

A. 上面观 superior view

下腔静脉
inferior vena cava

左后上缘静脉
left posterior superior
marginal v.

肝左静脉
left hepatic v.

肝门静脉左支
leftt branch of hepatic
portal v.

肝中静脉
middle hepatic v.

右后上缘静脉
right posterior
superior marginal v.

肝右静脉
right hepatic v.

肝门静脉右支
right branch of
hepatic portal v.

肝门静脉
hepatic portal v.

B. 下面观 inferior view

图 5-60　左、右后上缘静脉 left and right posterior superior marginal vein

【临床解剖学要点】

左后上缘静脉是肝左静脉的常见属支，出现率71%，位于左外叶后缘，有的位置甚为表浅，仅居肝被膜下，注入肝左静脉末端，少数直接注入下腔静脉。右后上缘静脉是肝右静脉的常见属支，出现率约49%，位于肝右后缘最突出的地方，在肝右静脉即将注入下腔静脉处汇入，或直接注入下腔静脉。右后上缘静脉可以看作右后段支或（和）前上段支，独立注入下腔静脉。

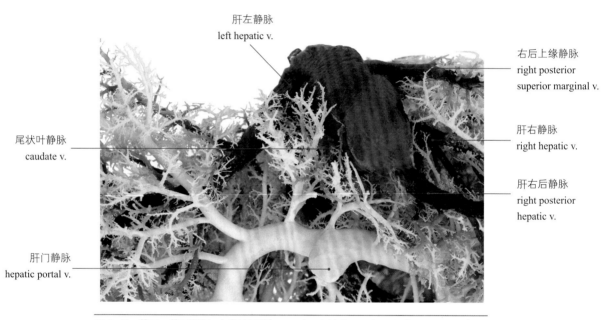

肝左静脉 left hepatic v.

右后上缘静脉 right posterior superior marginal v.

肝右静脉 right hepatic v.

尾状叶静脉 caudate v.

肝右后静脉 right posterior hepatic v.

肝门静脉 hepatic portal v.

图 5-61 第二、第三肝门 -1（下面观）second and third porta hepatis（inferior view）-1

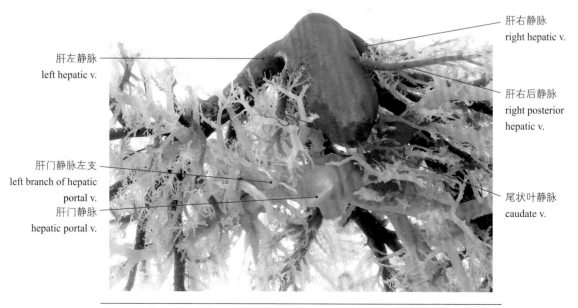

肝右静脉 right hepatic v.

肝左静脉 left hepatic v.

肝右后静脉 right posterior hepatic v.

肝门静脉左支 left branch of hepatic portal v.

肝门静脉 hepatic portal v.

尾状叶静脉 caudate v.

图 5-62 第二、第三肝门 -2（下面观）second and third porta hepatis（inferior view）-2

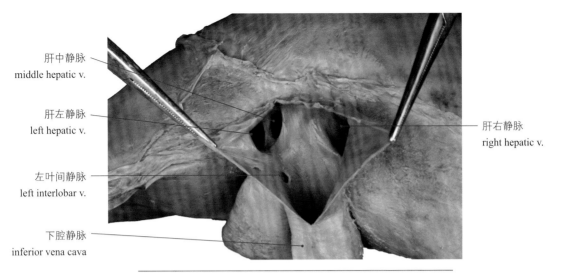

肝中静脉
middle hepatic v.

肝左静脉
left hepatic v.

左叶间静脉
left interlobar v.

下腔静脉
inferior vena cava

肝右静脉
right hepatic v.

图 5-63　第二肝门（后面观）second porta hepatis（posterior view）

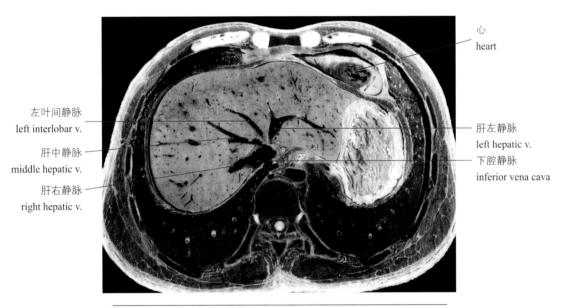

左叶间静脉
left interlobar v.

肝中静脉
middle hepatic v.

肝右静脉
right hepatic v.

心
heart

肝左静脉
left hepatic v.

下腔静脉
inferior vena cava

图 5-64　第二肝门（断层解剖）second porta hepatis（sectional anatomy）

【临床解剖学要点】

　　在腔静脉沟的上部，肝左、中、右静脉出肝处称为第二肝门，被冠状韧带上层所覆盖。在第二肝门处，有的还有左、右后上缘静脉或左叶间静脉出肝注入下腔静脉，故静脉的开口数目可达 5~6 个，术中解剖时应仔细辨认。

　　在腔静脉沟下部，肝背静脉出肝处称第三肝门。肝背静脉主要包括肝右后静脉和尾状叶静脉，国人多数有 1~8 条，管径小至针孔大小到 1.8 cm。肝右后静脉常较表浅，可分为上、中、下三组，出现率高达 84%，与肝右静脉间存在此消彼长的关系，在需全切肝右静脉的病例中，可以通过保留粗大的肝右后静脉来保存肝右后下段。

尾状叶血管

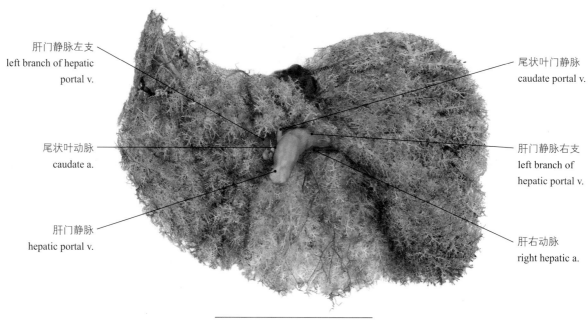

肝门静脉左支
left branch of hepatic
portal v.

尾状叶动脉
caudate a.

肝门静脉
hepatic portal v.

尾状叶门静脉
caudate portal v.

肝门静脉右支
left branch of
hepatic portal v.

肝右动脉
right hepatic a.

图 5-65　尾状叶动脉 caudate a.

【临床解剖学要点】

尾状叶动脉平均有 2.5 支，可来源于肝左、肝右动脉和右前叶动脉，但以起于肝左动脉者居多。肝右动脉或右后叶动脉可发出分支至尾状叶右半；肝左动脉入肝门后一般在其干上向后发出尾状叶支至尾状叶左半。

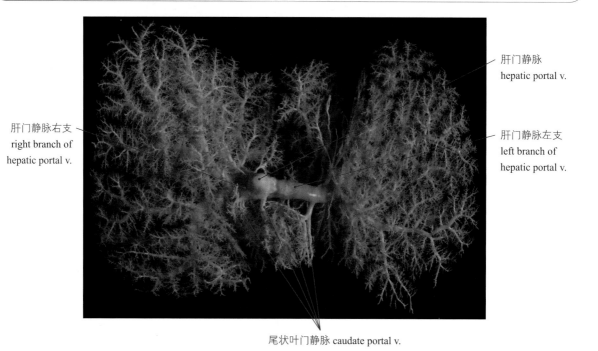

肝门静脉右支
right branch of
hepatic portal v.

肝门静脉
hepatic portal v.

肝门静脉左支
left branch of
hepatic portal v.

尾状叶门静脉 caudate portal v.

图 5-66　尾状叶门静脉 -1 caudate portal v. -1

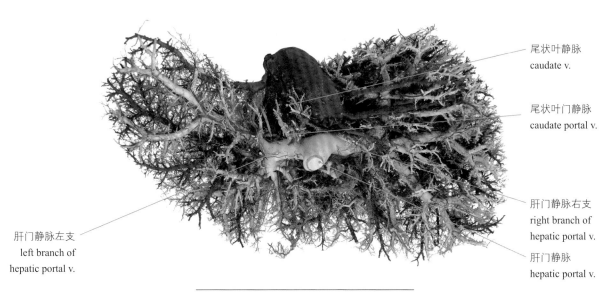

尾状叶静脉
caudate v.

尾状叶门静脉
caudate portal v.

肝门静脉右支
right branch of
hepatic portal v.

肝门静脉
hepatic portal v.

肝门静脉左支
left branch of
hepatic portal v.

图 5-67　尾状叶门静脉 -2 caudate portal v. -2

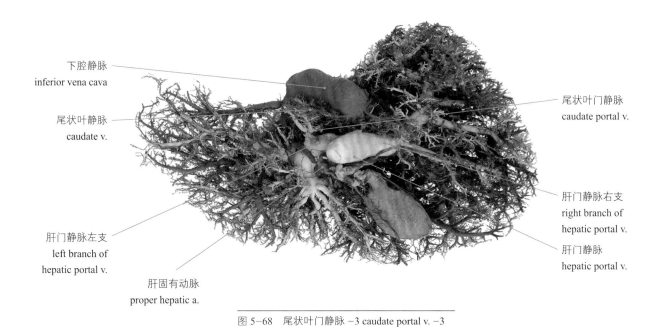

下腔静脉
inferior vena cava

尾状叶静脉
caudate v.

尾状叶门静脉
caudate portal v.

肝门静脉右支
right branch of
hepatic portal v.

肝门静脉
hepatic portal v.

肝门静脉左支
left branch of
hepatic portal v.

肝固有动脉
proper hepatic a.

图 5-68　尾状叶门静脉 -3 caudate portal v. -3

【临床解剖学要点】
　　尾状叶接受左、右侧肝门静脉的双重分布，可起于门静脉分叉处和门静脉左、右支，数目可达 10 支以上。门静脉右支一般在分出后 1 cm 范围内向后发出 1~3 支至尾状叶右半；尾状叶门静脉左支主要发自左支横部，1~5 支，分布于尾状叶左半。尾状叶门静脉可分为三组：1 组至乳头突，82% 的个体有 1 或 2 支，3 或 5 支者有 9%，而有 9% 的个体无至乳头突的分支；2 组至下腔静脉区（尾状叶在下腔静脉前方的部分），94% 个体有 1~2 支，有 3 支或无此支者各有 9%；3 组至尾状突的右部分，有 1 或 2 支的有 37%，而 63% 的个体无此支。

下腔静脉
inferior vena cava

尾状叶静脉
caudate v.

肝门静脉左支
left branch of hepatic portal v.

肝门静脉
hepatic portal v.

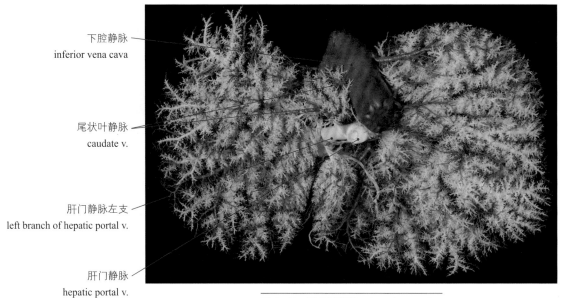

图 5-69　尾状叶静脉 -1 caudate v. -1

下腔静脉
inferior vena cava

尾状叶静脉
caudate v.

肝门静脉左支
left branch of hepatic portal v.

肝门静脉
hepatic portal v.

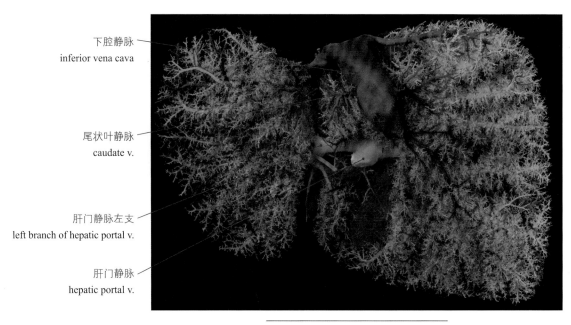

图 5-70　尾状叶静脉 -2 caudate v. -2

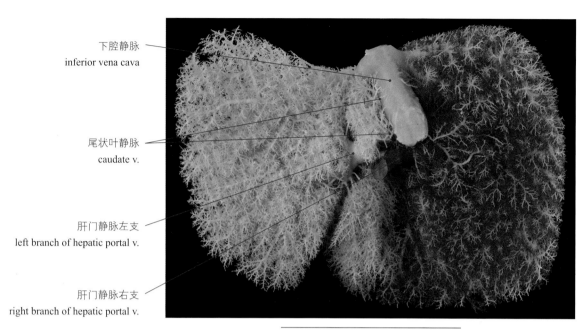

下腔静脉
inferior vena cava

尾状叶静脉
caudate v.

肝门静脉左支
left branch of hepatic portal v.

肝门静脉右支
right branch of hepatic portal v.

图 5-71　尾状叶静脉 -3 caudate v. -3

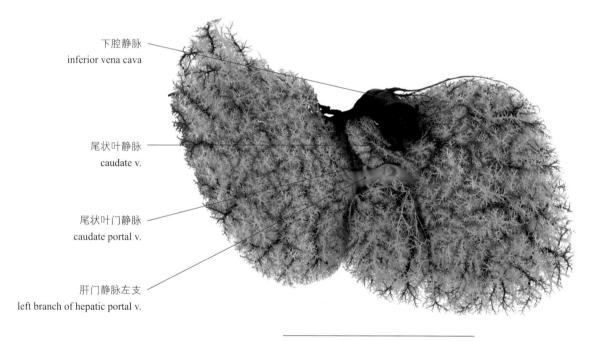

下腔静脉
inferior vena cava

尾状叶静脉
caudate v.

尾状叶门静脉
caudate portal v.

肝门静脉左支
left branch of hepatic portal v.

图 5-72　尾状叶静脉 -4 caudate v. -4

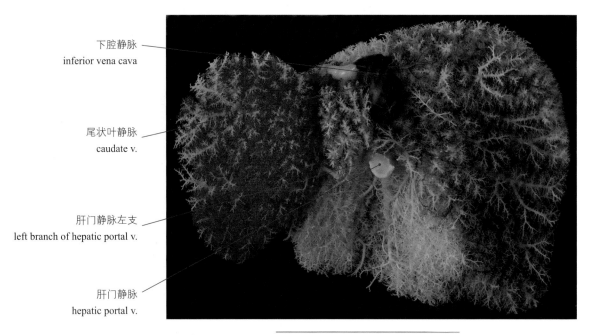

下腔静脉
inferior vena cava

尾状叶静脉
caudate v.

肝门静脉左支
left branch of hepatic portal v.

肝门静脉
hepatic portal v.

图 5-73　尾状叶静脉 -5 caudate v. -5

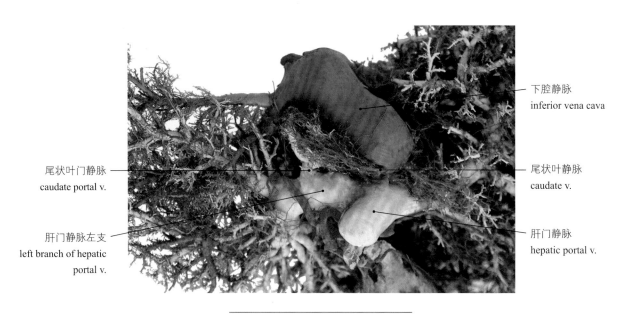

尾状叶门静脉
caudate portal v.

肝门静脉左支
left branch of hepatic
portal v.

下腔静脉
inferior vena cava

尾状叶静脉
caudate v.

肝门静脉
hepatic portal v.

图 5-74　尾状叶静脉 -6 caudate v. -6

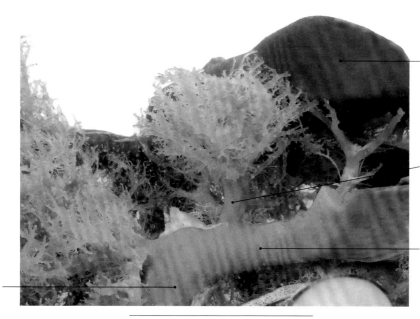

下腔静脉
inferior vena cava

尾状叶门静脉
caudate portal v.

肝门静脉左支
left branch of hepatic portal v.

肝门静脉
hepatic portal v.

图 5-75　尾状叶静脉 -7 caudate v. -7

【临床解剖学要点】

　　尾状叶静脉为一些小静脉，引流尾状叶上部血液的称上尾状叶静脉，引流尾状叶后下部血液的称下尾状叶静脉，由尾状叶中部经第三肝门汇入下腔静脉。尾状叶的入肝血管（肝门静脉和肝固有动脉的分支）都是多支，故出肝血管（尾状叶静脉/肝背静脉）也是多支，临床手术切除尾状叶比较困难。布加综合征等病理情况下，肝的三个大静脉阻塞，通过多支较大的尾状叶静脉，肝的静脉血回流得以保证。

胆囊的血管

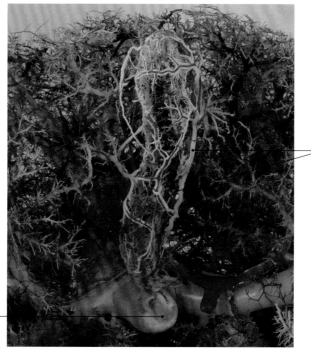

胆囊动、静脉
gallbladder a. & v.

肝门静脉
hepatic portal v.

A. 下面观 inferior view

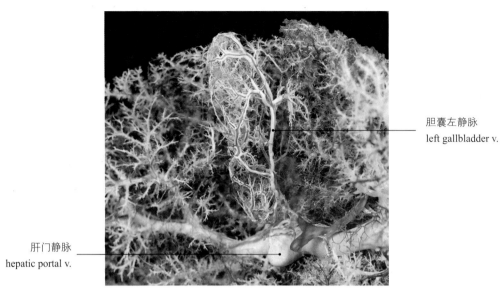

胆囊左静脉
left gallbladder v.

肝门静脉
hepatic portal v.

B. 左侧面观 left view

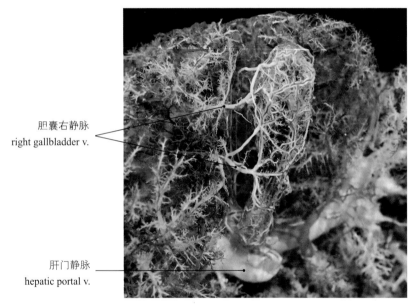

胆囊右静脉
right gallbladder v.

肝门静脉
hepatic portal v.

C. 右侧面观 right view

图 5-76　胆囊的血管 blood vessels of gallbladder

【临床解剖学要点】

胆囊的静脉在胆囊床及其两侧与肝门静脉的分支吻合，或直接注入肝门静脉的左、右支，不直接注入下腔静脉系统。

（邓雪飞）

第 **6** 部分

胰和脾的血管

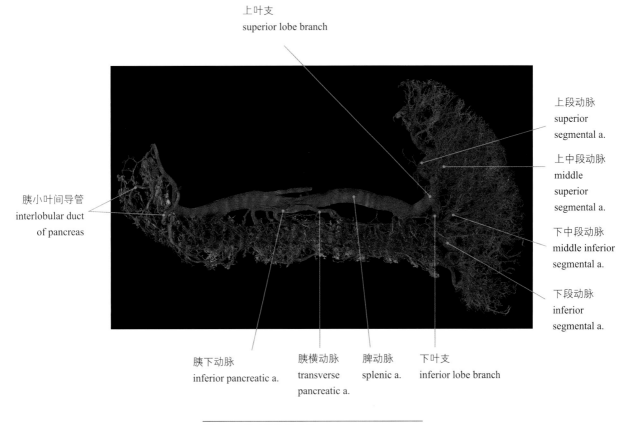

上叶支
superior lobe branch

上段动脉
superior
segmental a.

上中段动脉
middle
superior
segmental a.

下中段动脉
middle inferior
segmental a.

下段动脉
inferior
segmental a.

胰小叶间导管
interlobular duct
of pancreas

胰下动脉
inferior pancreatic a.

胰横动脉
transverse
pancreatic a.

脾动脉
splenic a.

下叶支
inferior lobe branch

图 6-1　脾动脉和胰动脉 splenic a. & pancreatic a.

【临床解剖学要点】

　　胰头部主要由胰十二指肠上、下动脉吻合而成的前、后动脉弓供血。胰十二指肠上动脉由胃十二指肠动脉发出，随即分出胰十二指肠上前、后动脉。胰十二指肠下动脉由肠系膜上动脉发出，随即分出胰十二指肠下前、后动脉。在胰头内吻合成胰头前、后动脉弓。胰的静脉血主要通过肠系膜上静脉和脾静脉回流。胰头的静脉主要有胰十二指肠上前、后静脉和胰十二指肠下前、后静脉，4 支静脉在胰头与十二指肠邻近形成前、后静脉弓，引流胰头与十二指肠的静脉血。胰颈、胰体和胰尾的静脉血由胰背静脉、胰横静脉和胰颈静脉引流，注入脾静脉。也可经胰体和腹膜后静脉间的交通支注入腰静脉。

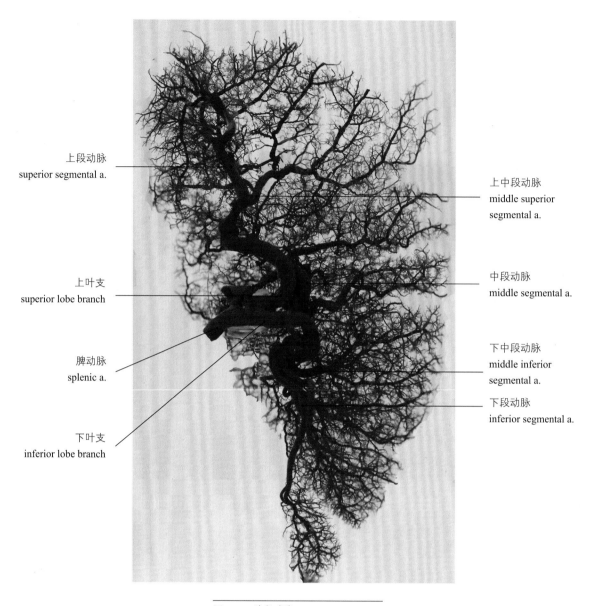

上段动脉
superior segmental a.

上叶支
superior lobe branch

脾动脉
splenic a.

下叶支
inferior lobe branch

上中段动脉
middle superior
segmental a.

中段动脉
middle segmental a.

下中段动脉
middle inferior
segmental a.

下段动脉
inferior segmental a.

图 6-2　脾段动脉 splenic segmental a.

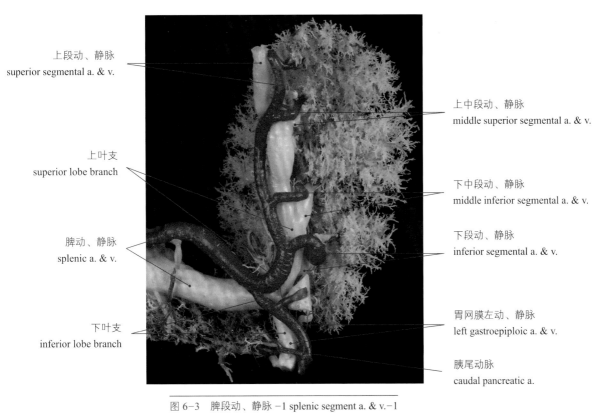

上段动、静脉
superior segmental a. & v.

上中段动、静脉
middle superior segmental a. & v.

上叶支
superior lobe branch

下中段动、静脉
middle inferior segmental a. & v.

下段动、静脉
inferior segmental a. & v.

脾动、静脉
splenic a. & v.

胃网膜左动、静脉
left gastroepiploic a. & v.

下叶支
inferior lobe branch

胰尾动脉
caudal pancreatic a.

图 6-3　脾段动、静脉 -1 splenic segment a. & v.-1

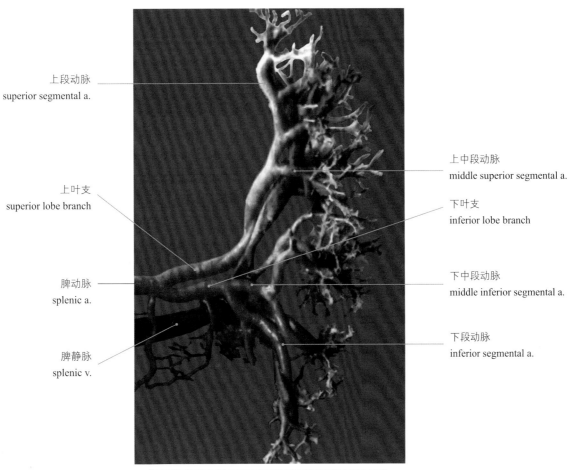

上段动脉
superior segmental a.

上中段动脉
middle superior segmental a.

上叶支
superior lobe branch

下叶支
inferior lobe branch

脾动脉
splenic a.

下中段动脉
middle inferior segmental a.

脾静脉
splenic v.

下段动脉
inferior segmental a.

图 6-4　脾段动、静脉 -2 splenic segmental a. & v.-2

【临床解剖学要点】

　　脾动脉在近脾门处分为上、下叶支（76%~98%）。叶支在脾门处分为数支脾段动脉（终末脾支）。每一脾段动脉供应相对独立的一部分脾组织，即脾段，相邻段间有相对"无血管面"。脾段动脉以4支多见，上叶支分为上段动脉和上中段动脉，下叶支分为下中段动脉和下段动脉。脾段静脉与同名脾段动脉伴行。

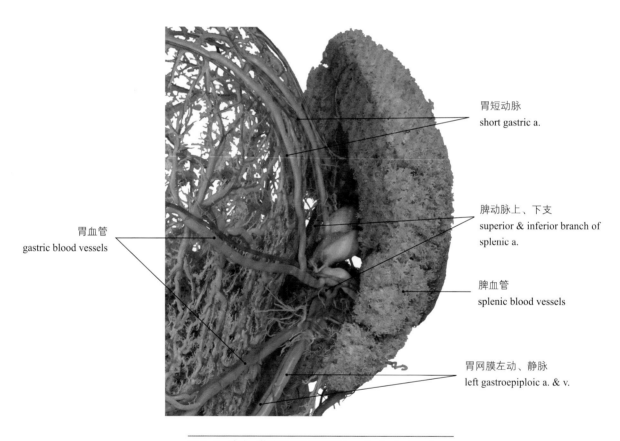

胃短动脉
short gastric a.

脾动脉上、下支
superior & inferior branch of splenic a.

脾血管
splenic blood vessels

胃血管
gastric blood vessels

胃网膜左动、静脉
left gastroepiploic a. & v.

图 6-5　脾动、静脉的分支和属支 branch of splenic a. & v.

【临床解剖学要点】

　　有的胃短动脉、胃网膜左动脉和胰尾动脉不起于脾动脉干，而起自于某一叶支或段动脉。

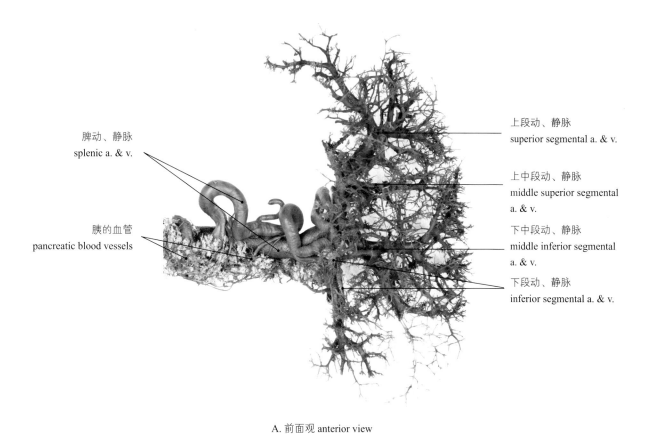

脾动、静脉
splenic a. & v.

上段动、静脉
superior segmental a. & v.

上中段动、静脉
middle superior segmental
a. & v.

下中段动、静脉
middle inferior segmental
a. & v.

胰的血管
pancreatic blood vessels

下段动、静脉
inferior segmental a. & v.

A. 前面观 anterior view

上段动、静脉
superior segmental a. & v.

上中段动、静脉
middle superior
segmental a.

脾动、静脉
splenic a. & v.

下中段动、静脉
middle inferior
segmental a. & v.

胰的血管
pancreatic blood vessels

下段动、静脉
inferior segmental a. & v.

B. 后面观 posterior view

图 6-6　脾动、静脉和脾段动、静脉 splenic a. & v. and splenic segmental a. & v.

219

【临床解剖学要点】

脾动脉起自腹腔干（99%），个别的起自腹主动脉或肠系膜上动脉。脾动脉长12（7～39）cm。主干多有弯曲，弯曲程度与年龄有关，婴幼儿的脾动脉无弯曲。脾动脉发出后，向下行至胰上缘后方，在脾静脉的上方向左达脾门。脾动脉主干按其行程分为胰上段、胰段、胰前段和脾门前段。脾动脉与胰的位置关系变异较大。

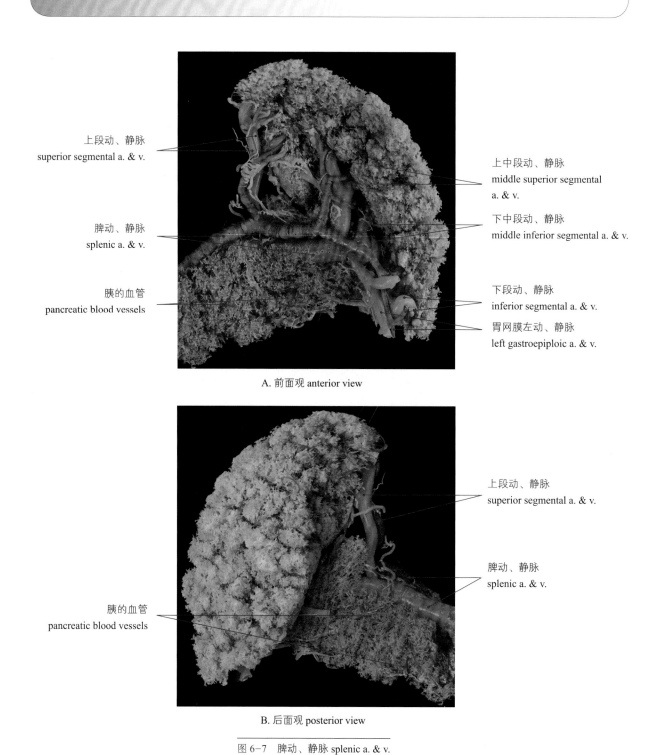

上段动、静脉
superior segmental a. & v.

上中段动、静脉
middle superior segmental a. & v.

下中段动、静脉
middle inferior segmental a. & v.

脾动、静脉
splenic a. & v.

胰的血管
pancreatic blood vessels

下段动、静脉
inferior segmental a. & v.

胃网膜左动、静脉
left gastroepiploic a. & v.

A. 前面观 anterior view

上段动、静脉
superior segmental a. & v.

脾动、静脉
splenic a. & v.

胰的血管
pancreatic blood vessels

B. 后面观 posterior view

图 6-7　脾动、静脉 splenic a. & v.

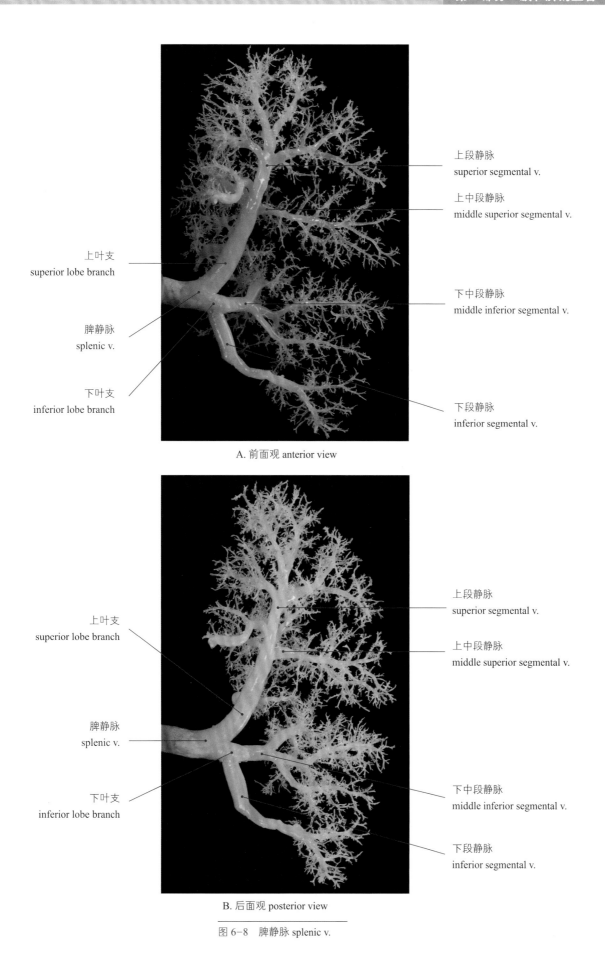

上段静脉
superior segmental v.

上中段静脉
middle superior segmental v.

上叶支
superior lobe branch

下中段静脉
middle inferior segmental v.

脾静脉
splenic v.

下叶支
inferior lobe branch

下段静脉
inferior segmental v.

A. 前面观 anterior view

上段静脉
superior segmental v.

上叶支
superior lobe branch

上中段静脉
middle superior segmental v.

脾静脉
splenic v.

下中段静脉
middle inferior segmental v.

下叶支
inferior lobe branch

下段静脉
inferior segmental v.

B. 后面观 posterior view

图 6-8　脾静脉 splenic v.

第 6 部分

【临床解剖学要点】

4 个脾段静脉在脾门汇成 2 个叶支，随后汇成脾静脉，会合处距脾门约 3 cm。脾静脉较脾动脉粗大，较直，伴行于脾动脉下方，向右横过后方的左肾到胰颈后方，与肠系膜上静脉会合成肝门静脉。脾静脉在行程中接收胃短静脉、胃网膜左静脉、胃后静脉、胰静脉和肠系膜下静脉等。

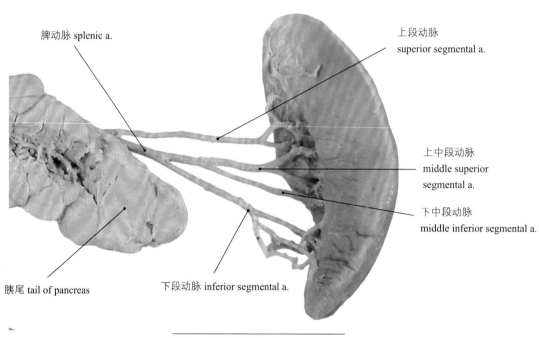

脾动脉 splenic a.

上段动脉
superior segmental a.

上中段动脉
middle superior
segmental a.

下中段动脉
middle inferior segmental a.

胰尾 tail of pancreas

下段动脉 inferior segmental a.

图 6-9　脾动脉分支 splenic a. branch

【临床解剖学要点】

脾段动脉通常由上、下叶支（一级分支）发出，但有的脾动脉则在脾门前数厘米直接或逐渐分出 4~5 支脾段动脉（二级分支），经脾门进入各自相应的脾段。这给在脾门处处理脾动脉带来困难和危险。

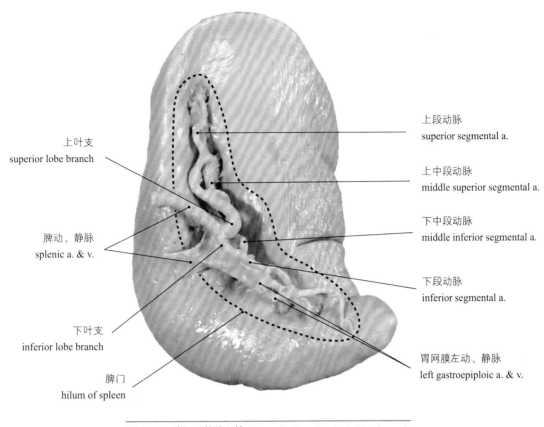

上段动脉
superior segmental a.

上中段动脉
middle superior segmental a.

下中段动脉
middle inferior segmental a.

下段动脉
inferior segmental a.

胃网膜左动、静脉
left gastroepiploic a. & v.

上叶支
superior lobe branch

脾动、静脉
splenic a. & v.

下叶支
inferior lobe branch

脾门
hilum of spleen

图 6-10　脾门及其脾血管 hilum of spleen & splenic blood vessels

【临床解剖学要点】

　　脾的脏面微凹，中部的纵形裂隙称脾门，有脾段血管和神经进出。前缘下部有 2~3 个深度不等的切迹，该切迹反映了胎儿早期脾分叶的特征。如为 4 支脾段动脉，上、中、下脾段动脉在脾门处从上向下依次进入各自脾段。如有脾上、下极动脉，可能有 6~8 个脾段。每一脾段是 1 个独立单位。在相邻段间有一段间静脉（intersegmental vein）相连。了解了脾血管的解剖特点及脾段，临床外科可对脾损伤进行脾次全切除或脾段切除，以保留脾的部分功能。

（邓雪飞　丁自海）

第 **7** 部分
胃肠道血管和消化腺导管

胃的血管

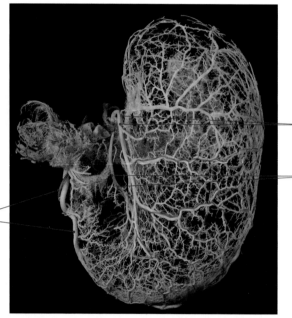

胃左动、静脉
left gastric a. & v.

胃右动、静脉
right gastric a. & v.

胃网膜右动、静脉
right gastroepiploic a. & v.

A. 前面观 anterior view

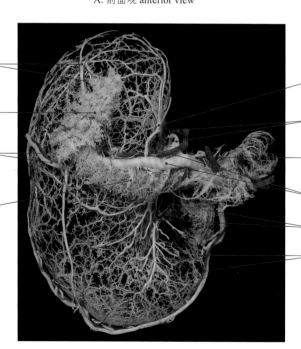

胃短动、静脉
short gastric a. & v.

脾内血管
vessels in spleen

胃网膜左动、静脉
left gastroepiploic a. & v.

胰内血管
vessels in pancreas

胃后动、静脉
posterior gastric a. & v.

胃左动、静脉
left gastric a. & v.

胃十二指肠动、静脉
gastroduodenal a. & v.

脾动、静脉 splenic a. & v.

胃右动、静脉
right gastric a. & v.

胃网膜右动、静脉
right gastroepiploic a. & v.

B. 后面观 posterior view

图 7-1　胃的血供 -1
blood vessels of stomach-1

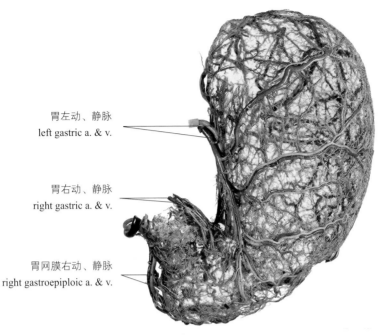

胃左动、静脉
left gastric a. & v.

胃右动、静脉
right gastric a. & v.

胃网膜右动、静脉
right gastroepiploic a. & v.

A. 前面观 anterior view

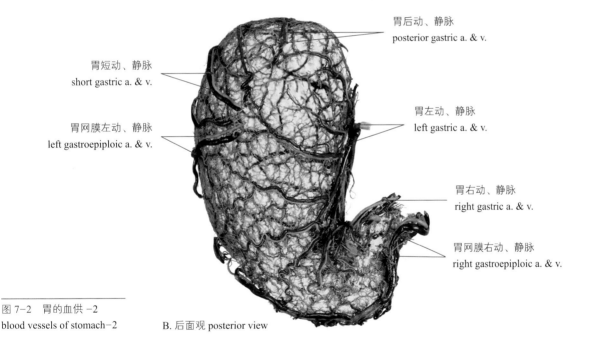

胃后动、静脉
posterior gastric a. & v.

胃短动、静脉
short gastric a. & v.

胃网膜左动、静脉
left gastroepiploic a. & v.

胃左动、静脉
left gastric a. & v.

胃右动、静脉
right gastric a. & v.

胃网膜右动、静脉
right gastroepiploic a. & v.

图 7-2　胃的血供 -2
blood vessels of stomach-2

B. 后面观 posterior view

【临床解剖学要点】
　　胃左动、静脉由腹腔干发出后沿胃小弯下行，与胃右动、静脉在胃小弯近下部吻合。胃网膜左动、静脉从胃大弯中上部下行，在胃大弯中下部与胃网膜右动、静脉吻合。脾动脉发出分支分布于胰，发出胃短动脉和胃后动脉，分布于胃底区。胃短动脉靠近脾动脉末端（或脾支）发出，经胃脾韧带至胃底；胃后动脉多数自脾动脉中 1/3 发出，经膈胃皱襞至胃底。在胃急性动脉性大出血和胃癌血管内介入治疗等，可行腹腔干造影，判断出血部位或肿瘤供血动脉，再行超选择性动脉插管。

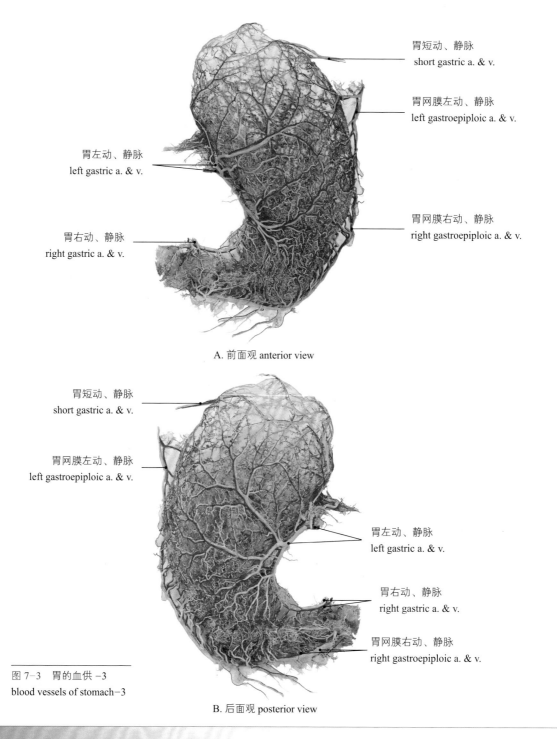

胃短动、静脉
short gastric a. & v.

胃网膜左动、静脉
left gastroepiploic a. & v.

胃左动、静脉
left gastric a. & v.

胃网膜右动、静脉
right gastroepiploic a. & v.

胃右动、静脉
right gastric a. & v.

A. 前面观 anterior view

胃短动、静脉
short gastric a. & v.

胃网膜左动、静脉
left gastroepiploic a. & v.

胃左动、静脉
left gastric a. & v.

胃右动、静脉
right gastric a. & v.

胃网膜右动、静脉
right gastroepiploic a. & v.

图 7-3 胃的血供 -3
blood vessels of stomach-3

B. 后面观 posterior view

【临床解剖学要点】

　　胃网膜右动脉主要来源于胃十二指肠动脉,沿胃大弯下方一横指处大网膜前两层之间,向左行,多数在最后与胃网膜左动脉吻合。胃网膜右动脉的分支有幽门下支、胃支、网膜支和胰支等。胃网膜左动脉起于脾动脉脾下极支。起始处近脾门,在胃脾韧带内向下右方行,至大网膜前两层之间,沿胃大弯或离其 2.0 cm 处向右行,与胃网膜右动脉吻合成动脉弓,沿途发出胃支和网膜支,胃支向上分布于胃大弯附近的胃前、后壁。各胃支之间的距离为 1~2 cm,两支动脉的末端支(吻合或不吻合)也很细小。这一解剖特点,在行胃部分切除时,可作为胃网膜左、右动脉的分界标志。

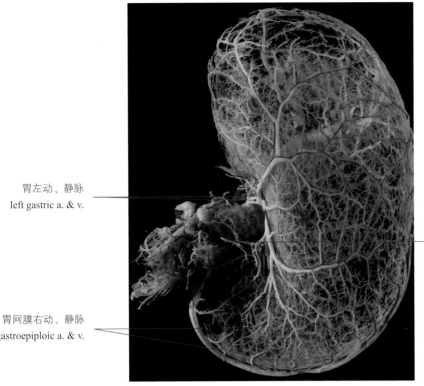

胃左动、静脉
left gastric a. & v.

胃右动、静脉
right gastric a. & v.

胃网膜右动、静脉
right gastroepiploic a. & v.

A. 前面观 anterior view

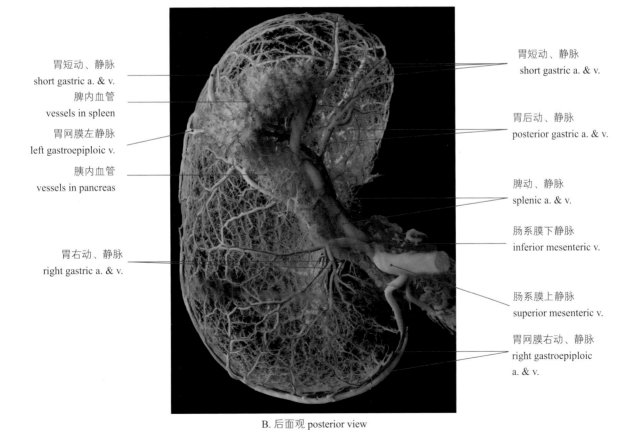

胃短动、静脉
short gastric a. & v.
脾内血管
vessels in spleen

胃网膜左静脉
left gastroepiploic v.

胰内血管
vessels in pancreas

胃右动、静脉
right gastric a. & v.

胃短动、静脉
short gastric a. & v.

胃后动、静脉
posterior gastric a. & v.

脾动、静脉
splenic a. & v.

肠系膜下静脉
inferior mesenteric v.

肠系膜上静脉
superior mesenteric v.

胃网膜右动、静脉
right gastroepiploic
a. & v.

B. 后面观 posterior view

图 7-4　胃的血供 -4 blood vessels of stomach-4

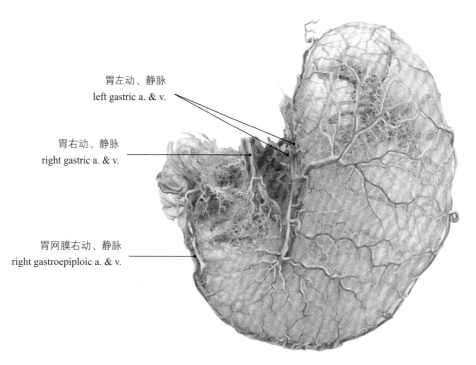

胃左动、静脉
left gastric a. & v.

胃右动、静脉
right gastric a. & v.

胃网膜右动、静脉
right gastroepiploic a. & v.

A. 前面观 anterior view

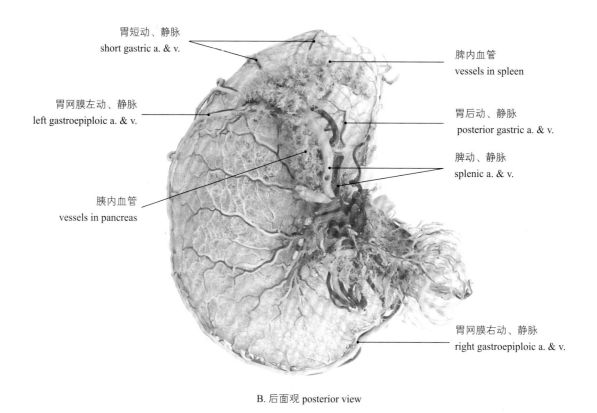

胃短动、静脉
short gastric a. & v.

脾内血管
vessels in spleen

胃网膜左动、静脉
left gastroepiploic a. & v.

胃后动、静脉
posterior gastric a. & v.

脾动、静脉
splenic a. & v.

胰内血管
vessels in pancreas

胃网膜右动、静脉
right gastroepiploic a. & v.

B. 后面观 posterior view

图 7-5 胃的血供 -5 blood vessels of stomach-5

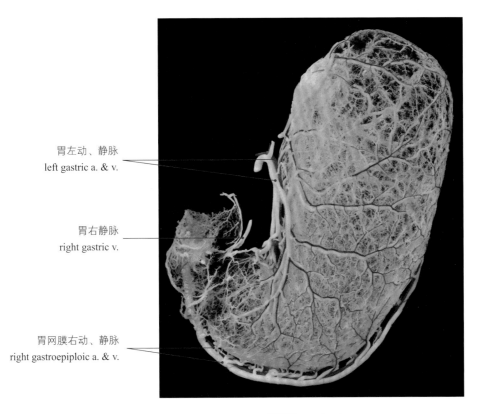

胃左动、静脉
left gastric a. & v.

胃右静脉
right gastric v.

胃网膜右动、静脉
right gastroepiploic a. & v.

A. 前面观 anterior view

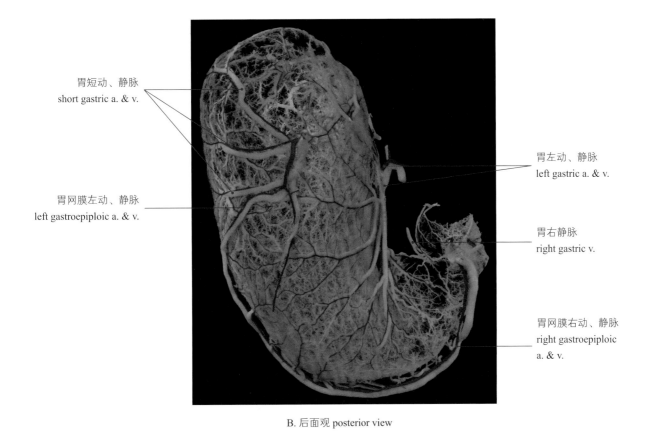

胃短动、静脉
short gastric a. & v.

胃网膜左动、静脉
left gastroepiploic a. & v.

胃左动、静脉
left gastric a. & v.

胃右静脉
right gastric v.

胃网膜右动、静脉
right gastroepiploic
a. & v.

B. 后面观 posterior view

图 7-6　胃的血供 -6 blood vessels of stomach-6

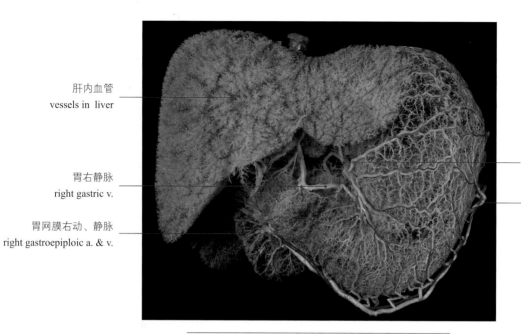

肝内血管
vessels in liver

胃右静脉
right gastric v.

胃网膜右动、静脉
right gastroepiploic a. & v.

胃左动、静脉
left gastric a. & v.

胃网膜左动、静脉
left gastroepiploic a. & v.

图 7-7 胃小弯的血管（前面观）
blood vessels of lesser curvature of stomach（anterior view）

胃短动、静脉
short gastric a. & v.

胃网膜左动、静脉
left gastroepiploic a. & v.

胃后动、静脉
posterior gastric a. & v.

脾内血管
vessels in spleen

肾内血管
vessels in kidney

图 7-8 胃底的血管（后面观）blood vessels of fundus of stomach（posterior view）

【临床解剖学要点】

　　胃后动脉出现率约为 72%，以 1 支者居多。多数起自脾动脉干的任何一段。胃短动脉起于脾动脉末端或其分支，为 3~5 支。胃短动脉在发出后供应胃大弯上部和胃底，并与胃网膜左动脉、胃短动脉以及左膈下动脉的分支相吻合。

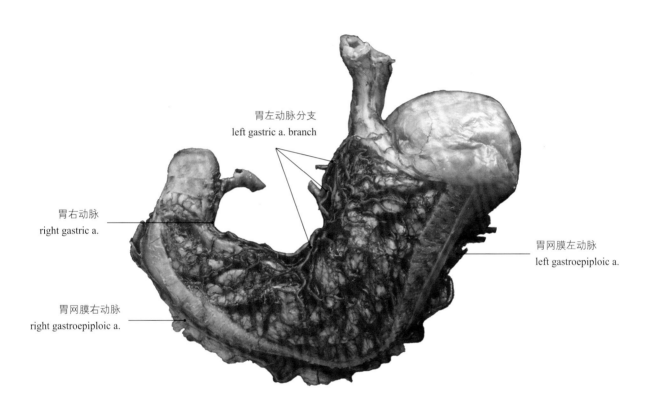

胃左动脉分支
left gastric a. branch

胃右动脉
right gastric a.

胃网膜左动脉
left gastroepiploic a.

胃网膜右动脉
right gastroepiploic a.

图 7-9　胃的动脉（前面观）artery of stomach（anterior view）

空回肠血管

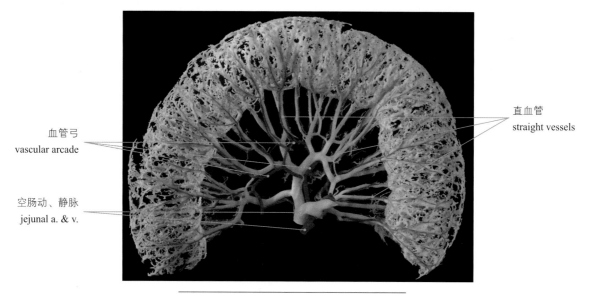

血管弓
vascular arcade

直血管
straight vessels

空肠动、静脉
jejunal a. & v.

图 7-10　空肠血管 -1 blood vessels of jejunum-1

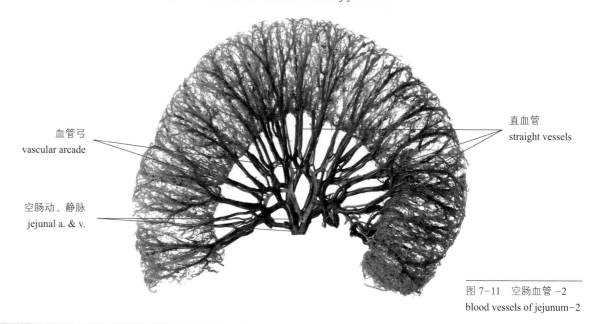

血管弓
vascular arcade

直血管
straight vessels

空肠动、静脉
jejunal a. & v.

图 7-11　空肠血管 -2
blood vessels of jejunum-2

【临床解剖学要点】

　　空肠动脉和回肠动脉是肠系膜上动脉发出供应空、回肠的分支，有 13~18 支（76%）。均发自肠系膜动脉的左侧壁，经肠系膜两层间向左下方行进，每支肠动脉首先分为两支，与相邻的肠动脉分支吻合形成第 1 级血管弓，自各血管弓再发细支互相吻合构成第 2 级弓，如此反复，血管弓可达 3~5 级。小肠近端至远端，血管弓的级数逐渐增多，至远端 1/4 段可达 4 级或 5 级弓。回肠最末段又成单弓。末级血管弓发出直动脉分布于肠壁，直动脉间缺少吻合。空肠的直血管较回肠的长。空、回肠静脉与动脉伴行，引流小肠的血液汇入肠系膜上静脉。

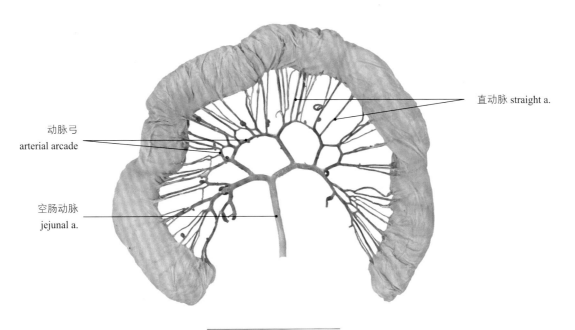

直动脉 straight a.

动脉弓
arterial arcade

空肠动脉
jejunal a.

图 7-12　空肠动脉 jejunum a.

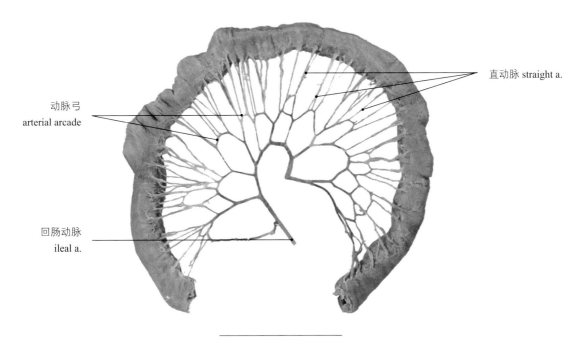

直动脉 straight a.

动脉弓
arterial arcade

回肠动脉
ileal a.

图 7-13　回肠动脉 ileum a.

【临床解剖学要点】

　　空肠动脉和回肠动脉在肠系膜内形成血管弓的特点，与空、回肠的功能是一致的。因为空、回肠是消化管进行消化和吸收的主要部分，时而充满、时而收缩，活动性较大，在各种机能状态下均需不间断地供给血液。这种血管弓的存在，就可使肠管在任何生理情况下都能得到充分的血液供应。肠切除吻合术时，肠系膜应做扇形切除，对系膜缘侧的肠壁应稍多切除一些，以保证吻合口对系膜缘侧有充分供血，避免术后缺血坏死或愈合不良形成肠瘘。临床上，小肠的动脉性出血，需行肠系膜上动脉造影，并对可疑部位行超选择性血管插管，以明确出血部位。

结肠血管

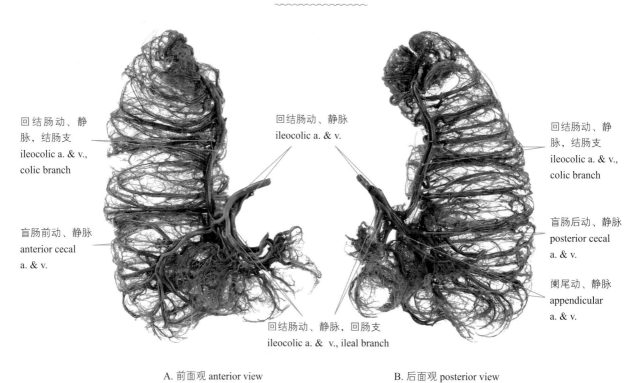

回结肠动、静脉，结肠支
ileocolic a. & v., colic branch

回结肠动、静脉
ileocolic a. & v.

回结肠动、静脉，结肠支
ileocolic a. & v., colic branch

盲肠前动、静脉
anterior cecal a. & v.

盲肠后动、静脉
posterior cecal a. & v.

阑尾动、静脉
appendicular a. & v.

回结肠动、静脉，回肠支
ileocolic a. & v., ileal branch

A. 前面观 anterior view　　　　　B. 后面观 posterior view

图 7-14　回盲部血管 -1 vessels of ileocecal region-1

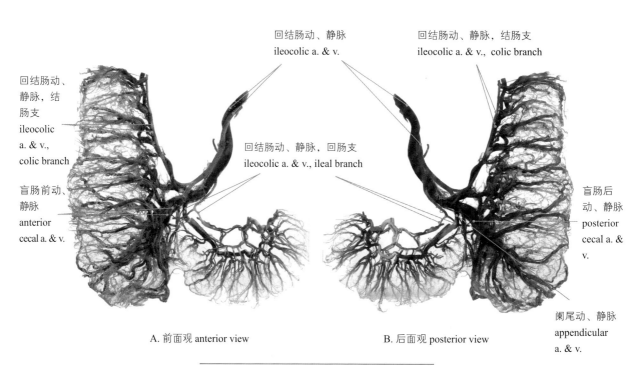

回结肠动、静脉，结肠支
ileocolic a. & v., colic branch

回结肠动、静脉
ileocolic a. & v.

回结肠动、静脉，结肠支
ileocolic a. & v., colic branch

盲肠前动、静脉
anterior cecal a. & v.

回结肠动、静脉，回肠支
ileocolic a. & v., ileal branch

盲肠后动、静脉
posterior cecal a. & v.

阑尾动、静脉
appendicular a. & v.

A. 前面观 anterior view　　　　　B. 后面观 posterior view

图 7-15　回盲部血管 -2 vessels of ileocecal region-2

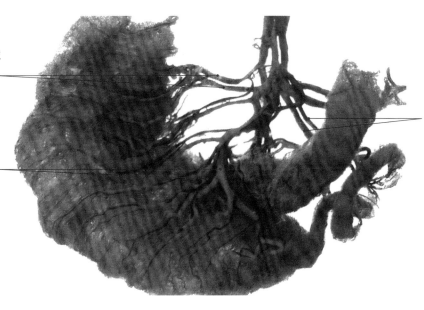

回结肠动脉，结肠支
ileocolic a. & v.,
colic branch

阑尾动、静脉
appendicular a. & v.

盲肠前动、静脉
anterior cecal a. & v.

图 7-16　盲肠和阑尾的血管（前面观）
vessels of cecum and appendix（anterior view）

【临床解剖学要点】
　　由边缘动脉发出许多直小动脉（vesa recta）供应各段结肠肠管。直小动脉的走向与肠管长轴垂直，由结肠系膜缘进入肠管，平行分布到肠壁。直小动脉有长支和短支两类，短支数目多，管径小，行程短，分布于靠近系膜缘 1/3 的肠管窄；长支数目少，管径大，行程长，而分布广。长支行于结肠浆膜下，分出小支到肠脂垂，然后穿入肌层，分布于远离系膜缘的肠管壁，在肌层和黏膜下层与短支吻合成丛。

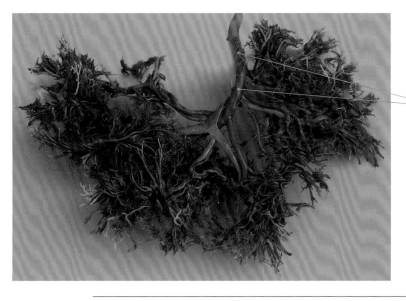

肠系膜上动、静脉
superior mesenteric a. & v.

图 7-17　胎儿肠系膜上动、静脉（37 周）fetal superior mesenteric a. & v.（37 week）
胎儿的肠系膜上动、静脉在形态和分布上已与成人近似

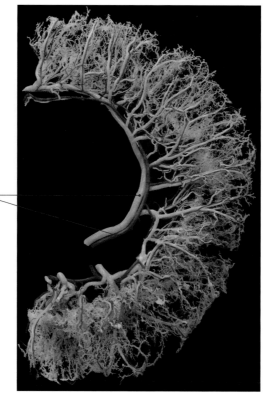

结肠缘动、静脉
colic marginal a. & v.

图 7-18　结肠动脉 colic a.

【临床解剖学要点】

　　供应结肠的回结肠动脉、右结肠动脉、中结肠动脉、左结肠动脉和乙状结肠动脉，在结肠边缘彼此吻合成一个大的动脉弓，称为边缘动脉，沿结肠走行，上自回盲部，下达直肠上段。边缘动脉距离结肠 1~3 cm。

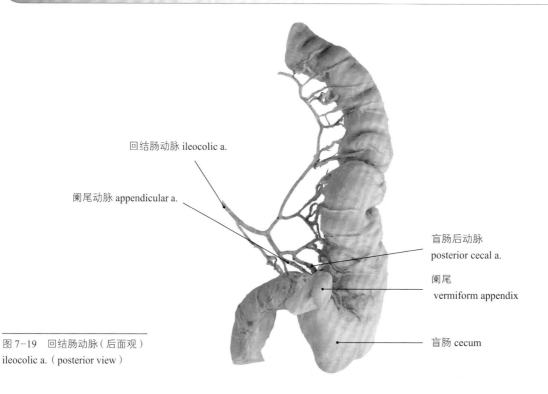

回结肠动脉 ileocolic a.

阑尾动脉 appendicular a.

盲肠后动脉
posterior cecal a.

阑尾
vermiform appendix

盲肠 cecum

图 7-19　回结肠动脉（后面观）
ileocolic a.（posterior view）

直肠血管

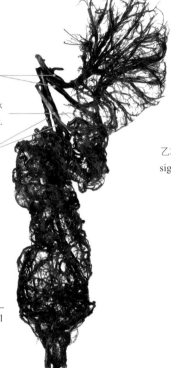
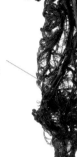

乙状结肠动、静脉
sigmoid a. & v.

乙状结肠直肠动、静脉
sigmoido-rectal a. & v.

直肠上动、静脉
superior rectal a. & v.

乙状结肠动、静脉
sigmoid a. & v.

直肠上动、静脉
superior rectal a. & v.

乙状结肠直肠动、静脉
sigmoido-rectal a. & v.

直肠上动、静脉，右支
superior rectal a. & v., right branch

直肠上动、静脉，左支
superior rectal a. & v., left branch

图 7-20　直肠上血管 -1
superior rectal vessels-1

A. 前面观 anterior view

B. 后面观 posterior view

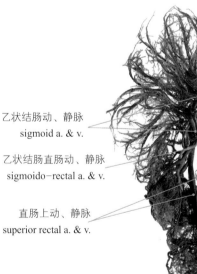

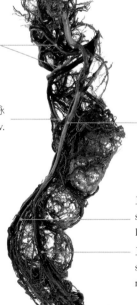

乙状结肠动、静脉
sigmoid a. & v.

乙状结肠直肠动、静脉
sigmoido-rectal a. & v.

直肠上动、静脉
superior rectal a. & v.

乙状结肠动、静脉
sigmoid a. & v.

乙状结肠直肠动、静脉
sigmoido-rectal a. & v.

直肠上动、静脉
superior rectal a. & v.

直肠上动、静脉，左支
superior rectal a. & v., left branch

直肠上动、静脉，右支
superior rectal a. & v., right branch

图 7-21　直肠上血管 -2
superior rectal vessels-2

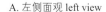

A. 左侧面观 left view

B. 右侧面观 right view

第 7 部分

【临床解剖学要点】

直肠上动脉是肠系膜下动脉主干的延续。其在直肠的后方、髂总血管的前方，经乙状结肠系膜进入盆腔。约至第3骶椎处分为左、右支。右支穿过直肠肌层，进入黏膜下层内下降，在直肠中点分为右前支和右后支，分别沿直肠右前和右后壁内下降，末支终于痔内丛；左支分为左前支和左后支，左前支又分出前正中支。这5条分支在肛直线处形成痔丛。在直肠下部周围，还与直肠下动脉和肛动脉吻合。

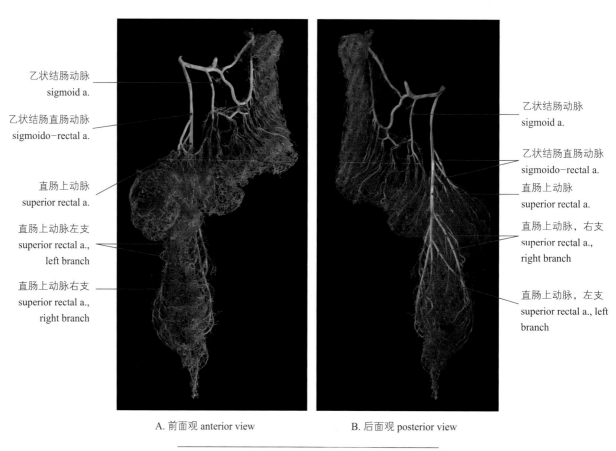

乙状结肠动脉
sigmoid a.

乙状结肠直肠动脉
sigmoido-rectal a.

直肠上动脉
superior rectal a.

直肠上动脉左支
superior rectal a.,
left branch

直肠上动脉右支
superior rectal a.,
right branch

乙状结肠动脉
sigmoid a.

乙状结肠直肠动脉
sigmoido-rectal a.

直肠上动脉
superior rectal a.

直肠上动脉，右支
superior rectal a.,
right branch

直肠上动脉，左支
superior rectal a., left
branch

A. 前面观 anterior view　　　　B. 后面观 posterior view

图 7-22　肠系膜下动脉分支 branch of inferior mesenteric a.

【临床解剖学要点】

直肠和乙状结肠的末段5~7 cm由直肠上动脉和直肠下动脉充分供应。直肠上动脉在分支以前，常发出1~4支直肠乙状结肠动脉，与主干平行上升，分布至乙状结肠下段和直肠上段。过去认为直肠乙状结肠动脉与乙状结肠动脉之间的吻合不佳，与直肠上动脉之间的吻合也不明显，因此切断直肠乙状结肠动脉可能导致直肠上段和乙状结肠下段缺血。但已经证实乙状结肠动脉，直肠乙状结肠动脉，直肠上、下动脉之间都有吻合存在，因此直肠可以在任何水平切断，不必担心血液供应不良。

腮腺管

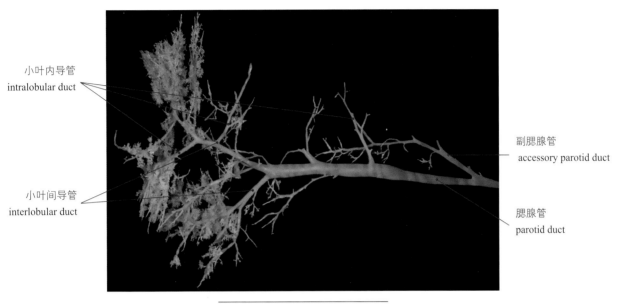

图 7-23　腮腺管 -1 parotid duct-1

小叶内导管
intralobular duct

小叶间导管
interlobular duct

副腮腺管
accessory parotid duct

腮腺管
parotid duct

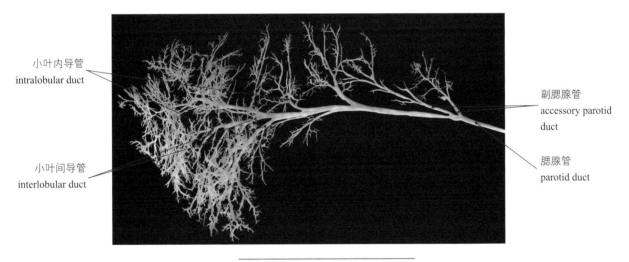

图 7-24　腮腺管 -2 parotid duct-2

小叶内导管
intralobular duct

小叶间导管
interlobular duct

副腮腺管
accessory parotid duct

腮腺管
parotid duct

【临床解剖学要点】
　　腮腺管由腮腺小叶内及小叶间导管逐级汇集而成。腮腺管自腮腺前缘发出，在颧弓下一横指处与颧弓并行，向前横过咬肌表面，至咬肌前缘，约呈直角急转向内，穿颊脂体、颊肌，达黏膜下层，约至与上颌第二磨牙相对处，开口于颊黏膜上的腮腺管乳头。腮腺化脓性炎症，脓液经腮腺管可导入口腔；反之，口腔感染，也可经腮腺管向腮腺内扩散，引起腮腺的继发感染。副腮腺出现率约为 20%，其组织结构与腮腺相同，分布于腮腺管附近，但形态及大小不等，其导管也汇入腮腺管。

肝管

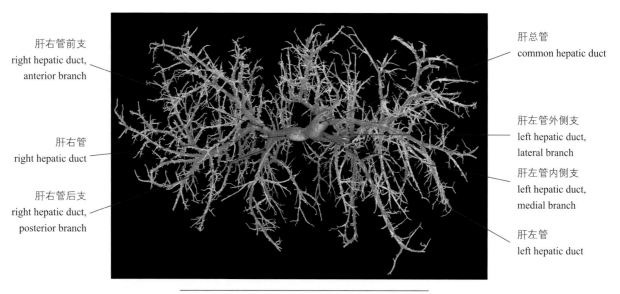

肝右管前支
right hepatic duct,
anterior branch

肝右管
right hepatic duct

肝右管后支
right hepatic duct,
posterior branch

肝总管
common hepatic duct

肝左管外侧支
left hepatic duct,
lateral branch

肝左管内侧支
left hepatic duct,
medial branch

肝左管
left hepatic duct

图 7-25　肝管（下面观）hepatic ducts（inferior view）

【临床解剖学要点】
　　胆小管为胆道系统的最小结构。胆小管与肝小叶之间的小叶间胆管相连，小叶间胆管向肝门部汇集，逐级汇成肝段肝管、肝叶肝管和左、右肝管。左、右肝管在出肝门后汇合成为肝总管。左肝管长 1.3 cm，以近直角汇入肝总管。左肝管由于上述特点，致使胆汁引流缓慢不畅，因而肝内胆管结石以左半肝者多见。右肝管长 0.88 cm。右肝管位于肝门横沟的右侧，多行于门静脉右支下方，与肝总管约成 150° 汇入，故胆汁引流比左肝管顺畅。典型的右肝管由右前叶肝管和右后叶肝管汇合而成，而 25%~30% 的肝脏无右肝管或其连接形式异常，主要为右前叶肝管为双支，一支直接汇入肝总管，另一支注入右后叶肝管，即肝总管呈三分叉型；右后叶肝管先与左肝管汇合形成肝总管后，右前叶肝管再汇入。肝总管长 1.3~6.0 cm，外径 0.65 cm。

胰管

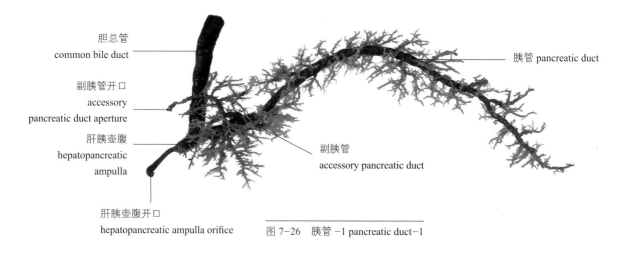

胆总管
common bile duct

副胰管开口
accessory
pancreatic duct aperture

肝胰壶腹
hepatopancreatic
ampulla

肝胰壶腹开口
hepatopancreatic ampulla orifice

胰管 pancreatic duct

副胰管
accessory pancreatic duct

图 7-26　胰管 -1 pancreatic duct-1

【临床解剖学要点】

副胰管（Santorini 管）常起自胰头下部，向上行于主胰管前方，与胰管有交通管相通（90%）。副胰管继续向上至胰头上部的前部，后即穿十二指肠降部的后内侧壁，开口于十二指肠大乳头上方约 2 cm 的十二指肠小乳头。也有副胰管左端在胰颈处连于胰管；或不连而在胰头上部偏前面右行，开口于十二指肠小乳头。

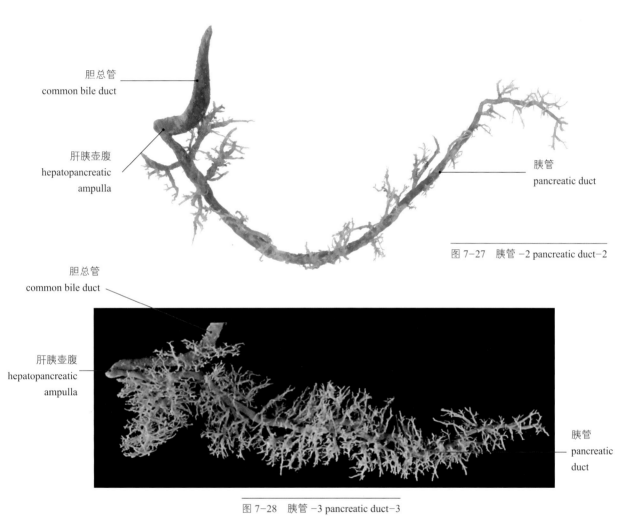

胆总管
common bile duct

肝胰壶腹
hepatopancreatic
ampulla

胰管
pancreatic duct

图 7-27　胰管 -2 pancreatic duct-2

胆总管
common bile duct

肝胰壶腹
hepatopancreatic
ampulla

胰管
pancreatic
duct

图 7-28　胰管 -3 pancreatic duct-3

【临床解剖学要点】

胰管是胰液的主要排泄管，位于胰实质内，接近胰的后面，从左向右横贯胰全长，长 15~25 cm，沿途收集 15~20 对胰小叶小导管，因此，管径自左向右逐渐加大。胰管在胰头右侧离开胰斜穿十二指肠降部的后内侧壁与胆总管合并，构成肝胰壶腹，开口于十二指肠降部的后内方十二指肠大乳头。胰管位置变异较多，有的在胰颈部位置偏后而仅有一薄层纤维组织或胰组织覆盖。正常的主胰管直径在胰头部小于 5 mm（大于 8 mm 被认为是病理增大），在胰体部为 2~3 mm，而胰尾部胰管直径在 2 mm 以下。

（张露青　黄海龙）

肾和肾上腺的管道

肾的形态和结构

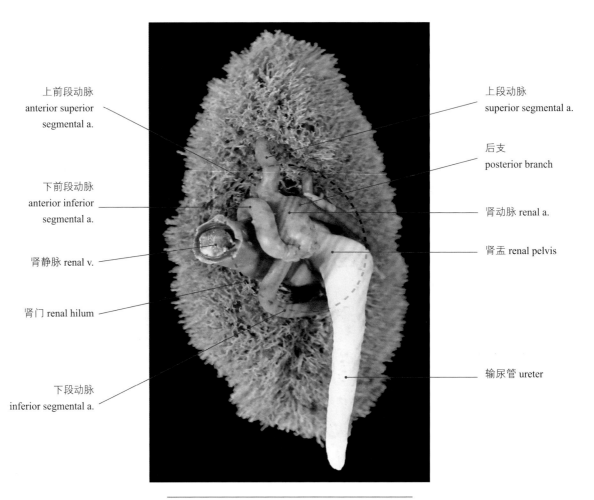

上前段动脉
anterior superior
segmental a.

上段动脉
superior segmental a.

后支
posterior branch

下前段动脉
anterior inferior
segmental a.

肾动脉 renal a.

肾静脉 renal v.

肾盂 renal pelvis

肾门 renal hilum

下段动脉
inferior segmental a.

输尿管 ureter

图 8-1　肾门（内侧面观）renal hilum（medial view）

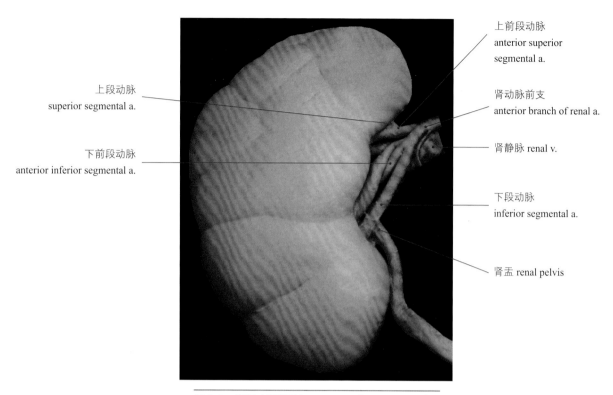

上段动脉
superior segmental a.

下前段动脉
anterior inferior segmental a.

上前段动脉
anterior superior
segmental a.

肾动脉前支
anterior branch of renal a.

肾静脉 renal v.

下段动脉
inferior segmental a.

肾盂 renal pelvis

图 8-2　肾门（后面观）renal hilum（posterior view）

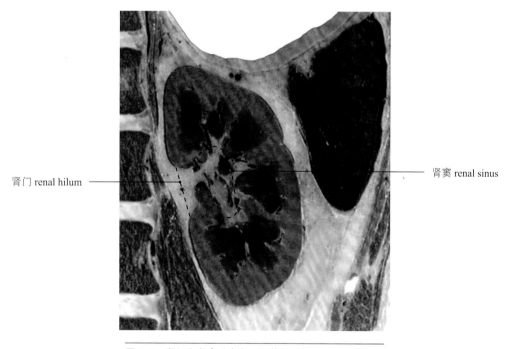

肾门 renal hilum

肾窦 renal sinus

图 8-3　肾门和肾窦（左肾，冠状切面）renal hilum and
renal sinus（left kidney, coronal section）

【临床解剖学要点】
　　肾内侧缘的凹陷为肾门，出入肾门的肾血管、神经、淋巴管、肾盂组成肾蒂。肾蒂内主要结构的排列关系，由前向后为肾静脉、肾动脉和肾盂，由上向下为肾动脉、肾静脉和肾盂。

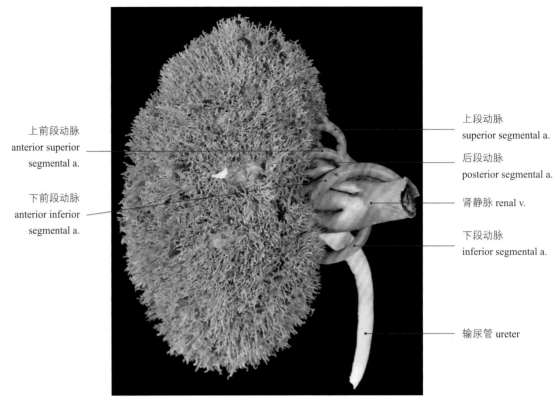

上前段动脉
anterior superior
segmental a.

下前段动脉
anterior inferior
segmental a.

上段动脉
superior segmental a.

后段动脉
posterior segmental a.

肾静脉 renal v.

下段动脉
inferior segmental a.

输尿管 ureter

A. 前面观 anterior view

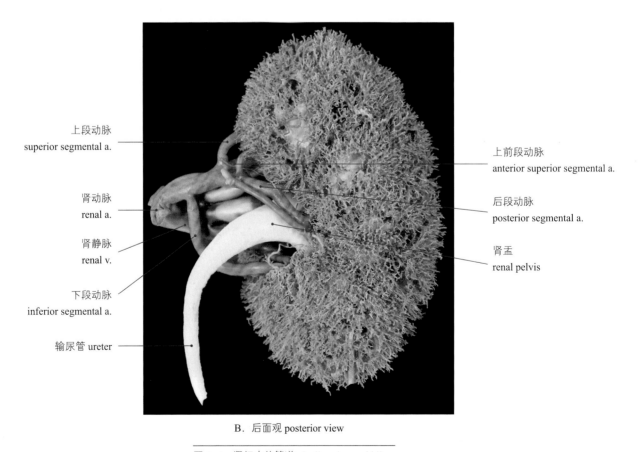

上段动脉
superior segmental a.

肾动脉
renal a.

肾静脉
renal v.

下段动脉
inferior segmental a.

输尿管 ureter

上前段动脉
anterior superior segmental a.

后段动脉
posterior segmental a.

肾盂
renal pelvis

B. 后面观 posterior view

图 8-4 肾门内的管道 pipelines in renal hilum

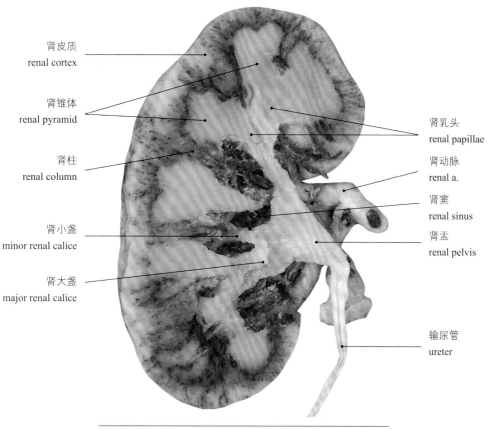

肾皮质　renal cortex

肾锥体　renal pyramid

肾柱　renal column

肾小盏　minor renal calice

肾大盏　major renal calice

肾乳头　renal papillae

肾动脉　renal a.

肾窦　renal sinus

肾盂　renal pelvis

输尿管　ureter

图 8-5　肾的结构（冠状切面）renal structure（coronal section）

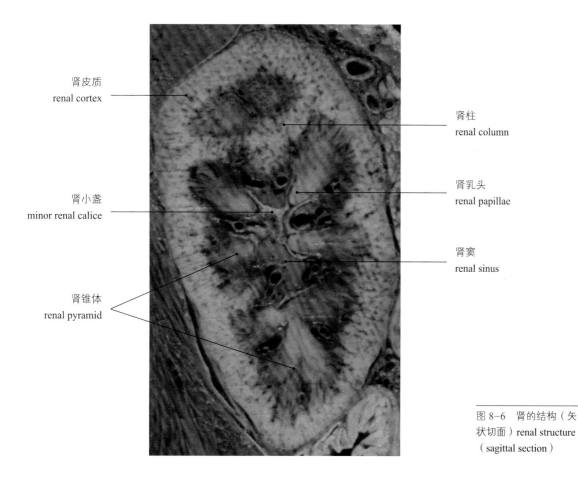

肾皮质　renal cortex

肾小盏　minor renal calice

肾锥体　renal pyramid

肾柱　renal column

肾乳头　renal papillae

肾窦　renal sinus

图 8-6　肾的结构（矢状切面）renal structure（sagittal section）

245

【临床解剖学要点】

　　肾可分为外部的肾皮质和内部的肾髓质。在冠状和矢状切面上，肾皮质位于肾包膜下、肾髓质的外层，并经肾锥体间伸入肾髓质向肾窦延伸形成肾柱。肾髓质位于内部，由苍白、有条纹、锥形的肾锥体构成。肾锥体基底部在外周，尖端为肾乳头，汇集于肾窦。在肾窦内，每个肾小盏围绕几个肾乳头，2~3 个肾小盏汇集成 1 个肾大盏，最终 2~3 个肾大盏汇集成肾盂，肾盂出肾门延续为输尿管。肾窦内除肾盏和肾血管外的其余空间被脂肪填充。

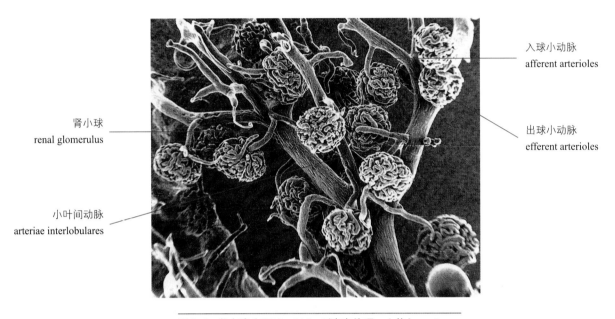

肾小球
renal glomerulus

小叶间动脉
arteriae interlobulares

入球小动脉
afferent arterioles

出球小动脉
efferent arterioles

图 8-7　肾小球（SEM ×210，引自左焕琛，人体）renal corpuscle （SEM ×210，human body）

【临床解剖学要点】

　　入球小动脉为小叶间动脉的分支，少数发自弓状动脉和叶间动脉。它们起始的方向和角度各不相同：在终止于肾小球前，深部的入球小动脉斜行回到髓质，中间部的水平走行，浅部的则斜向肾表面。入球动脉于肾小球内形成终端性的肾小球毛细血管丛，再会合成出球动脉。出球小动脉出肾小球后迅速分支，围绕近、远曲小管形成小管周毛细血管丛。因此，在肾的皮质循环中存在肾小球毛细血管系统和小管周毛细血管系统，二者通过出球小动脉联系。

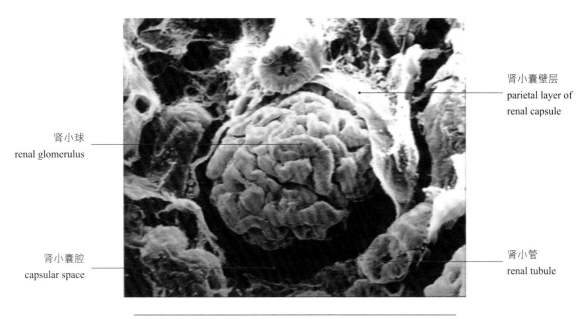

肾小囊壁层
parietal layer of
renal capsule

肾小球
renal glomerulus

肾小囊腔
capsular space

肾小管
renal tubule

图 8-8　肾小体（SEM ×2000，引自左焕琛，人体）renal corpuscle（SEM ×2000, human body）

【临床解剖学要点】

　　一个肾单位由肾小体和肾小管组成。肾小体为直径约 0.2 mm 的微小圆形结构，血管极有出入肾小体的入球小动脉和出球小动脉，尿极连肾小管。每个肾小体包括中央的血管球和外包的肾小囊。血管球即为肾小球，是毛细血管团。肾小囊分为壁层、脏层和囊腔。

（丁自海　景玉宏）

肾段和肾段动脉

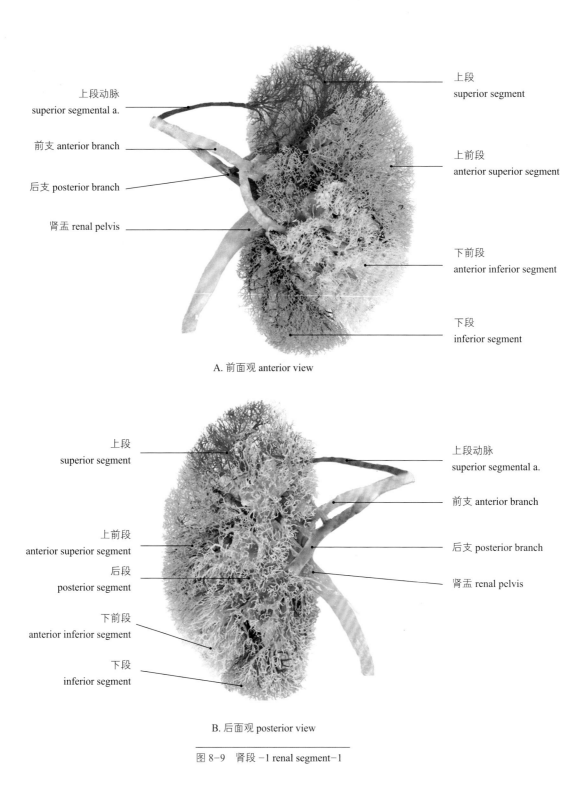

上段动脉
superior segmental a.

前支 anterior branch

后支 posterior branch

肾盂 renal pelvis

上段
superior segment

上前段
anterior superior segment

下前段
anterior inferior segment

下段
inferior segment

A. 前面观 anterior view

上段
superior segment

上段动脉
superior segmental a.

前支 anterior branch

后支 posterior branch

肾盂 renal pelvis

上前段
anterior superior segment

后段
posterior segment

下前段
anterior inferior segment

下段
inferior segment

B. 后面观 posterior view

图 8-9　肾段 -1 renal segment-1

【临床解剖学要点】

　　肾段动脉由 John Hunter 于 1794 年发现，但直到 20 世纪 50 年代通过血管铸型和放射图像才得到其基本模式。肾动脉进入肾门之前分为前支和后支。前支、后支可从肾动脉的任何部位分出。在肾窦内，前支发出上段动脉（也可发自其他肾段动脉）、上前段动脉、下前段动脉和下段动脉；后支在肾窦后部延续为后段动脉。每一段动脉均为末端动脉，有独立的供血范围。上段位于肾上极中部，由上段动脉供应；上前段局限于肾前层内，由上前段动脉供应；下前段位于上前段和下段之间的肾前层，由下前段动脉供应；下段位于下极，由下段动脉供应。后段由后段动脉供应。段动脉的数量常存在变异。

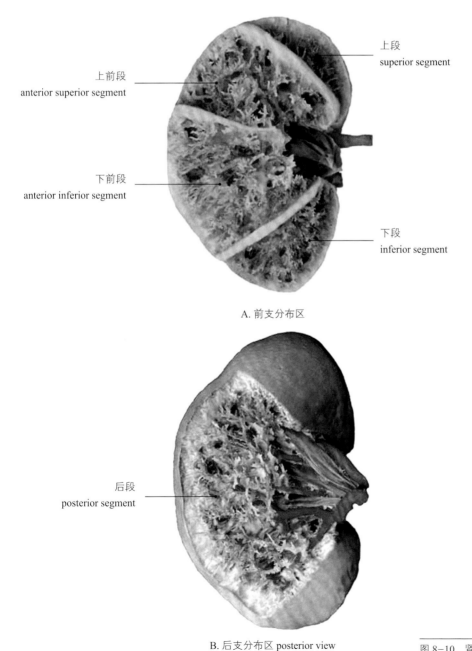

上前段
anterior superior segment

上段
superior segment

下前段
anterior inferior segment

下段
inferior segment

A. 前支分布区

后段
posterior segment

B. 后支分布区 posterior view

图 8-10　肾段 -2 renal segment-2

【临床解剖学要点】

肾实质的无血管平面：前、后层肾叶的分界线称为 Brodel 线，位于肾外缘弯曲的纵向凹处。它并不是肾切开术的较好路径，因为在此平面具有前层动脉的较大分支。在此线稍后侧，恰好位于后层肾盏前面，即无血管平面位于肾外缘最大弯曲的后方。

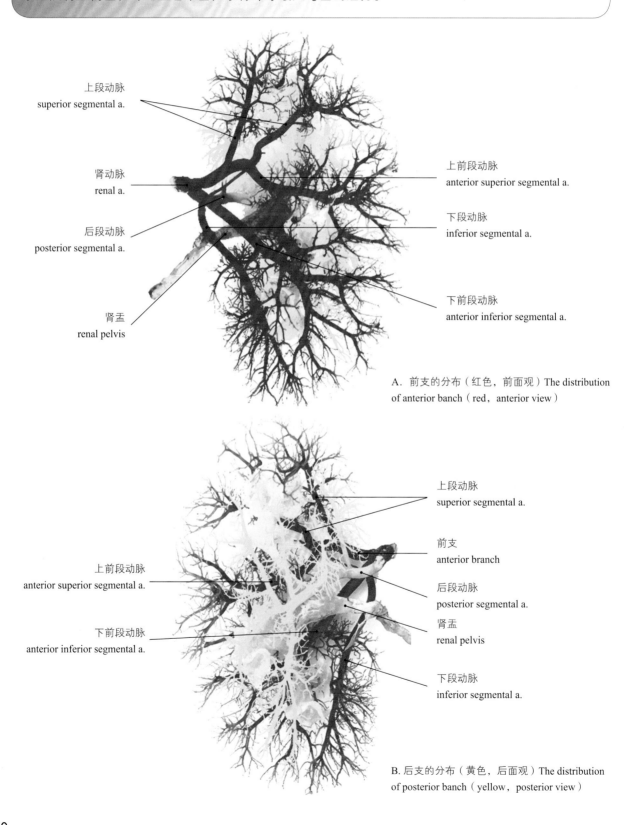

上段动脉
superior segmental a.

肾动脉
renal a.

后段动脉
posterior segmental a.

肾盂
renal pelvis

上前段动脉
anterior superior segmental a.

下段动脉
inferior segmental a.

下前段动脉
anterior inferior segmental a.

A. 前支的分布（红色，前面观）The distribution of anterior banch（red，anterior view）

上前段动脉
anterior superior segmental a.

下前段动脉
anterior inferior segmental a.

上段动脉
superior segmental a.

前支
anterior branch

后段动脉
posterior segmental a.

肾盂
renal pelvis

下段动脉
inferior segmental a.

B. 后支的分布（黄色，后面观）The distribution of posterior banch（yellow，posterior view）

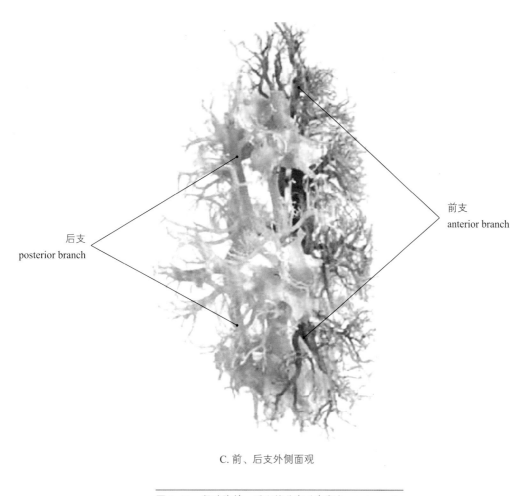

后支
posterior branch

前支
anterior branch

C. 前、后支外侧面观

图 8-11　肾动脉前、后支的分布（左肾）anterior and posterior branch of renal a.（left kidney）

【临床解剖学要点】

随着内镜技术的开展，需要通过临时阻断肾动脉后段判断 Brodel 线进行无萎缩肾实质切开取石的结石病例基本消失。但肾切除术、肾部分切除术、肾移植术、肾动脉造影栓塞术及一部分肾盂成形术还需要对肾血管进行操作。肾动脉的支数及其在腹主动脉的发出点、肾动脉分支数目、走行及其与肾静脉、肾盂的关系，肾段动脉的分布等在不同个体皆不相同。既往针对肾动脉一级分支的特点，分成前后支或上下支，再根据二级分支即各肾段动脉是从主干分步发出或集中发出，分成主干型或分散型。因为肾动脉分支个体变异太大，除非行高选择性肾动脉造影，现有技术手段无法在术前和术中明确判断肾段血管与病灶的关系，也不能很好地判断病灶所在肾段。邱剑光根据肾动脉的数目、分支的先后，将其分成单支和多支型；根据肾动脉一级分支出现的先后分成肾窦型（距肾唇 1.5 cm 及以内开始出现一级分支）、过早分支型（距腹主动脉发出点 1.5 cm 及以内出现一级分支）、肾门型（介于肾窦型和过早分支型之间的形态，最常见）。两两组合可以分成：单支肾窦型、单支肾门型、单支过早分支型；多支肾窦型、多支肾门型、多支过早分支型。不同类型的肾血管手术难度不同。

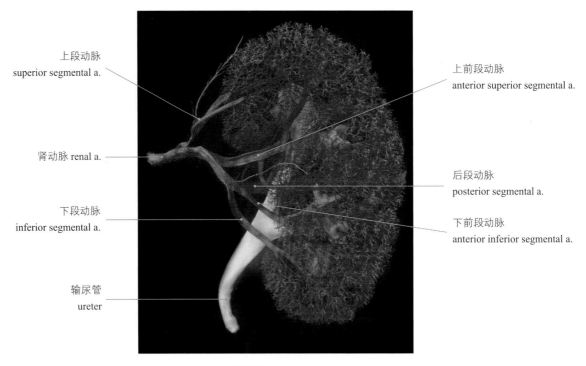

上段动脉
superior segmental a.

上前段动脉
anterior superior segmental a.

肾动脉 renal a.

后段动脉
posterior segmental a.

下段动脉
inferior segmental a.

下前段动脉
anterior inferior segmental a.

输尿管
ureter

A. 前面观 anterior view

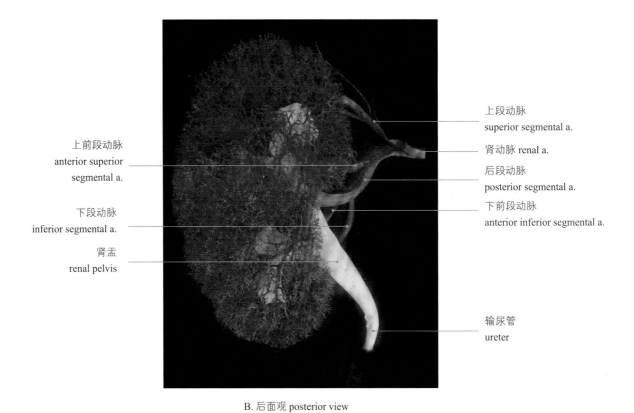

上前段动脉
anterior superior
segmental a.

上段动脉
superior segmental a.

肾动脉 renal a.

后段动脉
posterior segmental a.

下段动脉
inferior segmental a.

下前段动脉
anterior inferior segmental a.

肾盂
renal pelvis

输尿管
ureter

B. 后面观 posterior view

图 8-12　肾段动脉 -1，右肾 renal segmental a. -1, right kidney

【临床解剖学要点】

　　肾动脉分为前、后支。前支供应肾实质的 3/4，后支供应余下部分。前、后支之间的 Brodel 线平面相当于后层肾盏长轴的位置，在此线稍后侧恰好位于后层肾盏前面。在进入肾实质前，肾段动脉分成叶间动脉，沿着肾盏漏斗和肾小盏前行，于肾锥体之间进入肾柱，在肾锥体的基部发出弓状动脉。弓状动脉又发出小叶间动脉。前支发出上段动脉、上前段动脉、下前段动脉和下段动脉；后支成为后段动脉，各自供应相应的肾段。上段动脉走向上极。上前段动脉的上、下支分别经过上肾大盏上、下 1/3 份的前面。下前段动脉经过肾盂前方。下段动脉于肾盂的前方发出前、后支，经最下肾小盏的下外侧或背面，至下极。后段动脉横跨肾盂后方上部与肾大盏交界处，沿途分支与肾大、小盏后面伴行。术前充分的影像学检查，术中仔细解剖可将相应一级和二级分支游离。

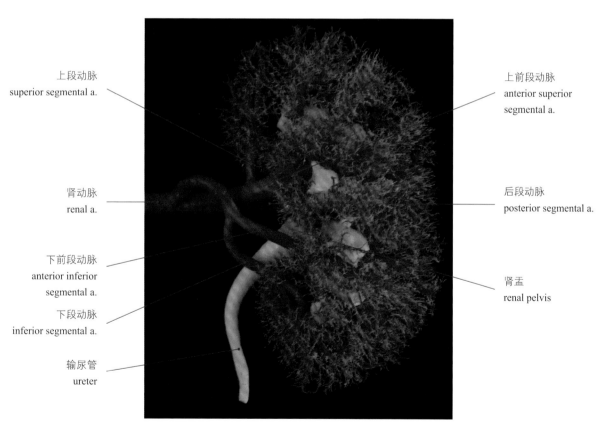

上段动脉
superior segmental a.

上前段动脉
anterior superior
segmental a.

肾动脉
renal a.

后段动脉
posterior segmental a.

下前段动脉
anterior inferior
segmental a.

肾盂
renal pelvis

下段动脉
inferior segmental a.

输尿管
ureter

A. 前面观 anterior view

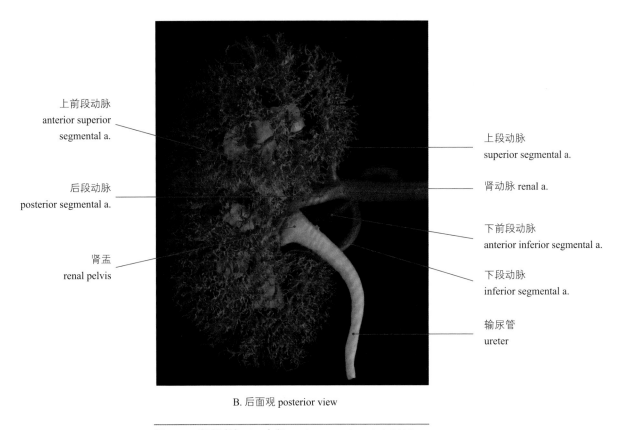

上前段动脉
anterior superior
segmental a.

后段动脉
posterior segmental a.

肾盂
renal pelvis

上段动脉
superior segmental a.

肾动脉 renal a.

下前段动脉
anterior inferior segmental a.

下段动脉
inferior segmental a.

输尿管
ureter

B. 后面观 posterior view

图 8-13　肾段动脉 -2，左肾 renal segmental a. -2, left kidney

【临床解剖学要点】
　　上段动脉大都不与肾盂、肾盏相交叉，只有 4.4% 的上段动脉后支越过最上肾小盏的外上方或背面。前上段动脉的上、下支大部分分别经过肾上大盏上 1/3 及中下 1/3 份的前面。前下段动脉经肾盂前方。下段动脉的分支在肾盂的下前方进入肾窦，在肾窦深面行经最下肾小盏的下外侧或背面。后段动脉在肾门上半部进入肾窦，横跨肾盂后上方，越过点多在肾盂与肾上大盏交界处，并发出肾盂后横动脉，此动脉横过肾盂后方或在肾盂大盏交界处与下段动脉吻合，后段动脉分成树枝状或呈弓状沿肾后唇的深面下行，沿途分支与肾大、小盏后面或上方伴行进入肾实质；中盏动脉或分为 2 支，靠近中盏上、下壁行走，两血管间有一定距离。这种位置关系在手术切开肾盂或肾盏时应予以高度重视。

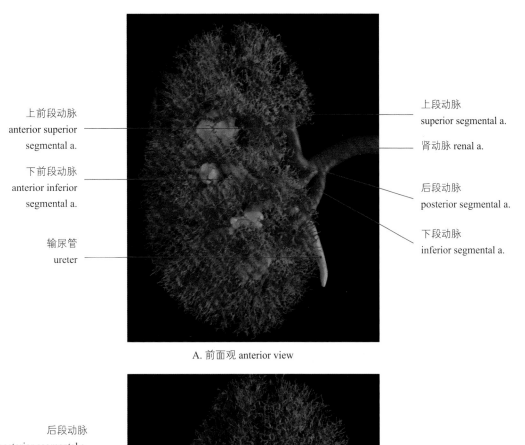

上前段动脉
anterior superior
segmental a.

下前段动脉
anterior inferior
segmental a.

输尿管
ureter

上段动脉
superior segmental a.

肾动脉 renal a.

后段动脉
posterior segmental a.

下段动脉
inferior segmental a.

A. 前面观 anterior view

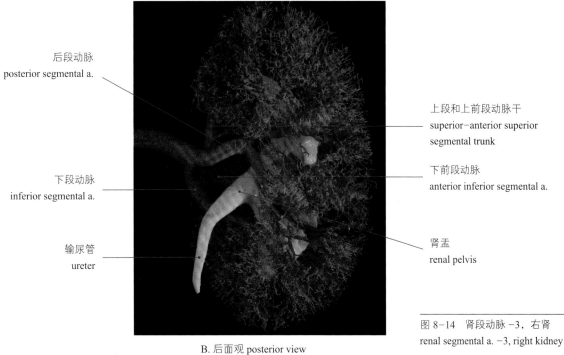

后段动脉
posterior segmental a.

下段动脉
inferior segmental a.

输尿管
ureter

上段和上前段动脉干
superior−anterior superior
segmental trunk

下前段动脉
anterior inferior segmental a.

肾盂
renal pelvis

B. 后面观 posterior view

图 8-14　肾段动脉 -3，右肾
renal segmental a. -3, right kidney

【临床解剖学要点】
　　尖段由上段动脉供应，位于肾上极的中央部分，包括肾前、后层部分。上段动脉发自前支或其他肾段动脉。上段动脉起源的变异较其他段动脉多。前上段局限于肾前层内，包括肾上极剩余部分和肾中间部分的上部。前下段位于前上段和下段之间的肾前层部分，由前下段动脉供应。下段包括整个下极，由发自肾动脉本干或前支的下段动脉供应。下段动脉于肾盂的前方分为前、后支，分别供应下极的前层和一小部后层。后段包括除上段、下段外的肾后层。它由肾动脉后支延续的后段动脉供应。后段动脉穿过肾盂上部后方，非常接近上盏的起源部。

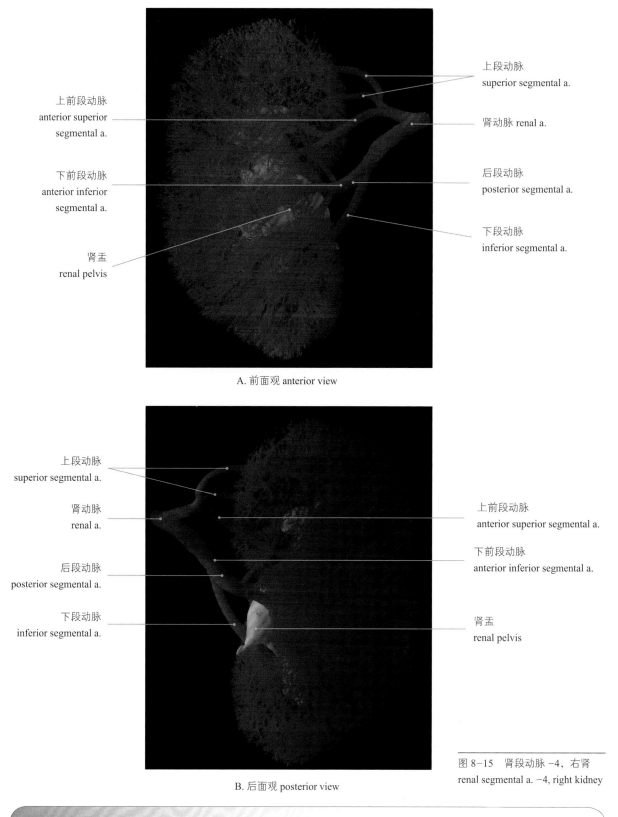

上段动脉
superior segmental a.

肾动脉 renal a.

后段动脉
posterior segmental a.

下段动脉
inferior segmental a.

上前段动脉
anterior superior
segmental a.

下前段动脉
anterior inferior
segmental a.

肾盂
renal pelvis

A. 前面观 anterior view

上段动脉
superior segmental a.

肾动脉
renal a.

后段动脉
posterior segmental a.

下段动脉
inferior segmental a.

上前段动脉
anterior superior segmental a.

下前段动脉
anterior inferior segmental a.

肾盂
renal pelvis

图 8-15　肾段动脉 -4，右肾
renal segmental a. -4, right kidney

B. 后面观 posterior view

【临床解剖学要点】
　　上段动脉、上前段动脉可共干形成一级分支。下段动脉、下前段动脉、后段动脉共干形成一级分支。下段动脉、下前段动脉共干形成二级分支，后段动脉独立形成二级分支。

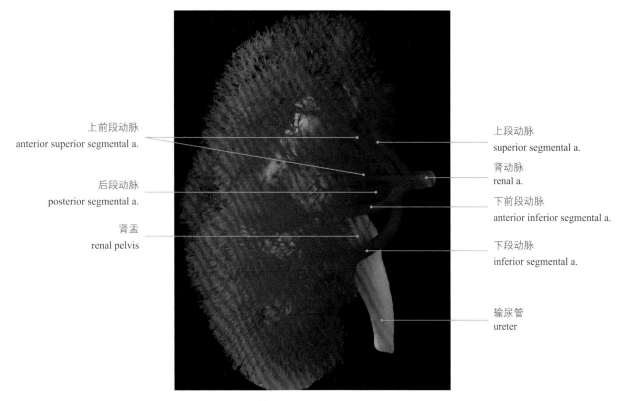

上前段动脉
anterior superior segmental a.

后段动脉
posterior segmental a.

肾盂
renal pelvis

上段动脉
superior segmental a.

肾动脉
renal a.

下前段动脉
anterior inferior segmental a.

下段动脉
inferior segmental a.

输尿管
ureter

A. 前面观 anterior view

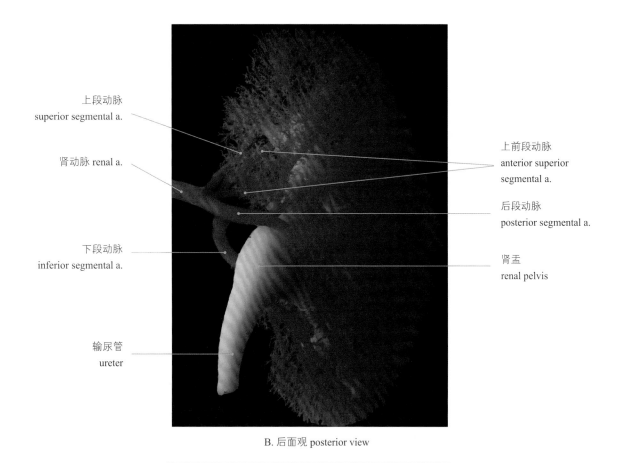

上段动脉
superior segmental a.

肾动脉 renal a.

下段动脉
inferior segmental a.

输尿管
ureter

上前段动脉
anterior superior
segmental a.

后段动脉
posterior segmental a.

肾盂
renal pelvis

B. 后面观 posterior view

图 8-16　肾段动脉 -5，右肾 renal segmental a. -5, right kidney

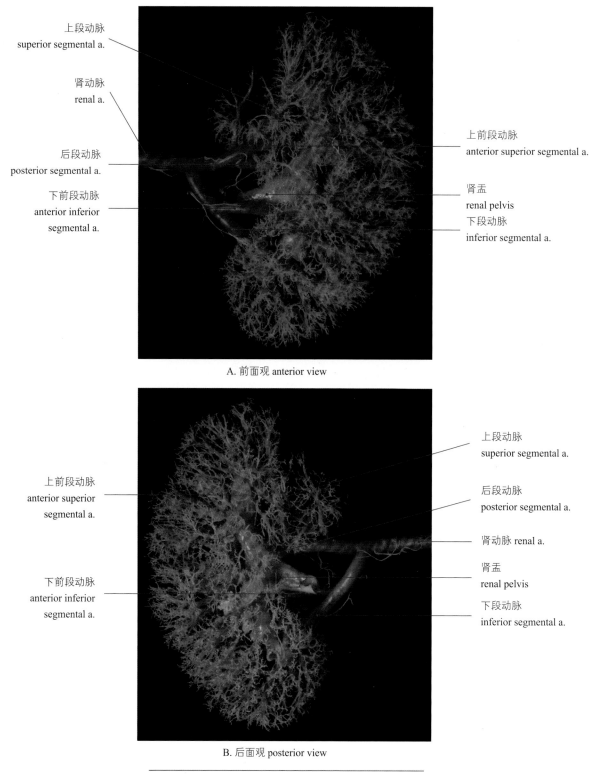

上段动脉
superior segmental a.

肾动脉
renal a.

后段动脉
posterior segmental a.

下前段动脉
anterior inferior
segmental a.

上前段动脉
anterior superior segmental a.

肾盂
renal pelvis

下段动脉
inferior segmental a.

A. 前面观 anterior view

上前段动脉
anterior superior
segmental a.

下前段动脉
anterior inferior
segmental a.

上段动脉
superior segmental a.

后段动脉
posterior segmental a.

肾动脉 renal a.

肾盂
renal pelvis

下段动脉
inferior segmental a.

B. 后面观 posterior view

图 8-17　肾段动脉 -6，左肾 renal segmental a. -6, left kidney

【临床解剖学要点】

　　下段动脉和下前段动脉可共干形成一级分支，上段动脉、上前段动脉、后段动脉可共干形成一级分支。上段动脉和上前段动脉也可共干形成一级分支，后段动脉独立成二级分支。

第
8
部
分

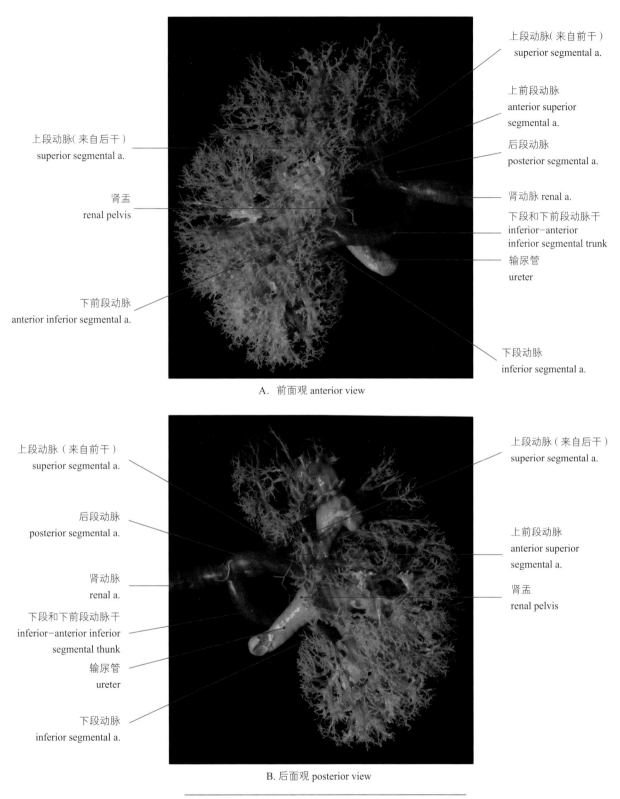

上段动脉（来自前干）
superior segmental a.

上前段动脉
anterior superior
segmental a.

后段动脉
posterior segmental a.

肾动脉 renal a.

下段和下前段动脉干
inferior–anterior
inferior segmental trunk

输尿管
ureter

下段动脉
inferior segmental a.

上段动脉（来自后干）
superior segmental a.

肾盂
renal pelvis

下前段动脉
anterior inferior segmental a.

A. 前面观 anterior view

上段动脉（来自前干）
superior segmental a.

后段动脉
posterior segmental a.

肾动脉
renal a.

下段和下前段动脉干
inferior–anterior inferior
segmental thunk

输尿管
ureter

下段动脉
inferior segmental a.

上段动脉（来自后干）
superior segmental a.

上前段动脉
anterior superior
segmental a.

肾盂
renal pelvis

B. 后面观 posterior view

图 8–18　肾段动脉 –7，右肾 renal segmental a. –7, right kidney

【临床解剖学要点】
　　此图下段动脉、下前段动脉共干成一级分支，上段动脉、上前段动脉形成共干成一级分支，后段动脉独立成干成一级分支，3 个一级分支在同一水平，由肾动脉主干分出。

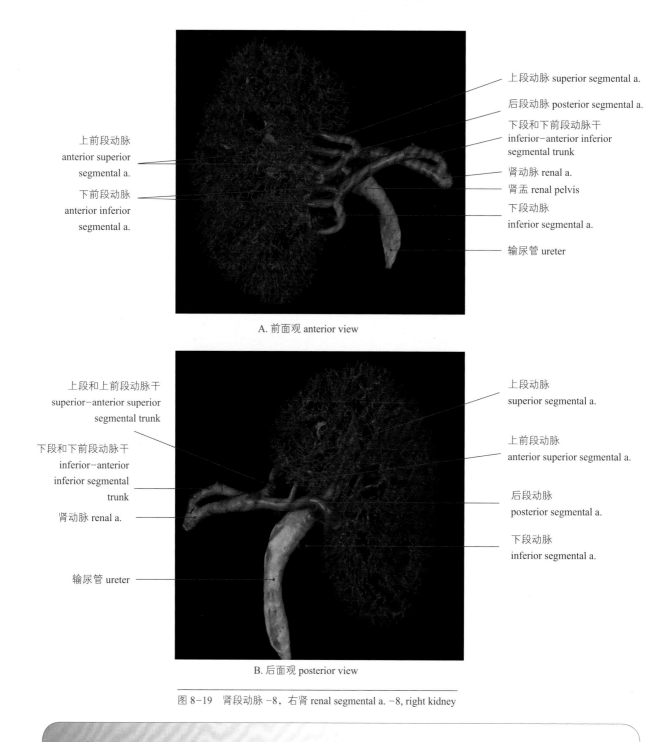

上段动脉 superior segmental a.

后段动脉 posterior segmental a.

下段和下前段动脉干
inferior-anterior inferior
segmental trunk

上前段动脉
anterior superior
segmental a.

肾动脉 renal a.

下前段动脉
anterior inferior
segmental a.

肾盂 renal pelvis

下段动脉
inferior segmental a.

输尿管 ureter

A. 前面观 anterior view

上段和上前段动脉干
superior-anterior superior
segmental trunk

下段和下前段动脉干
inferior-anterior
inferior segmental
trunk

肾动脉 renal a.

输尿管 ureter

上段动脉
superior segmental a.

上前段动脉
anterior superior segmental a.

后段动脉
posterior segmental a.

下段动脉
inferior segmental a.

B. 后面观 posterior view

图 8-19　肾段动脉 -8，右肾 renal segmental a. -8, right kidney

【临床解剖学要点】

　　通过中肾漏斗的肾内通道产生的动脉损伤占 23%。后段动脉的中间支比任何其他血管更易被损伤。下极漏斗部的后面被泌尿外科医生和放射介入医师认为是无动脉的，然而 38% 受检者发现在这个部位有肾漏斗部动脉。因此通过想象中的无血管的下极入路穿刺可能造成严重的并发症。事实上，动脉损伤占到通过下极漏斗进行穿刺的 13%，表明通过肾盏漏斗的经皮肾造瘘是不安全的，因为这类通道有可能会带来叶间血管出血的风险。经漏斗穿刺也可造成收集系统的对穿性损伤，因为肾动脉的节段分支和肾静脉的主要属支都在肾盂前面。

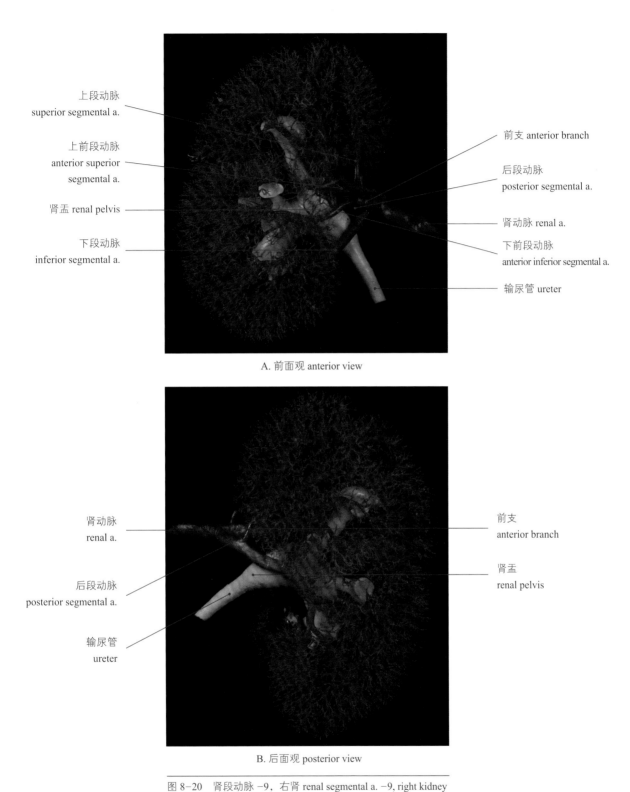

上段动脉
superior segmental a.

上前段动脉
anterior superior
segmental a.

肾盂 renal pelvis

下段动脉
inferior segmental a.

前支 anterior branch

后段动脉
posterior segmental a.

肾动脉 renal a.

下前段动脉
anterior inferior segmental a.

输尿管 ureter

A. 前面观 anterior view

肾动脉
renal a.

后段动脉
posterior segmental a.

输尿管
ureter

前支
anterior branch

肾盂
renal pelvis

B. 后面观 posterior view

图 8-20　肾段动脉 -9，右肾 renal segmental a. -9, right kidney

【临床解剖学要点】
　　肾盂前面血管与肾盂输尿管连接部（ureteropelvic junction，UPJ）的关系：在 65% 的标本中都有一条较大动脉、静脉或二者都与 UPJ 的腹侧关系紧密。在这些标本中，45% 是下段动脉和 UPJ 腹侧关系紧密。一条前面横跨血管的出现并且具有轻或重的肾积水，有可能导致手术失败。

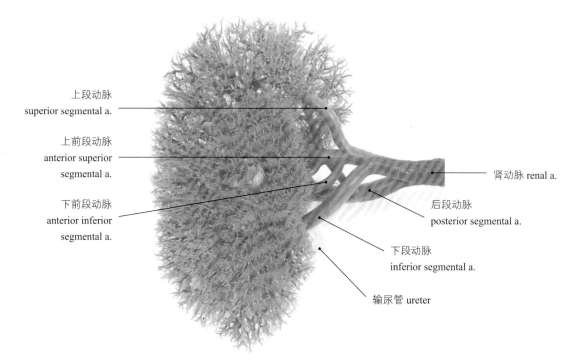

上段动脉
superior segmental a.

上前段动脉
anterior superior
segmental a.

下前段动脉
anterior inferior
segmental a.

肾动脉 renal a.

后段动脉
posterior segmental a.

下段动脉
inferior segmental a.

输尿管 ureter

A. 前面观 anterior view

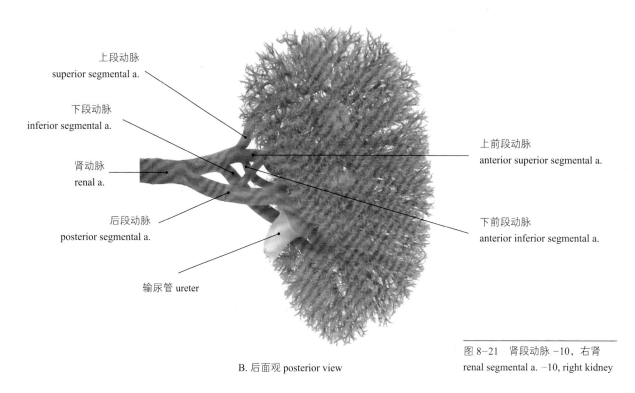

上段动脉
superior segmental a.

下段动脉
inferior segmental a.

肾动脉
renal a.

后段动脉
posterior segmental a.

输尿管 ureter

上前段动脉
anterior superior segmental a.

下前段动脉
anterior inferior segmental a.

B. 后面观 posterior view

图 8-21 肾段动脉 -10，右肾
renal segmental a. -10, right kidney

【临床解剖学要点】

图 8-21 前干和后干独立成一级分支。上段动脉、上前段动脉、下前段动脉会合后与下段动脉分别形成一级分支。上段动脉、上前段动脉、下前段动脉向前以分散方式供应相应肾段。后段动脉以主干形式发出二级分支供应肾后段。

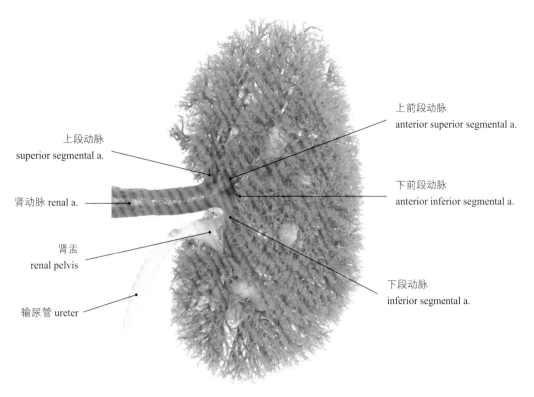

上段动脉
superior segmental a.

肾动脉 renal a.

肾盂
renal pelvis

输尿管 ureter

上前段动脉
anterior superior segmental a.

下前段动脉
anterior inferior segmental a.

下段动脉
inferior segmental a.

A. 后面观 posterior view

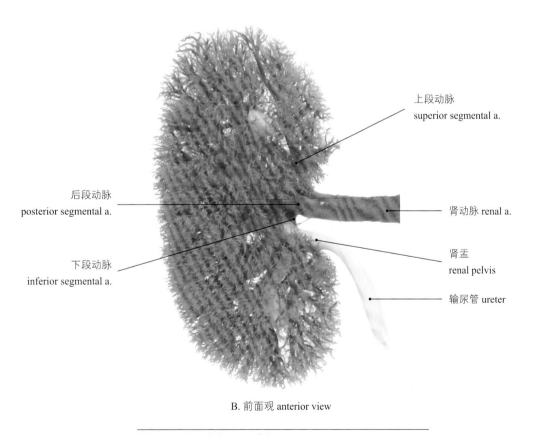

后段动脉
posterior segmental a.

下段动脉
inferior segmental a.

上段动脉
superior segmental a.

肾动脉 renal a.

肾盂
renal pelvis

输尿管 ureter

B. 前面观 anterior view

图 8-22　肾段动脉 -11，右肾 renal segmental a. -11, right kidney

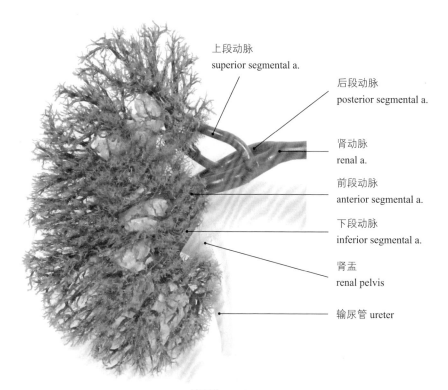

上段动脉
superior segmental a.

后段动脉
posterior segmental a.

肾动脉
renal a.

前段动脉
anterior segmental a.

下段动脉
inferior segmental a.

肾盂
renal pelvis

输尿管 ureter

A. 前面观 anterior view

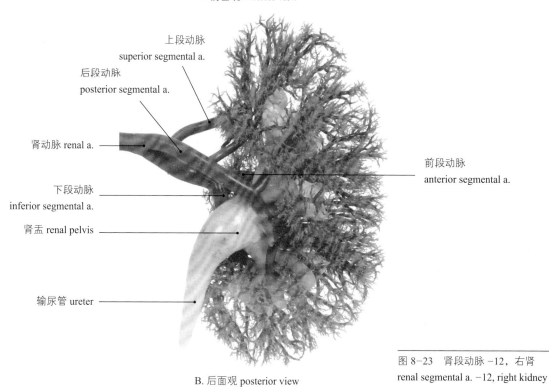

上段动脉
superior segmental a.

后段动脉
posterior segmental a.

肾动脉 renal a.

下段动脉
inferior segmental a.

肾盂 renal pelvis

输尿管 ureter

前段动脉
anterior segmental a.

B. 后面观 posterior view

图 8-23　肾段动脉 -12，右肾
renal segmental a. -12, right kidney

【临床解剖学要点】

　　图 8-23 前后干为一级分支，前干与后干分别发出一上段动脉。后干发出上段动脉后，继续以主干方式向前发出后段动脉。本例不能区分上前段动脉和下前段动脉，二者合并为前段动脉。前段动脉与下段动脉成为前干的二级分支。

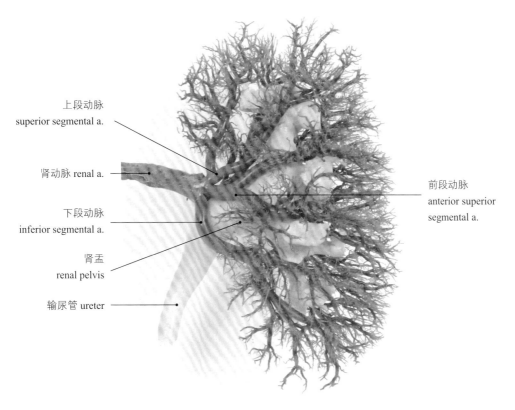

上段动脉
superior segmental a.

肾动脉 renal a.

下段动脉
inferior segmental a.

肾盂
renal pelvis

输尿管 ureter

前段动脉
anterior superior
segmental a.

A. 前面观 anterior view

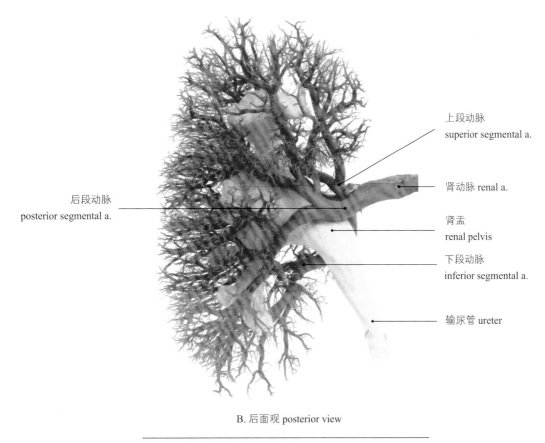

后段动脉
posterior segmental a.

上段动脉
superior segmental a.

肾动脉 renal a.

肾盂
renal pelvis

下段动脉
inferior segmental a.

输尿管 ureter

B. 后面观 posterior view

图 8-24　肾段动脉 -13，左肾 renal segmental a. -13, left kidney

第 8 部分

265

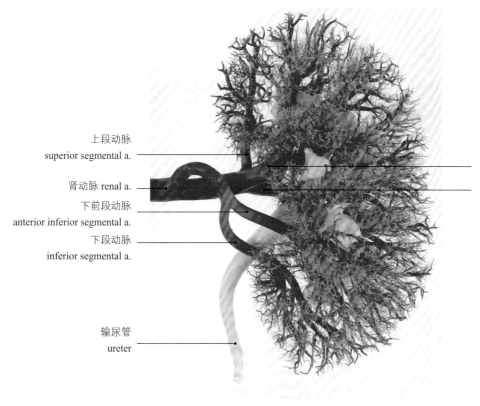

上段动脉
superior segmental a.

肾动脉 renal a.

下前段动脉
anterior inferior segmental a.

下段动脉
inferior segmental a.

输尿管
ureter

上前段动脉
anterior superior segmental a.

后段动脉
posterior segmental a.

A. 前面观 anterior view

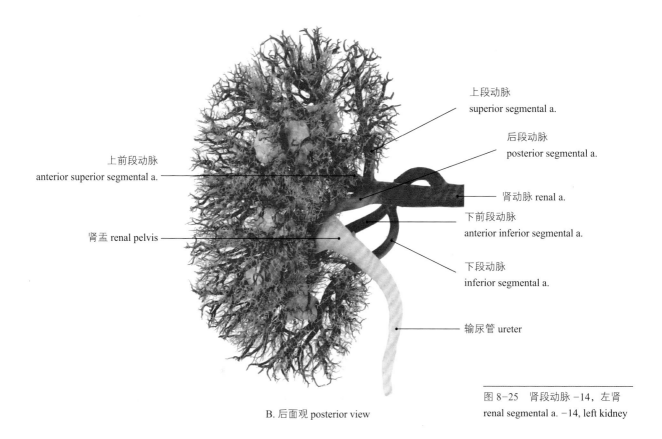

上前段动脉
anterior superior segmental a.

肾盂 renal pelvis

上段动脉
superior segmental a.

后段动脉
posterior segmental a.

肾动脉 renal a.

下前段动脉
anterior inferior segmental a.

下段动脉
inferior segmental a.

输尿管 ureter

B. 后面观 posterior view

图 8-25 肾段动脉 -14，左肾
renal segmental a. -14, left kidney

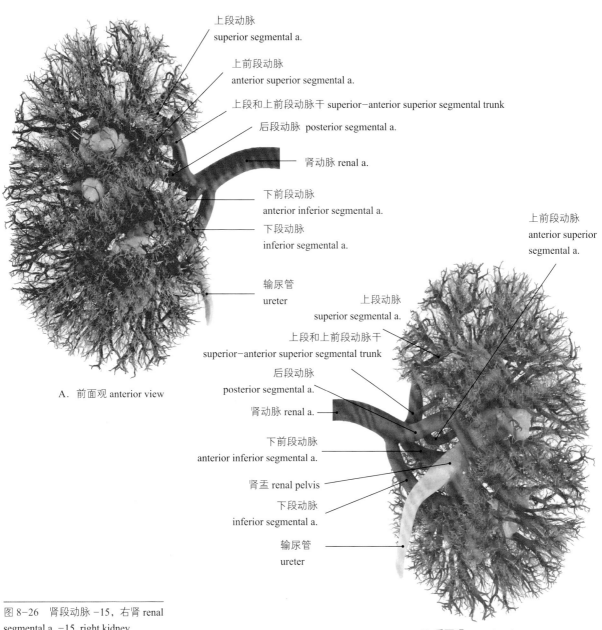

上段动脉
superior segmental a.

上前段动脉
anterior superior segmental a.

上段和上前段动脉干 superior-anterior superior segmental trunk

后段动脉　posterior segmental a.

肾动脉 renal a.

下前段动脉
anterior inferior segmental a.

下段动脉
inferior segmental a.

输尿管
ureter

A. 前面观 anterior view

上前段动脉
anterior superior
segmental a.

上段动脉
superior segmental a.

上段和上前段动脉干
superior-anterior superior segmental trunk

后段动脉
posterior segmental a.

肾动脉 renal a.

下前段动脉
anterior inferior segmental a.

肾盂 renal pelvis

下段动脉
inferior segmental a.

输尿管
ureter

B. 后面观 posterior view

图 8-26　肾段动脉 -15，右肾 renal segmental a. -15, right kidney

【临床解剖学要点】
　　单支肾门型是常见的肾动脉类型。肾动脉在肾门区发出一级分支，但是标准的前干和后干并不常见，而是以不同肾段组合的二级分支来自一级分支主干，或分散发出的肾段动脉各自形成一级分支，也可以是不同肾段动脉组合的上、下两干。可在术前通过 CTA、MRA、肾动脉造影和 3D 重建肾动脉，并可通过 3D 打印获得直观影像，术中也可以借全息影像技术透视组织深部的血管和病灶位置。对于这种类型，左侧可在腹主动脉平面游离出肾动脉主干进行结扎或阻断，右侧可在下腔静脉外侧或后方游离出肾动脉主干进行结扎或阻断，也可继续沿肾动脉平面游离出相应分支行高选择性肾动脉结扎或阻断。肾移植时，因为有相应一段长度的肾动脉主干，切取和吻合都相对容易。同理，肾动脉造影因为有一段长的肾动脉主干，造影和栓塞也相对容易。但因为在肾盂后上方有肾动脉分支，所以在肾盂切开时要注意保护该处的肾血管。

第 8 部分

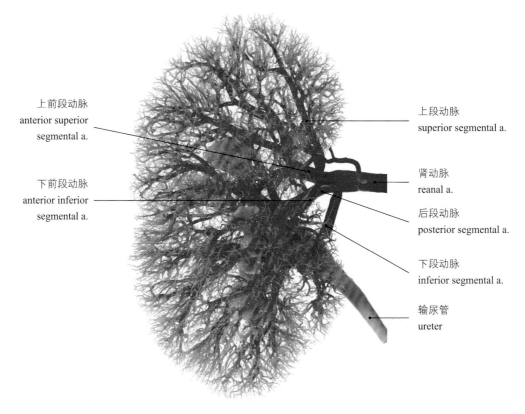

上前段动脉
anterior superior
segmental a.

下前段动脉
anterior inferior
segmental a.

上段动脉
superior segmental a.

肾动脉
reanal a.

后段动脉
posterior segmental a.

下段动脉
inferior segmental a.

输尿管
ureter

A. 前面观 anterior view

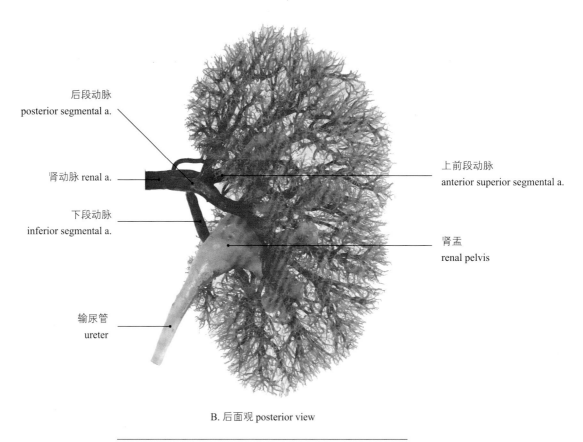

后段动脉
posterior segmental a.

肾动脉 renal a.

下段动脉
inferior segmental a.

上前段动脉
anterior superior segmental a.

肾盂
renal pelvis

输尿管
ureter

B. 后面观 posterior view

图 8-27 肾段动脉 -16，右肾 renal segmental a. -16, right kidney

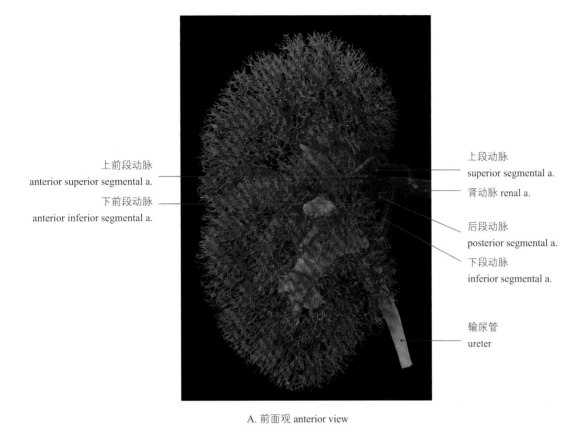

上前段动脉
anterior superior segmental a.

下前段动脉
anterior inferior segmental a.

上段动脉
superior segmental a.

肾动脉 renal a.

后段动脉
posterior segmental a.

下段动脉
inferior segmental a.

输尿管
ureter

A. 前面观 anterior view

上前段动脉
anterior superior segmental a.

后段动脉
posterior segmental a.

肾动脉 renal a.

下段动脉
inferior segmental a.

输尿管
ureter

下前段动脉
anterior inferior segmental a.

肾盂
renal pelvis

B. 后面观 posterior view

图 8-28　肾段动脉 -17，右肾 renal segmental a. -17,
right kidney

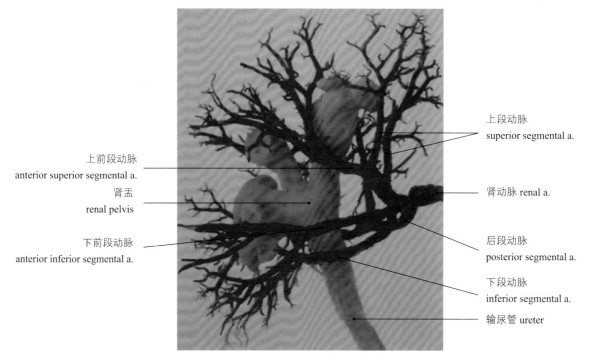

上前段动脉
anterior superior segmental a.

肾盂
renal pelvis

下前段动脉
anterior inferior segmental a.

上段动脉
superior segmental a.

肾动脉 renal a.

后段动脉
posterior segmental a.

下段动脉
inferior segmental a.

输尿管 ureter

A. 前面观 anterior view

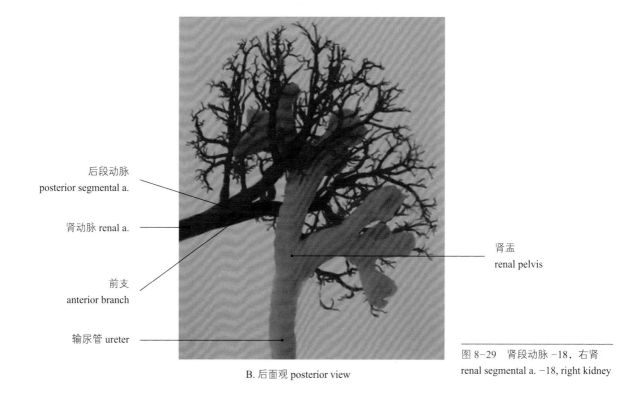

后段动脉
posterior segmental a.

肾动脉 renal a.

前支
anterior branch

输尿管 ureter

肾盂
renal pelvis

B. 后面观 posterior view

图 8-29　肾段动脉 -18，右肾
renal segmental a. -18, right kidney

【临床解剖学要点】

此图主干血管在肾上部进入肾门，分成前、后两干。该例因为未能见到肾后下部血管，要注意肾下极异位肾动脉存在的可能性。在肾动脉造影、肾切除或部分切除、肾移植术中均要通过影像寻找可能存在的异位肾动脉。

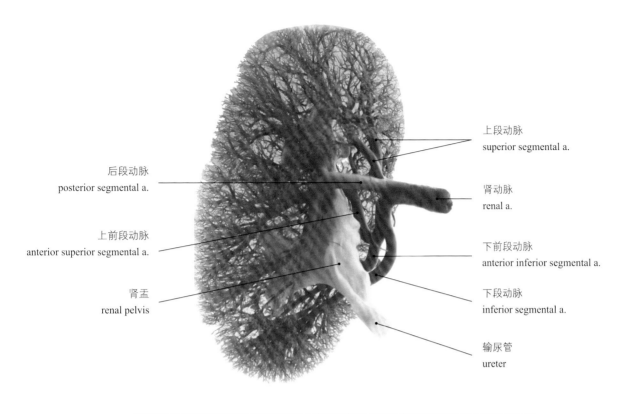

后段动脉
posterior segmental a.

上前段动脉
anterior superior segmental a.

肾盂
renal pelvis

上段动脉
superior segmental a.

肾动脉
renal a.

下前段动脉
anterior inferior segmental a.

下段动脉
inferior segmental a.

输尿管
ureter

图 8-30　肾段动脉 -19，左肾，前面观 renal segmental a. -19, left kidney , anterior view

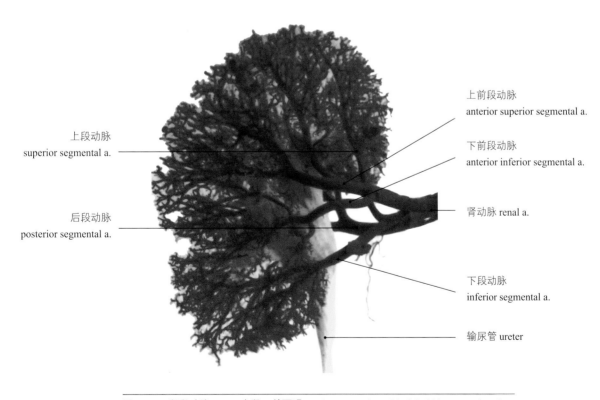

上段动脉
superior segmental a.

后段动脉
posterior segmental a.

上前段动脉
anterior superior segmental a.

下前段动脉
anterior inferior segmental a.

肾动脉 renal a.

下段动脉
inferior segmental a.

输尿管 ureter

图 8-31　肾段动脉 -20，右肾，前面观 renal segmental a. -20, right kidney, anterior view

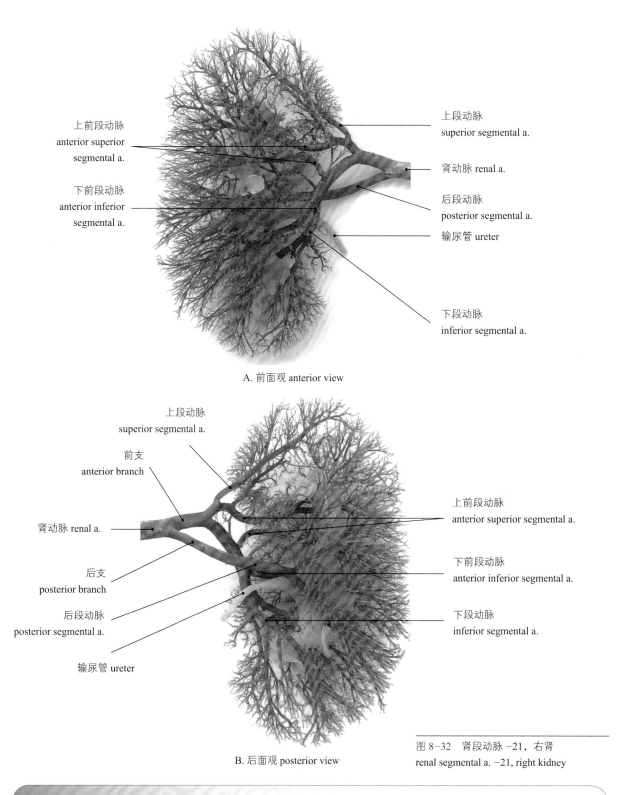

上前段动脉
anterior superior
segmental a.

下前段动脉
anterior inferior
segmental a.

上段动脉
superior segmental a.

肾动脉 renal a.

后段动脉
posterior segmental a.

输尿管 ureter

下段动脉
inferior segmental a.

A. 前面观 anterior view

上段动脉
superior segmental a.

前支
anterior branch

肾动脉 renal a.

后支
posterior branch

后段动脉
posterior segmental a.

输尿管 ureter

上前段动脉
anterior superior segmental a.

下前段动脉
anterior inferior segmental a.

下段动脉
inferior segmental a.

B. 后面观 posterior view

图 8-32　肾段动脉 -21，右肾
renal segmental a. -21, right kidney

【临床解剖学要点】

　　单支肾窦型常见，特点是肾动脉长，在肾门区通常以分散状而不是以主干状发出各肾段动脉。因肾动脉长，可以在肾门区将肾动脉主干游离、结扎或阻断。因有长的单支肾动脉，这类病例肾移植术取肾及血管吻合均比较方便。经皮肾镜术后行肾动脉造影和高选择性栓塞时，不易遗漏出血灶。但因为肾动脉一级分支邻近肾窦，肾部分切除术欲行肾动脉高选择性阻断比较困难。

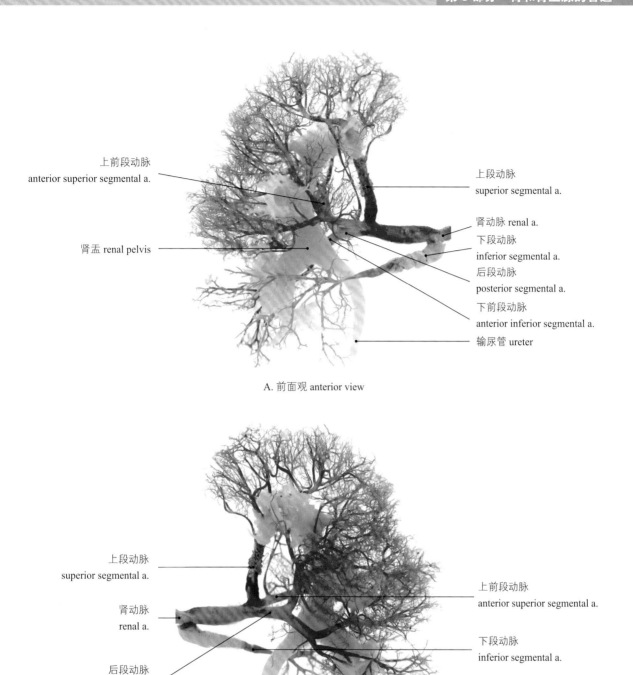

上前段动脉
anterior superior segmental a.

肾盂 renal pelvis

上段动脉
superior segmental a.

肾动脉 renal a.
下段动脉
inferior segmental a.

后段动脉
posterior segmental a.

下前段动脉
anterior inferior segmental a.

输尿管 ureter

A. 前面观 anterior view

上段动脉
superior segmental a.

肾动脉
renal a.

后段动脉
posterior segmental a.

输尿管
ureter

上前段动脉
anterior superior segmental a.

下段动脉
inferior segmental a.

B. 后面观 posterior view

图 8-33　肾段动脉 -22，右肾
renal segmental a. -22, right kidney

【临床解剖学要点】
　　此例肾动脉分出上、下干。下段干独立形成下段动脉。上干是上段动脉、前段动脉、后段动脉的共干。前段动脉分出上前段动脉和下前段动脉 2 个三级分支。

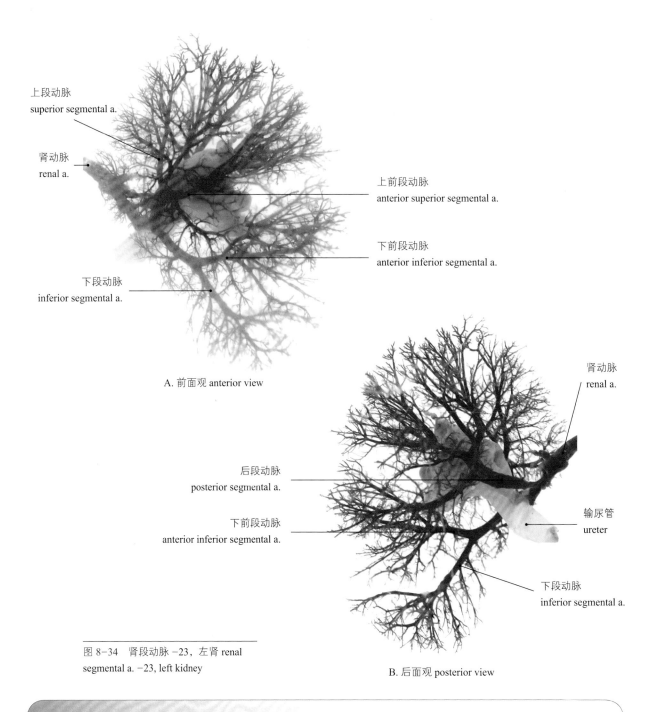

上段动脉
superior segmental a.

肾动脉
renal a.

上前段动脉
anterior superior segmental a.

下前段动脉
anterior inferior segmental a.

下段动脉
inferior segmental a.

A. 前面观 anterior view

肾动脉
renal a.

后段动脉
posterior segmental a.

下前段动脉
anterior inferior segmental a.

输尿管
ureter

下段动脉
inferior segmental a.

图 8-34　肾段动脉 -23，左肾 renal
segmental a. -23, left kidney

B. 后面观 posterior view

【临床解剖学要点】

　　单支过早分支型过早发出的肾动脉一级分支可以是 1 条，也可以是多条。当行肾动脉结扎或阻断时，应该沿腹主动脉平面手术，才可完全结扎或阻断肾动脉。即使行选择性肾动脉支阻断也要沿肾动脉主干解剖出其相应的一级分支。如果不在腹主动脉平面而是在肾门区游离肾动脉时，则会解剖出多个肾动脉分支，如果未能将该水平的肾动脉分支全部解剖显露，遗漏的肾动脉分支未能在术中显露、结扎或阻断，会导致手术出血和术野隐没。肾移植术取肾时也应在腹主动脉平面切取肾动脉，以方便吻合并减少移植肾术后缺血。肾血管造影时导丝易进入某个一级分支，此时要重新退回到主干或腹主动脉造影以判断其他一级分支。当病灶位于某个一级分支的供应区时，本类型个体可以游离出相应的一级分支进行部分阻断行肾部分切除术。

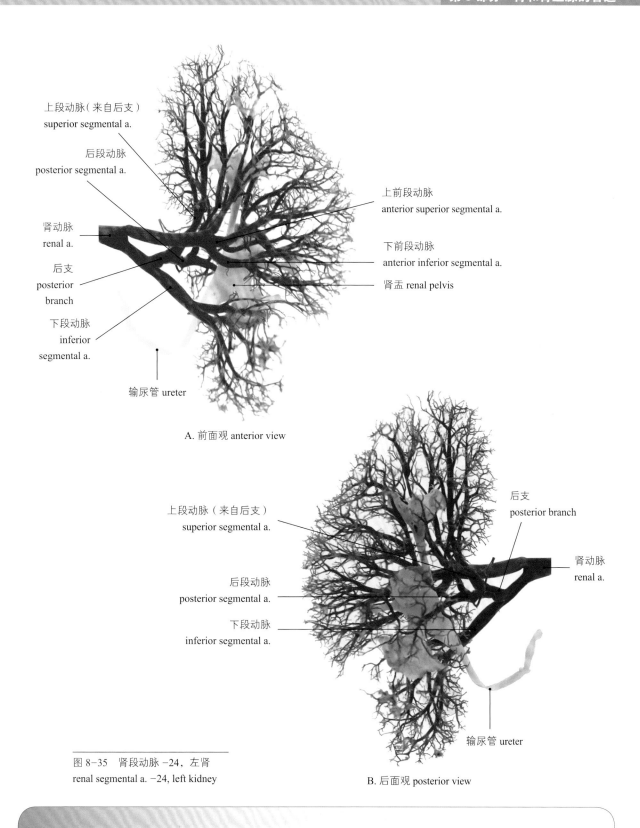

上段动脉（来自后支）
superior segmental a.

后段动脉
posterior segmental a.

肾动脉
renal a.

后支
posterior
branch

下段动脉
inferior
segmental a.

输尿管 ureter

上前段动脉
anterior superior segmental a.

下前段动脉
anterior inferior segmental a.

肾盂 renal pelvis

A. 前面观 anterior view

上段动脉（来自后支）
superior segmental a.

后段动脉
posterior segmental a.

下段动脉
inferior segmental a.

后支
posterior branch

肾动脉
renal a.

输尿管 ureter

图 8-35　肾段动脉 -24，左肾
renal segmental a. -24, left kidney

B. 后面观 posterior view

【临床解剖学要点】
　　此例肾动脉分上下两干。前段动脉来自上干，再向前分散发出供应肾前段的分支，但这些分支未能明显区分出上前段动脉和下前段动脉。后段动脉、下段动脉、上段动脉共干形成下干。后段动脉和上段动脉共干形成下干的二级分支。

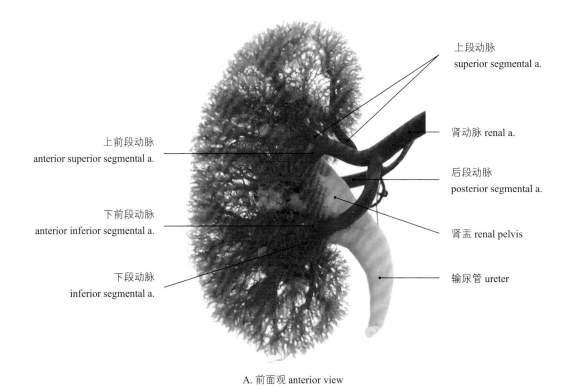

上段动脉
superior segmental a.

肾动脉 renal a.

上前段动脉
anterior superior segmental a.

后段动脉
posterior segmental a.

下前段动脉
anterior inferior segmental a.

肾盂 renal pelvis

下段动脉
inferior segmental a.

输尿管 ureter

A. 前面观 anterior view

上段动脉
superior segmental a.

上段和上前段动脉干
superior−anterior
superior segmental trunk

肾动脉 renal a.

上前段动脉
anterior superior segmental a.

后段动脉
posterior segmental a.

肾盂 renal pelvis

输尿管动脉
ureteral a.

B. 后面观 posterior view

图 8−36　肾段动脉 −25，右肾
renal segmental a. −25, right kidney

【临床解剖学要点】

　　此例前后两干为一级分支。上段动脉和上前段动脉共干，下段动脉和下前段动脉共干，两干分别是前干的二级分支。可看到从后段动脉向下发出的输尿管动脉。

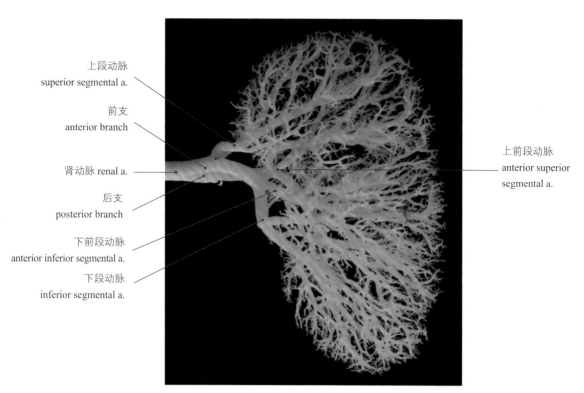

上段动脉
superior segmental a.

前支
anterior branch

肾动脉 renal a.

后支
posterior branch

下前段动脉
anterior inferior segmental a.

下段动脉
inferior segmental a.

上前段动脉
anterior superior
segmental a.

A. 前面观 anterior view

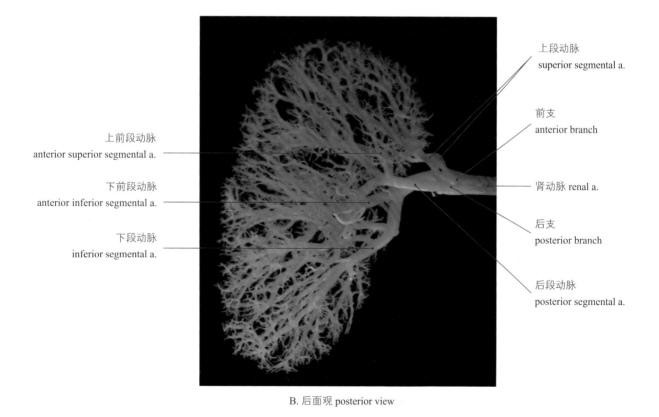

上前段动脉
anterior superior segmental a.

下前段动脉
anterior inferior segmental a.

下段动脉
inferior segmental a.

上段动脉
superior segmental a.

前支
anterior branch

肾动脉 renal a.

后支
posterior branch

后段动脉
posterior segmental a.

B. 后面观 posterior view

图 8-37　肾段动脉 -26，左肾 renal segmental a. -26, left kidney

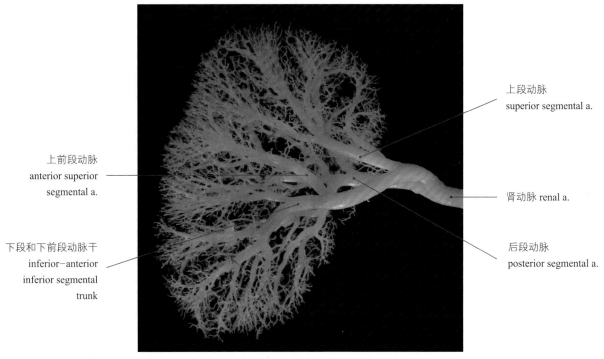

上前段动脉
anterior superior
segmental a.

下段和下前段动脉干
inferior-anterior
inferior segmental
trunk

上段动脉
superior segmental a.

肾动脉 renal a.

后段动脉
posterior segmental a.

A. 前面观 anterior view

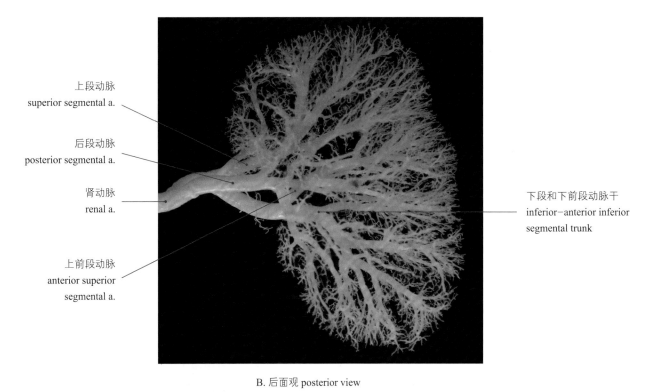

上段动脉
superior segmental a.

后段动脉
posterior segmental a.

肾动脉
renal a.

上前段动脉
anterior superior
segmental a.

下段和下前段动脉干
inferior-anterior inferior
segmental trunk

B. 后面观 posterior view

图 8-38　肾段动脉 -27，右肾 renal segmental a. -27, right kidney

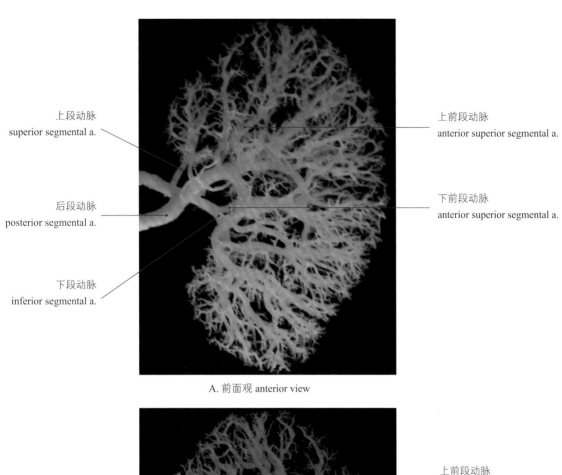

上段动脉
superior segmental a.

后段动脉
posterior segmental a.

下段动脉
inferior segmental a.

上前段动脉
anterior superior segmental a.

下前段动脉
anterior superior segmental a.

A. 前面观 anterior view

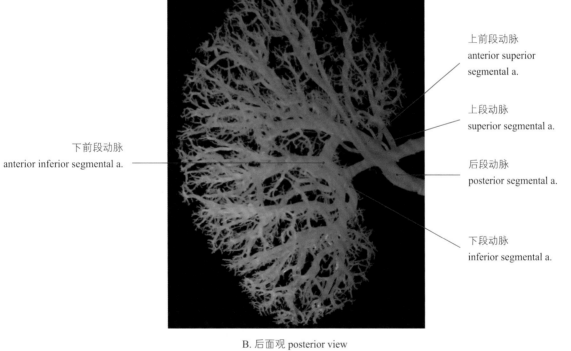

下前段动脉
anterior inferior segmental a.

上前段动脉
anterior superior
segmental a.

上段动脉
superior segmental a.

后段动脉
posterior segmental a.

下段动脉
inferior segmental a.

B. 后面观 posterior view

图 8-39　肾段动脉 -28（左肾）renal segmental a. -28, left kidney

【临床解剖学要点】
　　此例肾动脉分前干和后干。上段动脉与上前段动脉共干，下前段动脉和下段动脉共干。这两者血管干形成前干的二级分支。

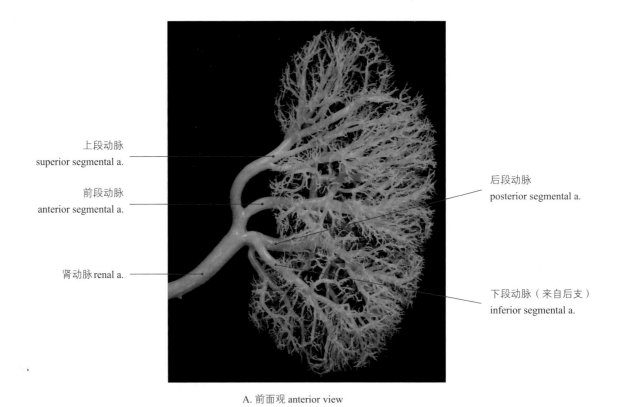

上段动脉
superior segmental a.

前段动脉
anterior segmental a.

肾动脉 renal a.

后段动脉
posterior segmental a.

下段动脉（来自后支）
inferior segmental a.

A. 前面观 anterior view

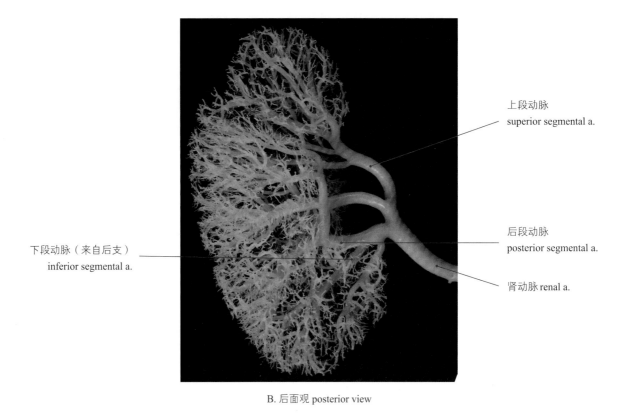

上段动脉
superior segmental a.

下段动脉（来自后支）
inferior segmental a.

后段动脉
posterior segmental a.

肾动脉 renal a.

B. 后面观 posterior view

图 8-40　肾段动脉 -29（前、后支变异）renal segmental a.
-29（anterior and posterior branch variation of renal a.）

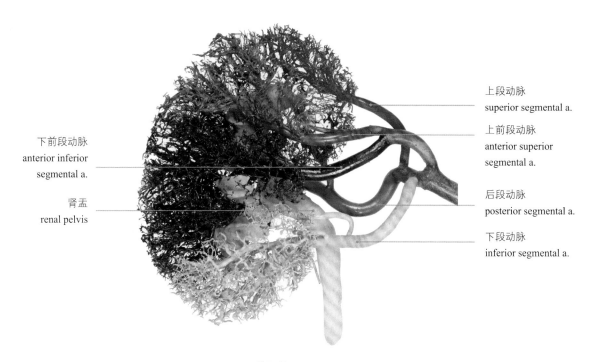

上段动脉
superior segmental a.

上前段动脉
anterior superior
segmental a.

后段动脉
posterior segmental a.

下段动脉
inferior segmental a.

下前段动脉
anterior inferior
segmental a.

肾盂
renal pelvis

A. 前面观 anterior view

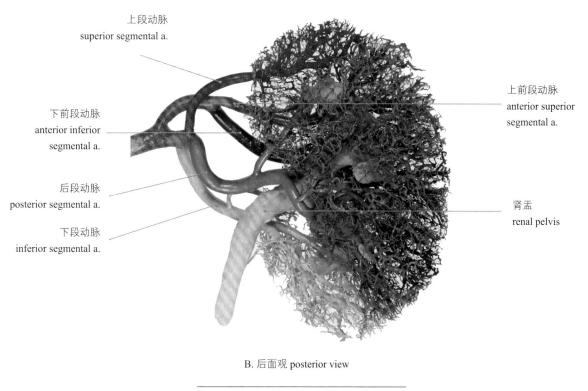

上段动脉
superior segmental a.

下前段动脉
anterior inferior
segmental a.

后段动脉
posterior segmental a.

下段动脉
inferior segmental a.

上前段动脉
anterior superior
segmental a.

肾盂
renal pelvis

B. 后面观 posterior view

图 8-41　肾段动脉 -30 renal segmental a. -30

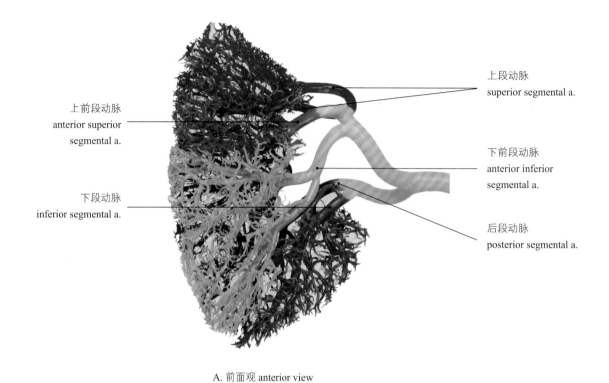

上段动脉
superior segmental a.

上前段动脉
anterior superior
segmental a.

下前段动脉
anterior inferior
segmental a.

下段动脉
inferior segmental a.

后段动脉
posterior segmental a.

A. 前面观 anterior view

上段动脉
superior segmental a.

上前段动脉
anterior superior segmental a.

下前段动脉
anterior inferior segmental a.

后段动脉
posterior segmental a.

下段动脉
inferior segmental a.

B. 后面观 posterior view

图 8-42　肾段动脉 -31 renal segmental a. -31

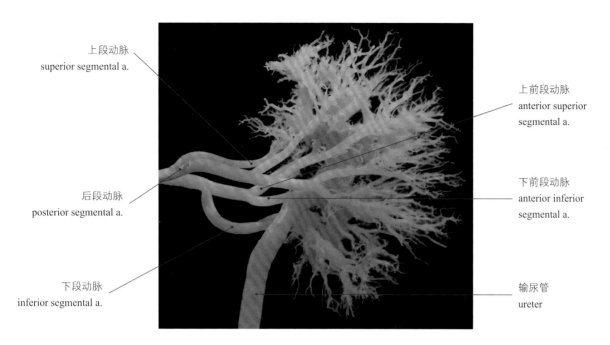

上段动脉
superior segmental a.

上前段动脉
anterior superior
segmental a.

后段动脉
posterior segmental a.

下前段动脉
anterior inferior
segmental a.

下段动脉
inferior segmental a.

输尿管
ureter

图 8-43　肾段动脉 -32 后面观，右肾
renal segmental a. -32, posterior view, right kidney

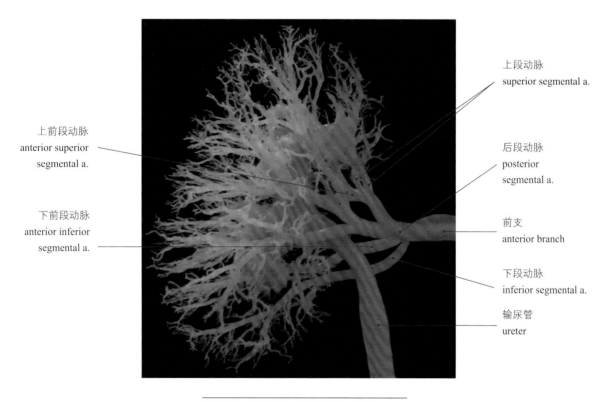

上前段动脉
anterior superior
segmental a.

下前段动脉
anterior inferior
segmental a.

上段动脉
superior segmental a.

后段动脉
posterior
segmental a.

前支
anterior branch

下段动脉
inferior segmental a.

输尿管
ureter

图 8-44　肾段动脉 -33 前面观，左肾
renal segmental a. -33, anterior view, left kidney

【临床解剖学要点】

　　关于多支肾门型。胚胎期的原始血管鞘中有4条动脉供应肾。在肾发育过程中，部分血管退化，有一血管则逐渐形成主干。当退化不全时可形成多支动脉变异。七成以上肾动脉为1支，两成以上肾动脉有2支或者更多，右肾有2支者多于左侧。3支者为1%~2%，4支及5支者少见。肾动脉及其分支除从肾门入肾外，也可直接进入肾的上端或下端，或经肾的前后面入肾，此为副肾动脉或迷走肾动脉，直径一般较小，若管径够大，则充当肾段动脉。多支肾动脉或迷走肾动脉可以通过CT、MRI、肾动脉造影等在术前获得诊断，但这些检查仍然有可能遗漏小的异位肾动脉。在肾切除术或肾部分切除术中，多支肾动脉和异位肾动脉会增加术中解剖肾动脉的难度，如果遗漏或阻断不全会增加术中出血，甚至不得不切除肾。经皮肾镜术后出血需要介入栓塞时，如果还有异位肾动脉供应区出血，可能会因为术中未想到或未找到出血的异位肾动脉而导致栓塞失败。副肾动脉或肾动脉过早分支（在主动脉发出1.5 cm以内出现的分支）也是肾移植尤其是活体供肾取肾前要明确的变异，避免移植肾相应肾段缺血。

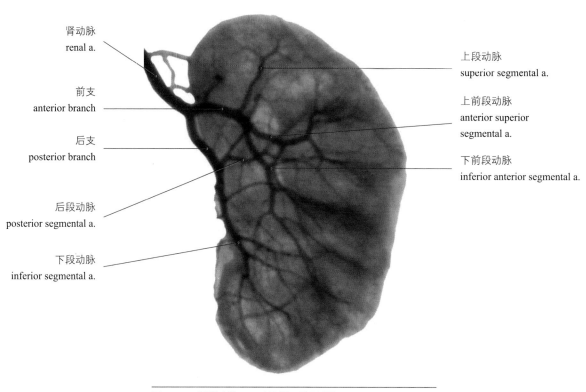

肾动脉 renal a.
前支 anterior branch
后支 posterior branch
后段动脉 posterior segmental a.
下段动脉 inferior segmental a.
上段动脉 superior segmental a.
上前段动脉 anterior superior segmental a.
下前段动脉 inferior anterior segmental a.

图 8-45　肾段动脉 -34（造影，前面观）renal segmental a. -34（radiography，anterior view）

（邱剑光　丁自海）

肾动脉与静脉的毗邻

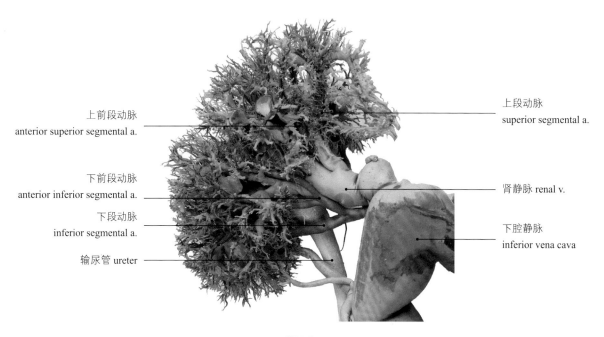

上前段动脉
anterior superior segmental a.

下前段动脉
anterior inferior segmental a.

下段动脉
inferior segmental a.

输尿管 ureter

上段动脉
superior segmental a.

肾静脉 renal v.

下腔静脉
inferior vena cava

A. 前面观 anterior view

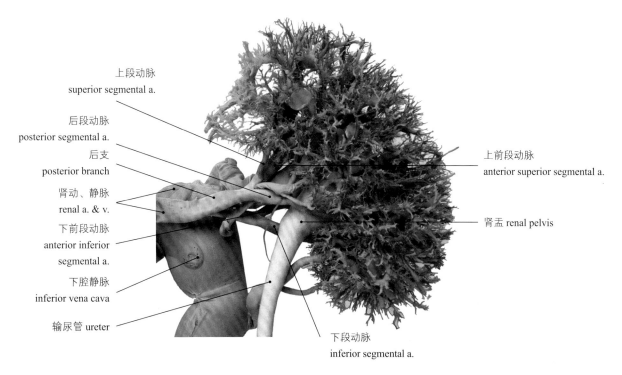

上段动脉
superior segmental a.

后段动脉
posterior segmental a.

后支
posterior branch

肾动、静脉
renal a. & v.

下前段动脉
anterior inferior
segmental a.

下腔静脉
inferior vena cava

输尿管 ureter

上前段动脉
anterior superior segmental a.

肾盂 renal pelvis

下段动脉
inferior segmental a.

B. 后面观 posterior view

图 8-46　肾动、静脉 -1，右肾 renal a. & v.-1, right kidney

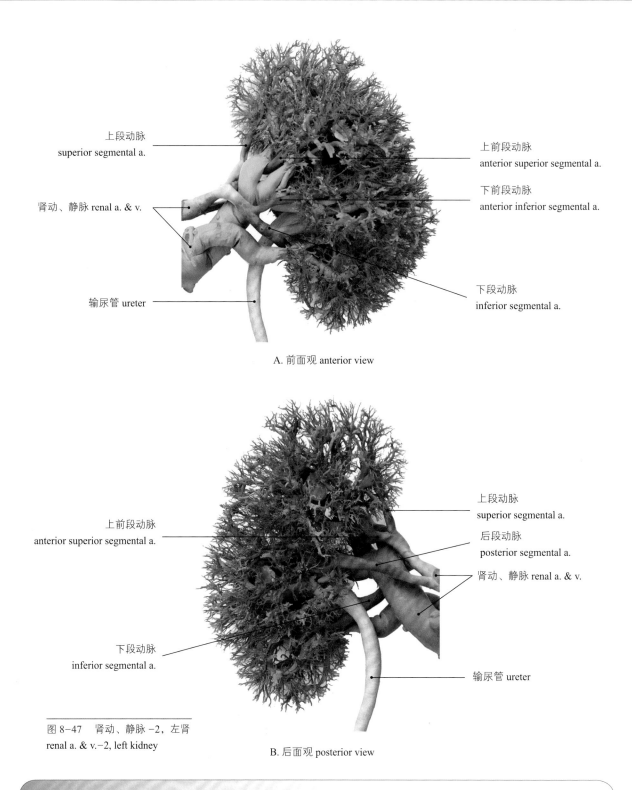

A. 前面观 anterior view

上段动脉
superior segmental a.

肾动、静脉 renal a. & v.

输尿管 ureter

上前段动脉
anterior superior segmental a.

下前段动脉
anterior inferior segmental a.

下段动脉
inferior segmental a.

上前段动脉
anterior superior segmental a.

下段动脉
inferior segmental a.

上段动脉
superior segmental a.

后段动脉
posterior segmental a.

肾动、静脉 renal a. & v.

输尿管 ureter

图 8-47　肾动、静脉 -2，左肾
renal a. & v.-2, left kidney

B. 后面观 posterior view

【临床解剖学要点】
　　肾动脉通常于肠系膜上动脉的下方发自腹主动脉，位于第 1~3 腰椎之间。约 85% 的肾具有 1 支肾动脉。右肾具有 2 支肾动脉的多于左肾的，2 支肾动脉几乎具有相同大小的管径。出现肾副动脉的占 15%，由腹主动脉、腹腔干或肠系膜上动脉发出，经肾上极或下极入肾，这些动脉若管径够大，则充当肾段动脉。去肾下极的肾副动脉在输尿管前方跨过，有可能压迫输尿管引发肾积水。

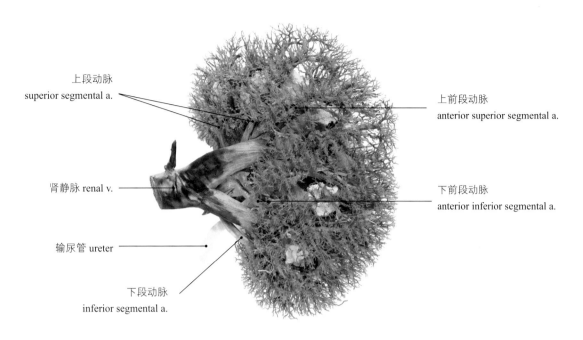

上段动脉
superior segmental a.

肾静脉 renal v.

输尿管 ureter

下段动脉
inferior segmental a.

上前段动脉
anterior superior segmental a.

下前段动脉
anterior inferior segmental a.

A. 前面观 anterior view

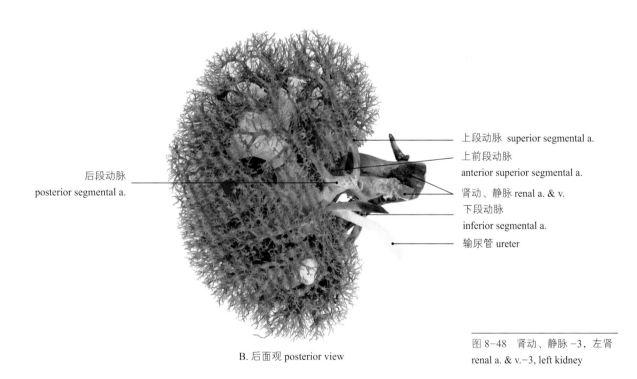

后段动脉
posterior segmental a.

上段动脉 superior segmental a.

上前段动脉
anterior superior segmental a.

肾动、静脉 renal a. & v.
下段动脉
inferior segmental a.

输尿管 ureter

B. 后面观 posterior view

图 8-48 肾动、静脉 -3，左肾
renal a. & v.-3, left kidney

【临床解剖学要点】

肾小管周血管丛静脉端发出的纤细血管会合注入小叶间静脉，小叶间静脉汇入弓状静脉，弓状静脉汇入叶间静脉，后者吻合并构成肾静脉。肾静脉位于肾动脉前方，近乎垂直地开口于下腔静脉。左肾静脉长 7.5 cm，右肾静脉长 2.5 cm。因此，活体供肾切除术适宜在左肾进行。

第 8 部分

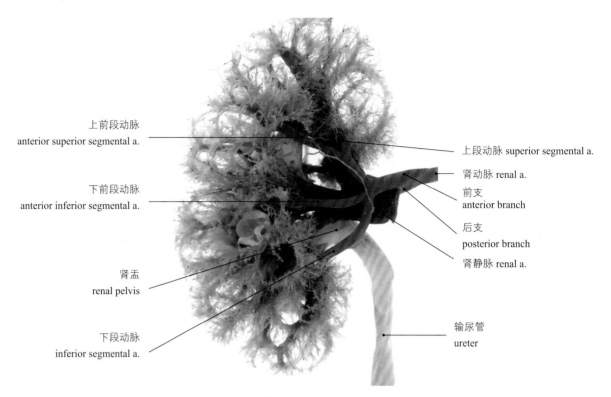

上前段动脉
anterior superior segmental a.

下前段动脉
anterior inferior segmental a.

肾盂
renal pelvis

下段动脉
inferior segmental a.

上段动脉 superior segmental a.

肾动脉 renal a.

前支
anterior branch

后支
posterior branch

肾静脉 renal a.

输尿管
ureter

A. 前面观 anterior view

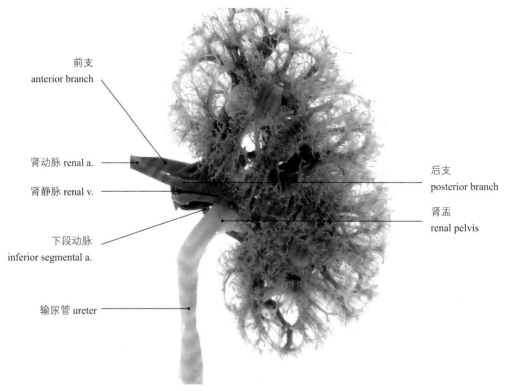

前支
anterior branch

肾动脉 renal a.

肾静脉 renal v.

下段动脉
inferior segmental a.

输尿管 ureter

后支
posterior branch

肾盂
renal pelvis

B. 后面观 posterior view

图 8-49　肾动、静脉 -4，右肾 renal a. & v.-4, right kidney

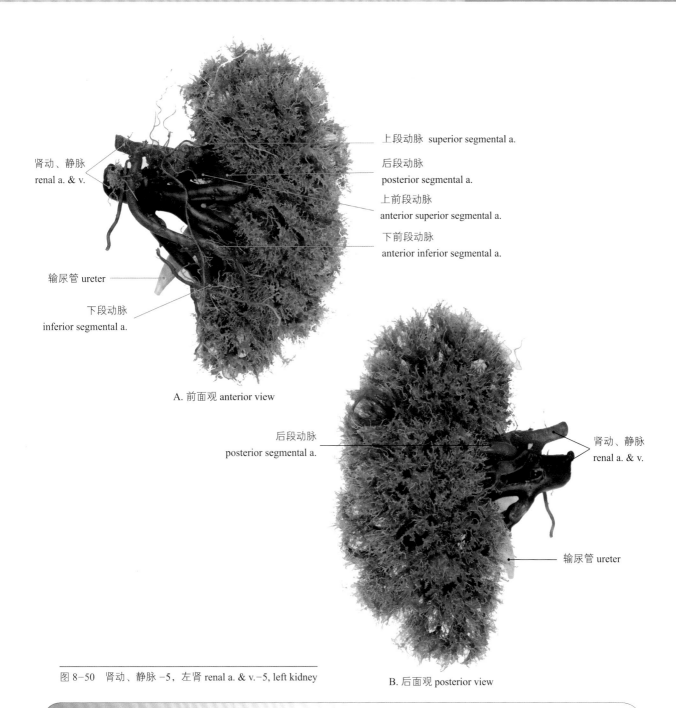

肾动、静脉
renal a. & v.

上段动脉　superior segmental a.

后段动脉
posterior segmental a.

上前段动脉
anterior superior segmental a.

下前段动脉
anterior inferior segmental a.

输尿管 ureter

下段动脉
inferior segmental a.

A. 前面观 anterior view

后段动脉
posterior segmental a.

肾动、静脉
renal a. & v.

输尿管 ureter

图 8-50　肾动、静脉 -5，左肾 renal a. & v.-5, left kidney

B. 后面观 posterior view

【临床解剖学要点】

　　肾上极：在 86% 的标本中上盏漏斗几乎全部有肾段或叶间（漏斗）动脉，在 85% 的标本中有与上盏漏斗关系紧密的 1 条动脉和 1 个后静脉丛。中部：在 65% 的标本中，中部的 1 个大肾盏或小肾盏的漏斗前面与 1 条肾段动脉或漏斗动脉关系紧密。在后面，所有标本都至少有 1 个中肾漏斗与后段动脉的中级分支有紧密联系。71% 的标本中漏斗的前面和肾静脉的前支毗邻。中肾漏斗与血管的关系则多种多样。肾下极：肾大盏或肾小盏的下极漏斗前面与前下或下段动脉关系紧密。在后面，38% 标本后段动脉的延长部分与下极肾大盏漏斗关系紧密。另外，62% 的下极肾大盏漏斗的后面没有血管，在所有的标本中下极肾小盏漏斗的后面都与一条动脉有关。在所有的标本中下极漏斗的后面都与肾内静脉紧密相连。在肾下极，常常存在围绕肾盏漏斗（肾盏颈）的似环状的静脉吻合。

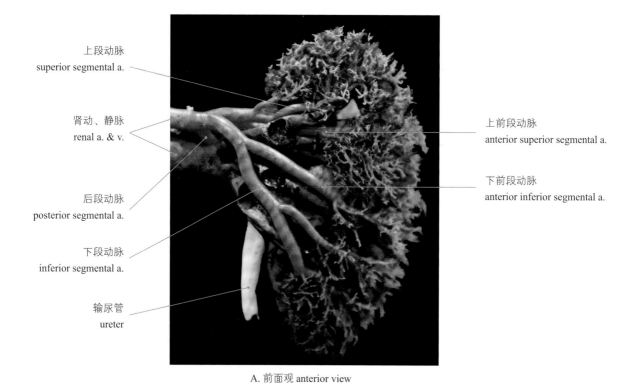

上段动脉
superior segmental a.

肾动、静脉
renal a. & v.

后段动脉
posterior segmental a.

下段动脉
inferior segmental a.

输尿管
ureter

上前段动脉
anterior superior segmental a.

下前段动脉
anterior inferior segmental a.

A. 前面观 anterior view

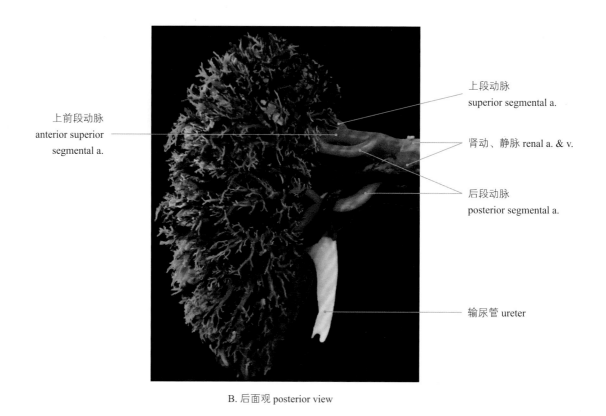

上前段动脉
anterior superior
segmental a.

上段动脉
superior segmental a.

肾动、静脉 renal a. & v.

后段动脉
posterior segmental a.

输尿管 ureter

B. 后面观 posterior view

图 8-51　肾动、静脉 -6 左肾 renal a. & v.-6, left kidney

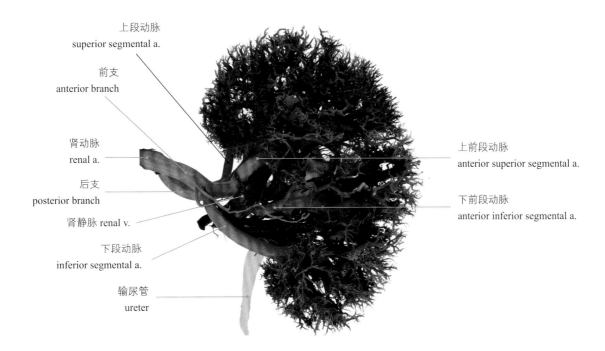

上段动脉
superior segmental a.

前支
anterior branch

肾动脉
renal a.

后支
posterior branch

肾静脉 renal v.

下段动脉
inferior segmental a.

输尿管
ureter

上前段动脉
anterior superior segmental a.

下前段动脉
anterior inferior segmental a.

A. 前面观 anterior view

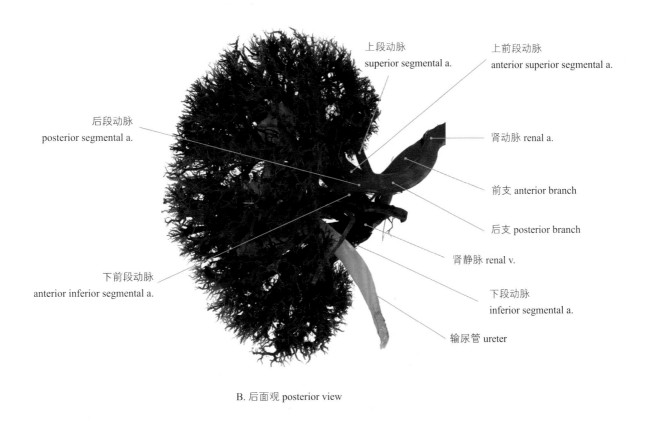

上段动脉
superior segmental a.

上前段动脉
anterior superior segmental a.

后段动脉
posterior segmental a.

肾动脉 renal a.

前支 anterior branch

后支 posterior branch

肾静脉 renal v.

下前段动脉
anterior inferior segmental a.

下段动脉
inferior segmental a.

输尿管 ureter

B. 后面观 posterior view

图 8-52　肾动、静脉 -7 renal a. & v.-7 左肾，left kidney

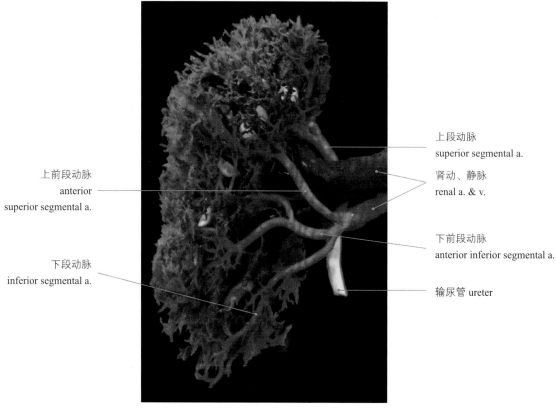

上前段动脉
anterior
superior segmental a.

下段动脉
inferior segmental a.

上段动脉
superior segmental a.

肾动、静脉
renal a. & v.

下前段动脉
anterior inferior segmental a.

输尿管 ureter

A. 前面观 anterior view

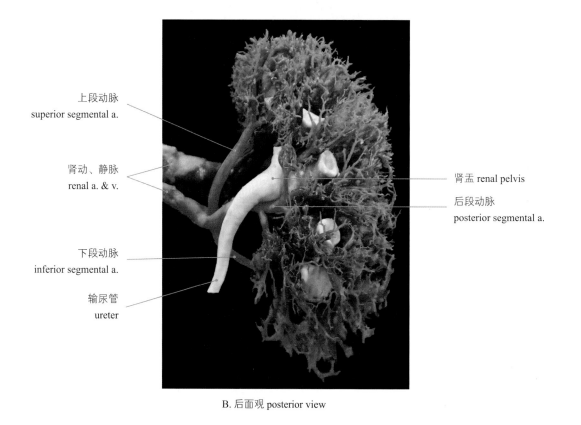

上段动脉
superior segmental a.

肾动、静脉
renal a. & v.

下段动脉
inferior segmental a.

输尿管
ureter

肾盂 renal pelvis

后段动脉
posterior segmental a.

B. 后面观 posterior view

图 8-53 肾动、静脉 -8，右肾 renal a. & v.-8, right kidney

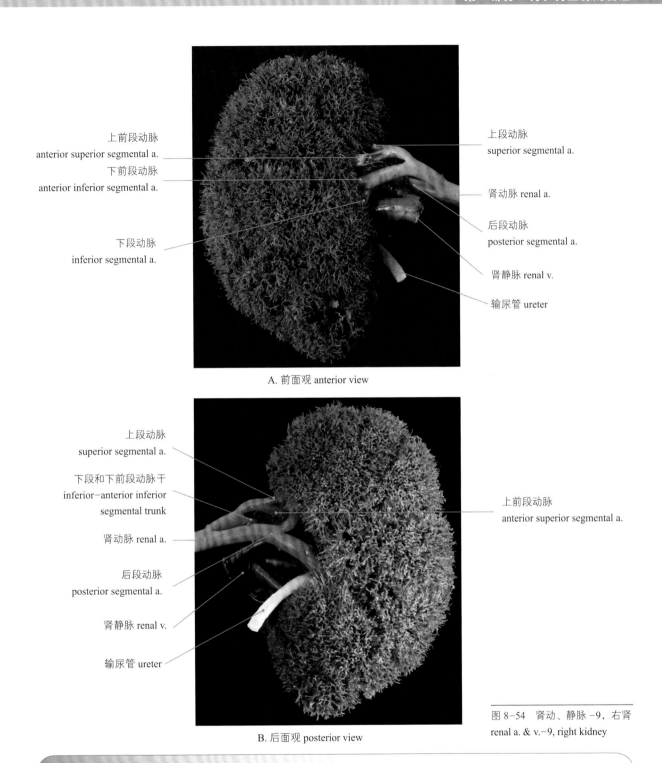

上前段动脉
anterior superior segmental a.

下前段动脉
anterior inferior segmental a.

下段动脉
inferior segmental a.

上段动脉
superior segmental a.

肾动脉 renal a.

后段动脉
posterior segmental a.

肾静脉 renal v.

输尿管 ureter

A. 前面观 anterior view

上段动脉
superior segmental a.

下段和下前段动脉干
inferior−anterior inferior
segmental trunk

肾动脉 renal a.

后段动脉
posterior segmental a.

肾静脉 renal v.

输尿管 ureter

上前段动脉
anterior superior segmental a.

B. 后面观 posterior view

图 8-54　肾动、静脉 -9，右肾
renal a. & v.-9, right kidney

【临床解剖学要点】
　　肾动、静脉和肾盂均在肾窦内逐级分支，三者分支相互缠绕，进出肾门。肾静脉主干居前，肾动脉主干居中，肾盂居后。在肾窦，肾动脉前支绕至肾静脉分支前方。肾动脉后支及肾静脉后支则通常贴肾后唇弧形经过肾盂后上方。这种行程使肾盂后下部大部显露，为肾盂切开取石术及输尿管肾盂成形术提供了手术空间。术中需要向肾窦深部和肾后唇扩大肾盂切口时，则要解剖出走行于肾盂后上方的肾动、静脉后支进行保护。如不能游离，可结扎肾动、静脉后支。结扎会导致肾后下部相应区域缺血，但静脉回流不受影响。

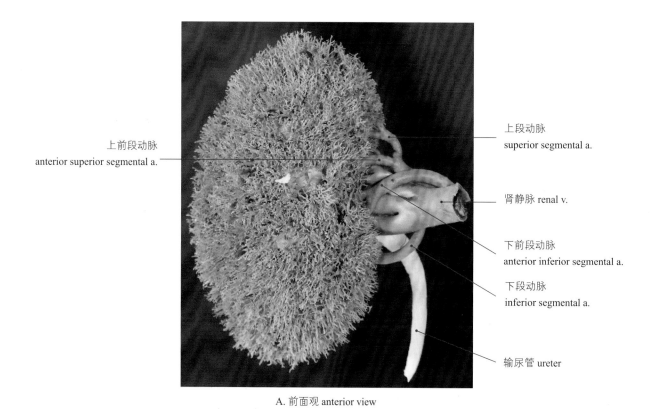

上前段动脉
anterior superior segmental a.

上段动脉
superior segmental a.

肾静脉 renal v.

下前段动脉
anterior inferior segmental a.

下段动脉
inferior segmental a.

输尿管 ureter

A. 前面观 anterior view

上前段动脉
anterior superior segmental a.

肾动脉 renal a.

肾静脉 renal v.

下段动脉
inferior segmental a.

上段动脉
superior segmental a.

后段动脉
posterior segmental a.

肾盂 renal pelvis

输尿管 ureter

B. 后面观 posterior view

图 8-55　肾动、静脉 -10，右肾 renal a. & v.-10, right kidney

第
8
部
分

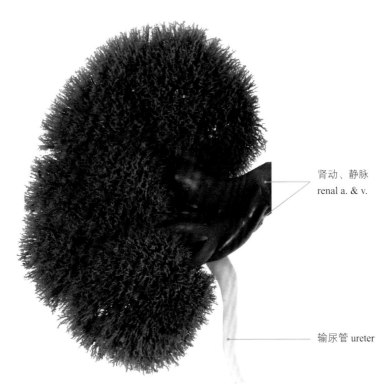

肾动、静脉
renal a. & v.

输尿管 ureter

A. 前面观 anterior view

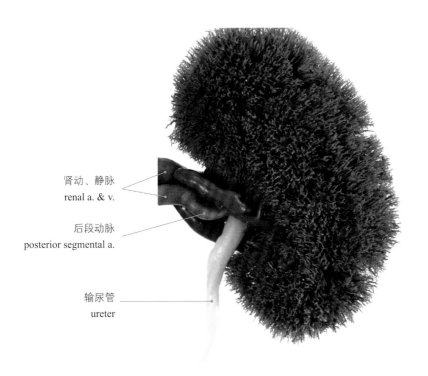

肾动、静脉
renal a. & v.

后段动脉
posterior segmental a.

输尿管
ureter

B. 后面观 posterior view

图 8-56　肾动、静脉 -11，右肾 renal a. & v.-11, right kidney

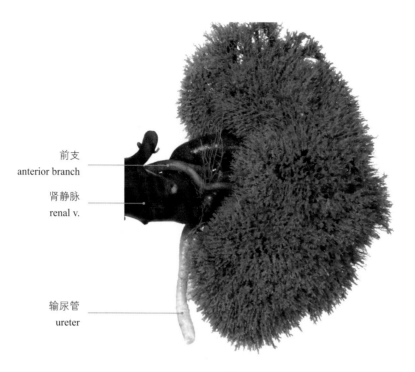

前支
anterior branch

肾静脉
renal v.

输尿管
ureter

A. 前面观 anterior view

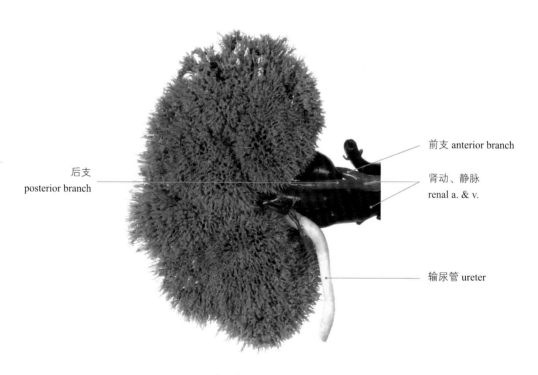

后支
posterior branch

前支 anterior branch

肾动、静脉
renal a. & v.

输尿管 ureter

B. 后面观 posterior view

图 8-57　肾动、静脉 -12，左肾 renal a. & v.-12, left kidney

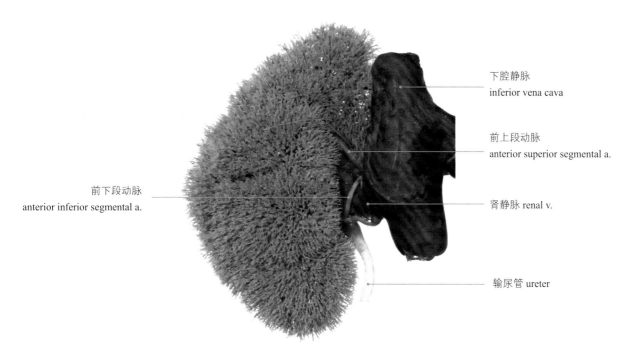

下腔静脉
inferior vena cava

前上段动脉
anterior superior segmental a.

前下段动脉
anterior inferior segmental a.

肾静脉 renal v.

输尿管 ureter

A. 前面观 anterior view

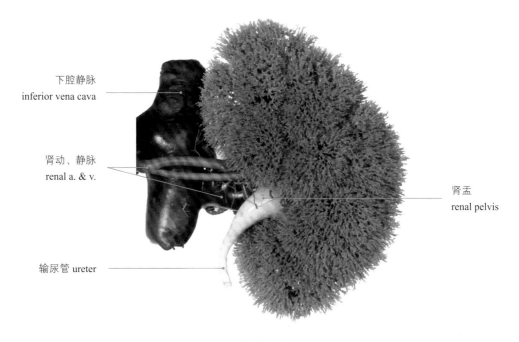

下腔静脉
inferior vena cava

肾动、静脉
renal a. & v.

输尿管 ureter

肾盂
renal pelvis

B. 后面观 posterior view

图 8-58　肾动、静脉 -13，右肾，renal a. & v.-13, right kidney

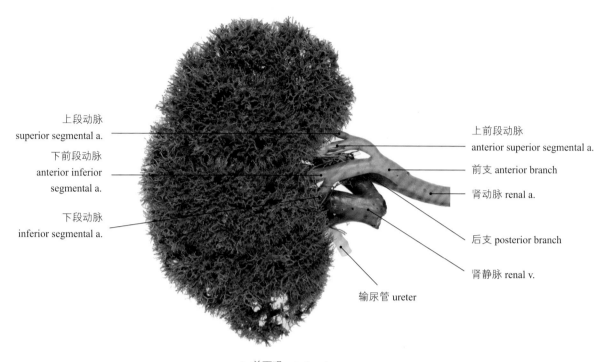

上段动脉
superior segmental a.

下前段动脉
anterior inferior
segmental a.

下段动脉
inferior segmental a.

上前段动脉
anterior superior segmental a.

前支 anterior branch

肾动脉 renal a.

后支 posterior branch

肾静脉 renal v.

输尿管 ureter

A. 前面观 anterior view

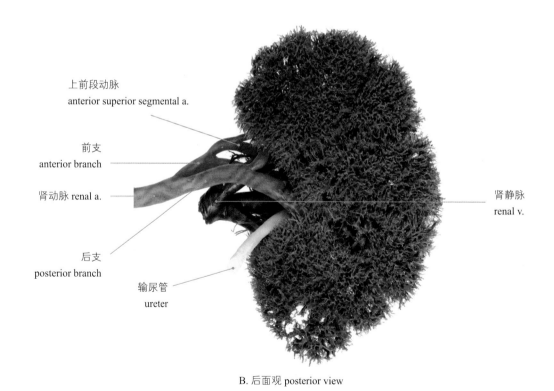

上前段动脉
anterior superior segmental a.

前支
anterior branch

肾动脉 renal a.

后支
posterior branch

输尿管
ureter

肾静脉
renal v.

B. 后面观 posterior view

图 8-59　肾动、静脉 -14，右肾 renal a. & v.-14, right kidney

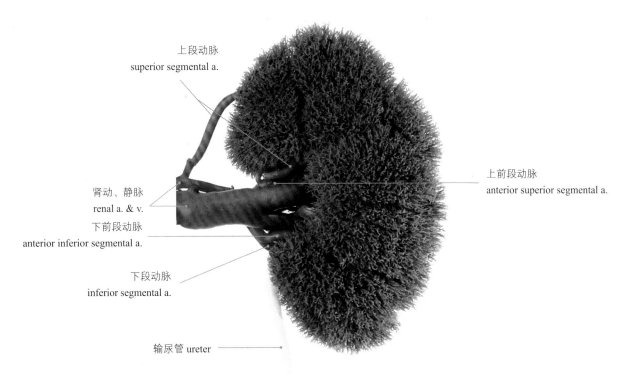

上段动脉
superior segmental a.

上前段动脉
anterior superior segmental a.

肾动、静脉
renal a. & v.

下前段动脉
anterior inferior segmental a.

下段动脉
inferior segmental a.

输尿管 ureter

A. 前面观 anterior view

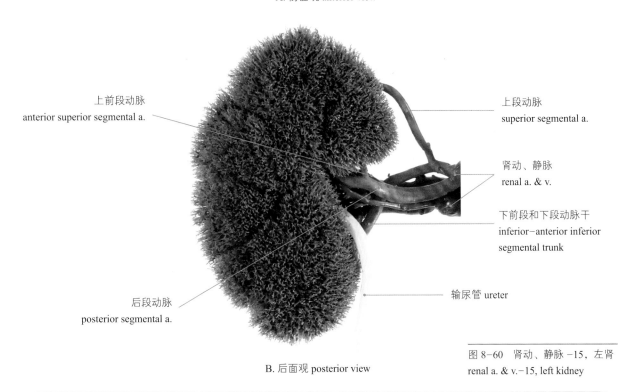

上前段动脉
anterior superior segmental a.

上段动脉
superior segmental a.

肾动、静脉
renal a. & v.

下前段和下段动脉干
inferior−anterior inferior
segmental trunk

后段动脉
posterior segmental a.

输尿管 ureter

B. 后面观 posterior view

图 8-60　肾动、静脉 -15，左肾
renal a. & v.-15, left kidney

【临床解剖学要点】
　　关于肾动脉高位型。在前腹腔镜时，游离肾静脉上缘或游离静脉主干后，下拉肾静脉上缘或静脉干，可以充分显露肾动脉主干。对于更高位的肾动脉，可以直接在肾静脉头侧区域进行游离。对于肾动脉低位型，可在肾静脉下方或将肾静脉向上方牵拉后显露游离肾动脉。

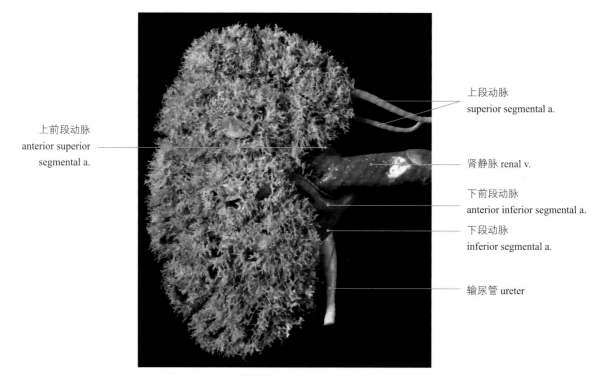

上前段动脉
anterior superior
segmental a.

上段动脉
superior segmental a.

肾静脉 renal v.

下前段动脉
anterior inferior segmental a.

下段动脉
inferior segmental a.

输尿管 ureter

A. 前面观 anterior view

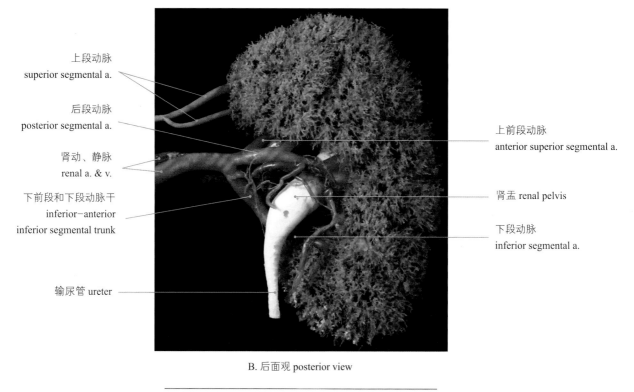

上段动脉
superior segmental a.

后段动脉
posterior segmental a.

肾动、静脉
renal a. & v.

下前段和下段动脉干
inferior-anterior
inferior segmental trunk

输尿管 ureter

上前段动脉
anterior superior segmental a.

肾盂 renal pelvis

下段动脉
inferior segmental a.

B. 后面观 posterior view

图 8-61 肾动、静脉 -16，右肾 renal a. & v.-16, right kidney

第 8 部分

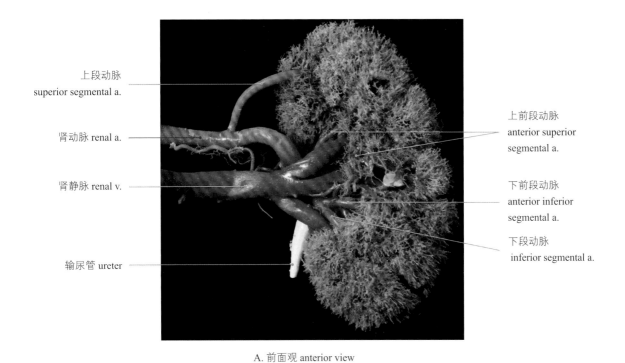

上段动脉
superior segmental a.

肾动脉 renal a.

肾静脉 renal v.

输尿管 ureter

上前段动脉
anterior superior
segmental a.

下前段动脉
anterior inferior
segmental a.

下段动脉
inferior segmental a.

A. 前面观 anterior view

上段动脉
superior segmental a.

后段动脉
posterior segmental a.

肾盂 renal pelvis

肾动脉 renal a.

肾静脉 renal v.

下段和下前段动脉干
inferior-anterior inferior
segmental trunk

B. 后面观 posterior view

图 8-62　肾动、静脉 -17，左肾 renal a. & v.-17, left kidney

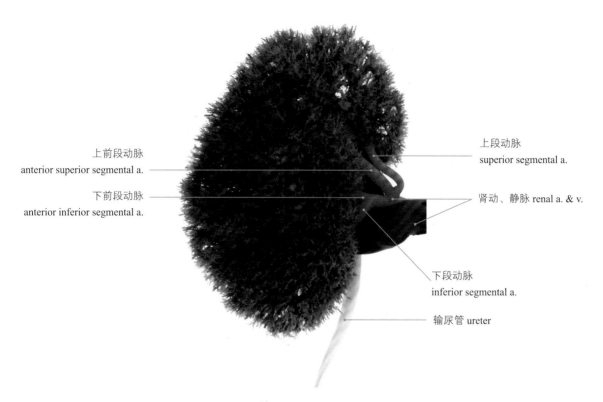

上前段动脉
anterior superior segmental a.

下前段动脉
anterior inferior segmental a.

上段动脉
superior segmental a.

肾动、静脉 renal a. & v.

下段动脉
inferior segmental a.

输尿管 ureter

A. 前面观 anterior view

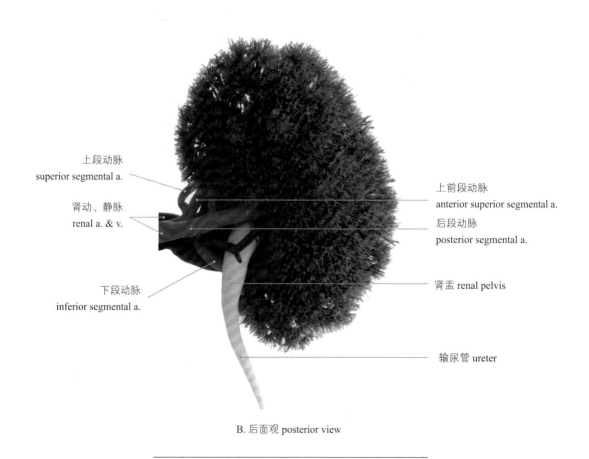

上段动脉
superior segmental a.

肾动、静脉
renal a. & v.

下段动脉
inferior segmental a.

上前段动脉
anterior superior segmental a.

后段动脉
posterior segmental a.

肾盂 renal pelvis

输尿管 ureter

B. 后面观 posterior view

图 8-63　肾动、静脉 -18，右肾 renal a. & v. -18, right kidney

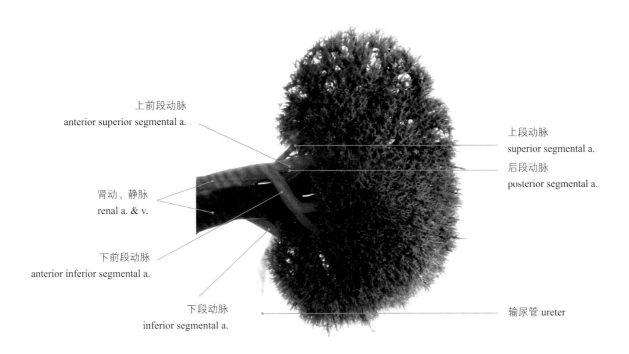

上前段动脉
anterior superior segmental a.

上段动脉
superior segmental a.

后段动脉
posterior segmental a.

肾动、静脉
renal a. & v.

下前段动脉
anterior inferior segmental a.

下段动脉
inferior segmental a.

输尿管 ureter

A. 前面观 anterior view

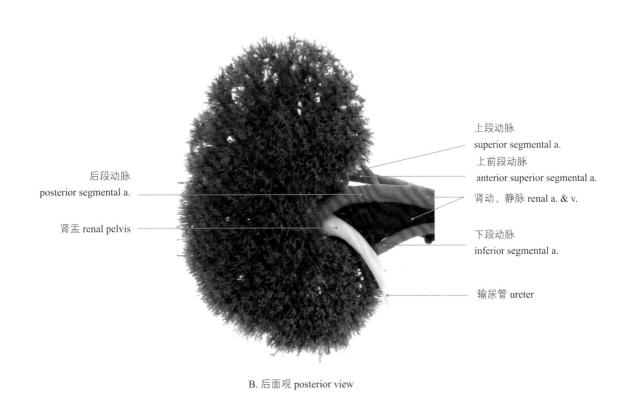

后段动脉
posterior segmental a.

肾盂 renal pelvis

上段动脉
superior segmental a.

上前段动脉
anterior superior segmental a.

肾动、静脉 renal a. & v.

下段动脉
inferior segmental a.

输尿管 ureter

B. 后面观 posterior view

图 8-64　肾动、静脉 -19，左肾 renal a. & v.-19, left kidney

303

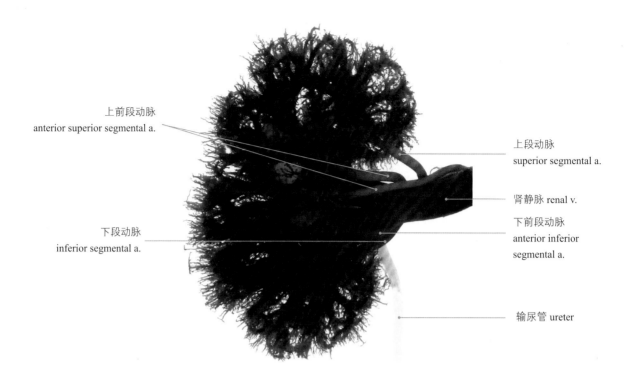

上前段动脉
anterior superior segmental a.

上段动脉
superior segmental a.

肾静脉 renal v.

下段动脉
inferior segmental a.

下前段动脉
anterior inferior
segmental a.

输尿管 ureter

A. 前面观 anterior view

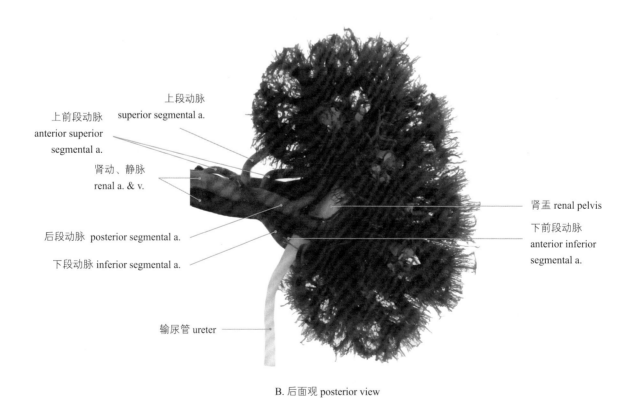

上前段动脉
anterior superior
segmental a.

上段动脉
superior segmental a.

肾动、静脉
renal a. & v.

后段动脉 posterior segmental a.

下段动脉 inferior segmental a.

肾盂 renal pelvis

下前段动脉
anterior inferior
segmental a.

输尿管 ureter

B. 后面观 posterior view

图 8-65 肾动、静脉 -20，右肾 renal a. & v.-20, right kidney

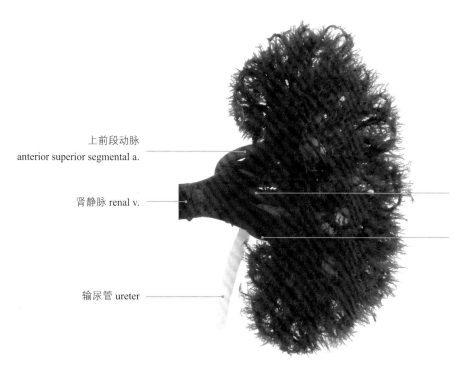

上前段动脉
anterior superior segmental a.

肾静脉 renal v.

下前段动脉
anterior inferior segmental a.

下段动脉
inferior segmental a.

输尿管 ureter

A. 前面观 anterior view

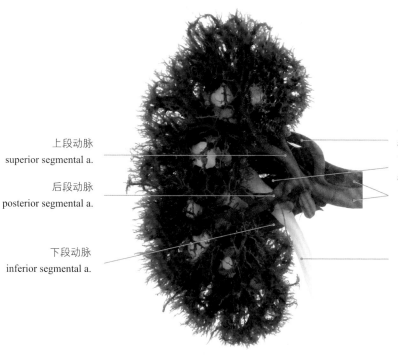

上段动脉
superior segmental a.

后段动脉
posterior segmental a.

下段动脉
inferior segmental a.

上前段动脉
anterior superior segmental a.

下前段动脉
anterior inferior segmental a.

肾动、静脉 renal a. & v.

输尿管 ureter

B. 后面观 posterior view

图 8-66　肾动、静脉 -21，左肾 renal a. & v.-21, left kidney

305

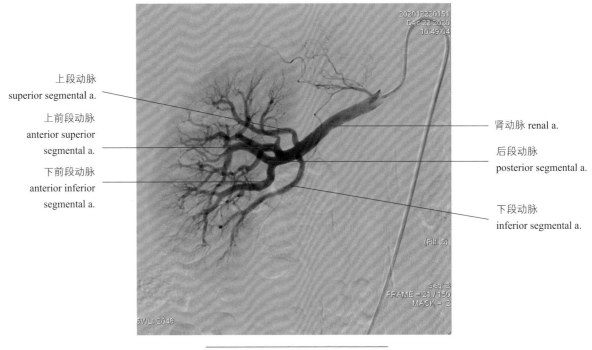

上段动脉 superior segmental a.

上前段动脉 anterior superior segmental a.

下前段动脉 anterior inferior segmental a.

肾动脉 renal a.

后段动脉 posterior segmental a.

下段动脉 inferior segmental a.

图 8-67　肾动脉造影 renal a. radiography

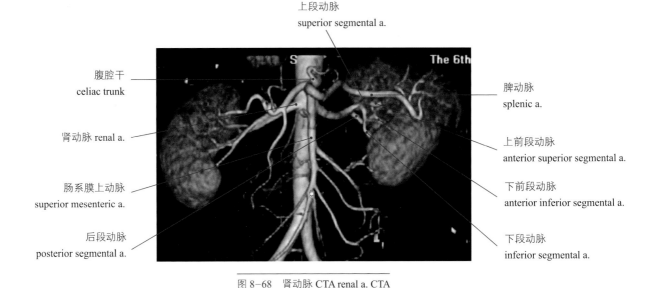

上段动脉 superior segmental a.

腹腔干 celiac trunk

肾动脉 renal a.

肠系膜上动脉 superior mesenteric a.

后段动脉 posterior segmental a.

脾动脉 splenic a.

上前段动脉 anterior superior segmental a.

下前段动脉 anterior inferior segmental a.

下段动脉 inferior segmental a.

图 8-68　肾动脉 CTA renal a. CTA

【临床解剖学要点】

　　CTA 肾动脉显像可以进一步行 3D 重建，以更好地显示肾动脉在腹主动脉的起始部位、异位肾动脉、分支形态、走行及与病灶和邻近器官的关系，从而制定相应的手术决策。肾动、静脉及排泄相 3 相的联合重建可以更好地帮助判断肾门区各管道彼此的交叉和缠绕关系，也可以更好地明确肾动脉与相邻的下腔静脉、肠系膜上动脉、腹腔干及肠系膜下动脉的关系，为肾、输尿管手术及腹膜后淋巴结清扫提供良好的术前影像。

（景玉宏　邱剑光）

肾动脉变异

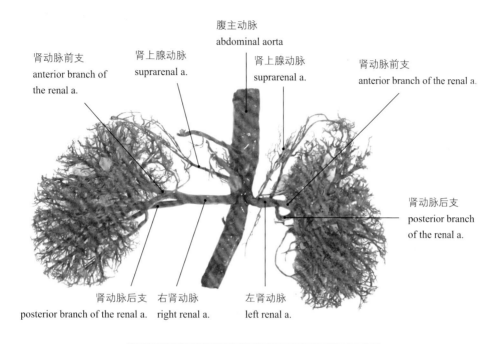

腹主动脉
abdominal aorta

肾动脉前支
anterior branch of
the renal a.

肾上腺动脉
suprarenal a.

肾上腺动脉
suprarenal a.

肾动脉前支
anterior branch of the renal a.

肾动脉后支
posterior branch
of the renal a.

肾动脉后支
posterior branch of the renal a.

右肾动脉
right renal a.

左肾动脉
left renal a.

图 8-69　正常肾动脉（任银祥老师提供）normal renal a.

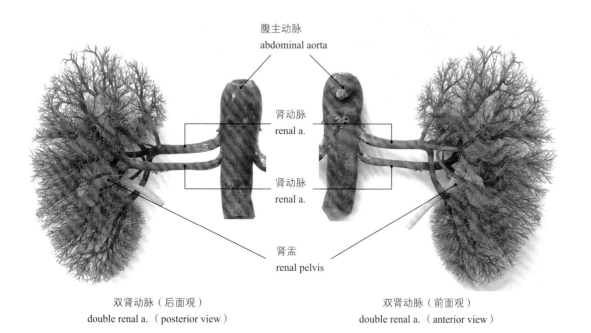

腹主动脉
abdominal aorta

肾动脉
renal a.

肾动脉
renal a.

肾盂
renal pelvis

双肾动脉（后面观）
double renal a.（posterior view）

双肾动脉（前面观）
double renal a.（anterior view）

图 8-70　双肾动脉变异 -1 double renal a. variation-1

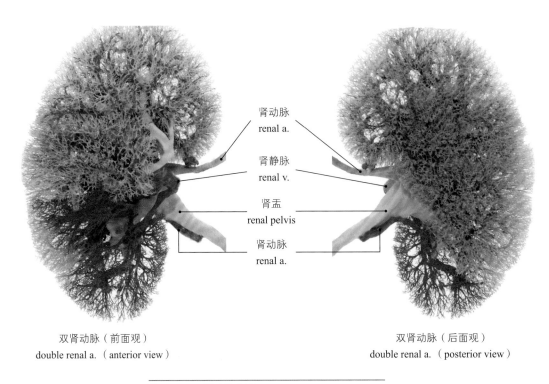

肾动脉
renal a.

肾静脉
renal v.

肾盂
renal pelvis

肾动脉
renal a.

双肾动脉（前面观）
double renal a.（anterior view）

双肾动脉（后面观）
double renal a.（posterior view）

图 8-71　双肾动脉变异 -2 double renal a. variation-2

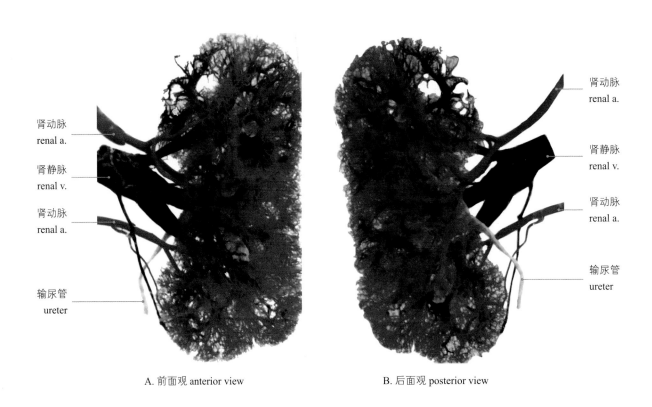

肾动脉
renal a.

肾静脉
renal v.

肾动脉
renal a.

输尿管
ureter

肾动脉
renal a.

肾静脉
renal v.

肾动脉
renal a.

输尿管
ureter

A. 前面观 anterior view

B. 后面观 posterior view

图 8-72　双肾动脉变异 -3 double renal a.variation-3

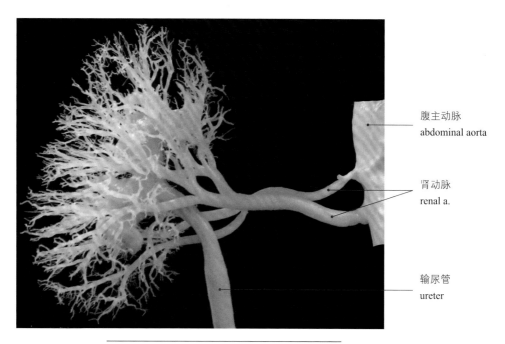

腹主动脉
abdominal aorta

肾动脉
renal a.

输尿管
ureter

图 8-73 双肾动脉变异 -4 double renal a.variation-4

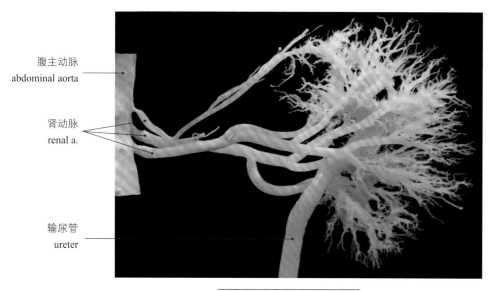

腹主动脉
abdominal aorta

肾动脉
renal a.

输尿管
ureter

图 8-74 多肾动脉 multirenal a.

【临床解剖学要点】

图 8-71~74 为双肾动脉，2 支肾动脉均起自腹主动脉，均经肾门入肾，发出分支，其中 1 支肾动脉分布于肾的前部，相当于前支；另 1 支分布于肾的后部，相当于后支。图 8-74 的上肾动脉分出肾上腺下动脉。

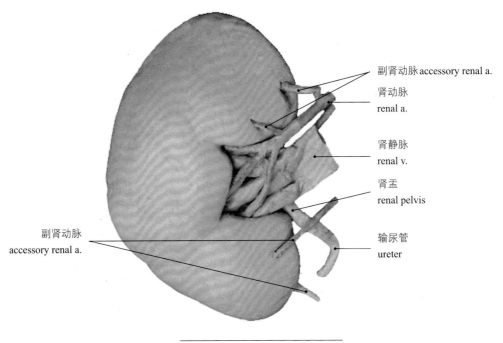

副肾动脉 accessory renal a.

肾动脉
renal a.

肾静脉
renal v.

肾盂
renal pelvis

输尿管
ureter

副肾动脉
accessory renal a.

图 8-75　副肾动脉 accessory renal a.

【临床解剖学要点】

额外的肾动脉称之为副肾动脉，上极副肾动脉起于肾动脉者，有的深埋于肾蒂内，手术时不易发现；下极副肾动脉多经肾盂下部或输尿管上部前方，可能是压迫尿路引起肾盂积水的原因之一。副肾动脉多直接从肾动脉发出，也有从腹主动脉等多个来源发出的。

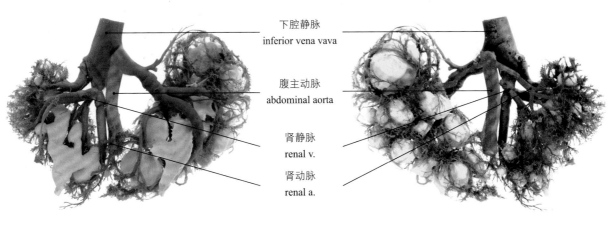

下腔静脉
inferior vena vava

腹主动脉
abdominal aorta

肾静脉
renal v.

肾动脉
renal a.

A. 前面观 anterior view　　　　　　　　　　　　　　B. 后面观 posterior view

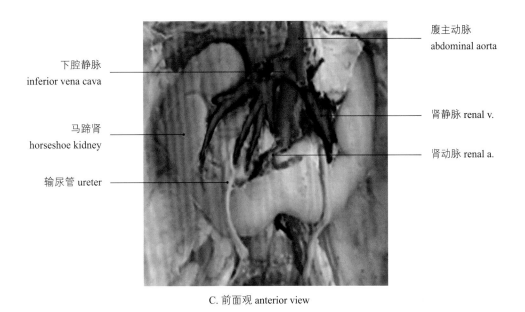

下腔静脉
inferior vena cava

马蹄肾
horseshoe kidney

输尿管 ureter

腹主动脉
abdominal aorta

肾静脉 renal v.

肾动脉 renal a.

C. 前面观 anterior view

图 8-76　马蹄肾 horseshoe kidney

第 8 部分

【临床解剖学要点】
　　马蹄肾是因左右肾的下端愈合，成为一个蹄铁形的肾，成因是左右输尿管芽的内侧分支互相融合导致所诱导的左右肾互相愈合，双肾被具有功能的肾实质构成横桥或峡部连接。该峡部位于双肾前叶之间，常位于大血管的前方，肠系膜下动脉的下方。出现率约为 25/10 000 人。肾由于在其上升时被肠系膜下动脉所阻拦，停留在下位腰椎水平。两侧输尿管受到蹄铁形肾的压迫，可引起尿淤积，易引起感染与结石。

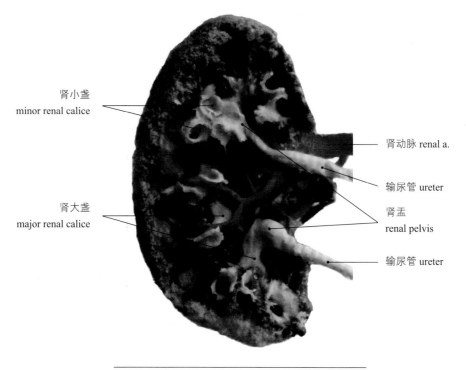

肾小盏
minor renal calice

肾动脉 renal a.

输尿管 ureter

肾盂
renal pelvis

肾大盏
major renal calice

输尿管 ureter

图 8-77　双肾盂和双输尿管 double renal pelvis and ureter

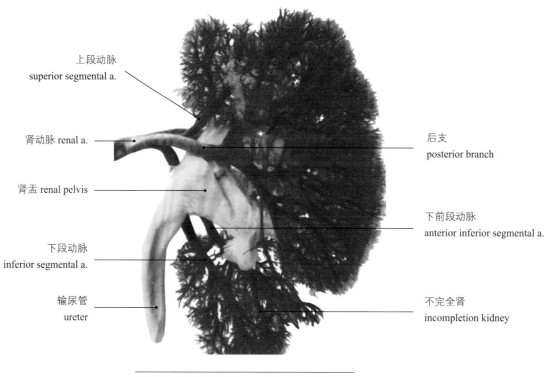

上段动脉
superior segmental a.

后支
posterior branch

肾动脉 renal a.

肾盂 renal pelvis

下前段动脉
anterior inferior segmental a.

下段动脉
inferior segmental a.

输尿管
ureter

不完全肾
incompletion kidney

图 8-78　不完全双肾 incompletion double kidneys

（景玉宏）

肾盂形态和肾盏穿刺的解剖学基础

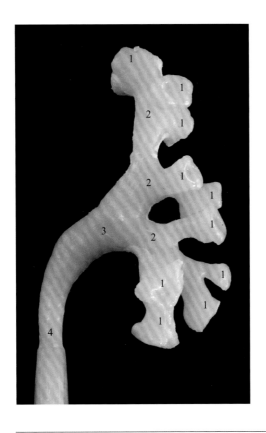

1. 肾小盏
minor renal calices

2. 肾大盏
major renal calices

3. 肾盂
renal pelvis

4. 输尿管
ureter

图 8-79　肾盂和肾盏的一般形态 common morphology of renal calice and renal pelvis

【临床解剖学要点】

　　70% 的个体每一肾有肾小盏 7~9 个。每一肾小盏可引流 1~3 个乳头的尿液。3~4 个肾小盏形成 1 个肾大盏。肾大盏有 2~3 个,通过肾盏漏斗引流尿液进入肾盂。肾小盏可直接引流尿液进入肾盂。按肾盂的形态可将其分为中间型肾盂、壶腹型肾盂和分散型肾盂,也有分为小盏型肾盂(第 1 级属支全为肾小盏)、大盏型肾盂(第 1 级属支全为肾大盏)和大小盏型肾盂(第 1 级属支有肾大盏和肾小盏)。按肾盂的位置可分为肾内型肾盂和肾外型肾盂。

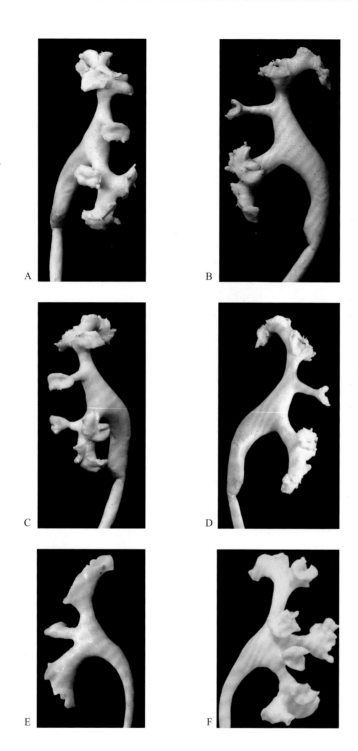

图 8-80　不同形态的中间型肾盂
different morphological intermediate
type renal pelvis

【临床解剖学要点】

　　肾盂和肾盏形态多种多样，同一个体左右对称的仅占 37%。进行腔内外科操作时，必须注意这种形态多样性，因为这直接影响内镜的操作空间。肾盂肾盏系统可分成两组，分组的依据是肾上极、肾下极和肾中部肾盏的不同引流情况：A 组：具有两个肾大盏（上极和下极）和依靠其引流的中部肾盏（62%）（A~D）；B 组：由肾中部的肾盏（1~3 个）独立于上、下极肾盏进行引流（38%）（E，F）。

第
8
部
分

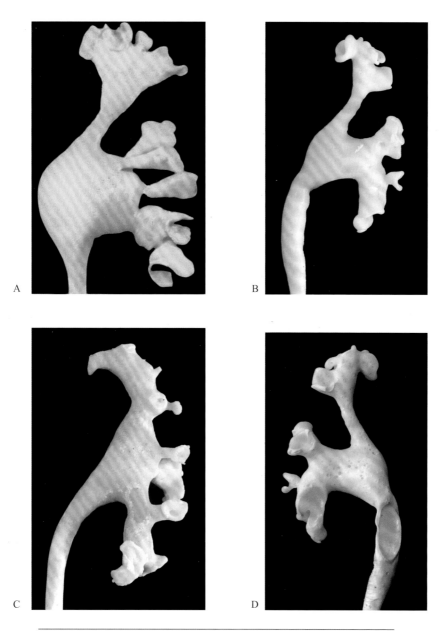

图 8-81　不同形态的壶腹型肾盂 different morphological ampulla type renal pelvis

【临床解剖学要点】
　　肾小盏合成上、下肾大盏的形式变异很多，常见的是上肾大盏由上极组（收集肾上极区）和中上组（收集肾中部上份）合成；下肾大盏由中下组（收集肾中部下份）和下极组（收集肾下极区）合成。其中，中上组和中下组的小盏较多，收集区亦大，其余两组较少。有中盏出现时，则部分或全部代替中上组和中下组。肾大、小盏通常排列成纵形的前、后排，前层排列较稠密。

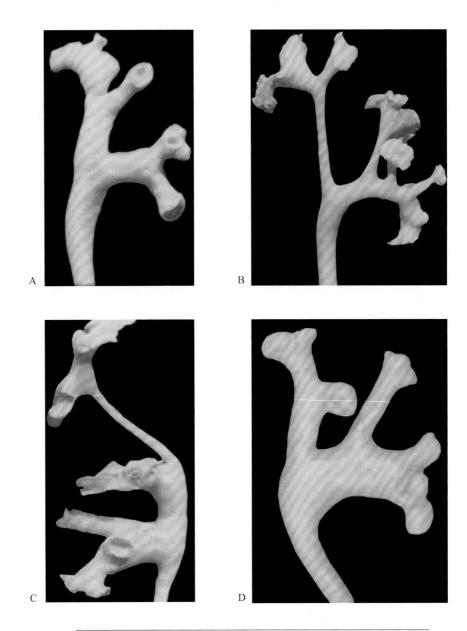

图 8-82　不同形态的分散型肾盂（不典型肾盂）
different morphological dispersing type renal pelvis（atypic renal pelvis）

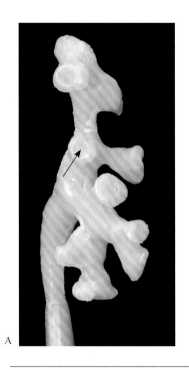 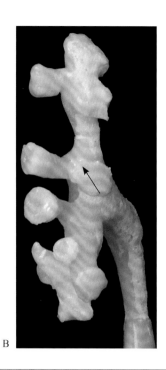

图 8-83   不同类型的垂直肾小盏（箭示）different morphological vertical minor renal calice

【临床解剖学要点】

　　部分个体中有垂直肾小盏直接引流进入肾大盏（A. 右肾，箭示），或垂直肾小盏直接引流进入肾盂（B. 左肾，箭示）。在铸型标本上看垂直肾小盏可能与肾盂或肾盏重叠。垂直肾小盏内的结石在标准的 X 线摄影像中看到好像结石是在肾盂或肾大盏内。相关医生必须考虑到这类没有改变肾功能和表面上看似在肾盂或肾大盏内结石的解剖细节，是否在垂直肾小盏内。

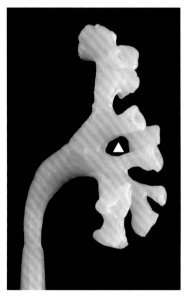 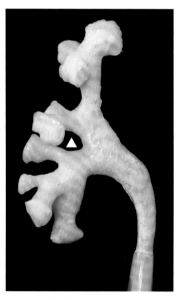

A. 前面观 anterior view　　　　　　　　　　　　　B. 后面观 posterior view

图 8-84   不同类型的交叉肾盏 different morphological cross renal calice

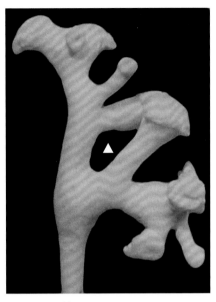 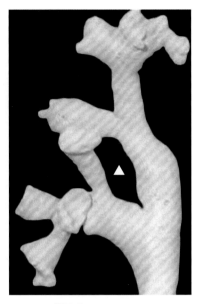

C. 前面观 anterior view   D. 前面观 anterior view

图 8-84（续）

【临床解剖学要点】

　　有的肾中部由交叉肾盏引流，一个引流进上极肾大盏，另一个引流进下极肾大盏。在肾盂造影片上，交叉肾盏和肾盂之间出现一个可透射线的近似圆形或椭圆形的轮廓。在铸型标本中，能看到那个同样的部位是空的（△）。交叉肾盏都出现在中肾，引流到下极肾大盏的肾盏大多在前面。如果操作者打算通过交叉肾盏到肾盂或通过肾盂到交叉肾盏，记住引流到下极肾大盏的肾盏总是在前面。

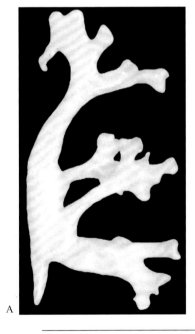 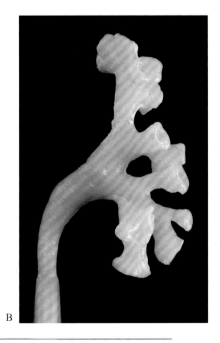

A   B

图 8-85　肾盏位置与肾外缘的关系（前面观）relation of renal calice location with renal outer edge（anterior view）

【临床解剖学要点】

有的个体前排肾盏比后排肾盏更靠近肾外缘（图 A），有的则相反。在大多数标本中（53%），前、后排肾盏位置重叠或交替分布（上一个靠近外缘的是前排肾盏，下一个则是后排肾盏，以此类推）。有的分布差异不明显（图 B）。

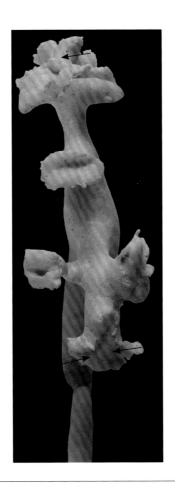

图 8-86　不同部位的肾盏引流方式（外侧面观）

【临床解剖学要点】

肾极区的肾盏引流通常仅有一个肾盏引流每个极。99% 的个体上极都是由一个中线肾盏引流，58% 的肾下极是由两排成对的肾盏引流的，另有 42% 有一个中线肾盏引流（本例标本上极由单个中线肾盏引流，单箭示；下极由排成两排的肾盏引流，双箭示）。这些结果对于腔内泌尿外科医生来说是重要的，因为通过内镜检查由单个引流的肾极比由成对肾盏引流的肾极更容易，通常由单个肾盏引流的肾极有更宽的盏颈。在准备操作之前，必须谨记解剖细节以设计和建立合适的通道。

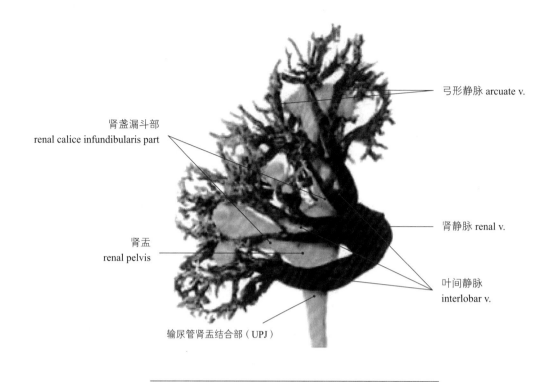

弓形静脉 arcuate v.

肾盏漏斗部
renal calice infundibularis part

肾静脉 renal v.

叶间静脉
interlobar v.

肾盂
renal pelvis

输尿管肾盂结合部（UPJ）

图 8-87　肾静脉与肾盂肾盏的关系（右肾，前面观）relation of
renal v. with renal pelvis and calice（right kidney, anterior view）

【临床解剖学要点】

　　弓形静脉会合成 2~3 支叶间静脉，叶间静脉会合成肾静脉。右肾静脉通常只有 1 支，有 2 支的占 15%，较左肾静脉短，多数无肾外属支。左肾静脉极少有 2 支，通常有肾上腺静脉、腰静脉等属支。肾内静脉属支无分段排列，不存在终端，在肾内形成广泛吻合。肾内静脉管径较大，肾内切开或经皮穿刺会导致较多出血。肾盏颈的领状吻合支和环绕肾盏的叶静脉较粗大。

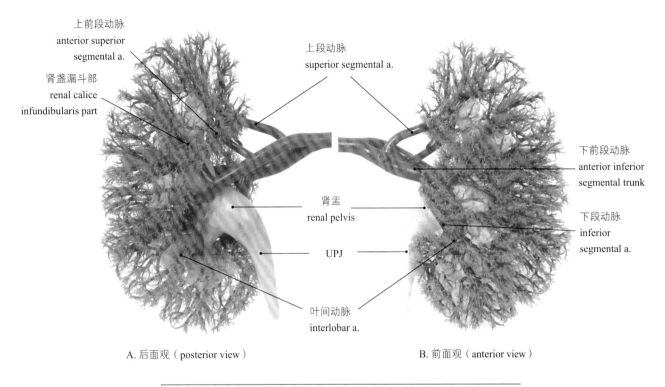

上前段动脉
anterior superior
segmental a.

肾盏漏斗部
renal calice
infundibularis part

上段动脉
superior segmental a.

下前段动脉
anterior inferior
segmental trunk

下段动脉
inferior
segmental a.

肾盂
renal pelvis

UPJ

叶间动脉
interlobar a.

A. 后面观（posterior view）　　　　　　　　B. 前面观（anterior view）

图 8-88　肾段动脉与肾盂和肾盏的关系（右肾）spacial position among renal
segmental a., renal pelvis and renal calice（right kidney）

【临床解剖学要点】

　　经皮肾腔内手术的主要并发症是建立经皮肾通道时出血、动静脉瘘，为此医生必须掌握肾内血管与肾盂肾盏的毗邻关系，特别是肾盏漏斗部。多数个体上部肾盏漏斗几乎全部有肾段或叶间动脉相伴，常见的关系紧密的有 1 条动脉和 1 条后静脉，平行地前行到上极漏斗的前、后面。这种解剖关系使较靠近上极的穿刺尤其危险。在 65% 个体中，中肾的 1 个肾大盏或肾小盏的前面与 1 条肾段动脉关系紧密。在后面，所有个体都至少有 1 个中肾漏斗与后段动脉的分支紧密相伴，38% 后段动脉的延长部分与下极肾大盏关系紧密。有的个体漏斗的后面与肾静脉后支紧密毗邻。在下极前面肾大盏或肾小盏与前下或下段动脉关系紧密。下极肾小盏的后面都与 1 支动脉和 1 支静脉相邻。

第 8 部分

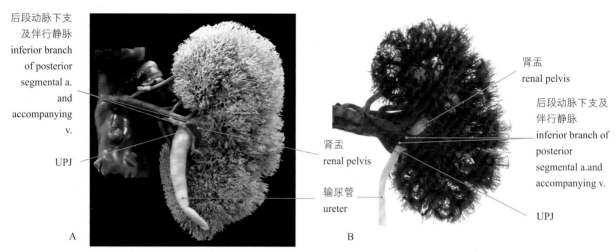

后段动脉下支及伴行静脉 inferior branch of posterior segmental a. and accompanying v.

UPJ

肾盂 renal pelvis

输尿管 ureter

A

肾盂 renal pelvis

后段动脉下支及伴行静脉 inferior branch of posterior segmental a.and accompanying v.

UPJ

B

A、B. 后段动脉下支及伴行静脉均位于 UPJ 的后面，静脉总是在动脉的下方（右肾，后面观）
A、B. inferior branch of posterior segmental a.and accompanying v. located behind UPJ，v. frequently located at below of artery（posterior view）

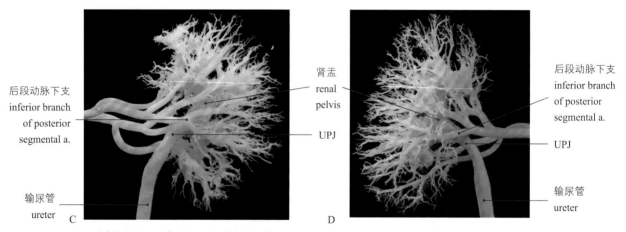

后段动脉下支 inferior branch of posterior segmental a.

输尿管 ureter

C

肾盂 renal pelvis

UPJ

后段动脉下支 inferior branch of posterior segmental a.

UPJ

输尿管 ureter

D

C（右肾）和 D（左肾） 后段动脉下支位于 UPJ 的后面（后面观）C（right kidney）和 D（left kidney）The inferior branch of posterior segmental a. located behind UPJ（posterior view）

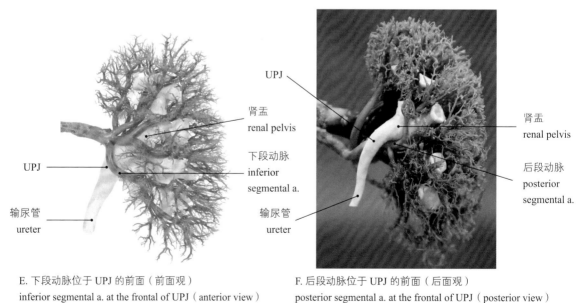

肾盂 renal pelvis

下段动脉 inferior segmental a.

UPJ

输尿管 ureter

UPJ

肾盂 renal pelvis

后段动脉 posterior segmental a.

输尿管 ureter

E. 下段动脉位于 UPJ 的前面（前面观）
inferior segmental a. at the frontal of UPJ（anterior view）

F. 后段动脉位于 UPJ 的前面（后面观）
posterior segmental a. at the frontal of UPJ（posterior view）

图 8-89 后段动脉与 UPJ 的关系 spacial position between renal segmental a. and UPJ

【临床解剖学要点】

输尿管肾盂结合部（UPJ）前、后面的横跨血管可能是肾盂积水的病因。腔内肾盂切开是治疗 UPJ 梗阻最好的术式之一，其最常见的并发症是血管损伤。多数个体有 1 条正常动脉或静脉，或动、静脉共同与 UPJ 前面有紧密关系。下段动脉越过该部位的前面进入下极时，与 UPJ 前面紧密毗邻又不压迫连接部，但增加了肾盂扩张的可能。有的肾后段动脉横越 UPJ 背面，从后外侧方向切开 UPJ 时可能会伤及。后段动脉提供近 50% 肾实质的血流，如损伤会带来严重后果。

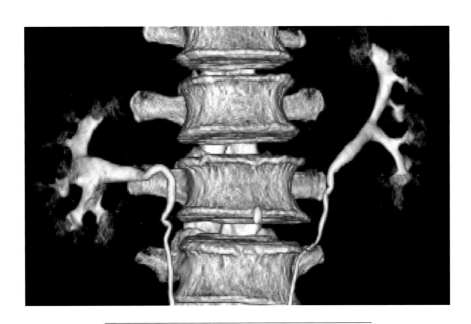

图 8-90　肾盂肾盏影像 image of renal calice and renal pelvis

（景玉宏　丁自海）

肾上腺血管

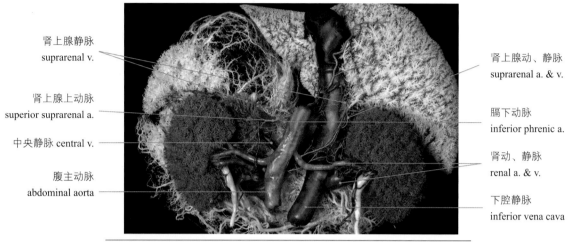

肾上腺静脉 suprarenal v.

肾上腺上动脉 superior suprarenal a.

中央静脉 central v.

腹主动脉 abdominal aorta

肾上腺动、静脉 suprarenal a. & v.

膈下动脉 inferior phrenic a.

肾动、静脉 renal a. & v.

下腔静脉 inferior vena cava

图 8-91　肾上腺动、静脉 suprarenal a.,v.，铸型标本 cast（后面观 posterior view）

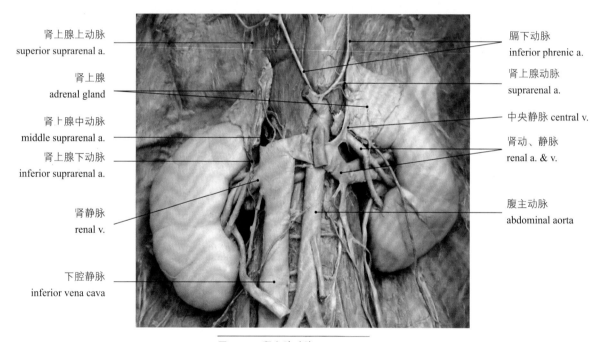

肾上腺上动脉 superior suprarenal a.

肾上腺 adrenal gland

肾上腺中动脉 middle suprarenal a.

肾上腺下动脉 inferior suprarenal a.

肾静脉 renal v.

下腔静脉 inferior vena cava

膈下动脉 inferior phrenic a.

肾上腺动脉 suprarenal a.

中央静脉 central v.

肾动、静脉 renal a. & v.

腹主动脉 abdominal aorta

图 8-92　肾上腺动脉 suprarenal a.

【临床解剖学要点】

　　肾上腺动脉有 3 个来源，肾上腺上动脉来自膈下动脉后支，左侧的多为 2~3 支，右侧的多为 3~4 支，来源恒定。肾上腺上动脉干长 7~15 mm，管径大多数小于 0.3 mm；肾上腺中动脉多数在第 1 腰椎体附近发自腹主动脉，少数来自腹腔干，1~3 支不等。肾上腺中动脉干长 22~28 mm，管径 1.0 mm；肾上腺下动脉出现率高，主要来自肾动脉，1~3 支不等，干长 11~17 mm，管径大多数小于 1~2 mm；肾上腺静脉每侧各 1 支，称为中央静脉，出肾上腺后注入肾静脉（左侧）和下腔静脉（右侧）。

（丁自海）

生殖器官的动脉

男性生殖器官的动脉

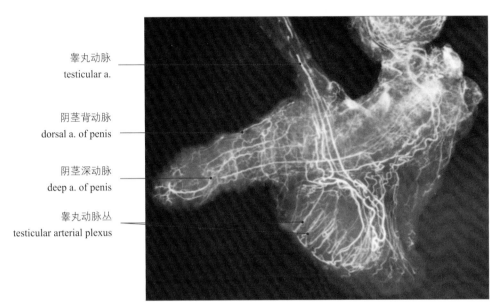

睾丸动脉
testicular a.

阴茎背动脉
dorsal a. of penis

阴茎深动脉
deep a. of penis

睾丸动脉丛
testicular arterial plexus

A. 动脉造影 arteriography

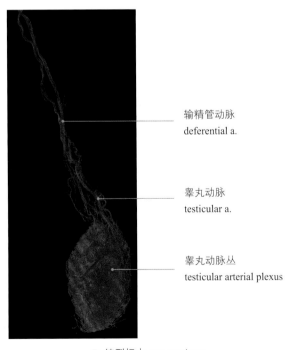

输精管动脉
deferential a.

睾丸动脉
testicular a.

睾丸动脉丛
testicular arterial plexus

B. 铸型标本 cast specimen

图 9-1　男性生殖器官的动脉 male genital organ a.

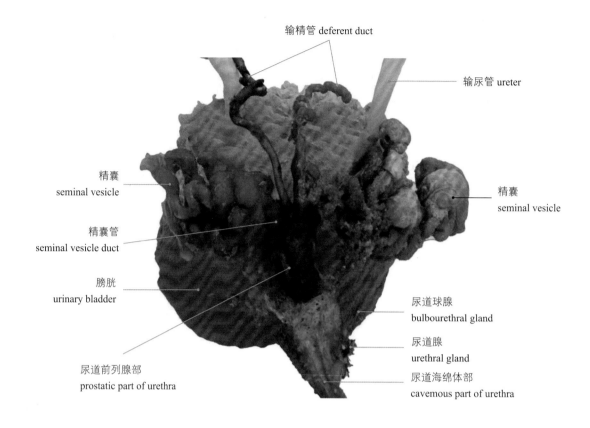

图 9-2 精囊、输精管和后尿道（后面观）
seminal vesicle, deferent duct and posterior urethra., (posterior view)

【临床解剖学要点】

位于精索内的睾丸动脉离开腹股沟管后分为外支（睾丸内动脉）和内支（睾丸下动脉），在蔓状静脉簇拥下弯曲下行进入睾丸，进入睾丸前发出分支至附睾。静脉血通过睾丸静脉网、蔓状静脉丛回流。输精管的血供来自膀胱下动脉分支；前列腺和精囊血供来自膀胱下动脉的分支；外生殖器血供主要来自会阴动脉、阴茎背动脉和阴茎深动脉。

女性生殖器官的动脉

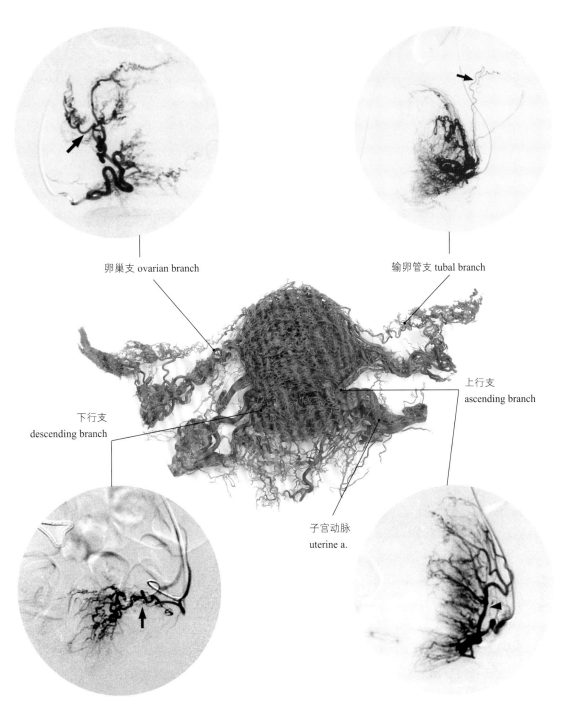

卵巢支 ovarian branch

输卵管支 tubal branch

下行支
descending branch

上行支
ascending branch

子宫动脉
uterine a.

A. 前面观，铸型和造影（箭头示）
anterior view, cast, radiography, arrow show

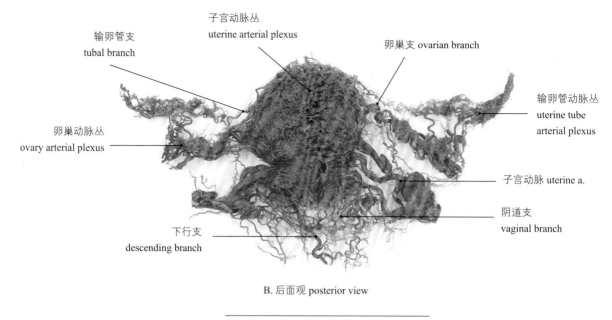

输卵管支
tubal branch

子宫动脉丛
uterine arterial plexus

卵巢支 ovarian branch

输卵管动脉丛
uterine tube
arterial plexus

卵巢动脉丛
ovary arterial plexus

子宫动脉 uterine a.

阴道支
vaginal branch

下行支
descending branch

B. 后面观 posterior view

图 9-3 女性生殖器官的动脉 female genital a.

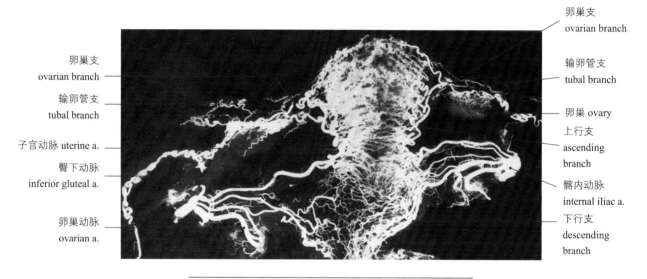

卵巢支
ovarian branch

输卵管支
tubal branch

子宫动脉 uterine a.

臀下动脉
inferior gluteal a.

卵巢动脉
ovarian a.

卵巢支
ovarian branch

输卵管支
tubal branch

卵巢 ovary

上行支
ascending
branch

髂内动脉
internal iliac a.

下行支
descending
branch

图 9-4 女性内生殖的动脉（造影）female genital a.,radiography

【临床解剖学要点】

卵巢动脉经腹主动脉发出后进入盆腔，经骨盆漏斗韧带到达卵巢系膜，进入卵巢，沿途分数支至输卵管。子宫动脉从髂内动脉发出，至子宫颈外侧分出上行（子宫）支，沿途分出数支进入子宫壁内。上行支在子宫体外侧分出卵巢支和输卵管支，这些分支与卵巢动脉分出的卵巢支和输卵管支吻合。分出的下行支（阴道支）至阴道。造影时这些分支可以分辨。

（李建华　丁自海）

胸腹前壁的血管

胸前壁血管

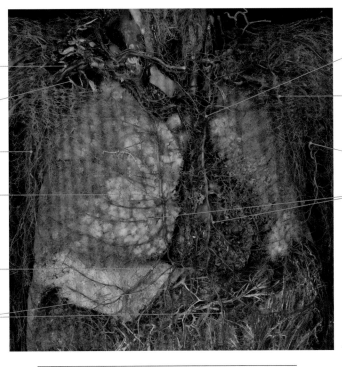

胸肩峰动脉
thoracoacromial a.

胸肌支
pectoral branch

胸外侧动脉
lateral thoracic a.

胸廓内动脉
internal thoracic a.

肌膈动脉
musculophrenic a.

腹壁上动脉
superior epigastric a.

胸廓内动脉穿支
perforator of internal thoracic a.

胸肌支
pectoral branch

胸外侧动脉
lateral thoracic a.

肋间前动脉
anterior intercostal a.

图 10-1　胸前壁动脉 -1 arteries of anterior thoracic wall-1

【临床解剖学要点】

穿支从胸廓内动脉发出后，在肋间隙前端穿出，穿胸大肌的起始部，发出肌支供养胸大肌，故该处的外径略粗。但穿出深筋膜后，皮穿支外径已较细小，一般不到 1.0 mm。故手术中追溯穿支血管蒂时，应将胸大肌纤维分开，从胸大肌深面切取穿血管较粗大的一段，同时将深筋膜保留在皮瓣供区内。胸前部皮瓣的供皮范围：内侧可切至距胸骨外缘 1 cm 处，外侧至三角肌胸大肌间沟和腋前襞。一支较粗大的穿血管分布的宽度，可达 2~3 个肋间隙。各穿支血管的外径差距较大，手术时可能遇到外径细小、分布范围较窄的情况，因此设计手术方案时，可考虑一种灵活的备用方案：必要时截取胸廓内动脉，制成包含有几个穿血管在内，以胸廓内血管主干带小分支血管类型的皮瓣。胸廓内血管在第 2、3 肋间隙平面距胸骨外侧缘 1 cm，动脉外径 2.7 mm，静脉 1~2 支，外径 3.0 mm。

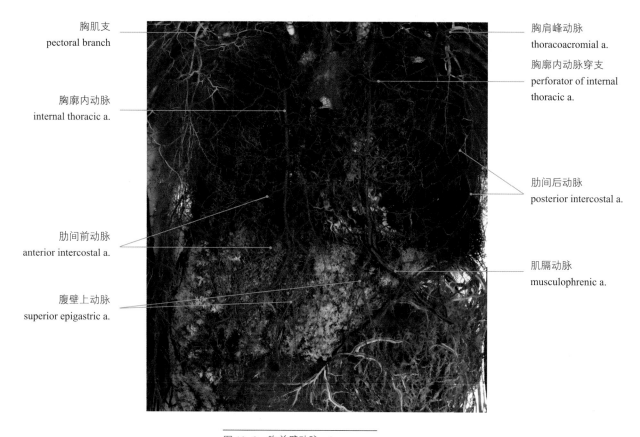

胸肌支
pectoral branch

胸廓内动脉
internal thoracic a.

肋间前动脉
anterior intercostal a.

腹壁上动脉
superior epigastric a.

胸肩峰动脉
thoracoacromial a.

胸廓内动脉穿支
perforator of internal
thoracic a.

肋间后动脉
posterior intercostal a.

肌膈动脉
musculophrenic a.

图 10-2　胸前壁动脉 -2
arteries of anterior thoracic wall-2

【临床解剖学要点】

　　肋骨瓣：第 3~10 对肋骨的血供后部为胸主动脉发出的肋间后动脉，前部为胸廓内动脉发出的肋间前动脉，二者相互吻合。肋间后动脉位于肋间，行至肋角附近分为上、下 2 支。上支伴随同名静脉、神经紧贴肋沟经肋间内肌和肋间最内肌之间前行；下支沿下位肋骨上缘伴随同名静脉神经前行，沿途发出肌支、骨膜支、肋骨滋养动脉和皮支。肋间后动脉起始处外径为 1.5~2.0 mm，长度为 4.3~9.2 cm，上支外径为 0.9~1.7 mm，下支外径为 0.6~0.8 mm。肋间静脉与同名动脉伴行。

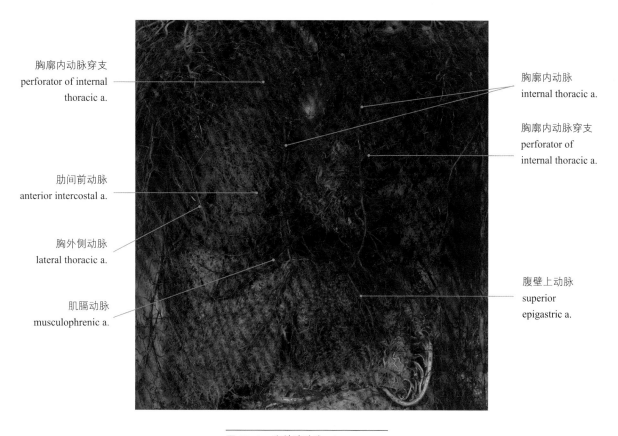

胸廓内动脉穿支
perforator of internal
thoracic a.

胸廓内动脉
internal thoracic a.

胸廓内动脉穿支
perforator of
internal thoracic a.

肋间前动脉
anterior intercostal a.

胸外侧动脉
lateral thoracic a.

肌膈动脉
musculophrenic a.

腹壁上动脉
superior
epigastric a.

图 10-3　胸前壁动脉 -3
arteries of anterior thoracic wall-3

【临床解剖学要点】

肋软骨瓣：胸廓内动脉的肋间前支是肋软骨的供养动脉。上位 6 对肋间前动脉发自胸廓内动脉，第 7~9 对的从肌膈动脉发出。肋间前动脉发出后分为上、下支，上支行于上位肋骨下缘，下支行于下位肋骨上缘。起始段行于胸膜壁层与肋间内肌之间，向后行于肋间内肌与肋间最内肌之间。分支营养胸膜、肋间肌、肋骨（软骨）膜。其营养依赖于软骨膜内血管。由于肋间前动脉管径细，游离长度短，宜采用胸廓内血管束作为吻接血管。胸廓内动脉下部外径为 2.0 mm，伴行静脉 2 条，略粗于动脉。第 5~9 肋软骨长 5.3~9.0 cm，宽为 1.3~1.8 cm，厚为 0.5~0.7 cm，均可作为供区。

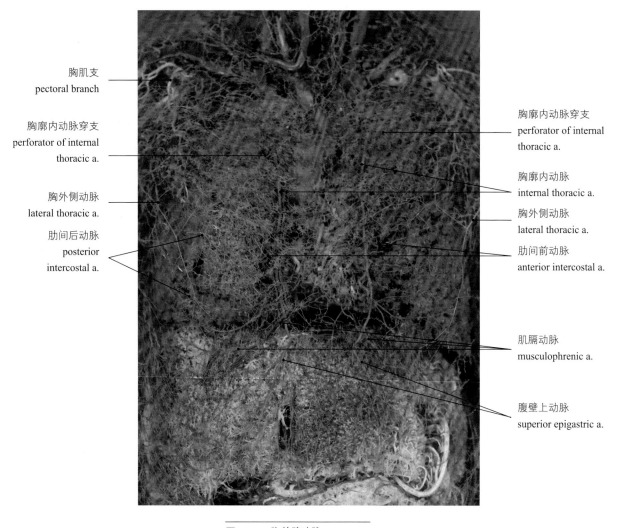

胸肌支
pectoral branch

胸廓内动脉穿支
perforator of internal
thoracic a.

胸外侧动脉
lateral thoracic a.

肋间后动脉
posterior
intercostal a.

胸廓内动脉穿支
perforator of internal
thoracic a.

胸廓内动脉
internal thoracic a.

胸外侧动脉
lateral thoracic a.

肋间前动脉
anterior intercostal a.

肌膈动脉
musculophrenic a.

腹壁上动脉
superior epigastric a.

图 10-4　胸前壁动脉 -4
arteries of anterior thoracic wall-4

【临床解剖学要点】

以胸外侧皮动脉为蒂可切取胸外侧部皮瓣（侧胸部皮瓣）。胸外侧皮动脉可来自腋动脉或腋动脉的分支（如胸外侧动脉、胸背动脉、胸肩峰动脉或肩胛下动脉），一支型占 52%，两支型占 27%，三支型占 15%，四支型占 6%，直径 0.8~1.8 mm，长 10~12 cm，分布范围与直径呈正比。胸腹壁静脉位置表浅，直径约 2.5 mm，不与动脉伴行，但易寻找，可作为吻合静脉。该皮瓣切取上界达有毛区下缘，下达第 8~10 肋间隙，前至腋前襞前 2~3 cm，后至腋后襞后 2~3 cm。

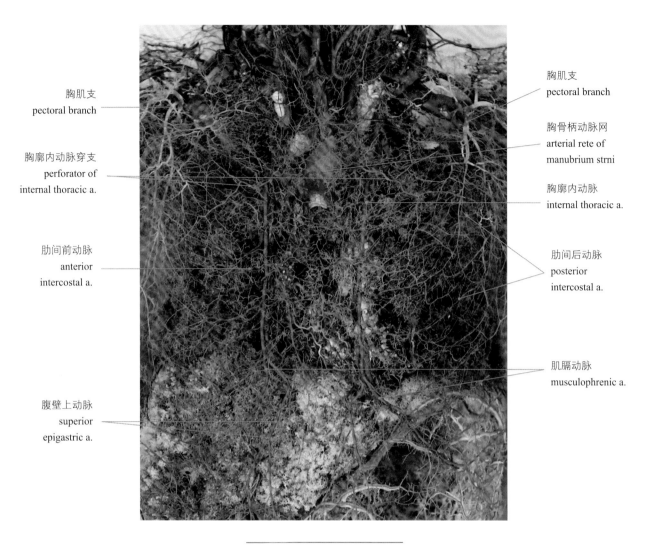

胸肌支
pectoral branch

胸肌支
pectoral branch

胸骨柄动脉网
arterial rete of
manubrium strni

胸廓内动脉穿支
perforator of
internal thoracic a.

胸廓内动脉
internal thoracic a.

肋间前动脉
anterior
intercostal a.

肋间后动脉
posterior
intercostal a.

肌膈动脉
musculophrenic a.

腹壁上动脉
superior
epigastric a.

图 10-5　胸前壁动脉 -5
arteries of anterior thoracic wall-5

【临床解剖学要点】

胸前壁轴型皮瓣动脉是胸廓内动脉的穿支，在每个肋间隙的前端，距胸骨外缘 1.2 cm 处穿出肋间隙，穿过胸大肌起始端和深筋膜，沿肋间隙走向外下方，沿途分支能覆盖邻近的肋间隙皮区，即切取的皮区可包括 2~3 个肋间的范围。上位 4 个穿支和伴行静脉的直径均在 1 mm 左右，可游离移植或带蒂转位移植。胸前部皮瓣区的血管与胸三角皮瓣区侧支吻合丰富，故必要时胸前部皮瓣向胸三角皮瓣区适当延长，不会出现血供问题。

第 *10* 部分

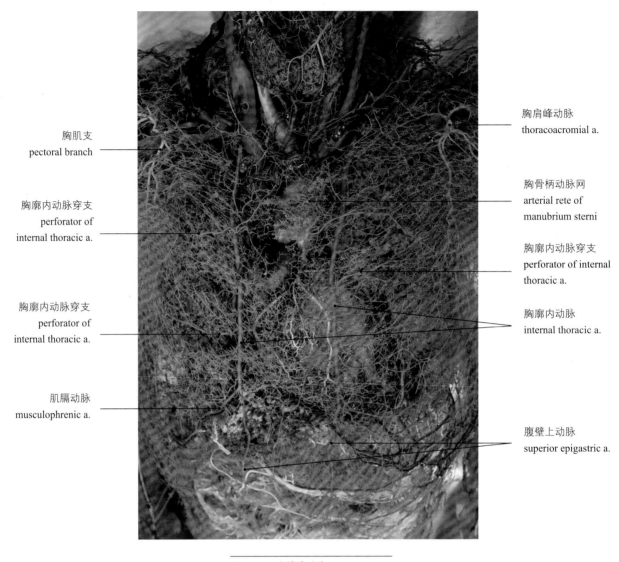

胸肩峰动脉
thoracoacromial a.

胸肌支
pectoral branch

胸骨柄动脉网
arterial rete of
manubrium sterni

胸廓内动脉穿支
perforator of
internal thoracic a.

胸廓内动脉穿支
perforator of internal
thoracic a.

胸廓内动脉穿支
perforator of
internal thoracic a.

胸廓内动脉
internal thoracic a.

肌膈动脉
musculophrenic a.

腹壁上动脉
superior epigastric a.

图 10-6　胸前壁动脉 -6
arteries of anterior thoracic wall-6

【临床解剖学要点】
　　胸外侧部皮瓣供区范围较大，取材范围类似一个上小下大的不等边四边形：上界腋窝有毛区下缘，在受区有带毛发的特殊要求时，可截取带毛区；下达 8~10 肋间隙；前至腋前襞前 2~3 cm；后界至腋后襞后 2~3 cm。胸外侧部皮瓣的轴心皮动脉来源虽然很复杂，变异较多，但是不论是哪一种起源的胸外侧皮动脉进入皮瓣区，都是恒定地经过一个"门户"，即腋前、后襞上端的连线，手术时从腋前襞上端至腋后襞上端做一较浅的横切口，由浅至深，可以找到胸外侧部皮瓣的血管蒂。浅居皮下管径粗大的胸腹壁静脉将首先被找到，然后在稍深处找到各种不同来源的或支数不等的胸外侧皮动脉。胸外侧动脉发出的皮动脉位置靠前方，胸背动脉发出的皮动脉较靠后方。

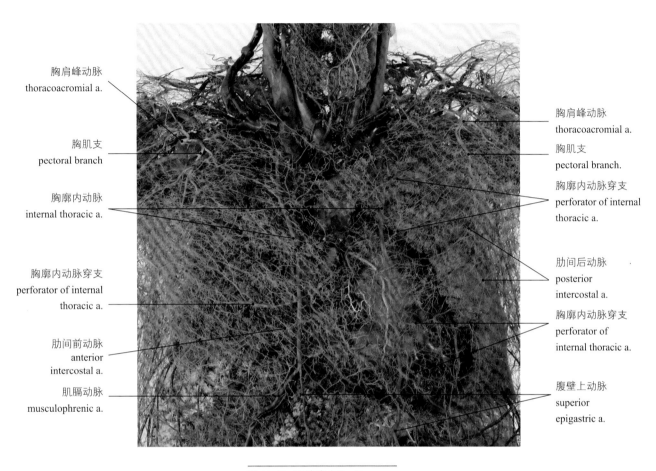

胸肩峰动脉
thoracoacromial a.

胸肌支
pectoral branch

胸廓内动脉
internal thoracic a.

胸廓内动脉穿支
perforator of internal
thoracic a.

肋间前动脉
anterior
intercostal a.

肌膈动脉
musculophrenic a.

胸肩峰动脉
thoracoacromial a.

胸肌支
pectoral branch.

胸廓内动脉穿支
perforator of internal
thoracic a.

肋间后动脉
posterior
intercostal a.

胸廓内动脉穿支
perforator of
internal thoracic a.

腹壁上动脉
superior
epigastric a.

图 10-7　胸前壁动脉 -7
arteries of anterior thoracic wall-7

【临床解剖学要点】

　　胸三角部皮瓣又称锁骨下皮瓣、胸肩部皮瓣。该皮瓣的轴心动脉是胸肩峰动脉的肌间隙支，伴行静脉多为 1 支。胸肩峰动脉多起于腋动脉的第 2 段（69%），部分起于第 1 段（31%），主要分支有肩峰支和三角肌支。胸三角部皮瓣的供血动脉主要是肩峰支（48%）和三角肌支（24%），终支穿过胸肌三角肌间隙的肌间隙皮支，直径 0.8 mm，蒂长 1 cm。胸肌三角肌间隙明显，易于分离找到皮支，向深部分离可找到源动脉，以增加血管蒂长度和直径。

（寇　伟　许兰伟）

腹前壁血管

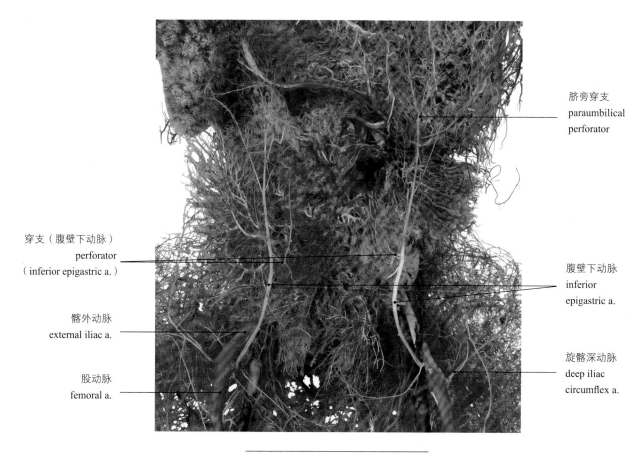

脐旁穿支
paraumbilical
perforator

穿支（腹壁下动脉）
perforator
（inferior epigastric a.）

髂外动脉
external iliac a.

股动脉
femoral a.

腹壁下动脉
inferior
epigastric a.

旋髂深动脉
deep iliac
circumflex a.

图 10-8　腹壁下动脉 inferior epigastric a.

【临床解剖学要点】

　　胸脐皮瓣的血供来源于腹壁下动脉最上方的脐旁穿支。该穿支与腹部正中线约呈 45° 斜向肩胛骨下角，在走向腋下时与第 8 肋间隙出来的肋间后动脉外侧皮支相吻合。腹壁下动脉从起始点到脐旁穿支的发出处长 19~22 cm。由于该穿支与邻近的腹壁上动脉、肋间后动脉、腰动脉的分支有丰富的吻合，供血代偿的能力较强。皮瓣区面积：外上至腋后线第 5、6 肋间，下至脐下 10 cm，内至正中线，外至腋中线 14 cm，最大的截取面积可达 12 cm × 45 cm。

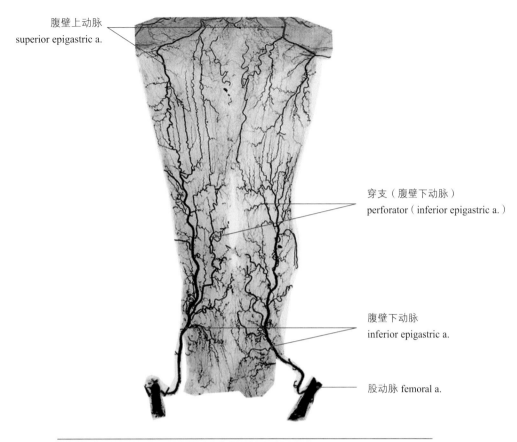

腹壁上动脉
superior epigastric a.

穿支（腹壁下动脉）
perforator（inferior epigastric a.）

腹壁下动脉
inferior epigastric a.

股动脉 femoral a.

图 10-9　腹壁下动脉（造影）（唐茂林教授惠赠）inferior epigastric a. (angiography)

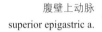

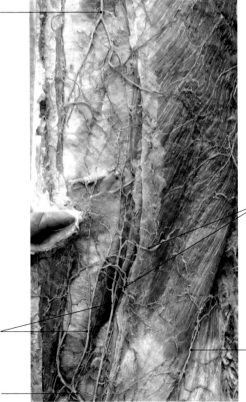

腹壁上动脉
superior epigastric a.

穿支（腹壁下动脉）
perforator（inferior epigastric a.）

腹壁下动脉分支
branch of inferior epigastric a.

旋髂深动脉
deep iliac circumflex a.

腹壁下动脉
inferior epigastric a.

图 10-10　腹壁下动脉分支 branch of inferior epigastric a.

第 *10* 部分

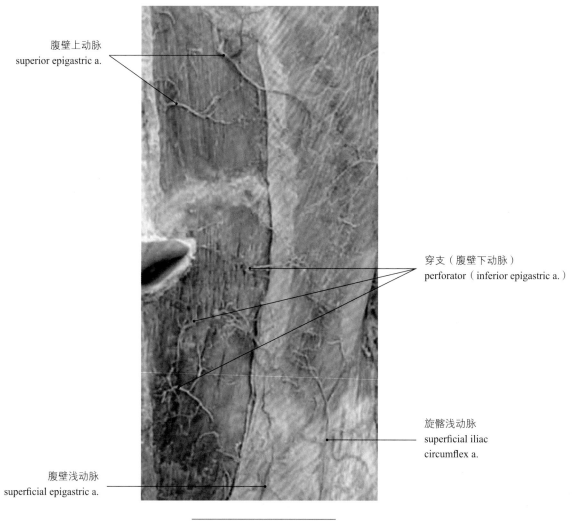

腹壁上动脉
superior epigastric a.

穿支（腹壁下动脉）
perforator（inferior epigastric a.）

旋髂浅动脉
superficial iliac
circumflex a.

腹壁浅动脉
superficial epigastric a.

图 10-11　腹壁下动脉穿支
perforator of inferior epigastric a.

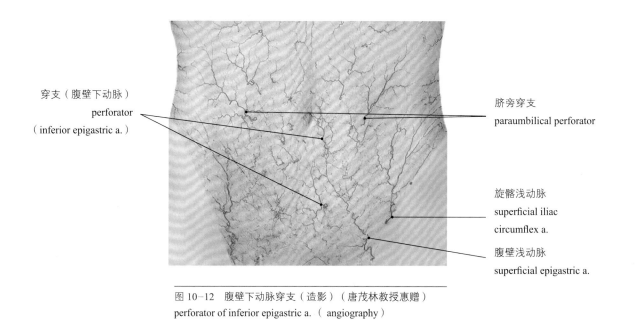

穿支（腹壁下动脉）
perforator
（inferior epigastric a.）

脐旁穿支
paraumbilical perforator

旋髂浅动脉
superficial iliac
circumflex a.

腹壁浅动脉
superficial epigastric a.

图 10-12　腹壁下动脉穿支（造影）（唐茂林教授惠赠）
perforator of inferior epigastric a.（angiography）

【临床解剖学要点】

　　腹壁下动脉发出后向上内，在腹直肌鞘后壁半环线下缘处进入腹直肌，在其中 1/3 分成内、外侧支，其外侧支是形成穿支皮瓣的主要母血管。每侧腹壁下动脉发出直径大于 0.5 mm 的穿支血管为 5 支，单穿支供血面积为 33 cm^2，若以单个穿支为中心可设计 20 cm × 15 cm 皮瓣。视受区需要及穿支分布情况，可截取 2 支，甚至 4 支血管为蒂。皮瓣游离方法是，从皮瓣的外侧在腹外斜肌腱膜和腹直肌前鞘表面掀起皮瓣，首先找到外侧穿支，再继续向内侧解剖，直至找到对侧的内侧穿支。确定最大的一支为血管蒂后，在其穿出点剪开腹直肌前鞘，纵向钝性分离穿支周围的肌纤维，追寻穿支至腹壁下动脉主干，取得足够长的血管蒂。

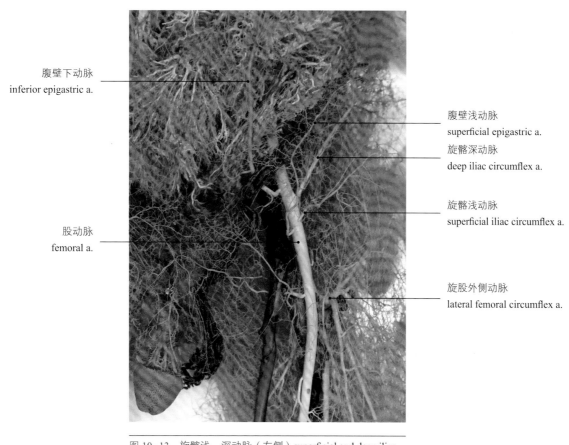

腹壁下动脉
inferior epigastric a.

腹壁浅动脉
superficial epigastric a.

旋髂深动脉
deep iliac circumflex a.

旋髂浅动脉
superficial iliac circumflex a.

股动脉
femoral a.

旋股外侧动脉
lateral femoral circumflex a.

图 10-13　旋髂浅、深动脉（左侧）superficial and deep iliac circumflex a.

【临床解剖学要点】

　　旋髂深动脉起于髂外动脉者占 60%，起于股动脉者占 40%。起始处外径为 2.9 mm。起始后沿腹股沟韧带外侧半的深面向外上方走向髂前上棘稍内侧，然后沿髂嵴前部内侧后行至髂嵴上缘。在髂嵴内侧长约 4 cm 段，外径为 2 mm，距髂前上棘表面的深度为 1.6 cm，发出 2~8 条小分支直接进入髂嵴内唇的小骨孔，成为髂嵴前部的营养动脉。终末 4 cm 这一段，外径为 1 mm，向髂骨发出 2~9 条细支，主要营养髂嵴的骨质。旋髂深静脉主干长为 1.4 cm，外径为 4.5 mm。

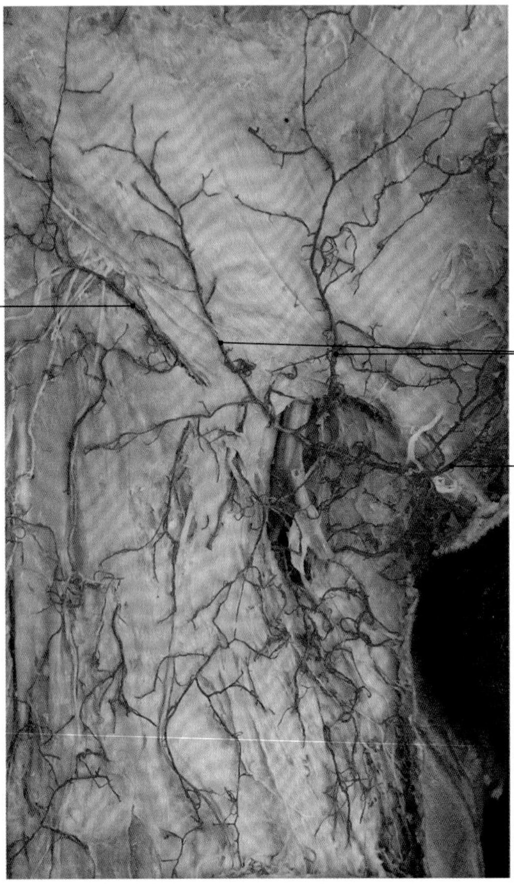

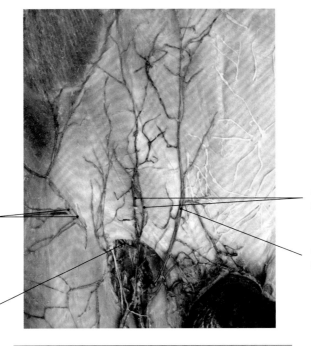

旋髂浅动脉
superficial iliac circumflex a.

腹壁浅动脉
superficial epigastric a.

阴部外浅动脉
superficial external pudendal a.

图 10-14　旋髂浅动脉和腹壁浅动脉
superficial iliac circumflex a.and superficial epigastric a.

旋髂浅动、静脉浅支
superficial branch
of superficial iliac
circumflex. & v.

旋髂浅动脉
superficial iliac circumflex a.

腹壁浅动、静脉
superficial epigastric a. & v.

腹壁浅静脉
superficial epigastric v.

图 10-15　旋髂浅血管和腹壁浅血管 superficial iliac circumflex
and superficial epigastric blood vesseles

【临床解剖学要点】

　　以腹壁浅血管或旋髂浅血管为蒂的下腹部皮瓣是常用游离皮瓣供区之一，但走行、直径及长度变异较多。腹壁浅动脉起自股动脉上段腹侧，经腹股沟韧带浅面向上进入腹前壁，分为内、外侧支。起始部外径 1.3 mm，主干长 1.5~4.0 cm。主干在深筋膜深面走行 1.0 cm 后，穿过阔筋膜进入腹壁浅层，最远处可超过脐平面。与旋髂浅动脉共干时外径为 1.5 mm。旋髂浅动脉起自股动脉上段的外侧，沿腹股沟韧带的下方走向外上方，发出深、浅支；主干外径 1.3 mm。深支分布于股上外侧部；浅支分布于腹股沟区外侧半。主干的表面投影在腹股沟韧带下方 1.5 cm，与腹股沟韧带平行，由股动脉起点向外 1.5~3.0 cm。腹壁浅静脉和旋髂浅静脉不与动脉伴行，外径均达 2.1 mm，可作为吻合对象。

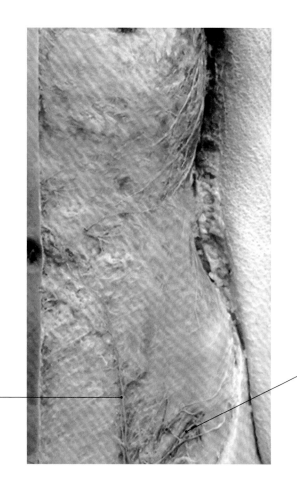

旋髂浅动脉
superficial iliac circumflex a.

腹壁浅动脉
superficial epigastric a.

图 10-16　旋髂浅动脉和腹壁浅动脉
superficial iliac circumflex a.and superficial epigastric a.

【临床解剖学要点】

　　旋髂浅动脉起自股动脉上段的腹外侧，沿腹股沟韧带的下方，走向外上方，一般发出深支和浅支。深支分布的皮区位置较低，到达股上外侧部，分布于髂前上棘附近的肌肉和髂嵴前部的骨膜及骨皮质；浅支分布的皮区位置较高，到达腹股沟区外侧半。旋髂浅动脉本干的表面投影，约在腹股沟韧带下方 1.5 cm，做一与腹股沟韧带平行的切口，由股动脉起点向外 1.5~3.0 cm。旋髂浅动脉本干外径为 1.3 mm，深支为 1.0 mm，浅支为 0.8 mm。浅支穿出深筋膜较早，深支穿出较迟。

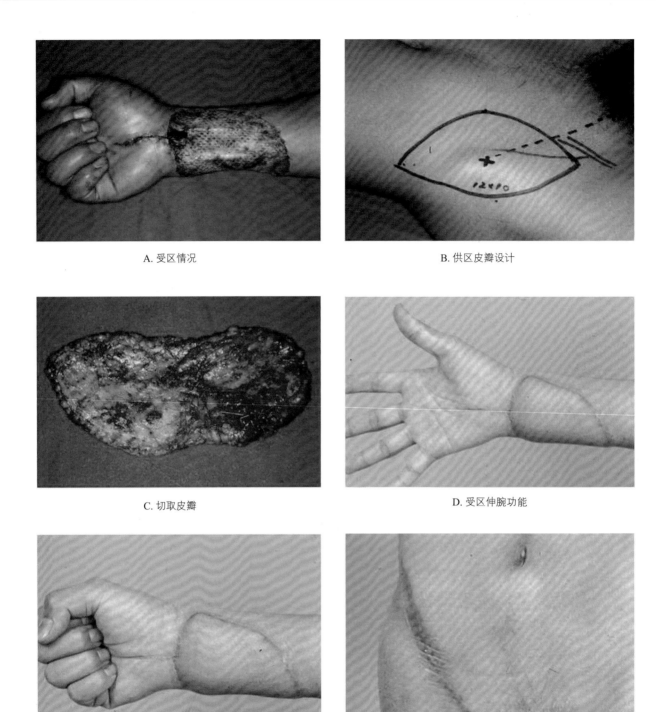

A. 受区情况

B. 供区皮瓣设计

C. 切取皮瓣

D. 受区伸腕功能

E. 受区屈腕功能

F. 供区术后外观

图 10-17　腹股沟皮瓣的应用，血管蒂为旋髂浅血管（魏福全教授惠赠）　application of inguinal flap, vessel pedicle is superficial circumflex a. & v.

（许兰伟　寇　伟）

第 **11** 部分

上肢的血管

臂部和前臂的血管

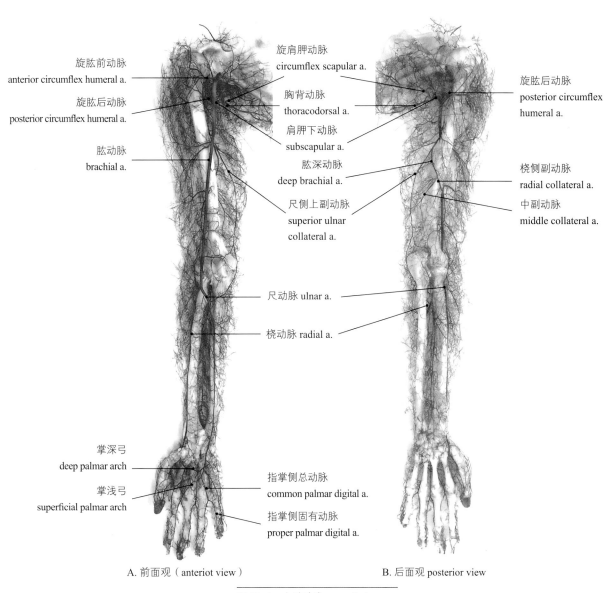

旋肱前动脉
anterior circumflex humeral a.

旋肱后动脉
posterior circumflex humeral a.

肱动脉
brachial a.

旋肩胛动脉
circumflex scapular a.

胸背动脉
thoracodorsal a.

肩胛下动脉
subscapular a.

肱深动脉
deep brachial a.

尺侧上副动脉
superior ulnar collateral a.

旋肱后动脉
posterior circumflex humeral a.

桡侧副动脉
radial collateral a.

中副动脉
middle collateral a.

尺动脉 ulnar a.

桡动脉 radial a.

掌深弓
deep palmar arch

掌浅弓
superficial palmar arch

指掌侧总动脉
common palmar digital a.

指掌侧固有动脉
proper palmar digital a.

A. 前面观（anteriot view）

B. 后面观 posterior view

图 11-1　上肢动脉 upper limb artery

【临床解剖学要点】
　　臂部的主干动脉为肱动脉，肱动脉走行于肘窝正中，肱二头肌腱膜深面，并在桡骨颈部分为桡动脉与尺动脉。尺、桡动脉在手掌部形成掌浅弓与掌深弓，并分别发出掌心动脉与指掌侧总动脉，进而发出指掌侧固有动脉。臂部离断再植中，需修复主干动脉，在前臂尺、桡动脉至少修复1条动脉，同样断指再植时，应至少修复1条指掌侧固有动脉。

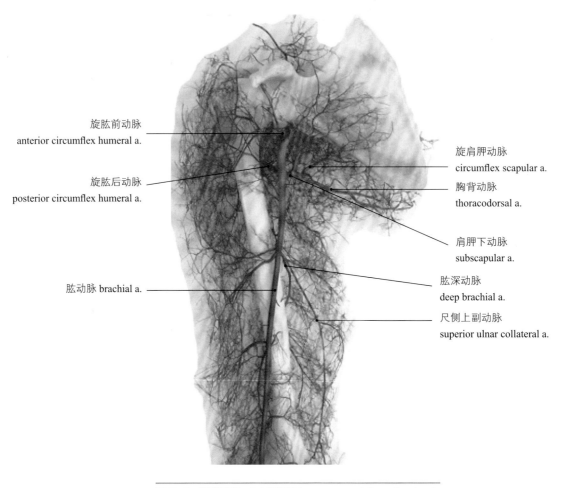

旋肱前动脉
anterior circumflex humeral a.

旋肱后动脉
posterior circumflex humeral a.

肱动脉 brachial a.

旋肩胛动脉
circumflex scapular a.

胸背动脉
thoracodorsal a.

肩胛下动脉
subscapular a.

肱深动脉
deep brachial a.

尺侧上副动脉
superior ulnar collateral a.

图 11-2　臂部动脉 -1（前面观） arm artery-1（anterior view）

【临床解剖学要点】

　　肩胛下动脉主要分支：旋肩胛动脉、胸背动脉是临床常用组织瓣移植的供养血管。以旋肩胛动脉为蒂可切取肩胛骨瓣、骨皮瓣及皮瓣；以胸背动脉为蒂则可切取背阔肌肌瓣、肌皮瓣或皮瓣。

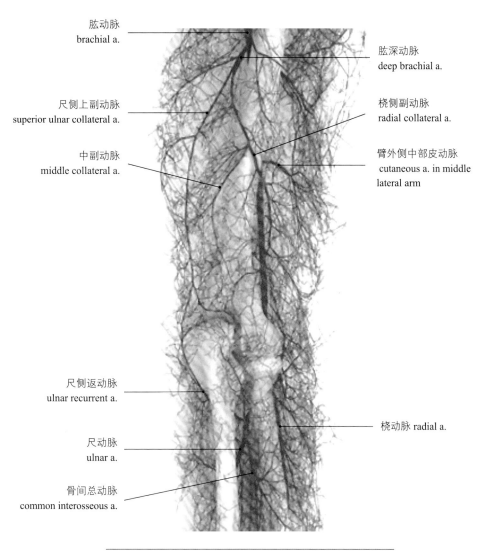

肱动脉
brachial a.

肱深动脉
deep brachial a.

尺侧上副动脉
superior ulnar collateral a.

桡侧副动脉
radial collateral a.

中副动脉
middle collateral a.

臂外侧中部皮动脉
cutaneous a. in middle lateral arm

尺侧返动脉
ulnar recurrent a.

桡动脉 radial a.

尺动脉
ulnar a.

骨间总动脉
common interosseous a.

图 11-3　臂部动脉 -2（后面观）arm artery-2（posterior view）

【临床解剖学要点】

肱动脉在臂部近段发出肱深动脉，肱深动脉的终末支为中副动脉与桡侧副动脉。肱动脉主干在肘窝分为尺动脉与桡动脉，尺动脉较粗，被认为是肱动脉的直接延续。尺动脉发出尺侧返动脉与骨间总动脉，骨间总动脉发出骨间返动脉、骨间前动脉、骨间后动脉、正中动脉等分支。以桡侧副动脉为蒂可切取肱骨下段外侧骨瓣或骨膜瓣。

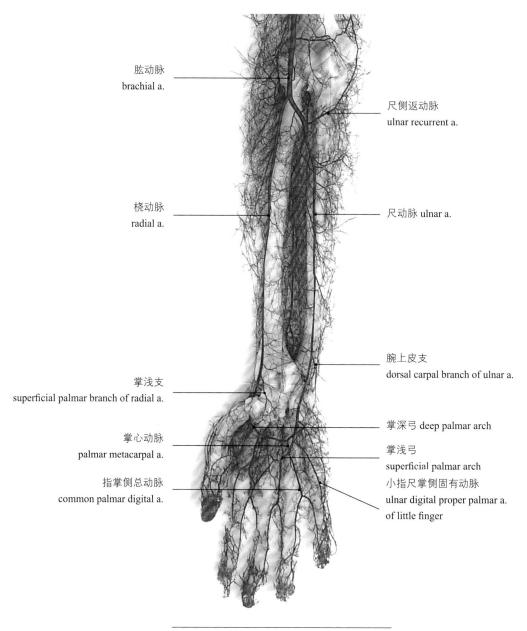

肱动脉
brachial a.

尺侧返动脉
ulnar recurrent a.

桡动脉
radial a.

尺动脉 ulnar a.

腕上皮支
dorsal carpal branch of ulnar a.

掌浅支
superficial palmar branch of radial a.

掌深弓 deep palmar arch

掌心动脉
palmar metacarpal a.

掌浅弓
superficial palmar arch

指掌侧总动脉
common palmar digital a.

小指尺掌侧固有动脉
ulnar digital proper palmar a.
of little finger

图 11-4 前臂动脉和手动脉 -1（前面观）
forearm artery and hand artery-1（anterior view）

【临床解剖学要点】
　　桡动脉发出皮支，在桡侧腕屈肌与肱桡肌肌间隙浅出供养前臂桡掌侧皮肤，可以桡动脉为蒂切取桡动脉皮瓣游离移植或逆行转移修复手部缺损。桡动脉在前臂远端发出桡动脉掌浅支，并与尺动脉浅支形成掌浅弓。该例标本桡动脉掌浅支细小，似未参与掌浅弓的构成。

第
11
部
分

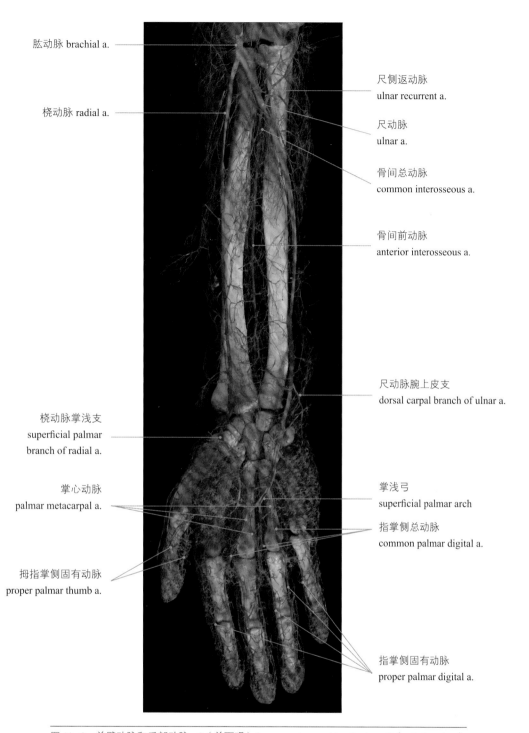

肱动脉 brachial a.

桡动脉 radial a.

尺侧返动脉
ulnar recurrent a.

尺动脉
ulnar a.

骨间总动脉
common interosseous a.

骨间前动脉
anterior interosseous a.

尺动脉腕上皮支
dorsal carpal branch of ulnar a.

桡动脉掌浅支
superficial palmar
branch of radial a.

掌心动脉
palmar metacarpal a.

掌浅弓
superficial palmar arch

指掌侧总动脉
common palmar digital a.

拇指掌侧固有动脉
proper palmar thumb a.

指掌侧固有动脉
proper palmar digital a.

图 11-5　前臂动脉和手部动脉 -2（前面观）forearm artery and hand artery-2（anterior view）

【临床解剖学要点】

肱动脉主干在肘窝分为尺动脉和桡动脉，一般尺动脉较粗，被认为是肱动脉的直接延续。尺动脉发出尺侧返动脉与骨间总动脉，骨间总动脉发出骨间返动脉、骨间前动脉、骨间后动脉、正中动脉等分支。骨间前动脉在前臂远端发出腕背支，穿过骨间膜参与腕背血管网的构成。尺动脉终支与桡动脉掌浅支在手部形成掌浅弓，桡动脉终支与尺动脉掌深支在手部形成掌深弓。该例标本，桡动脉掌浅支较粗大，掌浅弓十分明显。

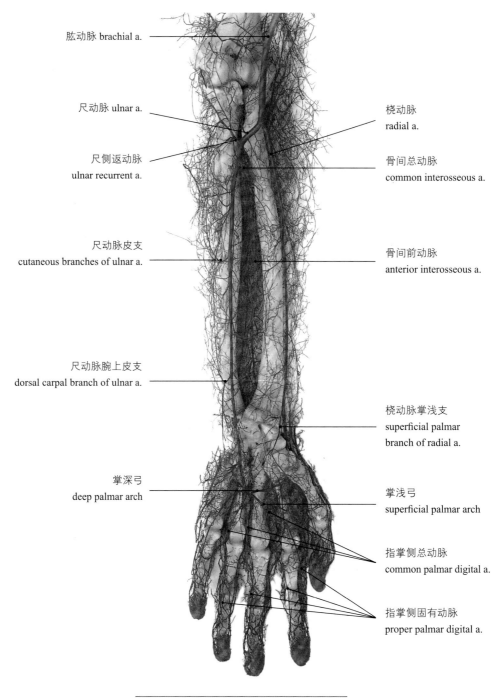

肱动脉 brachial a.

尺动脉 ulnar a.

尺侧返动脉
ulnar recurrent a.

尺动脉皮支
cutaneous branches of ulnar a.

尺动脉腕上皮支
dorsal carpal branch of ulnar a.

掌深弓
deep palmar arch

桡动脉
radial a.

骨间总动脉
common interosseous a.

骨间前动脉
anterior interosseous a.

桡动脉掌浅支
superficial palmar
branch of radial a.

掌浅弓
superficial palmar arch

指掌侧总动脉
common palmar digital a.

指掌侧固有动脉
proper palmar digital a.

图 11-6　前臂动脉和手动脉 -3（前面观）
forearm artery and hand artery-3（anterior view）

【临床解剖学要点】

　　桡动脉掌浅支在穿拇短展肌之前发出皮支，以桡动脉掌浅支为蒂可切取腕掌侧皮瓣，可游离移植修复手部小面积皮肤缺损。该例标本，桡动脉掌浅支亦较细小，未参与掌浅弓的构成。

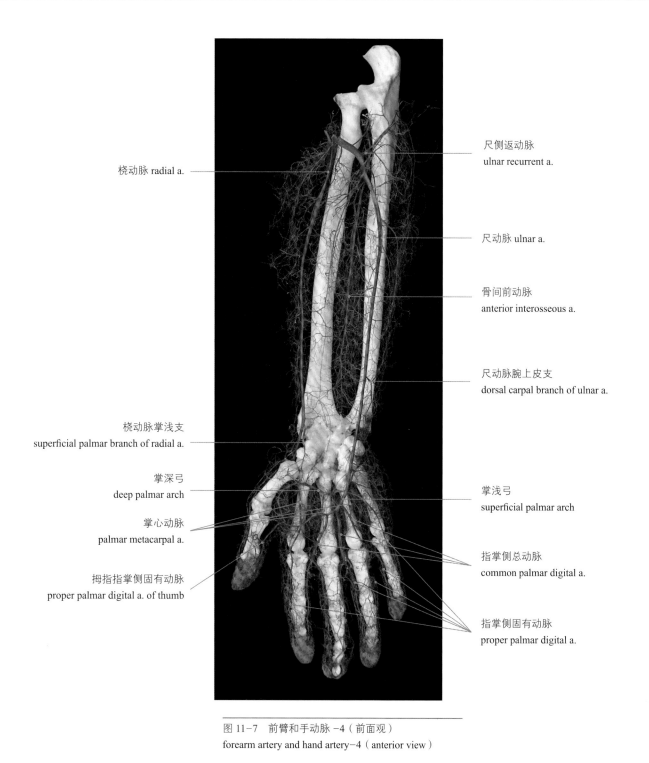

桡动脉 radial a.

尺侧返动脉
ulnar recurrent a.

尺动脉 ulnar a.

骨间前动脉
anterior interosseous a.

尺动脉腕上皮支
dorsal carpal branch of ulnar a.

桡动脉掌浅支
superficial palmar branch of radial a.

掌深弓
deep palmar arch

掌心动脉
palmar metacarpal a.

拇指指掌侧固有动脉
proper palmar digital a. of thumb

掌浅弓
superficial palmar arch

指掌侧总动脉
common palmar digital a.

指掌侧固有动脉
proper palmar digital a.

图 11-7　前臂和手动脉 -4（前面观）
forearm artery and hand artery-4（anterior view）

【临床解剖学要点】
　　尺动脉在指浅屈肌与尺侧腕屈肌之间走行，发出肌皮穿支或肌间隙穿支到皮肤，可以尺动脉为蒂设计前臂尺侧皮瓣。桡动脉皮瓣或尺动脉皮瓣逆行转移修复手部缺损，皮瓣血供可靠，位置较为恒定，但缺点是需要牺牲一条主干血管，因此应用越来越少。

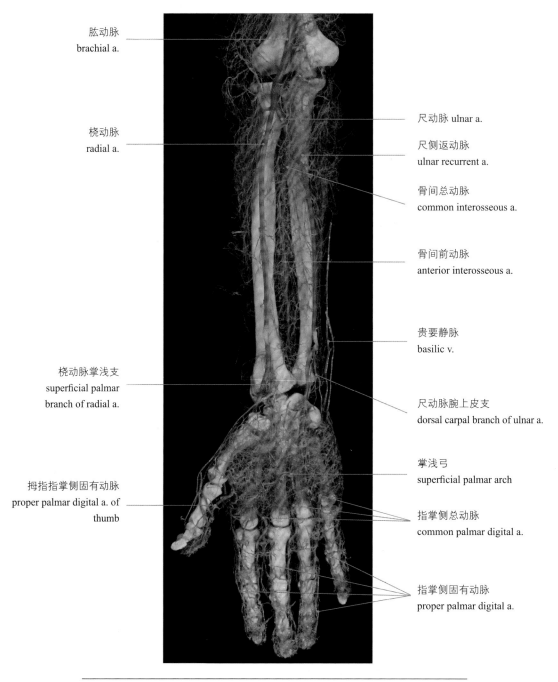

肱动脉
brachial a.

尺动脉 ulnar a.

桡动脉
radial a.

尺侧返动脉
ulnar recurrent a.

骨间总动脉
common interosseous a.

骨间前动脉
anterior interosseous a.

贵要静脉
basilic v.

桡动脉掌浅支
superficial palmar
branch of radial a.

尺动脉腕上皮支
dorsal carpal branch of ulnar a.

掌浅弓
superficial palmar arch

拇指指掌侧固有动脉
proper palmar digital a. of
thumb

指掌侧总动脉
common palmar digital a.

指掌侧固有动脉
proper palmar digital a.

图 11-8　前臂和手动脉 -5（前面观）forearm artery and hand artery-5（anterior view）

【临床解剖学要点】
　　尺动脉在豌豆骨近侧 2~4 cm 处较为恒定地发出尺动脉腕上皮支。该动脉自尺动脉发出后，在尺侧腕屈肌腱与尺神经之间，横行或斜行向前臂远端的尺背侧走行，在走行过程中分为下行支、上行支。以其为蒂可切取皮瓣游离移植或逆行转移修复手部皮肤缺损。该标本中，尺动脉腕上皮支下行支较粗大，与小鱼际处的皮支形成良好的吻合，因此可切断尺动脉腕上皮支主干，以下行支为蒂逆行转移修复手尺侧缺损。

手部血管

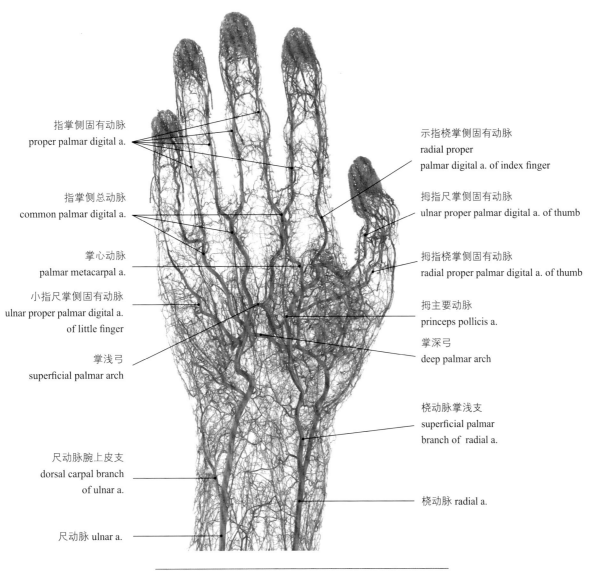

指掌侧固有动脉
proper palmar digital a.

指掌侧总动脉
common palmar digital a.

掌心动脉
palmar metacarpal a.

小指尺掌侧固有动脉
ulnar proper palmar digital a.
of little finger

掌浅弓
superficial palmar arch

尺动脉腕上皮支
dorsal carpal branch
of ulnar a.

尺动脉 ulnar a.

示指桡掌侧固有动脉
radial proper
palmar digital a. of index finger

拇指尺掌侧固有动脉
ulnar proper palmar digital a. of thumb

拇指桡掌侧固有动脉
radial proper palmar digital a. of thumb

拇主要动脉
princeps pollicis a.

掌深弓
deep palmar arch

桡动脉掌浅支
superficial palmar
branch of radial a.

桡动脉 radial a.

图 11-9　手的动脉 -1 the artery of hand -1
本标本桡动脉掌浅支粗大，掌浅弓为桡尺动脉型，且拇主要动脉、
指掌侧总动脉、小指尺侧指掌侧固有动脉等均发自掌浅弓

【临床解剖学要点】
　　手部的动脉主要来自尺动脉和桡动脉，这种血供模式占 84%。这些动脉有不同的变异类型，
如 8% 的个体出现肱浅动脉、桡浅动脉、尺浅动脉及正中浅动脉。8% 的个体有发达的正中动脉，
参与构成掌浅弓或与掌浅弓分支吻合，有的直接分出指动脉。肱动脉可在腋部或臂部分为高位
桡、尺动脉（9%）。了解这些变异，对于手部创伤的修复至关重要。

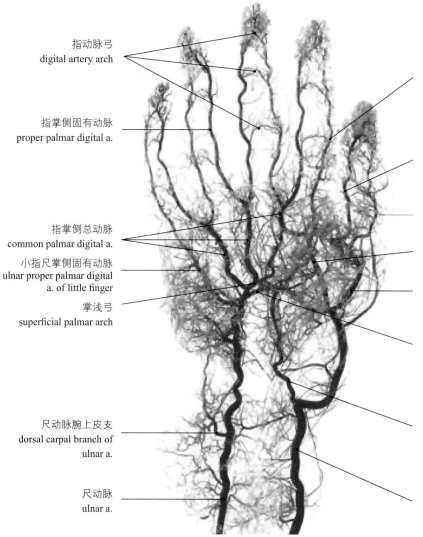

指动脉弓
digital artery arch

指掌侧固有动脉
proper palmar digital a.

指掌侧总动脉
common palmar digital a.

小指尺掌侧固有动脉
ulnar proper palmar digital
a. of little finger

掌浅弓
superficial palmar arch

尺动脉腕上皮支
dorsal carpal branch of
ulnar a.

尺动脉
ulnar a.

示指桡掌侧固有动脉
radial proper
palmar digital a. of index
finger

拇指尺掌侧固有动脉
ulnar proper
palmar digital a. of thumb

拇指桡掌侧固有动脉
radial proper
palmar digital a. of thumb

掌心动脉
palmar metacarpal a.

拇主要动脉
princeps pollicis a.

掌深弓
deep palmar arch

桡动脉掌浅支
superficial
palmar branch of radial a.

桡动脉 radial a.

图 11-10　手的动脉 -2 the artery of hand -2
掌浅弓为尺桡动脉型，掌深弓较粗大，拇主要动脉发自掌深弓；
第 1 掌心动脉粗大，是示中指指掌侧总动脉的主要血供来源

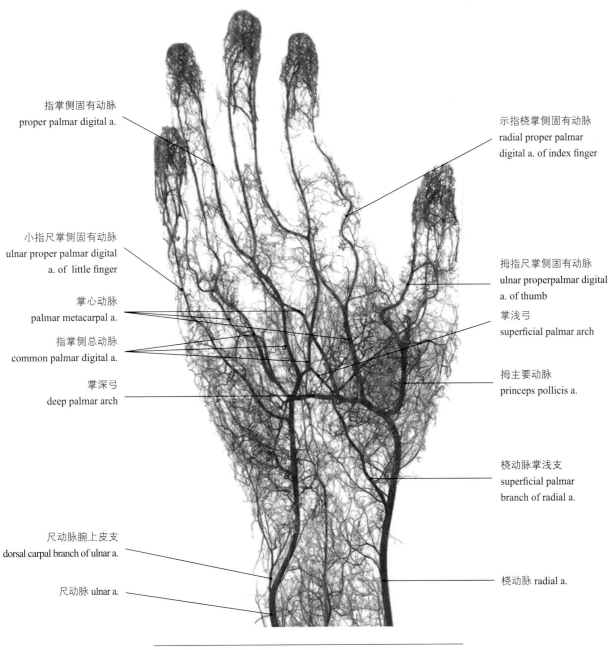

指掌侧固有动脉
proper palmar digital a.

示指桡掌侧固有动脉
radial proper palmar
digital a. of index finger

小指尺掌侧固有动脉
ulnar proper palmar digital
a. of little finger

拇指尺掌侧固有动脉
ulnar properpalmar digital
a. of thumb

掌心动脉
palmar metacarpal a.

掌浅弓
superficial palmar arch

指掌侧总动脉
common palmar digital a.

拇主要动脉
princeps pollicis a.

掌深弓
deep palmar arch

桡动脉掌浅支
superficial palmar
branch of radial a.

尺动脉腕上皮支
dorsal carpal branch of ulnar a.

桡动脉 radial a.

尺动脉 ulnar a.

图 11-11　手的动脉 -3 the artery of hand -3
本图掌浅弓为尺桡动脉型，但较掌深弓明显细小；掌深弓发出拇主要
动脉，第 1、2 掌心动脉，是拇、示、中指的主要血供来源

【临床解剖学要点】
　　尺动脉腕上皮支在距豌豆骨上方约 4 mm 处发出，起始处外径 1.3 mm。发出后向内下行
于尺侧腕屈肌腱深面，跨过尺神经，继而位于尺神经手背支深面，在尺侧腕屈肌与尺侧腕伸肌
间隙穿出，进入浅筋膜。血管蒂长 1.2 cm，继而分为上、下行支。下行支外径 1.0 cm，与尺
神经手背支伴行，经尺骨茎突前方进入手背尺侧，沿小鱼际背侧下行达掌指关节高度。上行支
上行达 10 cm。

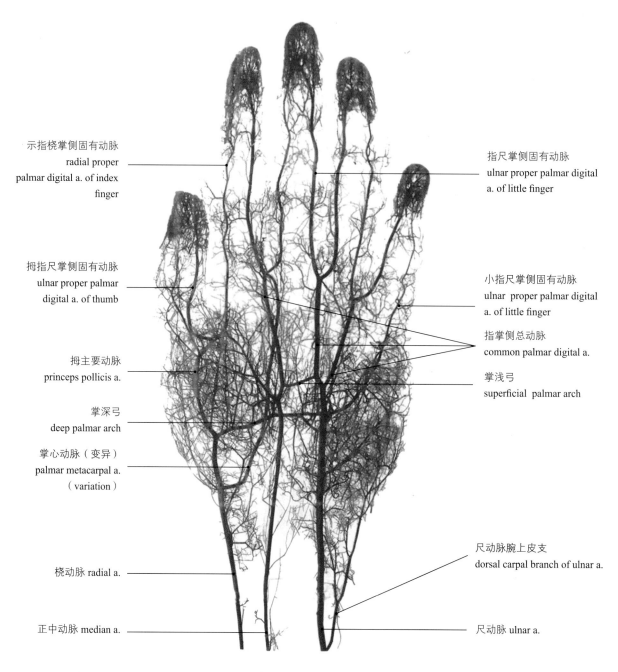

示指桡掌侧固有动脉
radial proper
palmar digital a. of index
finger

拇指尺掌侧固有动脉
ulnar proper palmar
digital a. of thumb

拇主要动脉
princeps pollicis a.

掌深弓
deep palmar arch

掌心动脉（变异）
palmar metacarpal a.
（variation）

桡动脉 radial a.

正中动脉 median a.

指尺掌侧固有动脉
ulnar proper palmar digital
a. of little finger

小指尺掌侧固有动脉
ulnar proper palmar digital
a. of little finger

指掌侧总动脉
common palmar digital a.

掌浅弓
superficial palmar arch

尺动脉腕上皮支
dorsal carpal branch of ulnar a.

尺动脉 ulnar a.

A. 前面观 anterior view

第
11
部
分

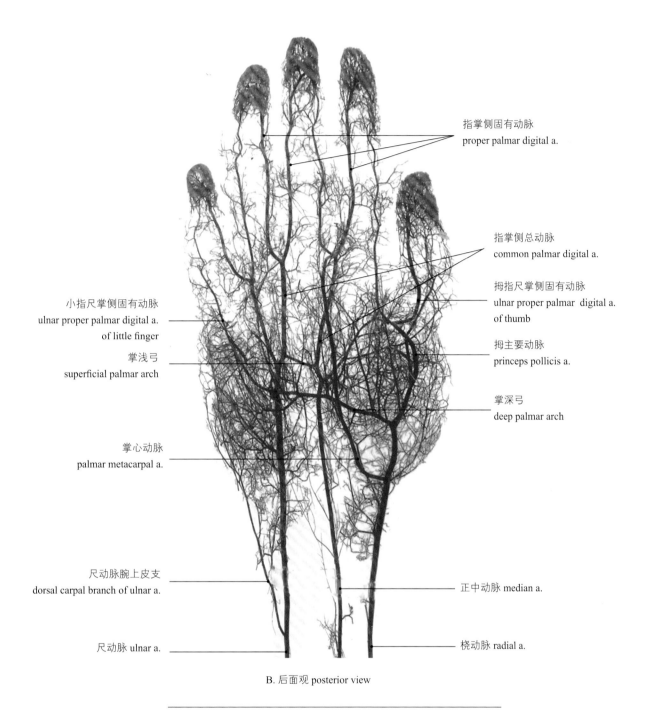

指掌侧固有动脉
proper palmar digital a.

指掌侧总动脉
common palmar digital a.

拇指尺掌侧固有动脉
ulnar proper palmar digital a.
of thumb

拇主要动脉
princeps pollicis a.

掌深弓
deep palmar arch

正中动脉 median a.

桡动脉 radial a.

小指尺掌侧固有动脉
ulnar proper palmar digital a.
of little finger

掌浅弓
superficial palmar arch

掌心动脉
palmar metacarpal a.

尺动脉腕上皮支
dorsal carpal branch of ulnar a.

尺动脉 ulnar a.

B. 后面观 posterior view

图 11-12　手的动脉 -4 the artery of hand -4
本图掌浅弓为尺正中动脉型，桡动脉不参与掌浅弓构成。掌深弓发出拇主
要动脉及第 1 掌心动脉，其中第 1 掌心动脉发出点在拇主要动脉近心侧

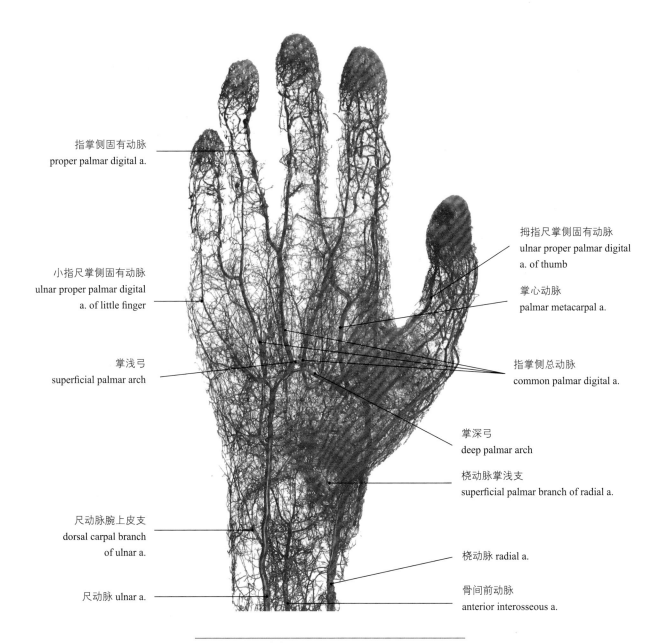

指掌侧固有动脉
proper palmar digital a.

小指尺掌侧固有动脉
ulnar proper palmar digital
a. of little finger

掌浅弓
superficial palmar arch

尺动脉腕上皮支
dorsal carpal branch
of ulnar a.

尺动脉 ulnar a.

拇指尺掌侧固有动脉
ulnar proper palmar digital
a. of thumb

掌心动脉
palmar metacarpal a.

指掌侧总动脉
common palmar digital a.

掌深弓
deep palmar arch

桡动脉掌浅支
superficial palmar branch of radial a.

桡动脉 radial a.

骨间前动脉
anterior interosseous a.

图 11-13　手的动脉 -5 the artery of hand -5
桡动脉掌浅支纤细，掌浅弓主要由尺动脉构成。掌深弓发出
拇主要动脉及第 1 掌心动脉

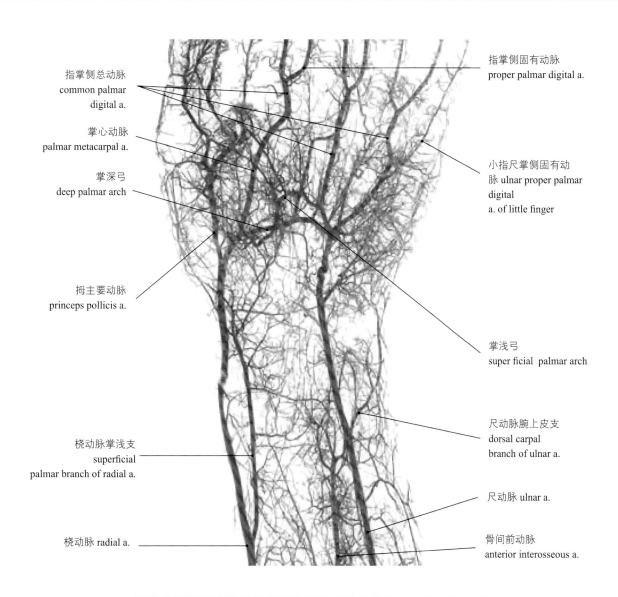

指掌侧总动脉
common palmar
digital a.

掌心动脉
palmar metacarpal a.

掌深弓
deep palmar arch

拇主要动脉
princeps pollicis a.

桡动脉掌浅支
superficial
palmar branch of radial a.

桡动脉 radial a.

指掌侧固有动脉
proper palmar digital a.

小指尺掌侧固有动
脉 ulnar proper palmar
digital
a. of little finger

掌浅弓
super ficial palmar arch

尺动脉腕上皮支
dorsal carpal
branch of ulnar a.

尺动脉 ulnar a.

骨间前动脉
anterior interosseous a.

图 11-14　手的动脉 -6 the artery of hand -6
掌浅弓为尺桡动脉型，但桡动脉掌浅支发出位置显著偏近心端，且不参与掌浅
弓构成；桡动脉在发出第 1 掌心动脉后发出分支参与掌浅弓构成

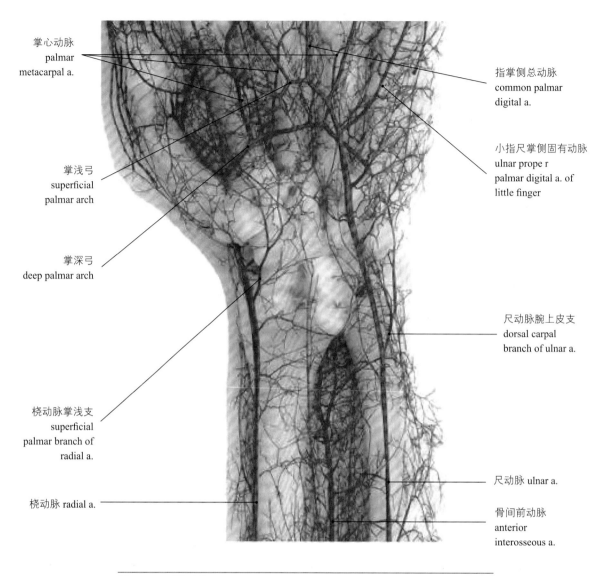

掌心动脉
palmar
metacarpal a.

指掌侧总动脉
common palmar
digital a.

小指尺掌侧固有动脉
ulnar prope r
palmar digital a. of
little finger

掌浅弓
superficial
palmar arch

掌深弓
deep palmar arch

尺动脉腕上皮支
dorsal carpal
branch of ulnar a.

桡动脉掌浅支
superficial
palmar branch of
radial a.

尺动脉 ulnar a.

桡动脉 radial a.

骨间前动脉
anterior
interosseous a.

图 11-15　手的动脉 -7 the artery of hand -7
本图掌浅弓为尺动脉型，桡动脉掌浅支细小，不参与掌浅弓构成；骨间前动脉粗大

【临床解剖学要点】
　　桡动脉分出拇主要动脉后，终支在拇收肌的深面向尺侧横行，在第 5 掌骨底附近与尺动脉掌深支吻合，有 2 支细小静脉伴行。根据桡动脉终支是否与尺动脉掌深支吻合而将掌深弓分为完全型（95%）和不完全型（5%）。从掌深弓的凸侧发出 3 条掌心动脉，起始处外径 1.0 mm，分别沿第 2~4 掌骨间隙的骨间肌表面下降，至掌指关节附近与指掌侧总动脉末端吻合。掌深弓常发出 3 条近侧穿支。由弓的凹侧发出返支 1~3 条，加入腕掌弓。

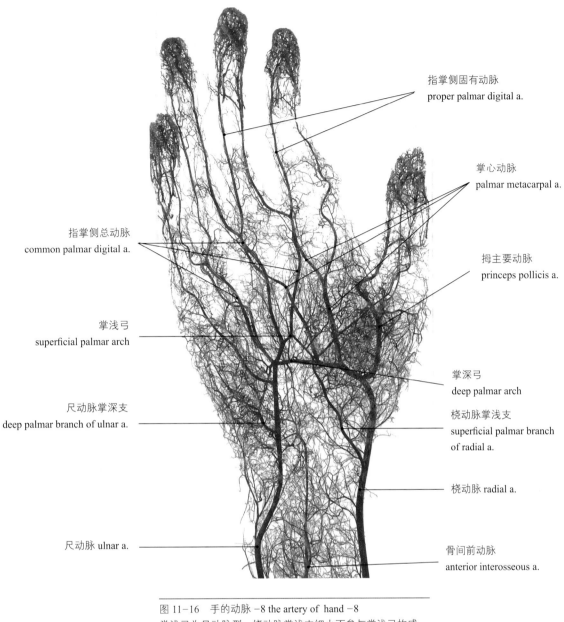

指掌侧固有动脉
proper palmar digital a.

掌心动脉
palmar metacarpal a.

指掌侧总动脉
common palmar digital a.

拇主要动脉
princeps pollicis a.

掌浅弓
superficial palmar arch

掌深弓
deep palmar arch

尺动脉掌深支
deep palmar branch of ulnar a.

桡动脉掌浅支
superficial palmar branch
of radial a.

桡动脉 radial a.

尺动脉 ulnar a.

骨间前动脉
anterior interosseous a.

图 11-16　手的动脉 -8 the artery of hand -8
掌浅弓为尺动脉型，桡动脉掌浅支细小不参与掌浅弓构成；
骨间前动脉粗大

【临床解剖学要点】
　　桡动脉腕背支在距桡骨茎突约 1 cm 处向内经桡侧腕长、短伸肌腱及拇长伸肌腱的深面至腕内侧，与尺动脉腕背支吻合成腕背弓。从腕背弓发出 3 条掌背动脉，下行于第 2~4 骨间背侧肌间，近掌指关节处分为指背动脉。腕背支长 5 cm，外径 1 mm。掌背动脉的皮支一直供应到近侧指骨间关节的皮肤。可根据掌背动脉或直接皮支供应情况设计掌背皮支链皮瓣，修复手背部软组织缺损。

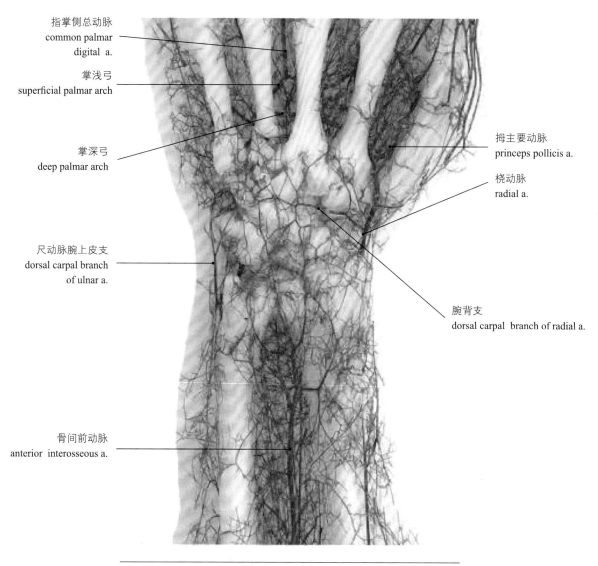

指掌侧总动脉
common palmar digital a.

掌浅弓
superficial palmar arch

掌深弓
deep palmar arch

尺动脉腕上皮支
dorsal carpal branch of ulnar a.

骨间前动脉
anterior interosseous a.

拇主要动脉
princeps pollicis a.

桡动脉
radial a.

腕背支
dorsal carpal branch of radial a.

图 11-17　手的动脉 -9（后面观）the artery of hand -9（posterior view）
拇主要动脉发自掌深弓，骨间前动脉背侧支粗大，与骨间后动脉形成吻合，
可以骨间后动脉为蒂切取骨间后侧皮瓣，逆行转移修复手背部缺损

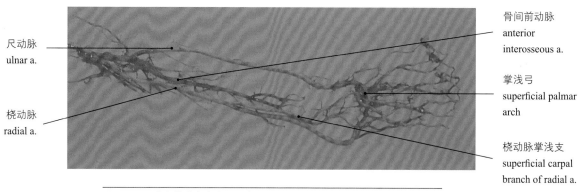

尺动脉
ulnar a.

桡动脉
radial a.

骨间前动脉
anterior interosseous a.

掌浅弓
superficial palmar arch

桡动脉掌浅支
superficial carpal branch of radial a.

图 11-18　胎儿前臂动脉（23 周）fetal forearm a.（23 week）与成人的前臂
动脉相比，胎儿的骨间前动脉和桡动脉掌浅支似较粗

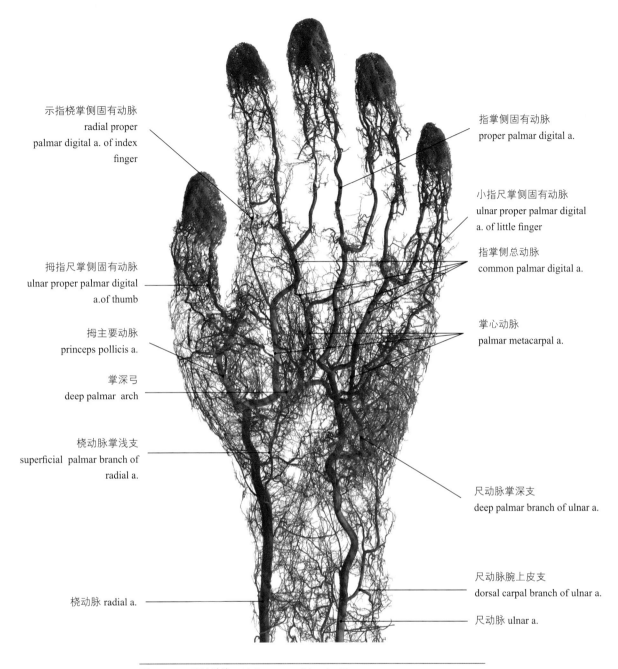

示指桡掌侧固有动脉
radial proper
palmar digital a. of index
finger

拇指尺掌侧固有动脉
ulnar proper palmar digital
a.of thumb

拇主要动脉
princeps pollicis a.

掌深弓
deep palmar arch

桡动脉掌浅支
superficial palmar branch of
radial a.

桡动脉 radial a.

指掌侧固有动脉
proper palmar digital a.

小指尺掌侧固有动脉
ulnar proper palmar digital
a. of little finger

指掌侧总动脉
common palmar digital a.

掌心动脉
palmar metacarpal a.

尺动脉掌深支
deep palmar branch of ulnar a.

尺动脉腕上皮支
dorsal carpal branch of ulnar a.

尺动脉 ulnar a.

图 11-19　手的动脉 -10 the artery of hand -10
掌浅弓为尺动脉型，桡动脉不参与掌浅弓构成，拇主要动脉发自掌深弓，第
1 掌心动脉粗大，是示指桡侧指掌侧固有动脉、示中指指掌侧总动脉的主要
来源。示指桡侧指掌侧固有动脉及拇指桡侧指掌侧固有动脉纤细

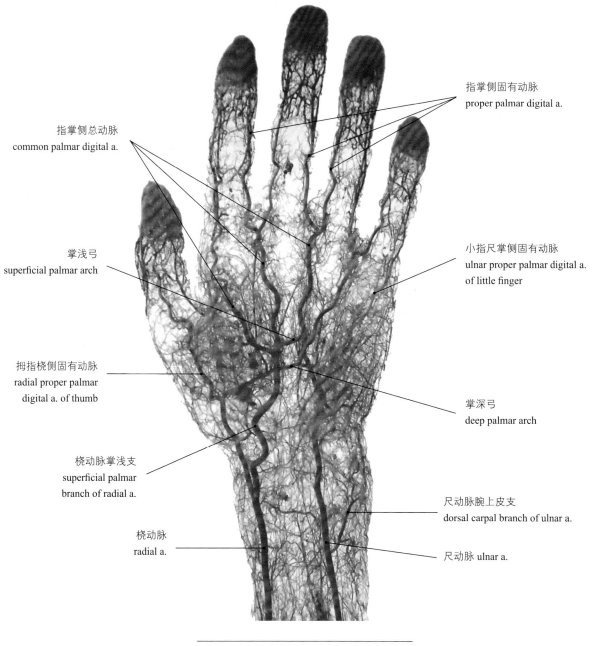

指掌侧固有动脉
proper palmar digital a.

指掌侧总动脉
common palmar digital a.

掌浅弓
superficial palmar arch

小指尺掌侧固有动脉
ulnar proper palmar digital a.
of little finger

拇指桡侧固有动脉
radial proper palmar
digital a. of thumb

掌深弓
deep palmar arch

桡动脉掌浅支
superficial palmar
branch of radial a.

尺动脉腕上皮支
dorsal carpal branch of ulnar a.

桡动脉
radial a.

尺动脉 ulnar a.

图 11-20　手的动脉 -11 the artery of hand -11

【临床解剖学要点】
　　尺动脉终支与桡动脉掌浅支吻合构成掌浅弓。按掌浅弓的动脉来源将其分为 5 型：桡尺动脉型由尺动脉终支与桡动脉的掌浅支或拇主要动脉的分支构成（50%）；尺动脉型完全由尺动脉终支构成（26%）；尺动脉掌深弓型由尺动脉终支与掌深弓的交通支构成（10%）；尺正中动脉型由尺动脉终支与正中动脉吻合而成（4%）；桡正中尺动脉型由桡动脉掌浅支与正中动脉和尺动脉终支吻合而成（2%）；缺如者占 8%。

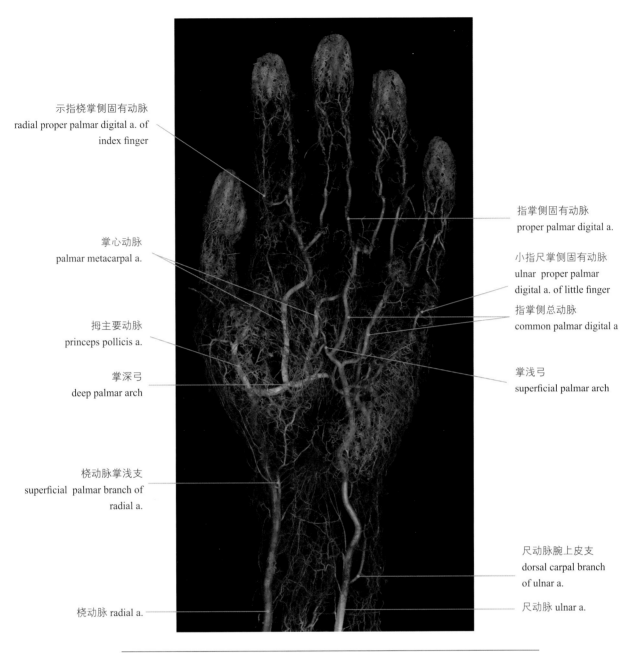

示指桡掌侧固有动脉
radial proper palmar digital a. of
index finger

掌心动脉
palmar metacarpal a.

拇主要动脉
princeps pollicis a.

掌深弓
deep palmar arch

桡动脉掌浅支
superficial palmar branch of
radial a.

桡动脉 radial a.

指掌侧固有动脉
proper palmar digital a.

小指尺掌侧固有动脉
ulnar proper palmar
digital a. of little finger

指掌侧总动脉
common palmar digital a

掌浅弓
superficial palmar arch

尺动脉腕上皮支
dorsal carpal branch
of ulnar a.

尺动脉 ulnar a.

图 11-21　手的动脉 -12 the artery of hand -12
掌浅弓为尺动脉型，桡动脉不参与掌浅弓构成，拇主要动脉发自掌深弓，第 1 掌心动脉粗大，
是示指桡掌侧固有动脉、示中指指掌侧总动脉的主要来源。示指桡侧指掌侧固有动脉纤细

【临床解剖学要点】
　　掌浅弓位于掌腱膜的深面，弓的凸侧相当于第 3 掌骨底中部，距屈肌支持带远侧缘约 12 mm。
由凸侧发出 4 条指掌侧总动脉（77%）。各指掌侧总动脉起始处外径为 1.2~1.5 mm。发出后与指
掌侧总神经伴行，沿第 2~4 掌骨间隙及蚓状肌表面下行，至掌指关节附近，接收掌心动脉和来自
掌背动脉穿支，在距指蹼缘 1.2 cm 处，各分为 2 支指掌侧固有动脉。掌浅弓的凹侧发出数条返支
至腕部。掌浅弓及其分支均有同名静脉伴行。

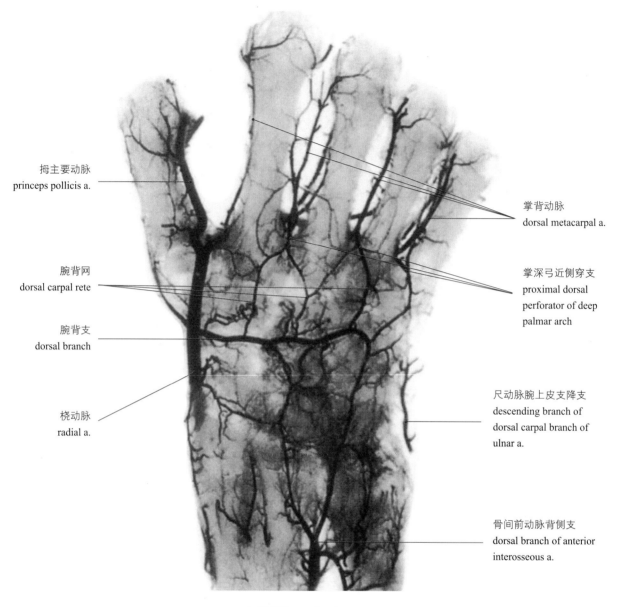

拇主要动脉
princeps pollicis a.

腕背网
dorsal carpal rete

腕背支
dorsal branch

桡动脉
radial a.

掌背动脉
dorsal metacarpal a.

掌深弓近侧穿支
proximal dorsal
perforator of deep
palmar arch

尺动脉腕上皮支降支
descending branch of
dorsal carpal branch of
ulnar a.

骨间前动脉背侧支
dorsal branch of anterior
interosseous a.

A. 后面观 posterior view

【临床解剖学要点】

　　腕掌侧网位于桡、尺骨下端和远侧排腕骨的前方。由来自桡动脉和尺动脉的腕掌支、骨间前动脉的分支以及掌深弓的数个返支共同构成。动脉网形成腕掌近弓、中弓和远弓。腕背侧网由来自桡、尺动脉的腕背支、骨间前动脉腕背支、骨间后动脉和掌深弓发出的近侧返支共同构成。掌侧网形成腕背近弓、中弓和远弓。

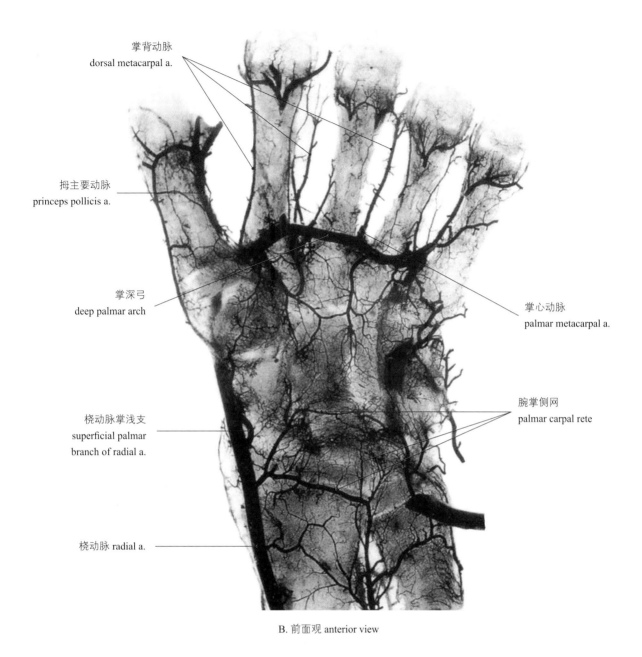

掌背动脉
dorsal metacarpal a.

拇主要动脉
princeps pollicis a.

掌深弓
deep palmar arch

掌心动脉
palmar metacarpal a.

腕掌侧网
palmar carpal rete

桡动脉掌浅支
superficial palmar
branch of radial a.

桡动脉 radial a.

B. 前面观 anterior view

图 11-22　手的动脉 -13 the artery of hand -13
腕掌侧网由桡动脉主干、骨间前动脉、尺动脉以及掌深弓发出分支并相互吻合构成

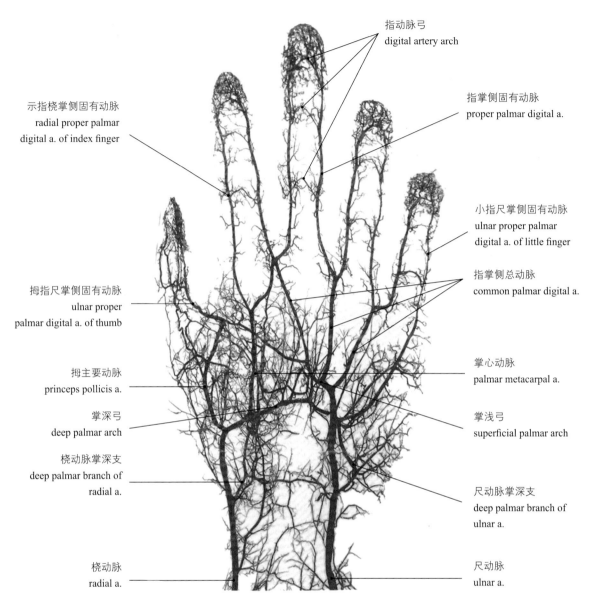

指动脉弓
digital artery arch

指掌侧固有动脉
proper palmar digital a.

示指桡掌侧固有动脉
radial proper palmar
digital a. of index finger

小指尺掌侧固有动脉
ulnar proper palmar
digital a. of little finger

指掌侧总动脉
common palmar digital a.

拇指尺掌侧固有动脉
ulnar proper
palmar digital a. of thumb

拇主要动脉
princeps pollicis a.

掌心动脉
palmar metacarpal a.

掌深弓
deep palmar arch

掌浅弓
superficial palmar arch

桡动脉掌深支
deep palmar branch of
radial a.

尺动脉掌深支
deep palmar branch of
ulnar a.

桡动脉
radial a.

尺动脉
ulnar a.

A. 前面观 anterior view

第
11
部
分

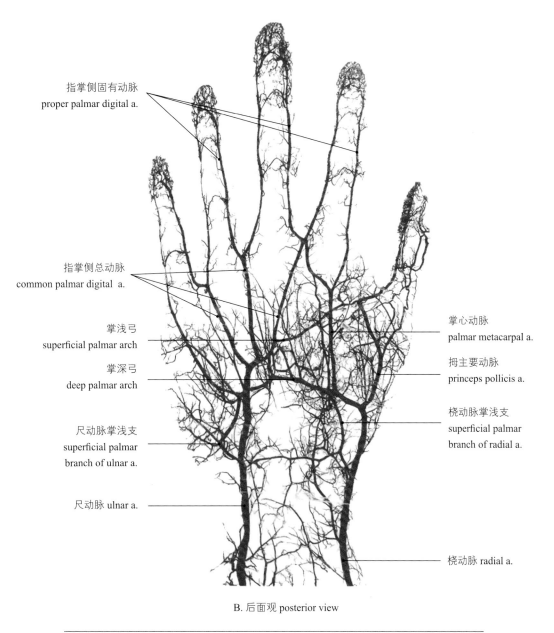

指掌侧固有动脉
proper palmar digital a.

指掌侧总动脉
common palmar digital a.

掌浅弓
superficial palmar arch

掌深弓
deep palmar arch

尺动脉掌浅支
superficial palmar
branch of ulnar a.

尺动脉 ulnar a.

掌心动脉
palmar metacarpal a.

拇主要动脉
princeps pollicis a.

桡动脉掌浅支
superficial palmar
branch of radial a.

桡动脉 radial a.

B. 后面观 posterior view

图 11-23　手的动脉 −14 the artery of hand −14

掌浅弓为尺动脉型，桡动脉不参与掌浅弓构成，拇主要动脉发自掌深弓，第 1 掌心动脉粗大，是示指桡侧指掌侧固有动脉的主要来源并与示中指指掌侧总动脉汇合后立即分为示中指相邻侧的指掌侧固有动脉。手指两条指掌侧固有动脉在近中远节各形成一个明显的动脉弓

【临床解剖学要点】

　　每一手指有 2 条指掌侧固有动脉和 2 条指背动脉，前者又分为桡、尺掌侧固有动脉。在掌指关节水平，示指～小指各掌侧固有动脉与指固有神经伴行，沿指屈肌腱鞘两侧行向远端。在掌指关节平面和远侧指骨间关节平面，其外径分别为 1.5 mm 和 1.2 mm。每条指掌侧固有动脉在手指每节发出 4 条较小的掌侧支，4 条较大的背侧支（髁支、干骺支、背侧皮支和掌横弓）。指背动脉为细小分支。

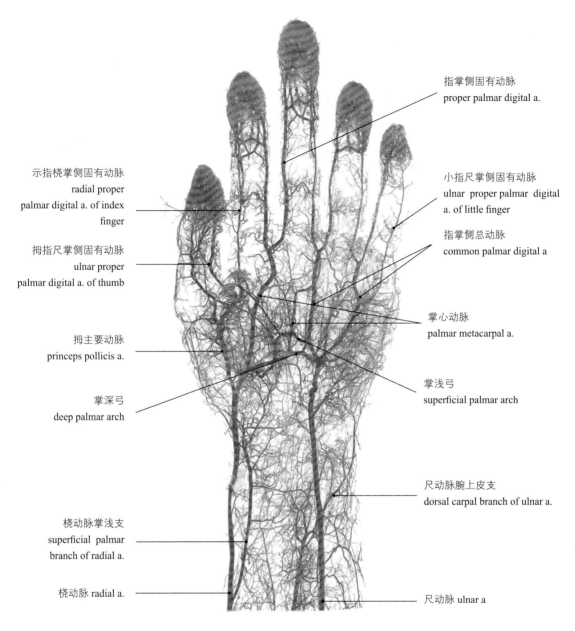

指掌侧固有动脉
proper palmar digital a.

示指桡掌侧固有动脉
radial proper
palmar digital a. of index
finger

拇指尺掌侧固有动脉
ulnar proper
palmar digital a. of thumb

小指尺掌侧固有动脉
ulnar proper palmar digital
a. of little finger

指掌侧总动脉
common palmar digital a

掌心动脉
palmar metacarpal a.

拇主要动脉
princeps pollicis a.

掌深弓
deep palmar arch

掌浅弓
superficial palmar arch

尺动脉腕上皮支
dorsal carpal branch of ulnar a.

桡动脉掌浅支
superficial palmar
branch of radial a.

桡动脉 radial a.

尺动脉 ulnar a

A. 前面观 anterior view

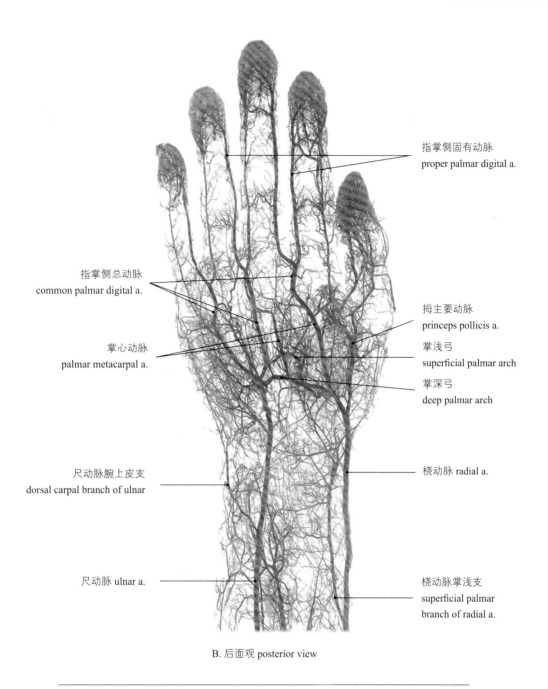

指掌侧固有动脉
proper palmar digital a.

指掌侧总动脉
common palmar digital a.

掌心动脉
palmar metacarpal a.

拇主要动脉
princeps pollicis a.

掌浅弓
superficial palmar arch

掌深弓
deep palmar arch

尺动脉腕上皮支
dorsal carpal branch of ulnar

桡动脉 radial a.

尺动脉 ulnar a.

桡动脉掌浅支
superficial palmar
branch of radial a.

B. 后面观 posterior view

图 11-24　手的动脉 -15 the artery of hand -15
掌浅弓为尺桡动脉型，但桡动脉掌浅支发出位置显著偏近心端，且不参与掌浅弓构成；桡
动脉在发出第 1 掌心动脉后发出分支参与掌浅弓构成

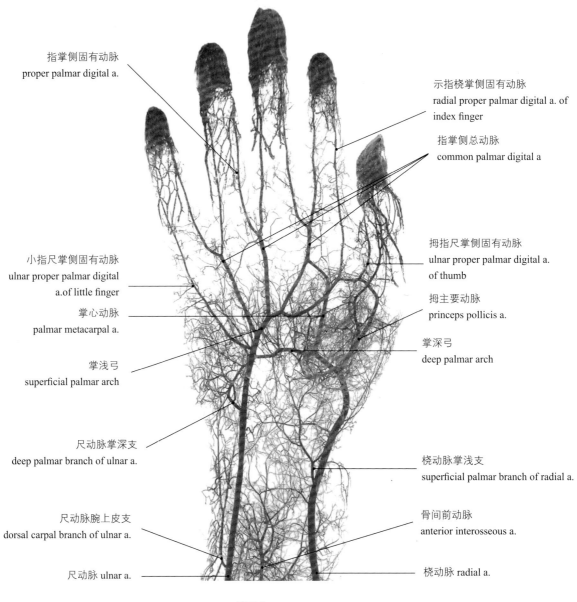

指掌侧固有动脉
proper palmar digital a.

示指桡掌侧固有动脉
radial proper palmar digital a. of
index finger

指掌侧总动脉
common palmar digital a

小指尺掌侧固有动脉
ulnar proper palmar digital
a.of little finger

拇指尺掌侧固有动脉
ulnar proper palmar digital a.
of thumb

掌心动脉
palmar metacarpal a.

拇主要动脉
princeps pollicis a.

掌浅弓
superficial palmar arch

掌深弓
deep palmar arch

尺动脉掌深支
deep palmar branch of ulnar a.

桡动脉掌浅支
superficial palmar branch of radial a.

尺动脉腕上皮支
dorsal carpal branch of ulnar a.

骨间前动脉
anterior interosseous a.

尺动脉 ulnar a.

桡动脉 radial a.

A. 前面观 anterior view

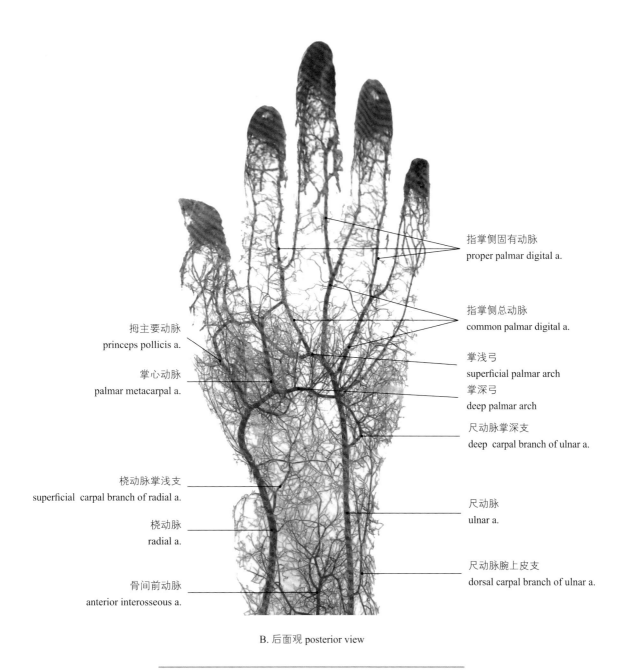

指掌侧固有动脉
proper palmar digital a.

指掌侧总动脉
common palmar digital a.

拇主要动脉
princeps pollicis a.

掌心动脉
palmar metacarpal a.

掌浅弓
superficial palmar arch

掌深弓
deep palmar arch

尺动脉掌深支
deep carpal branch of ulnar a.

桡动脉掌浅支
superficial carpal branch of radial a.

桡动脉
radial a.

尺动脉
ulnar a.

骨间前动脉
anterior interosseous a.

尺动脉腕上皮支
dorsal carpal branch of ulnar a.

B. 后面观 posterior view

图 11-25　手的动脉 -16 the artery of hand -16
桡动脉掌浅支纤细，不参与掌浅弓的构成，拇主要动脉较为粗大，
且与尺动脉终支相交通形成掌浅弓

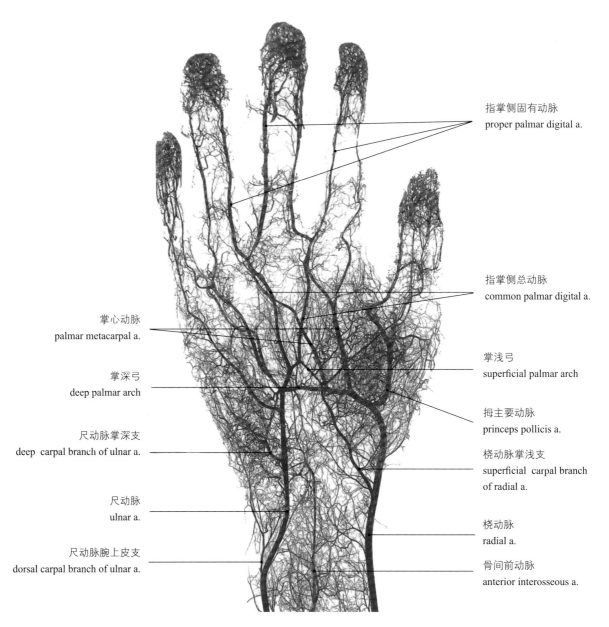

指掌侧固有动脉
proper palmar digital a.

指掌侧总动脉
common palmar digital a.

掌心动脉
palmar metacarpal a.

掌浅弓
superficial palmar arch

掌深弓
deep palmar arch

拇主要动脉
princeps pollicis a.

尺动脉掌深支
deep carpal branch of ulnar a.

桡动脉掌浅支
superficial carpal branch
of radial a.

尺动脉
ulnar a.

桡动脉
radial a.

尺动脉腕上皮支
dorsal carpal branch of ulnar a.

骨间前动脉
anterior interosseous a.

A. 前面观 anterior view

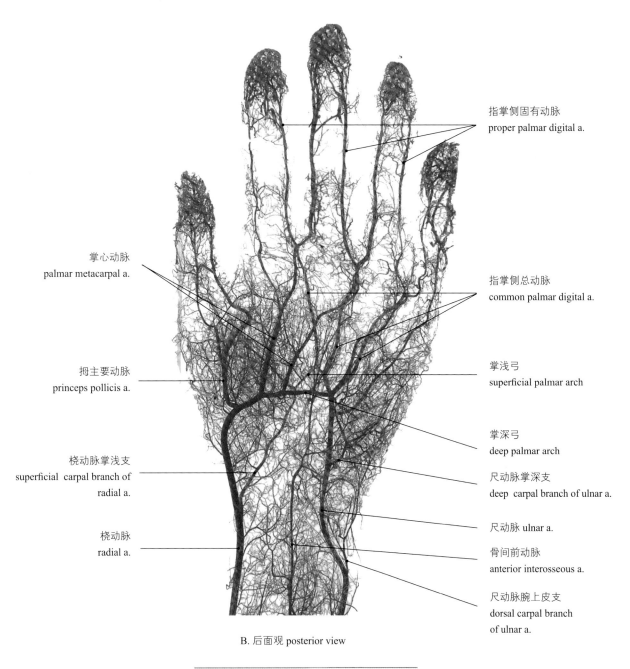

指掌侧固有动脉
proper palmar digital a.

指掌侧总动脉
common palmar digital a.

掌浅弓
superficial palmar arch

掌深弓
deep palmar arch

尺动脉掌深支
deep carpal branch of ulnar a.

尺动脉 ulnar a.

骨间前动脉
anterior interosseous a.

尺动脉腕上皮支
dorsal carpal branch
of ulnar a.

掌心动脉
palmar metacarpal a.

拇主要动脉
princeps pollicis a.

桡动脉掌浅支
superficial carpal branch of
radial a.

桡动脉
radial a.

B. 后面观 posterior view

图 11-26　手的动脉 -17 the artery of hand -17

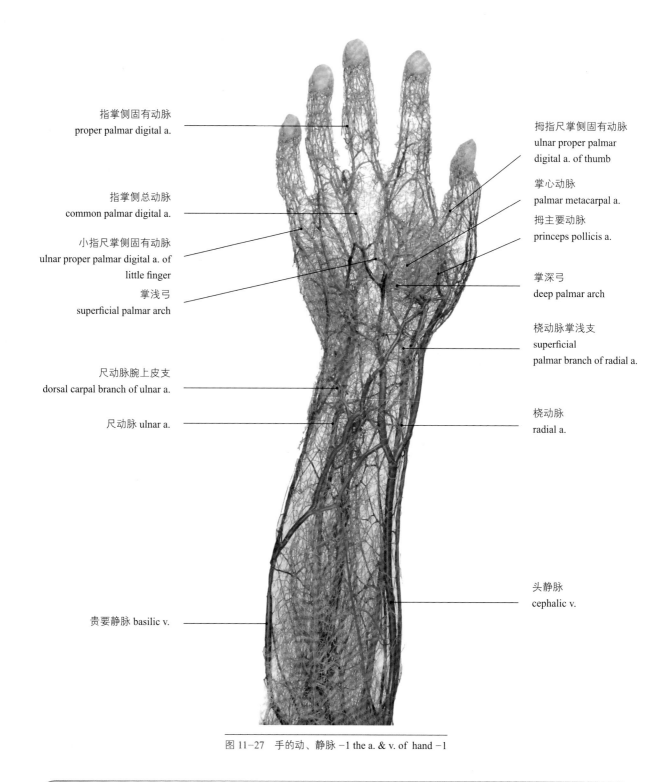

指掌侧固有动脉
proper palmar digital a.

指掌侧总动脉
common palmar digital a.

小指尺掌侧固有动脉
ulnar proper palmar digital a. of little finger

掌浅弓
superficial palmar arch

尺动脉腕上皮支
dorsal carpal branch of ulnar a.

尺动脉 ulnar a.

贵要静脉 basilic v.

拇指尺掌侧固有动脉
ulnar proper palmar digital a. of thumb

掌心动脉
palmar metacarpal a.

拇主要动脉
princeps pollicis a.

掌深弓
deep palmar arch

桡动脉掌浅支
superficial palmar branch of radial a.

桡动脉
radial a.

头静脉
cephalic v.

图 11-27　手的动、静脉 -1 the a. & v. of hand -1

【临床解剖学要点】

指浅静脉位置表浅，易于定位。手指有背面和掌面两个较为恒定的梯形静脉系统。在背面，梯形静脉起始于远节指背终末静脉。指背终末静脉由平行于甲沟缘的小静脉在甲根处会合而成，外径为 0.5 mm。单支的背终末静脉在指远节近段的中线上向手指的近侧走行，约在远侧指间关节平面，背终末静脉分为 2 条，即桡、尺侧背静脉，在近侧指间关节平面，其外径均大于 0.8 mm。

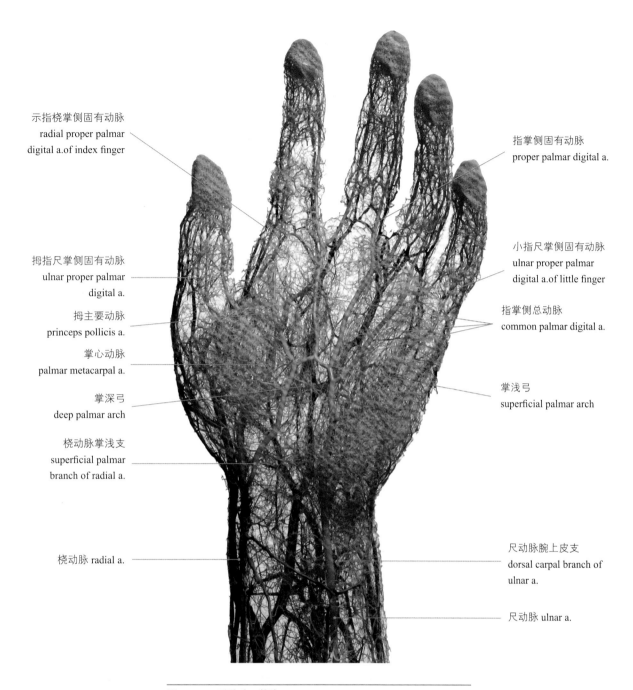

示指桡掌侧固有动脉
radial proper palmar
digital a.of index finger

拇指尺掌侧固有动脉
ulnar proper palmar
digital a.

拇主要动脉
princeps pollicis a.

掌心动脉
palmar metacarpal a.

掌深弓
deep palmar arch

桡动脉掌浅支
superficial palmar
branch of radial a.

桡动脉 radial a.

指掌侧固有动脉
proper palmar digital a.

小指尺掌侧固有动脉
ulnar proper palmar
digital a.of little finger

指掌侧总动脉
common palmar digital a.

掌浅弓
superficial palmar arch

尺动脉腕上皮支
dorsal carpal branch of
ulnar a.

尺动脉 ulnar a.

图 11-28　手的动、静脉 −2 the a. & v. of hand −2
与手背相比，手掌侧浅静脉较细小。该标本桡动脉掌浅支粗大，与
尺动脉终支共同构成明显的掌浅弓。拇主要动脉起自掌浅弓

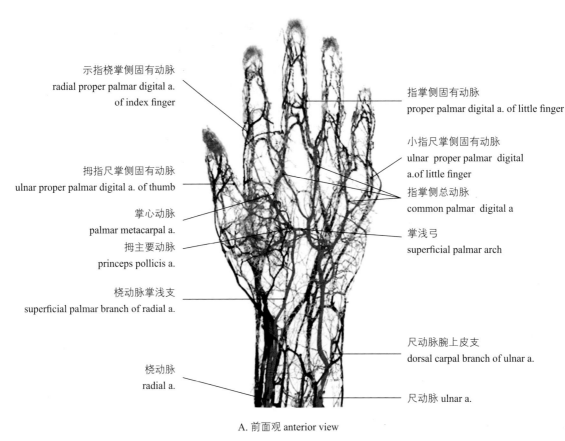

示指桡掌侧固有动脉
radial proper palmar digital a.
of index finger

指掌侧固有动脉
proper palmar digital a. of little finger

小指尺掌侧固有动脉
ulnar proper palmar digital
a.of little finger

拇指尺掌侧固有动脉
ulnar proper palmar digital a. of thumb

指掌侧总动脉
common palmar digital a

掌心动脉
palmar metacarpal a.

拇主要动脉
princeps pollicis a.

掌浅弓
superficial palmar arch

桡动脉掌浅支
superficial palmar branch of radial a.

尺动脉腕上皮支
dorsal carpal branch of ulnar a.

桡动脉
radial a.

尺动脉 ulnar a.

A. 前面观 anterior view

指掌侧固有动脉
ulnar proper palmar digital a.
of little finger

指背浅静脉
dorsal digital superficial v.

小指尺掌侧固有动脉
ulnar proper palmar digital
a.of little finger

拇指尺掌侧固有动脉
ulnar proper palmar digital
a. of thumb

掌浅弓
superficial palmar arch

掌深弓
deep palmar

桡动脉掌浅支
superficial palmar branch of
radial a.

尺动脉腕上皮支
dorsal carpal branch of ulnar a.

尺动脉 ulnar a.

桡动脉 radial a.

贵要静脉 basilic v.

头静脉 cephalic v.

B. 后面观 posterior view

图 11-29　手的动、静脉 -3 the a. & v. of hand -3

与手背相比，手掌侧浅静脉较细小。手指掌侧浅静脉在近节汇入指背浅
静脉，手掌浅静脉多延续为前臂掌侧浅静脉

指掌侧固有动脉
proper palmar
digital artery

指动脉弓
digital artery arch

示指桡掌侧固
有动脉
radial proper
palmar digital a.
of index finger

拇指尺掌侧固
有动脉
ulnar proper
palmar digital
a.of thumb

小指尺掌侧固有
动脉
ulnar proper
palmar digital a.
of little finger

掌心动脉
palmar
metacarpal a.

掌浅弓
superficial palmar
arch

拇主要动脉
princeps pollicis a.

掌深弓
deep palmar arch

尺动脉 ulnar a.

桡动脉 radial a.

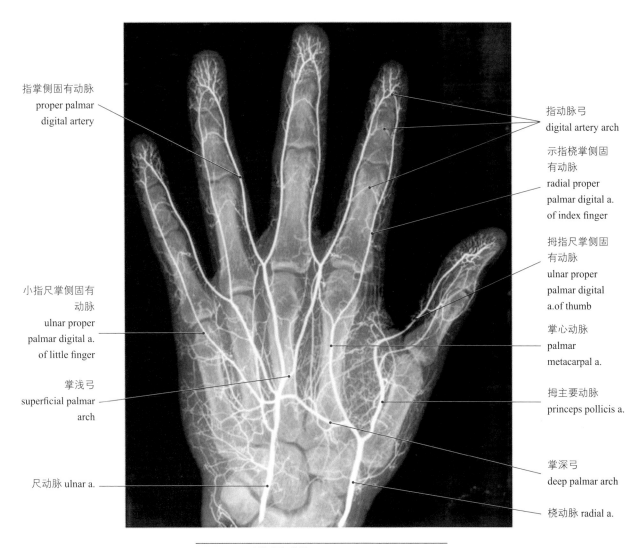

图 11-30　手的动脉造影 -1 the arteriography of hand -1

掌浅弓为尺动脉型，拇主要动脉起自掌深弓，并在掌骨颈水平分为拇指两侧指固有动脉，
第 1 掌心动脉发出示指桡侧指掌侧固有动脉并分支汇入示中指指掌侧总动脉

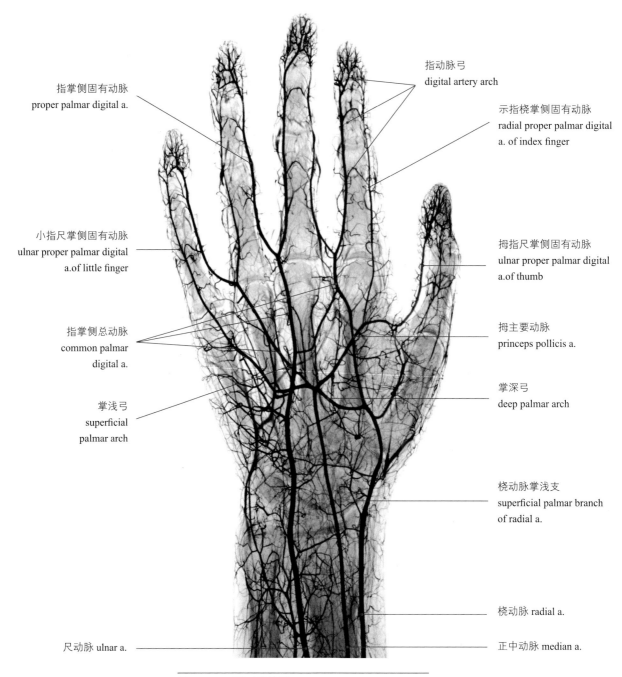

指掌侧固有动脉
proper palmar digital a.

指动脉弓
digital artery arch

示指桡掌侧固有动脉
radial proper palmar digital
a. of index finger

小指尺掌侧固有动脉
ulnar proper palmar digital
a.of little finger

拇指尺掌侧固有动脉
ulnar proper palmar digital
a.of thumb

指掌侧总动脉
common palmar
digital a.

拇主要动脉
princeps pollicis a.

掌浅弓
superficial
palmar arch

掌深弓
deep palmar arch

桡动脉掌浅支
superficial palmar branch
of radial a.

桡动脉 radial a.

尺动脉 ulnar a.

正中动脉 median a.

图 11-31 手的动脉造影 -2 the arteriography of hand -2

掌浅弓为尺动脉型，掌深弓主要由桡动脉、正中动脉构成。示中指指掌侧总动脉主
要由第 1 掌心动脉延续而来。拇指尺侧指掌侧固有动脉及示指桡侧指掌侧固有动脉
共干（拇主要动脉）起自掌深弓

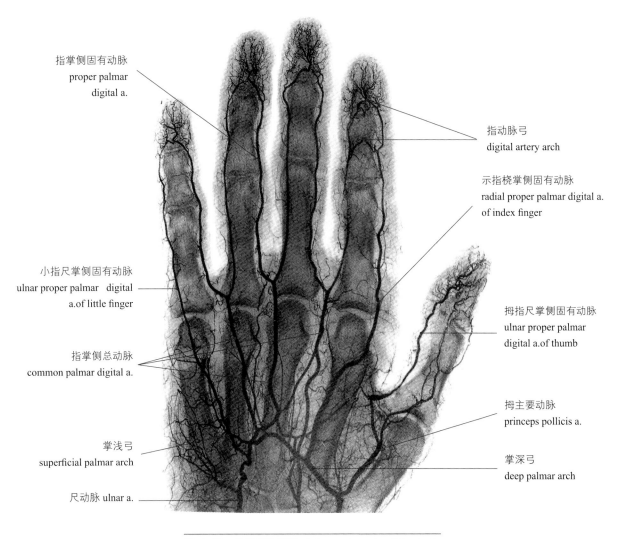

指掌侧固有动脉
proper palmar
digital a.

指动脉弓
digital artery arch

示指桡掌侧固有动脉
radial proper palmar digital a.
of index finger

小指尺掌侧固有动脉
ulnar proper palmar　digital
a.of little finger

拇指尺掌侧固有动脉
ulnar proper palmar
digital a.of thumb

指掌侧总动脉
common palmar digital a.

拇主要动脉
princeps pollicis a.

掌浅弓
superficial palmar arch

掌深弓
deep palmar arch

尺动脉 ulnar a.

图 11-32　手的动脉造影 -3 the arteriography of hand -3

示指桡侧指掌侧固有动脉为优势侧，单独发自掌深弓，拇主要动脉起自掌深
弓，并在掌骨颈水平分为拇指两侧指固有动脉

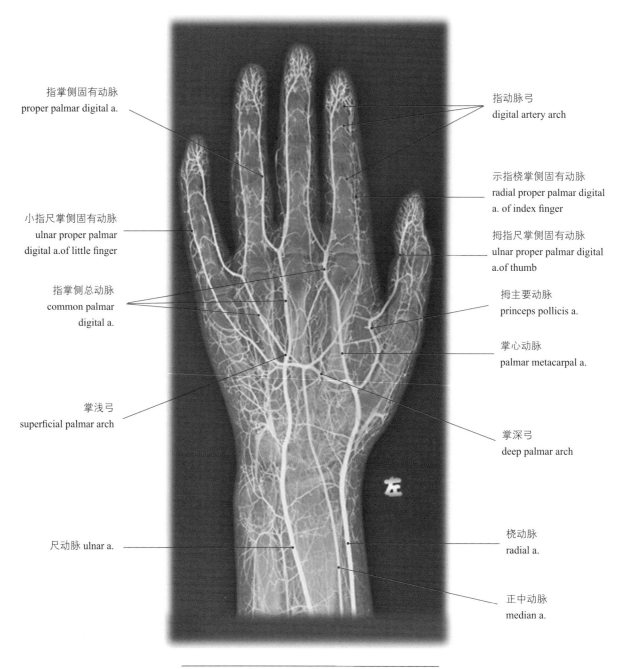

指掌侧固有动脉
proper palmar digital a.

小指尺掌侧固有动脉
ulnar proper palmar
digital a.of little finger

指掌侧总动脉
common palmar
digital a.

掌浅弓
superficial palmar arch

尺动脉 ulnar a.

指动脉弓
digital artery arch

示指桡掌侧固有动脉
radial proper palmar digital
a. of index finger

拇指尺掌侧固有动脉
ulnar proper palmar digital
a.of thumb

拇主要动脉
princeps pollicis a.

掌心动脉
palmar metacarpal a.

掌深弓
deep palmar arch

桡动脉
radial a.

正中动脉
median a.

图 11-33　手的动脉造影 -4 the arteriography of hand -4

掌浅弓为尺动脉型，掌深弓主要由桡动脉、正中动脉构成。拇主要动脉发自掌
深弓，示中指指掌侧总动脉主要由第 1 掌心动脉延续而来

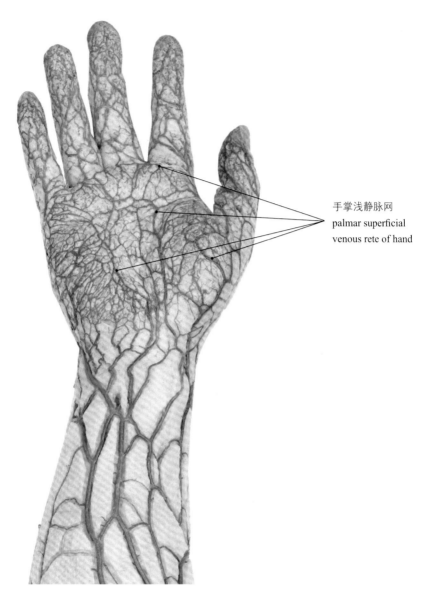

手掌浅静脉网
palmar superficial
venous rete of hand

A. 前面观 anterior view

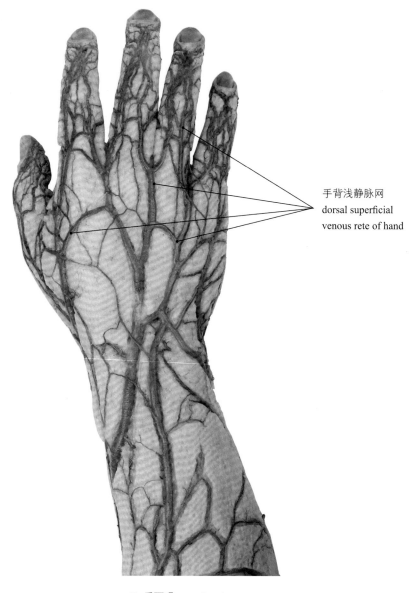

手背浅静脉网
dorsal superficial
venous rete of hand

B. 后面观 posterior view

图 11-34 手的浅静脉网（骆宝华制作）superficial v. rete of hand

【临床解剖学要点】
在第 2~4 指蹼处，相邻指的指掌侧浅静脉相互会合或单独形成掌骨头间静脉，该静脉经指蹼向背侧汇入指背静脉的单脚或总脚。不参与构成掌骨头间静脉的指掌侧浅静脉直接注入指蹼处的边缘静脉弓。边缘静脉弓接受手掌侧浅层小静脉，也发出掌骨头间静脉向背侧注入指背静脉弓。手掌侧静脉血总是流向手背侧。

（陈 超）

掌背 - 指背动脉

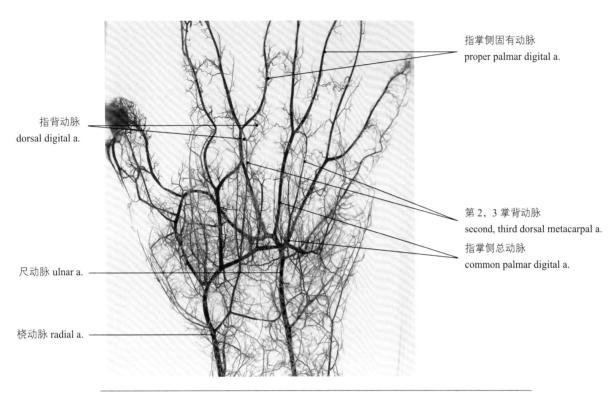

指掌侧固有动脉
proper palmar digital a.

指背动脉
dorsal digital a.

第 2，3 掌背动脉
second, third dorsal metacarpal a.

指掌侧总动脉
common palmar digital a.

尺动脉 ulnar a.

桡动脉 radial a.

图 11-35　掌背动脉和指背动脉 -1（手背侧面观）dorsal metacarpal a. and dorsal digital a.- 1 back of the hand view

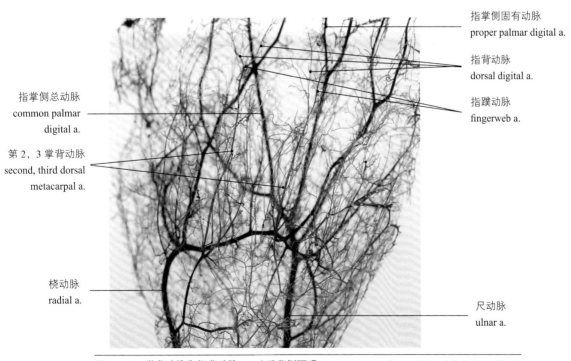

指掌侧固有动脉
proper palmar digital a.

指背动脉
dorsal digital a.

指蹼动脉
fingerweb a.

指掌侧总动脉
common palmar
digital a.

第 2，3 掌背动脉
second, third dorsal
metacarpal a.

桡动脉
radial a.

尺动脉
ulnar a.

图 11-36　掌背动脉和指背动脉 -2（手背侧面观 dorsal metacarpal a. and dorsal digital a.- 2 back of the hand view）

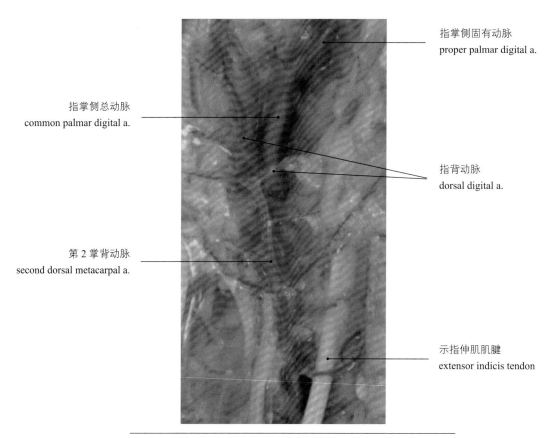

指掌侧固有动脉
proper palmar digital a.

指掌侧总动脉
common palmar digital a.

指背动脉
dorsal digital a.

第 2 掌背动脉
second dorsal metacarpal a.

示指伸肌肌腱
extensor indicis tendon

图 11-37　第 2 掌背动脉和指背动脉（左侧）second dorsal metacarpal a. and dorsal digital a. left

【临床解剖学要点】

　　掌背动脉起于腕背动脉网，经掌骨间向下走行，在近指蹼处向左、右侧各发出 1 支指背动脉，至相邻指近节指背侧相对部位的皮肤。主干移行为指蹼动脉，与指掌总动脉吻合。第 2 掌背动脉最为恒定，发出的指背动脉直径 0.1~0.3 mm，长 2~3 cm，末端一般不越过近侧指关节皮肤，与数支指掌侧固有动脉背侧支吻合。第 3、4 掌背动脉稍细，分支不恒定。以掌背—指背动脉为蒂，最大可切取 1.5~2.0 cm 的单叶或双叶皮瓣，转位修复虎口区或掌背尺侧小范围软组织缺损。该皮瓣的优点是操作简便，但应谨慎选择该区皮肤作为供区，以免留下瘢痕。

（陈　超　丁自海）

第 *12* 部分
下肢的血管

臀部动脉

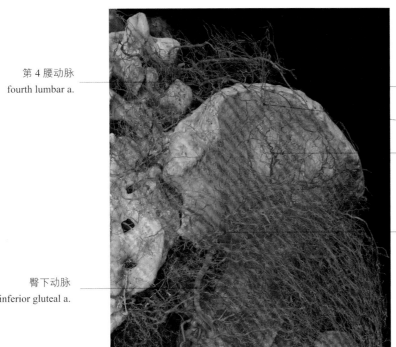

第 4 腰动脉
fourth lumbar a.

第 4 腰动脉降支
descending branch of
fourth lumbar a.

吻合支
anastomotic branch

臀上动脉升支
ascending branch of
superior gluteal a.

臀上动脉
superior gluteal a.

臀下动脉
inferior gluteal a.

图 12-1　第 4 腰动脉与臀上动脉间的吻合 -1 anastomotic branch of fourth lumbar a. and superior gluteal a. -1

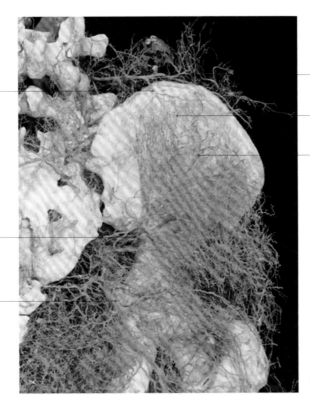

第 4 腰动脉降支
descending branch of
fourth lumbar a.

第 4 腰动脉
fourth lumbar a.

吻合支
anastomotic branch

臀上动脉升支
ascending branch of
superior gluteal a.

臀上动脉
superior gluteal a.

臀下动脉
inferior gluteal a.

图 12-2　第 4 腰动脉与臀上动脉间的吻合 -2 anastomotic branch of fourth lumbar a. and superior gluteal a.-2

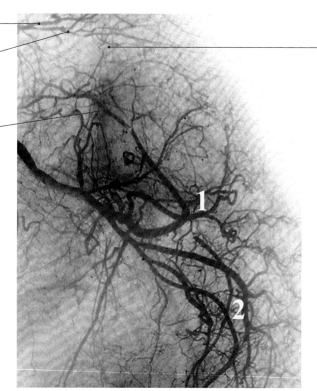

第 4 腰动脉
fourth lumbar a.

第 4 腰动脉降支
descending branch of fourth
lumbar a.

臀上动脉升支
ascending branch of superior
gluteal a.

吻合支
anastomotic branch

1. 臀上动脉 superior gluteal a.
2. 臀下动脉 inferior gluteal a.

图 12-3 第 4 腰动脉与臀上动脉间的吻合（造影，唐茂林教授资料）anastomotic branch of fourth lumbar a. and superior gluteal a.（arteriography）

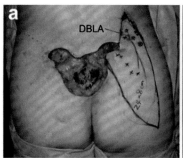
a. 皮瓣设计（flap design）

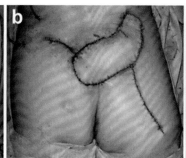
b. 皮瓣转位（flap transposition）

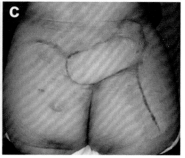
c. 创面愈合（wound healing）

（DBLA：第 4 腰动脉降支，褥疮修复照片来自学术会议资料）

图 12-4 臀部皮瓣的解剖与临床应用 anatomy and clinic application of gluteal flap

【临床解剖学要点】

　　臀部的皮肤厚，柔软性较差，临床首选作为带蒂移位皮瓣，用于覆盖顽固性褥疮。皮瓣区的血管较分散，但血管神经的走向十分恒定，规律性明显，可利用臀大肌的肌皮动脉穿支设计皮瓣术式。第 4 腰动脉发出后向外走行至髂嵴上缘附近，向下发出数支直径 0.2~0.5 mm 的皮支（降支），越过髂嵴最高点与竖脊肌外缘相交，又分为数支，与臀上动脉上行的数支皮穿升支吻合，形成密集的血管网。切取皮瓣时，蒂部在髂嵴最高点稍内侧，蒂宽 2~3 cm，蒂长 3~4 cm，能满足向内下方旋转覆盖骶骨背面的蒂长（3~4 cm）和角度（约 45°）的皮瓣。臀部褥疮局部条件差，如选择游离皮瓣，在受区难以找到适宜的吻合血管，而选择这种转位皮瓣修复，既安全又方便。

（寇　伟）

股前部血管

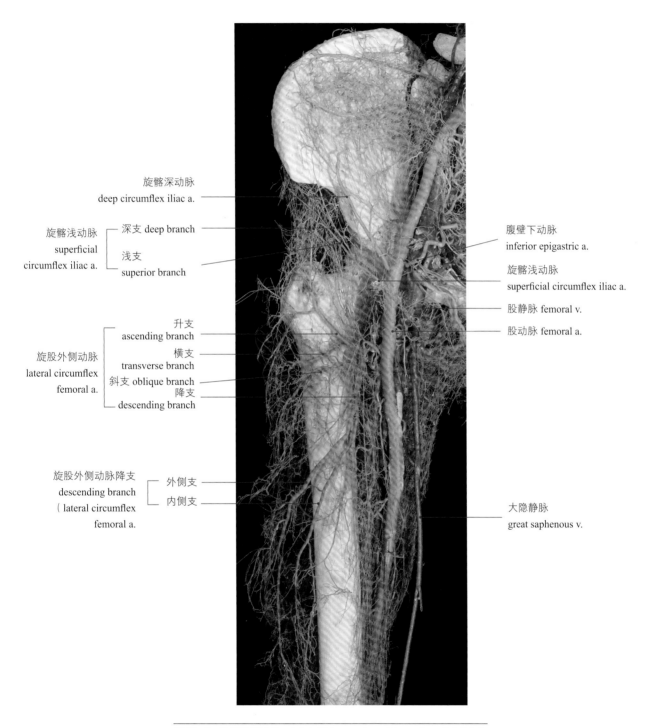

旋髂深动脉
deep circumflex iliac a.

旋髂浅动脉
superficial
circumflex iliac a.
深支 deep branch
浅支
superior branch

升支
ascending branch
横支
transverse branch
斜支 oblique branch
降支
descending branch

旋股外侧动脉
lateral circumflex
femoral a.

旋股外侧动脉降支
descending branch
（lateral circumflex
femoral a.
外侧支
内侧支

腹壁下动脉
inferior epigastric a.

旋髂浅动脉
superficial circumflex iliac a.

股静脉 femoral v.

股动脉 femoral a.

大隐静脉
great saphenous v.

图 12-5　股前外侧动脉 -1（右侧）anterolateral femoral a. -1（right）

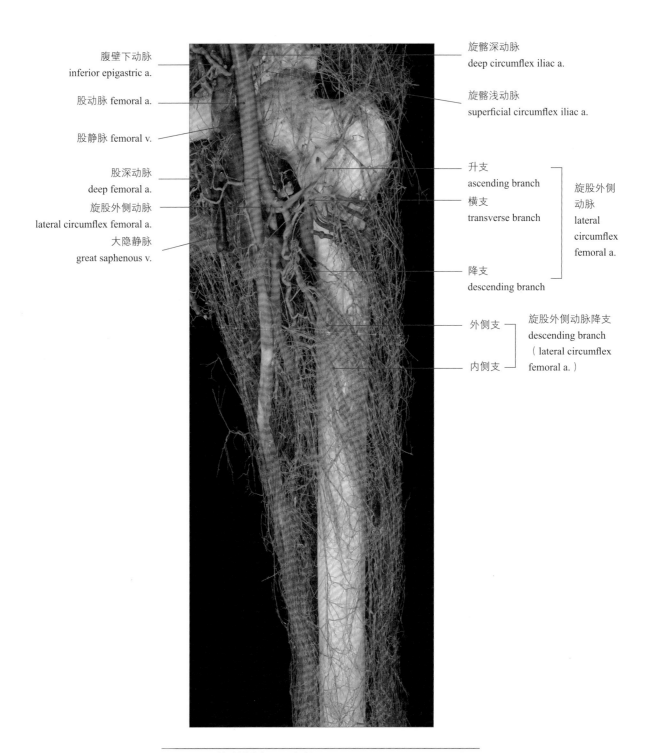

腹壁下动脉
inferior epigastric a.

股动脉 femoral a.

股静脉 femoral v.

股深动脉
deep femoral a.

旋股外侧动脉
lateral circumflex femoral a.

大隐静脉
great saphenous v.

旋髂深动脉
deep circumflex iliac a.

旋髂浅动脉
superficial circumflex iliac a.

升支
ascending branch

横支
transverse branch

降支
descending branch

旋股外侧
动脉
lateral
circumflex
femoral a.

外侧支

内侧支

旋股外侧动脉降支
descending branch
（lateral circumflex
femoral a.）

图 12-6　股前外侧动脉 -2（左侧）anterolateral femoral a. -2（left）

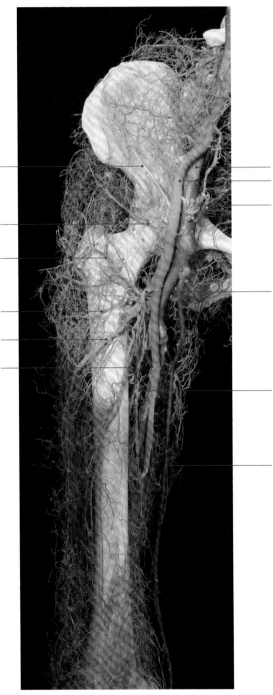

旋髂深动脉
deep circumflex iliac a.

旋髂浅动脉
superficial circumflex iliac a.

升支
ascending branch
横支
transverse branch
斜支
oblique branch
降支
descending branch

旋股外侧动脉
lateral
circumflex
femoral a.

股静脉 femoral v.
股动脉 femoral a.
腹壁下动脉
inferior epigastric a.

旋股外侧动脉
lateral circumflex femoral a.

股深动脉
deep femoral a.

大隐静脉
great saphenous v.

图 12-7　股前外侧动脉 -3（右侧）lateral anterior femoral a. -3（right）

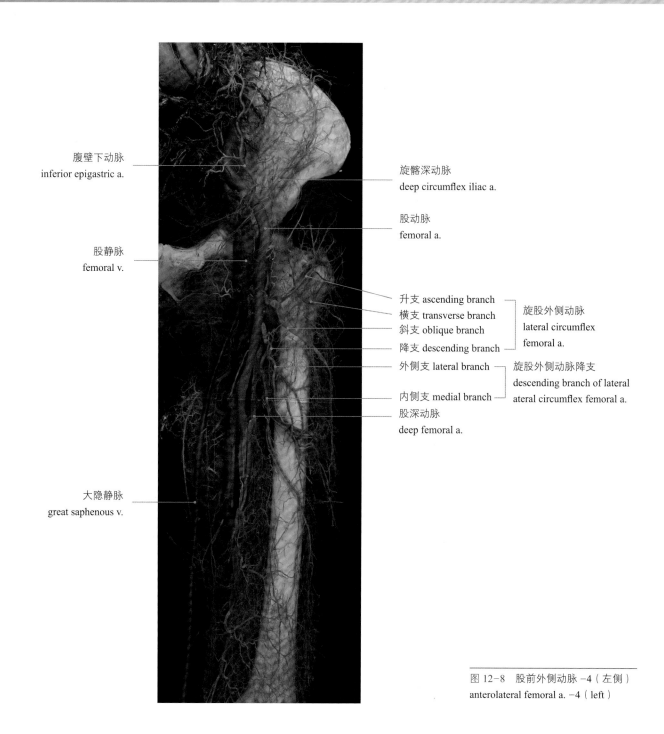

腹壁下动脉
inferior epigastric a.

股静脉
femoral v.

大隐静脉
great saphenous v.

旋髂深动脉
deep circumflex iliac a.

股动脉
femoral a.

升支 ascending branch
横支 transverse branch
斜支 oblique branch
降支 descending branch
旋股外侧动脉
lateral circumflex
femoral a.

外侧支 lateral branch
内侧支 medial branch
旋股外侧动脉降支
descending branch of lateral
ateral circumflex femoral a.

股深动脉
deep femoral a.

图 12-8　股前外侧动脉 -4（左侧）
anterolateral femoral a. -4（left）

【临床解剖学要点】
　　股前外侧皮瓣的血管蒂为旋股外侧血管降支，有 1 条动脉和 2 条伴行静脉。旋股外侧动脉从股深动脉发出后很快分为升支、横支和降支。降支在股直肌与股中间肌之间行向外下方，股外侧肌神经位于血管的外上方。降支外径为 2.1 mm，有 2 条伴行静脉。在髂前上棘与髌骨外上缘连线中点的稍上方，股外侧肌与股直肌之间分为内、外侧支。内侧支继续下行，沿途分支供养邻近肌肉，最后参加膝关节网的组成；外侧支向外下行，发出供养股前外侧部皮肤的皮动脉有 2.5 支，外径为 0.6 mm，均有 2 条外径近似的伴行静脉。这些皮动脉浅出走向皮肤的方式有肌皮动脉穿支和肌间隙皮支。

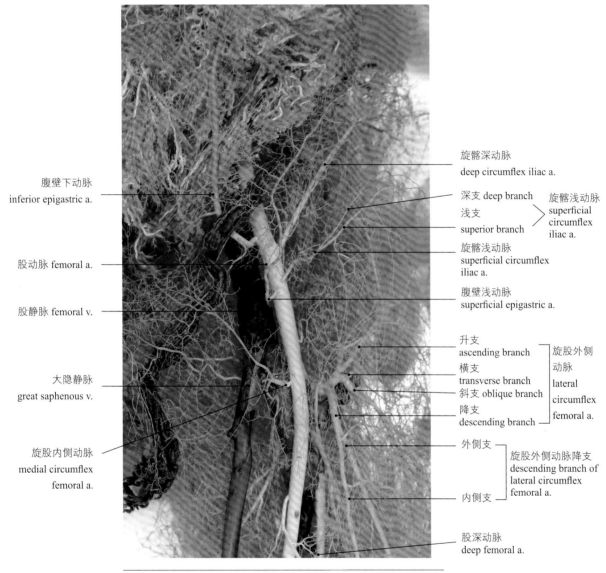

腹壁下动脉
inferior epigastric a.

股动脉 femoral a.

股静脉 femoral v.

大隐静脉
great saphenous v.

旋股内侧动脉
medial circumflex
femoral a.

旋髂深动脉
deep circumflex iliac a.

深支 deep branch
浅支
superior branch

旋髂浅动脉
superficial
circumflex
iliac a.

旋髂浅动脉
superficial circumflex
iliac a.

腹壁浅动脉
superficial epigastric a.

升支
ascending branch
横支
transverse branch
斜支 oblique branch
降支
descending branch

旋股外侧
动脉
lateral
circumflex
femoral a.

外侧支

内侧支

旋股外侧动脉降支
descending branch of
lateral circumflex
femoral a.

股深动脉
deep femoral a.

图 12-9　股前外侧动脉 -5（左侧）anterolateral femoral a. -5（left）

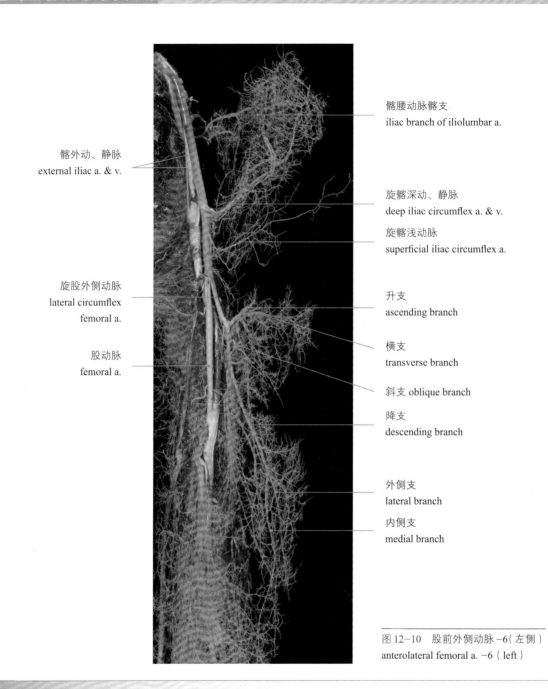

髂腰动脉髂支
iliac branch of iliolumbar a.

髂外动、静脉
external iliac a. & v.

旋髂深动、静脉
deep iliac circumflex a. & v.

旋髂浅动脉
superficial iliac circumflex a.

旋股外侧动脉
lateral circumflex
femoral a.

升支
ascending branch

横支
transverse branch

斜支 oblique branch

股动脉
femoral a.

降支
descending branch

外侧支
lateral branch

内侧支
medial branch

图 12-10　股前外侧动脉 -6（左侧）
anterolateral femoral a. -6（left）

【临床解剖学要点】
　　股前外侧皮瓣血管蒂可分为 4 种类型。第 1 型：肌皮动脉穿支型，占 81%。降支发出肌支供应肌外，还发出皮穿支分布至皮区。其中第 1 肌皮穿支最为粗大，外径为 0.6 mm。按穿支经过股外侧肌部位的深浅又可分为浅型和深型。浅型（61%）的穿支只穿过股外侧肌浅面，一般不超过 0.5 cm 厚的肌组织。此型施术解剖分离容易，只要把浅层的股外侧肌劈开，即可暴露穿支。深型（20%）在股外侧肌经过的部位较深，达 1.5~2.0 cm，需要切断较多的股外侧肌才能充分暴露穿支；第 2 型：肌间隙皮支型，占 8%。旋股外侧动脉发出肌间隙皮支在下降过程中，在股直肌与股外侧肌间隙浅出，分布至皮区；第 3 型：直接皮动脉型，占 8%。在旋股外侧动脉根部发出细长的直接皮动脉，进入皮区。皮动脉长为 5~6 cm，爬行于股外侧肌表面，根部外径为 1.2~1.4 mm。可以直接皮动脉为皮瓣的轴心动脉；第 4 型：无皮动脉型，占 3%。

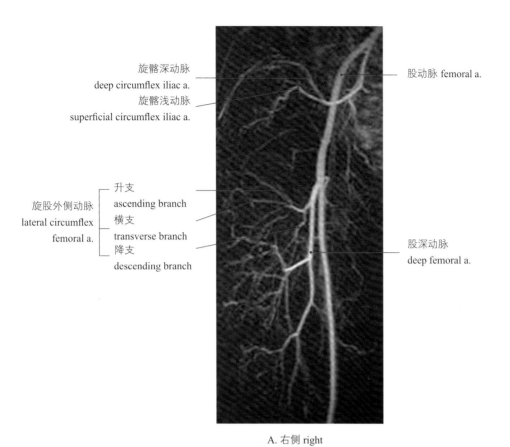

旋髂深动脉
deep circumflex iliac a.

旋髂浅动脉
superficial circumflex iliac a.

旋股外侧动脉
lateral circumflex
femoral a.

升支
ascending branch
横支
transverse branch
降支
descending branch

股动脉 femoral a.

股深动脉
deep femoral a.

A. 右侧 right

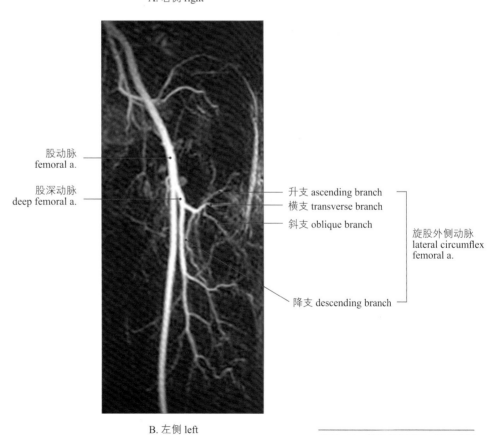

股动脉
femoral a.

股深动脉
deep femoral a.

升支 ascending branch
横支 transverse branch
斜支 oblique branch

旋股外侧动脉
lateral circumflex
femoral a.

降支 descending branch

B. 左侧 left

图 12-11　旋股外侧动脉 -7（左侧）
lateral circumflex femoral a. -7

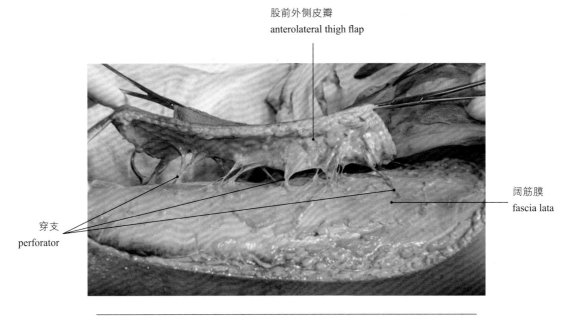

股前外侧皮瓣
anterolateral thigh flap

阔筋膜
fascia lata

穿支
perforator

图 12-12　旋股外侧动脉穿支（左侧）perforator of lateral circumflex femoral a.（left）

【临床解剖学要点】

切取皮瓣的相关要点是：①皮瓣设计：第 1 肌皮动脉穿支较粗大，是皮瓣供血的主要血管，位于髂前上棘与髌骨外上缘连线中点附近。设计皮瓣时应将回声最强点即动脉穿支的浅出点落在皮瓣的上半部中央。②皮瓣游离：沿血管蒂的体表投影做一 S 形切口，切开皮肤、皮下组织及阔筋膜，并切开皮瓣的外侧缘。分离出股直肌与股外侧肌之间的间隙，将股直肌向内侧牵开，顺股直肌与股外侧肌间寻找旋股外侧动脉降支。沿降支而下，可发现第 1 肌皮动脉穿支或肌间隙皮支。沿肌皮动脉穿支方向，将肌纤维分开、切断。如果皮瓣面积较大，尽量包括 2 支以上肌皮动脉穿支。依次切开皮瓣的内侧缘及远端，按设计的皮瓣范围全部切开皮肤及其浅筋膜，整块皮瓣除蒂外已全部游离。

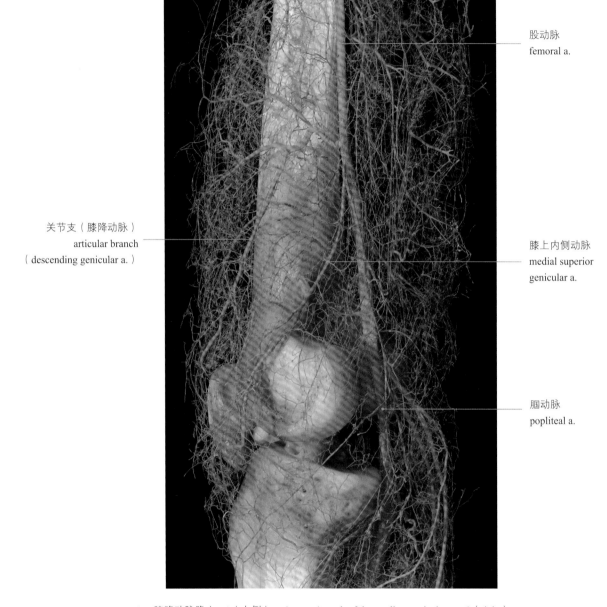

股动脉
femoral a.

关节支（膝降动脉）
articular branch
（descending genicular a.）

膝上内侧动脉
medial superior
genicular a.

腘动脉
popliteal a.

A. 膝降动脉隐支 −1（右侧）saphenous branch of descending genicular a. −1（right）

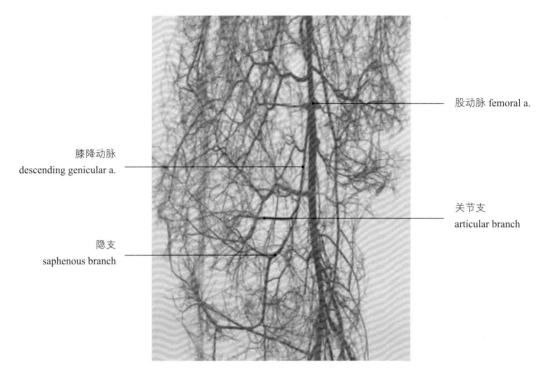

股动脉 femoral a.

膝降动脉
descending genicular a.

关节支
articular branch

隐支
saphenous branch

B. 膝降动脉隐支 −2（右侧）saphenous branch of descending genicular a. −2（right）

图 12−13　膝降动脉 descending genicular a.

【临床解剖学要点】

　　膝内侧皮瓣的轴心血管为膝降血管。膝降动脉为股动脉在穿过内收肌腱裂孔之前发出，起点处外径为 2.0 mm，干长 1.7 cm，贴内收大肌腱表面下行，随后分为隐支和关节支。隐支恒定，起始部位在股骨内上髁上方 9.0 cm，起始处外径为 1.5 mm。先走行于收肌管内，然后穿过内收大肌腱板，伴隐神经下行。在缝匠肌深面与股薄肌间行程段可称为深段，该段长 12 cm，发出 1~5 支皮支，经缝匠肌前、后缘浅出，供应股内侧下份皮肤；还发出 3~8 支肌皮支供应缝匠肌的远段及表面的皮肤。静脉有浅、深两组，浅组为大隐静脉，它在皮瓣供区内上行，距隐支浅出处约为 1 cm。深组为隐支的伴行静脉，1~2 支，外径 1.5 mm。膝降动脉的伴行静脉外径为 2.2 mm，注入股静脉。

（寇　伟　许兰伟）

膝部动脉

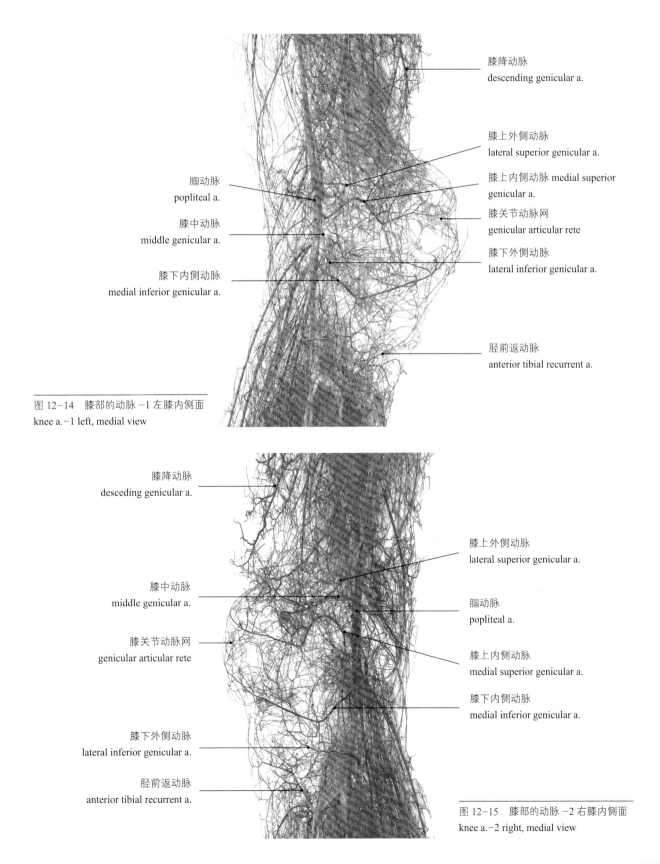

膝降动脉
descending genicular a.

膝上外侧动脉
lateral superior genicular a.

膝上内侧动脉 medial superior
genicular a.

腘动脉
popliteal a.

膝中动脉
middle genicular a.

膝关节动脉网
genicular articular rete

膝下外侧动脉
lateral inferior genicular a.

膝下内侧动脉
medial inferior genicular a.

胫前返动脉
anterior tibial recurrent a.

图 12-14 　膝部的动脉 -1 左膝内侧面
knee a.-1 left, medial view

膝降动脉
desceding genicular a.

膝中动脉
middle genicular a.

膝上外侧动脉
lateral superior genicular a.

腘动脉
popliteal a.

膝关节动脉网
genicular articular rete

膝上内侧动脉
medial superior genicular a.

膝下外侧动脉
lateral inferior genicular a.

膝下内侧动脉
medial inferior genicular a.

胫前返动脉
anterior tibial recurrent a.

图 12-15 　膝部的动脉 -2 右膝内侧面
knee a.-2 right, medial view

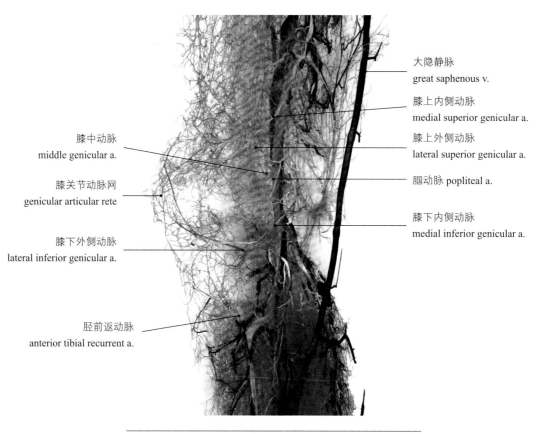

大隐静脉
great saphenous v.

膝上内侧动脉
medial superior genicular a.

膝上外侧动脉
lateral superior genicular a.

腘动脉 popliteal a.

膝下内侧动脉
medial inferior genicular a.

膝中动脉
middle genicular a.

膝关节动脉网
genicular articular rete

膝下外侧动脉
lateral inferior genicular a.

胫前返动脉
anterior tibial recurrent a.

图 12-16　膝部的动脉 -3　右膝内侧面 knee a.-3 right, medial view

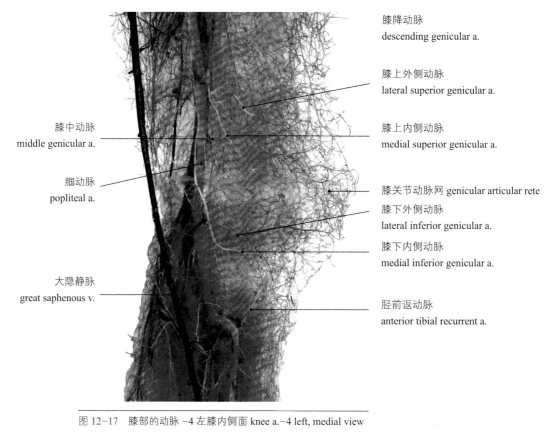

膝降动脉
descending genicular a.

膝上外侧动脉
lateral superior genicular a.

膝上内侧动脉
medial superior genicular a.

膝关节动脉网 genicular articular rete

膝下外侧动脉
lateral inferior genicular a.

膝下内侧动脉
medial inferior genicular a.

胫前返动脉
anterior tibial recurrent a.

膝中动脉
middle genicular a.

腘动脉
popliteal a.

大隐静脉
great saphenous v.

图 12-17　膝部的动脉 -4 左膝内侧面 knee a.-4 left, medial view

（丁自海）

小腿和足部血管

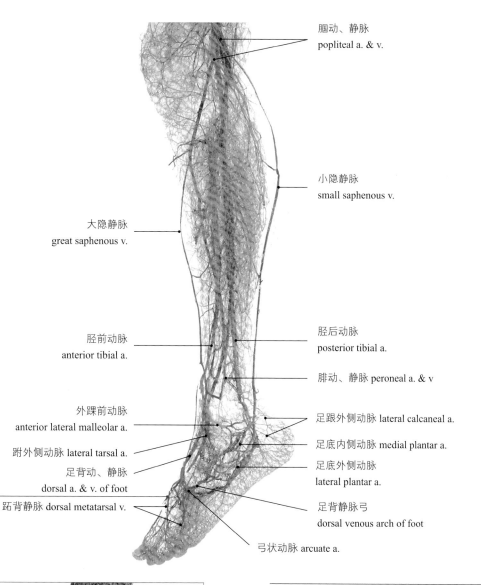

腘动、静脉
popliteal a. & v.

小隐静脉
small saphenous v.

大隐静脉
great saphenous v.

胫前动脉
anterior tibial a.

胫后动脉
posterior tibial a.

腓动、静脉 peroneal a. & v

外踝前动脉
anterior lateral malleolar a.

足跟外侧动脉 lateral calcaneal a.

跗外侧动脉 lateral tarsal a.

足底内侧动脉 medial plantar a.

足背动、静脉
dorsal a. & v. of foot

足底外侧动脉
lateral plantar a.

跖背静脉 dorsal metatarsal v.

足背静脉弓
dorsal venous arch of foot

弓状动脉 arcuate a.

图 12-18　小腿和足的血管 blood vessels of leg and foot

大隐静脉
great saphenous v.

小隐静脉
small
saphenous v.

跖背静脉
dorsal metatarsal v.

足背静脉弓
dorsal venous arch

足部动、静脉（右足，外侧面观）
arterial and venous distribution of foot (right foot, lateral view)

【临床解剖学要点】

足背静脉弓汇集跖背静脉、拇趾内侧趾背静脉、小趾外侧趾背静脉和足内、外侧缘静脉，其内缘连接大隐静脉，外缘连接小隐静脉。足背创面皮瓣修复吻合静脉时，应仔细检查足背静脉回流是否通畅。

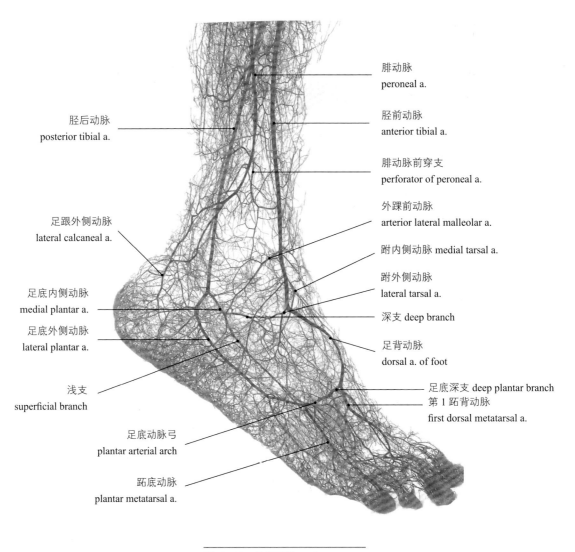

腓动脉
peroneal a.

胫后动脉
posterior tibial a.

胫前动脉
anterior tibial a.

腓动脉前穿支
perforator of peroneal a.

足跟外侧动脉
lateral calcaneal a.

外踝前动脉
arterior lateral malleolar a.

跗内侧动脉 medial tarsal a.

跗外侧动脉
lateral tarsal a.

足底内侧动脉
medial plantar a.

深支 deep branch

足底外侧动脉
lateral plantar a.

足背动脉
dorsal a. of foot

浅支
superficial branch

足底深支 deep plantar branch
第 1 跖背动脉
first dorsal metatarsal a.

足底动脉弓
plantar arterial arch

跖底动脉
plantar metatarsal a.

图 12-19　足部动脉 -1 foot a.-1

【临床解剖学要点】

　　跖背皮瓣位于第 1 趾蹼，主要由第 1 跖背动脉提供血运，血管蒂是足背动脉。第 1 跖背动脉在第 1 跖骨间隙内前行，有跖背静脉和神经伴行。该动脉在趾蹼间发出 2 条趾背动脉到踇趾及第 2 趾相对缘。第 1 跖背动脉的外径为 1~5 mm。按其解剖径路及分支形式可分为 3 型：① Ⅰ 型：位置浅，占 45%。其中第 1 跖背动脉全程位于浅筋膜内或骨间肌表面者占 12%，部分为骨间肌覆盖者占 33%；② Ⅱ 型：位置深，占 46%。第 1 跖背动脉、跖底动脉以总干发自足底深支和足底动脉弓的延续部，穿过骨间肌前端到达背侧，动脉长为 1.2~3.3 mm；③ Ⅲ 型：为第 1、2 型的变异型，占 9%，外径为 0.6~1.0 mm。跖背动脉变异较多，给皮瓣切取带来一定困难。可用于修复严重的虎口挛缩。

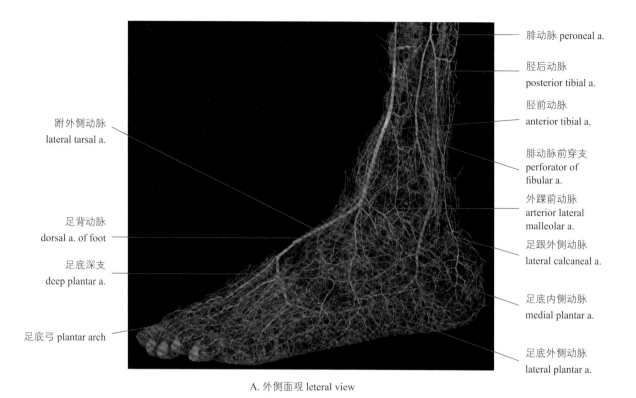

腓动脉 peroneal a.

胫后动脉
posterior tibial a.

胫前动脉
anterior tibial a.

腓动脉前穿支
perforator of
fibular a.

外踝前动脉
arterior lateral
malleolar a.

足跟外侧动脉
lateral calcaneal a.

足底内侧动脉
medial plantar a.

足底外侧动脉
lateral plantar a.

跗外侧动脉
lateral tarsal a.

足背动脉
dorsal a. of foot

足底深支
deep plantar a.

足底弓 plantar arch

A. 外侧面观 leteral view

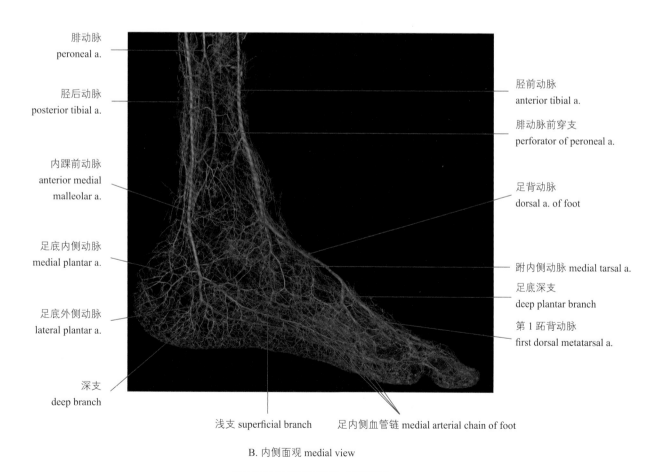

腓动脉
peroneal a.

胫后动脉
posterior tibial a.

内踝前动脉
anterior medial
malleolar a.

足底内侧动脉
medial plantar a.

足底外侧动脉
lateral plantar a.

深支
deep branch

胫前动脉
anterior tibial a.

腓动脉前穿支
perforator of peroneal a.

足背动脉
dorsal a. of foot

跗内侧动脉 medial tarsal a.

足底深支
deep plantar branch

第 1 跖背动脉
first dorsal metatarsal a.

浅支 superficial branch　　足内侧血管链 medial arterial chain of foot

B. 内侧面观 medial view

图 12-20　足部动脉 -2 foot a.-2

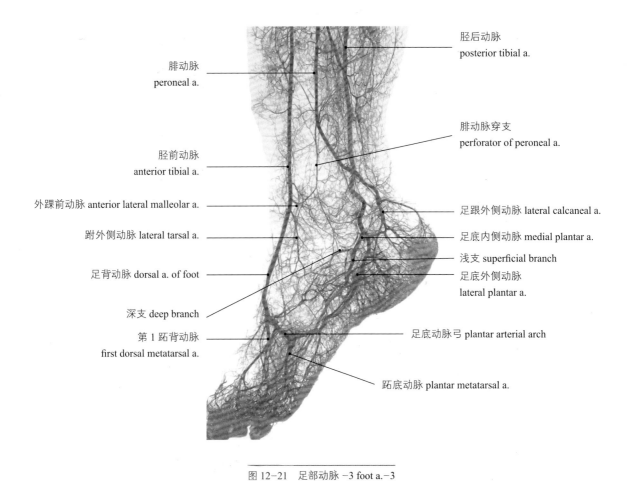

胫后动脉 posterior tibial a.

腓动脉 peroneal a.

腓动脉穿支 perforator of peroneal a.

胫前动脉 anterior tibial a.

外踝前动脉 anterior lateral malleolar a.

足跟外侧动脉 lateral calcaneal a.

跗外侧动脉 lateral tarsal a.

足底内侧动脉 medial plantar a.

浅支 superficial branch

足背动脉 dorsal a. of foot

足底外侧动脉 lateral plantar a.

深支 deep branch

第 1 跖背动脉 first dorsal metatarsal a.

足底动脉弓 plantar arterial arch

跖底动脉 plantar metatarsal a.

图 12-21 足部动脉 -3 foot a.-3

腓动脉 peroneal a.

胫后动脉 posterior tibial a.

胫前动脉 anterior tibial a.

腓动脉穿支 perforator of peroneal a.

足背动脉 dorsal a. of foot

足跟外侧动脉 lateral calcaneal a.

外踝前动脉 anterior lateral malleolar a.

足底内侧动脉 medial plantar a.

跗外侧动脉 lateral tarsal a.

足背动脉 dorsal a. of foot

足底外侧动脉 lateral plantar a.

深支 deep branch

第 1 跖背动脉 first dorsal metatarsal a.

浅支 superficial branch

足底动脉弓 plantar arterial arch

图 12-22 足部动脉 -4 foot a.-4

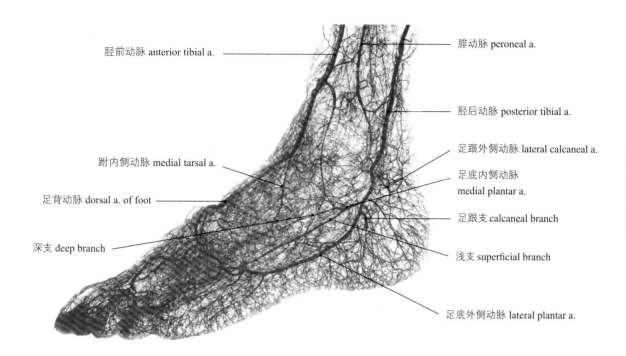

胫前动脉 anterior tibial a.

腓动脉 peroneal a.

胫后动脉 posterior tibial a.

足跟外侧动脉 lateral calcaneal a.

跗内侧动脉 medial tarsal a.

足底内侧动脉 medial plantar a.

足背动脉 dorsal a. of foot

足跟支 calcaneal branch

深支 deep branch

浅支 superficial branch

足底外侧动脉 lateral plantar a.

图 12-23　足部动脉 -5 foot a.-5

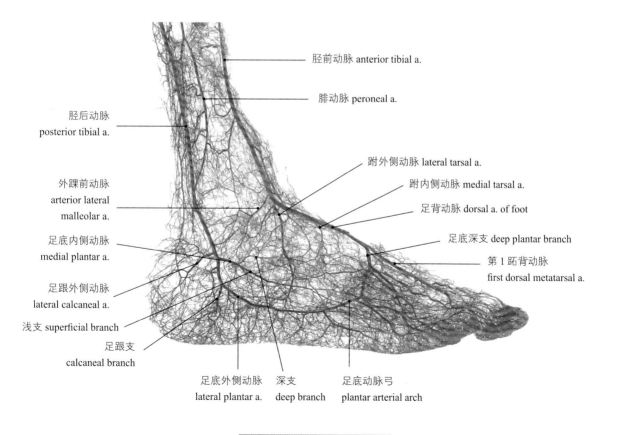

胫前动脉 anterior tibial a.

腓动脉 peroneal a.

胫后动脉 posterior tibial a.

跗外侧动脉 lateral tarsal a.

跗内侧动脉 medial tarsal a.

足背动脉 dorsal a. of foot

外踝前动脉 arterior lateral malleolar a.

足底深支 deep plantar branch

足底内侧动脉 medial plantar a.

第 1 跖背动脉 first dorsal metatarsal a.

足跟外侧动脉 lateral calcaneal a.

浅支 superficial branch

足跟支 calcaneal branch

足底外侧动脉 lateral plantar a.

深支 deep branch

足底动脉弓 plantar arterial arch

图 12-24　足部动脉 -6 foot a.-6

第 12 部分

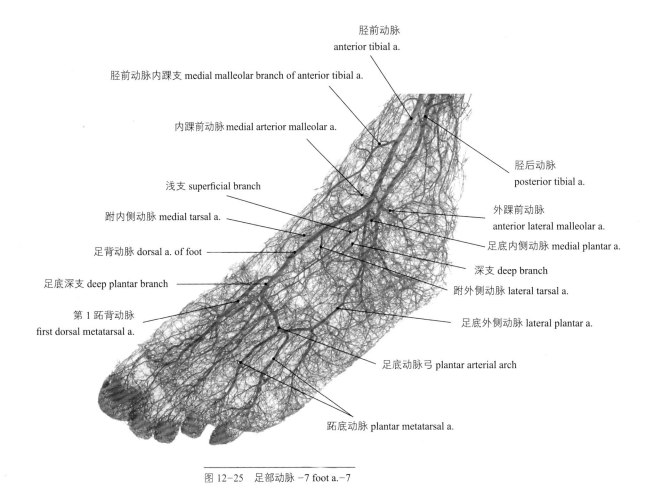

胫前动脉
anterior tibial a.

胫前动脉内踝支 medial malleolar branch of anterior tibial a.

内踝前动脉 medial arterior malleolar a.

浅支 superficial branch

跗内侧动脉 medial tarsal a.

足背动脉 dorsal a. of foot

足底深支 deep plantar branch

第 1 跖背动脉
first dorsal metatarsal a.

胫后动脉
posterior tibial a.

外踝前动脉
anterior lateral malleolar a.

足底内侧动脉 medial plantar a.

深支 deep branch

跗外侧动脉 lateral tarsal a.

足底外侧动脉 lateral plantar a.

足底动脉弓 plantar arterial arch

跖底动脉 plantar metatarsal a.

图 12-25　足部动脉 -7 foot a.-7

【临床解剖学要点】

足背动脉皮瓣血供来自足背动脉分支，由大、小隐静脉回流。可游离移植修复手部创面，或带蒂转位修复足跟部创面。

【临床解剖学要点】

第 1 趾蹼皮瓣是以第 1 跖背动脉为蒂，切取踇趾外侧面、第 2 趾内侧面及其相连的部分趾蹼皮肤。第 1 跖背动脉前行至跖趾关节附近发出 2 条外径 0.6 mm 的趾背动脉，分别分布于踇趾背侧和第 2 趾背内侧，本干转向跖底，延续为踇趾腓侧和第 2 趾胫侧趾底固有动脉，或与第 1 跖底动脉，或与一侧的趾底固有动脉吻合。第 1 跖底动脉沿途发 3~9 支细支。第 1 跖背动脉起始处外径为 1.5 mm，长为 4.7 cm。静脉有深、浅 2 组：深组为第 1 跖背动脉的伴行静脉，通常为 2 条，外径均小于动脉；浅组为第 1 跖背静脉，由踇趾腓侧趾背静脉（外径 1.3 mm）和第 2 趾胫侧趾背静脉（外径 1.1 mm）会合而成。

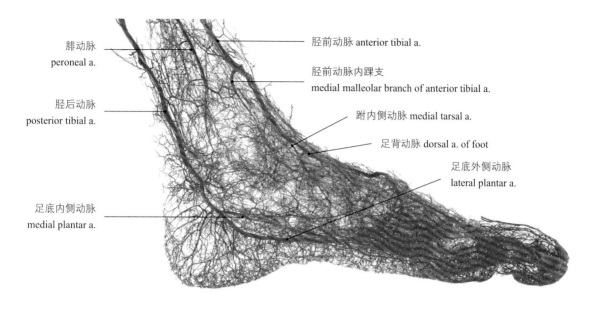

腓动脉 peroneal a.

胫前动脉 anterior tibial a.

胫前动脉内踝支
medial malleolar branch of anterior tibial a.

胫后动脉 posterior tibial a.

跗内侧动脉 medial tarsal a.

足背动脉 dorsal a. of foot

足底外侧动脉 lateral plantar a.

足底内侧动脉 medial plantar a.

图 12-26　足部动脉 -8 foot a.-8

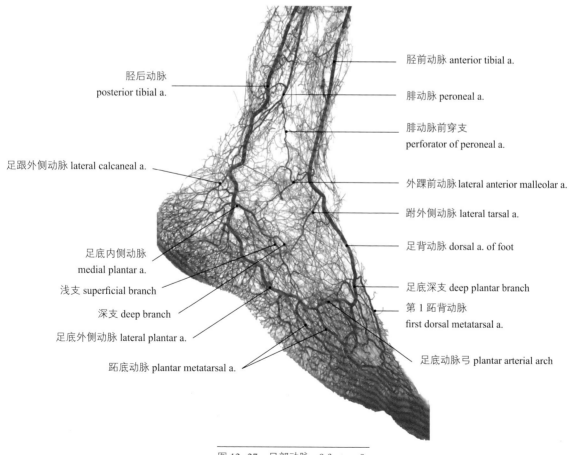

胫后动脉 posterior tibial a.

胫前动脉 anterior tibial a.

腓动脉 peroneal a.

腓动脉前穿支
perforator of peroneal a.

足跟外侧动脉 lateral calcaneal a.

外踝前动脉 lateral anterior malleolar a.

跗外侧动脉 lateral tarsal a.

足底内侧动脉 medial plantar a.

足背动脉 dorsal a. of foot

浅支 superficial branch

足底深支 deep plantar branch

深支 deep branch

第 1 跖背动脉
first dorsal metatarsal a.

足底外侧动脉 lateral plantar a.

跖底动脉 plantar metatarsal a.

足底动脉弓 plantar arterial arch

图 12-27　足部动脉 -9 foot a.-9

405

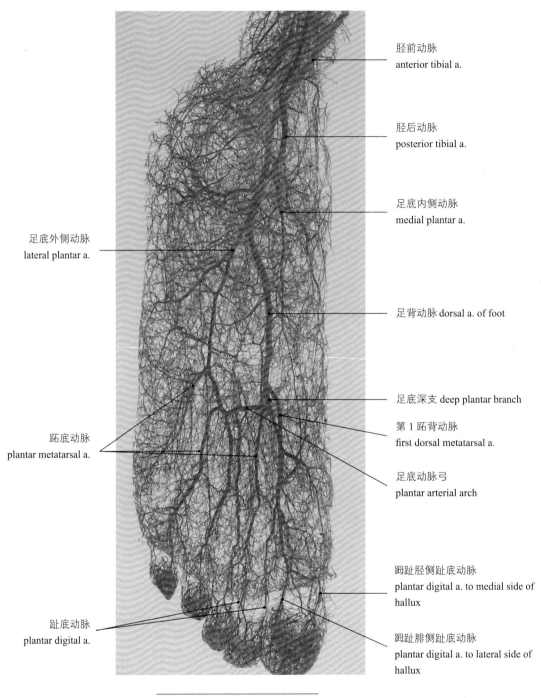

胫前动脉
anterior tibial a.

胫后动脉
posterior tibial a.

足底内侧动脉
medial plantar a.

足底外侧动脉
lateral plantar a.

足背动脉 dorsal a. of foot

足底深支 deep plantar branch

第 1 跖背动脉
first dorsal metatarsal a.

足底动脉弓
plantar arterial arch

跖底动脉
plantar metatarsal a.

踇趾胫侧趾底动脉
plantar digital a. to medial side of hallux

趾底动脉
plantar digital a.

踇趾腓侧趾底动脉
plantar digital a. to lateral side of hallux

图 12-28　足部动脉 -10 foot a.-10

【临床解剖学要点】
　　足底内侧皮瓣血供来自足底内侧动脉，具有良好的质地和感觉。游离移植可修复手掌皮肤缺损；以近端蒂转位修复足跟缺损是最常用皮瓣；以远端血管吻合支为蒂逆行转移可修复前足底创面。

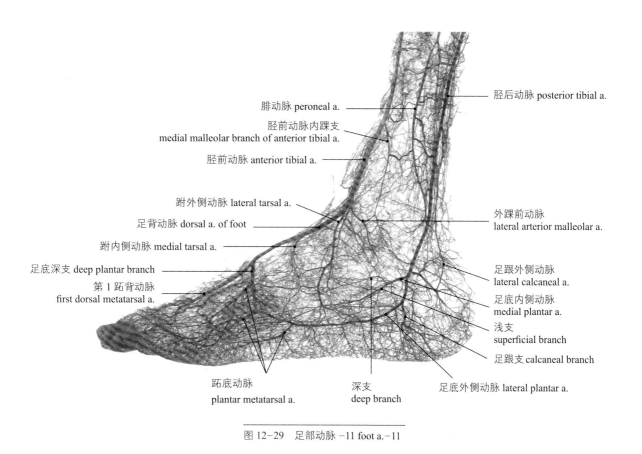

图 12-29　足部动脉 -11 foot a.-11

【临床解剖学要点】

　　跗内侧皮瓣位于足背内侧，以跗内侧动、静脉为蒂。足背动脉在踝部向内侧发出内踝前动脉，在距舟关节附近发出 1~2 条跗内侧动脉。内踝前动脉与跗内侧动脉斜向内下，穿过姆长伸肌腱和胫骨前肌腱的下方，从胫前肌腱的胫侧穿出至足背内侧皮肤，穿出点在胫前肌止点近侧 2 cm 范围内，舟骨结节表面。跗内侧动脉在走行中发出分支至跗骨，在舟骨结节处发出粗大的皮支至足背内侧皮肤。跗内侧动脉分支与内踝前动脉吻合，终末支在足内侧缘与足底内侧动脉的深、浅支吻合。静脉有深、浅组，深组为跗内侧动脉的伴行静脉，浅组为大隐静脉及其属支。此皮瓣可用于修复手部小面积创面，也可局部转位修复踝周创面。

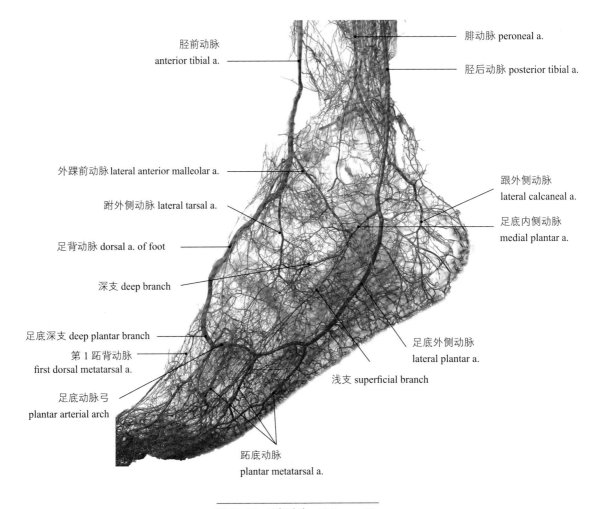

胫前动脉 anterior tibial a.

腓动脉 peroneal a.

胫后动脉 posterior tibial a.

外踝前动脉 lateral anterior malleolar a.

跗外侧动脉 lateral tarsal a.

足背动脉 dorsal a. of foot

深支 deep branch

足底深支 deep plantar branch

第 1 跖背动脉 first dorsal metatarsal a.

足底动脉弓 plantar arterial arch

跟外侧动脉 lateral calcaneal a.

足底内侧动脉 medial plantar a.

足底外侧动脉 lateral plantar a.

浅支 superficial branch

跖底动脉 plantar metatarsal a.

图 12-30　足部动脉 -12 foot a.-12

【临床解剖学要点】

　　足外侧皮瓣以跟外侧动、静脉为血管蒂。跟外侧动脉是由腓动脉的分支与胫后动脉的分支汇合而成。腓动脉分支较粗，平外踝上缘处其外径为 1.6 mm；胫后动脉的分支稍细。跟外侧动脉汇合后呈单干下行，绕过外踝后弯向前，通过足外侧血管链可达第 5 跖骨底或第 5 趾根部。与跟外侧动脉伴行的静脉多为 1 条，在汇入腓静脉或胫后静脉处的外径为 1.7 mm，皮瓣区的浅层有小隐静脉经过，平外踝尖处的外径为 3.2 mm。可以近端为蒂转位修复足跟创面。

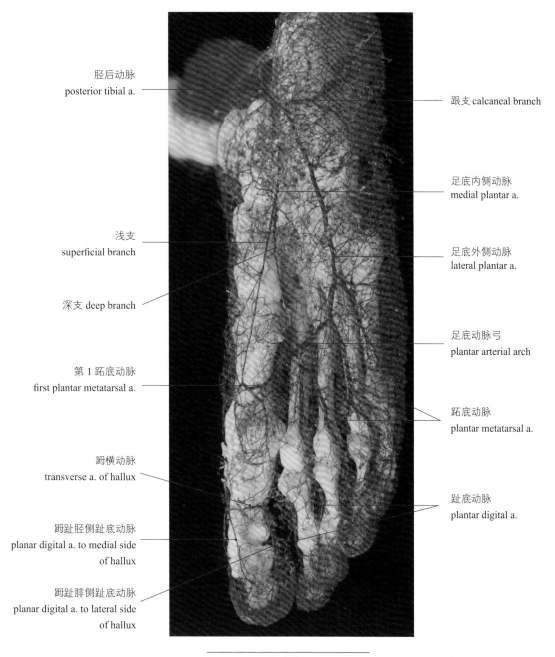

胫后动脉
posterior tibial a.

跟支 calcaneal branch

足底内侧动脉
medial plantar a.

浅支
superficial branch

足底外侧动脉
lateral plantar a.

深支 deep branch

第 1 跖底动脉
first plantar metatarsal a.

足底动脉弓
plantar arterial arch

跖底动脉
plantar metatarsal a.

踇横动脉
transverse a. of hallux

趾底动脉
plantar digital a.

踇趾胫侧趾底动脉
planar digital a. to medial side
of hallux

踇趾腓侧趾底动脉
planar digital a. to lateral side
of hallux

图 12-31　足部动脉 -13 foot a.-13

【临床解剖学要点】

　　第 1 跖底动脉起自足底深支和足底动脉弓的移行部，外径 1~3 mm。近侧段贴附第 1 跖骨外侧面向前下行，通过踇短屈肌二头之间，在籽骨后形成弯曲，在踇长屈肌腱内侧面穿出到达浅部。远侧段在第 1 跖骨间隙内走向趾蹼，参与跖底动脉网的形成。第 1 跖底动脉近段较深，解剖较难；远段浅表，但长度只有 3~4 cm。跖背动脉和跖底动脉有吻合的占 84%。静脉有两套，即深部的通过动脉的伴行静脉，浅部的通过足背静脉弓回流。

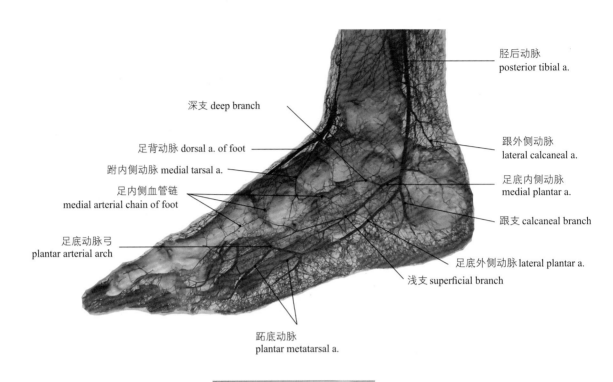

胫后动脉
posterior tibial a.

深支 deep branch

足背动脉 dorsal a. of foot

跗内侧动脉 medial tarsal a.

足内侧血管链
medial arterial chain of foot

足底动脉弓
plantar arterial arch

跟外侧动脉
lateral calcaneal a.

足底内侧动脉
medial plantar a.

跟支 calcaneal branch

足底外侧动脉 lateral plantar a.

浅支 superficial branch

跖底动脉
plantar metatarsal a.

图 12-32 足部动脉 -14 foot a.-14

【临床解剖学要点】

　　足底内侧动脉在踝管内由胫后动脉分出，外径为 1.8 mm，经跗展肌深面，于舟骨粗隆后方分为浅支和深支。浅支沿跗展肌与跗骨间前行，沿途发出肌皮支或皮支 6~9 支，其中向外上走行的 2~3 支至足内侧区域皮肤，向前走行的 4~6 支经跗展肌浅面至足底内侧皮肤。深支又分出内侧深支和外侧深支，前者经跗展肌深面潜行，发出的肌皮穿支或皮穿支与向下走行的浅支穿支血管形成吻合。沿途向足内侧区发出 3 个皮支，以第 2 支较粗大，并与第 1、3 支相互吻合。静脉与同名动脉伴行，1 条者占 95%，长 2.8 mm，外径 2.2 mm。可切取以足底内侧动脉浅支或深支为蒂的足内侧皮瓣，可游离移植修复手部创面，也可以近端为蒂转位修复足跟创面，或以足内侧血管链为远端蒂，逆行修复足部远端创面。

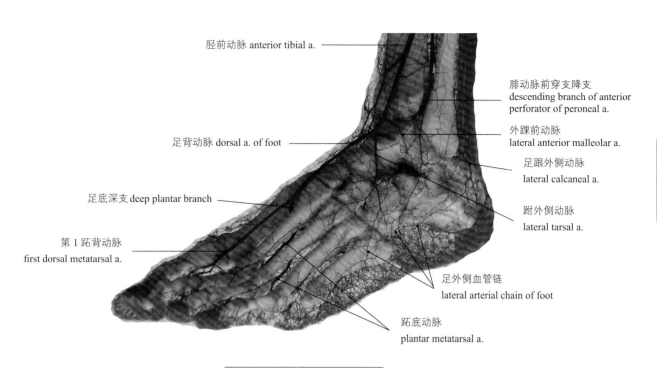

胫前动脉 anterior tibial a.

腓动脉前穿支降支
descending branch of anterior
perforator of peroneal a.

外踝前动脉
lateral anterior malleolar a.

足背动脉 dorsal a. of foot

足跟外侧动脉
lateral calcaneal a.

足底深支 deep plantar branch

跗外侧动脉
lateral tarsal a.

第 1 跖背动脉
first dorsal metatarsal a.

足外侧血管链
lateral arterial chain of foot

跖底动脉
plantar metatarsal a.

图 12-33　足部动脉 -15 foot a.-15

第 *12* 部分

【临床解剖学要点】

　　跟骨瓣为多源性血供。跟骨外侧有跟外侧动脉、跗外侧动脉、腓动脉穿支的降支和外踝前动脉分支分布。跟外侧动脉是腓动脉的终支之一。腓动脉经跟腱与外踝之间穿出深筋膜，贴近跟骨并匍匐骨面前行至第 5 跖骨粗隆附近，沿途发 6~12 支外径为 0.7 mm 的骨膜支，分布于跟骨体外侧。跗外侧动脉起自足背动脉外侧，至骰骨背侧时，向后分出 3~4 支外径为 1 mm 的骨膜支，分布于跟骨前外侧。腓动脉降支循外踝的前外侧下行，近踝沟处与外踝前动脉吻合。吻合后沿腓骨短肌腱前缘走向足的前外侧，与跗外侧动脉相吻合。沿途发 1~2 支外径为 0.5 mm 的骨膜支分布于跟骨前外侧。外踝前动脉起始后位于趾长伸肌腱深面，呈水平或向前外，分出骨膜支分布跟骨前外侧，并与腓动脉降支吻合。

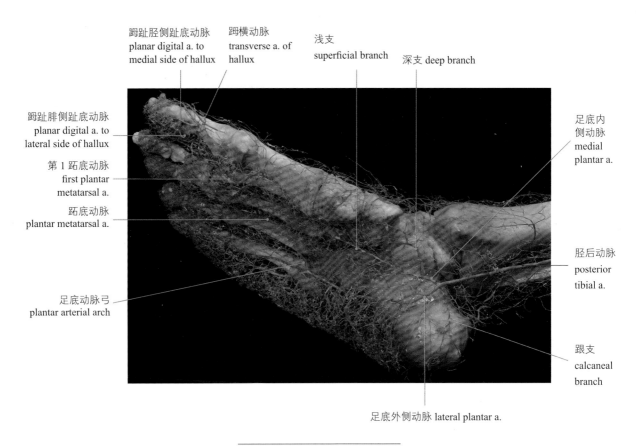

蹬趾胫侧趾底动脉
planar digital a. to
medial side of hallux

蹬横动脉
transverse a. of
hallux

浅支
superficial branch

深支 deep branch

蹬趾腓侧趾底动脉
planar digital a. to
lateral side of hallux

第 1 跖底动脉
first plantar
metatarsal a.

跖底动脉
plantar metatarsal a.

足底内
侧动脉
medial
plantar a.

胫后动脉
posterior
tibial a.

足底动脉弓
plantar arterial arch

跟支
calcaneal
branch

足底外侧动脉 lateral plantar a.

图 12-34　足部动脉 -16 foot a.-16

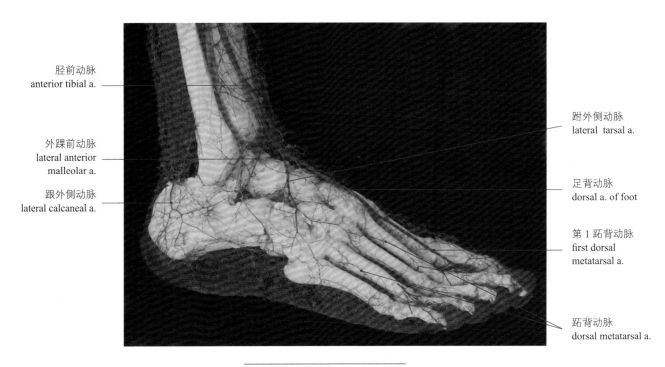

胫前动脉
anterior tibial a.

外踝前动脉
lateral anterior
malleolar a.

跟外侧动脉
lateral calcaneal a.

跗外侧动脉
lateral tarsal a.

足背动脉
dorsal a. of foot

第 1 跖背动脉
first dorsal
metatarsal a.

跖背动脉
dorsal metatarsal a.

图 12-35　足部动脉 -17 foot a.-17

【临床解剖学要点】

跗外侧皮瓣位于足背外侧，以跗外侧动、静脉为蒂。足背动脉在下伸肌支持带外侧发出外踝前动脉，起始处外径为 0.4 mm，走行于趾长伸肌腱与趾短伸肌肌腹深面，沿途分出细小分支，终末支与跗外侧动脉后外侧支吻合。在距骨头、颈交界处足背动脉发出 1~2 条跗外侧动脉，外径为 5 mm，于趾长伸肌及趾短伸肌肌腹深面沿跗跖关节走行，分为前外、后外支，前者为终末支，止于第 5 跖骨；后者与外踝前动脉吻合形成足外侧弓。跗外侧动脉长 6 cm，在其起始处、趾短伸肌外缘和近骰骨结节处发出皮支。静脉有深、浅 2 组，深组为跗外侧动脉的伴行静脉，浅组为足背浅静脉。可局部转位修复踝周创面，或游离移植修复手部创面。

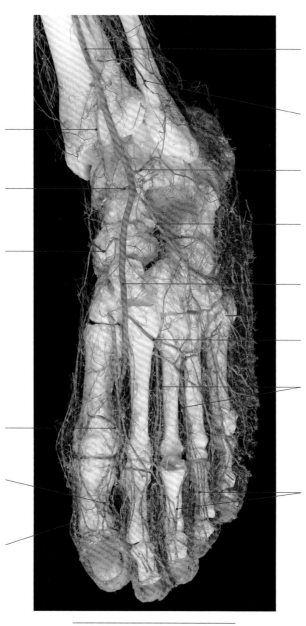

胫前动脉
anterior tibial a.

腓动脉前穿支降支
descending branch of
anterior perforator of peroneal a.

外踝前动脉
lateral anterior malleolar a.

跗外侧动脉
lateral tarsal a.

足背动脉
dorsal a. of foot

弓状动脉
arcuate a.

跖背动脉
dorsal metatarsal a.

趾背动脉
dorsal digital a.

胫前动脉内踝支
medial malleolar
branch of anterior tibial a.

内踝前动脉
medial arterior malleolar a.

跗内侧动脉
medial tarsal a.

第 1 跖背动脉
first dorsal metatarsal a.

姆趾腓侧趾背动脉
dorsal digital a.to lateral
side of hallux

姆趾胫侧趾背动脉
dorsal digital a. to
medial side of hallux

图 12-36　足部动脉 -18 foot a.-18

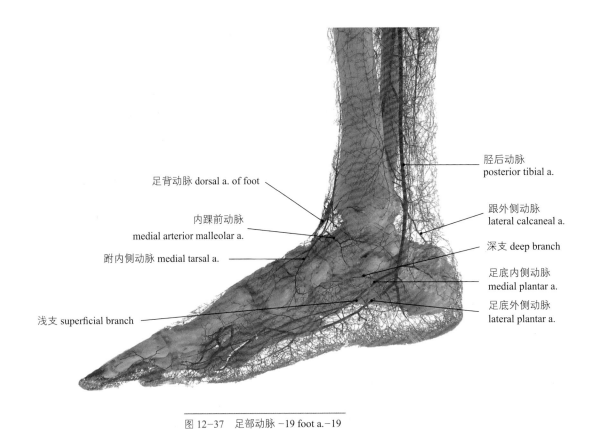

足背动脉 dorsal a. of foot

内踝前动脉
medial arterior malleolar a.

跗内侧动脉 medial tarsal a.

浅支 superficial branch

胫后动脉
posterior tibial a.

跟外侧动脉
lateral calcaneal a.

深支 deep branch

足底内侧动脉
medial plantar a.

足底外侧动脉
lateral plantar a.

图 12-37　足部动脉 -19 foot a.-19

胫前动脉 anterior tibial a.

内踝前动脉
medial arterior malleolar a.

足背动脉 dorsal a. of foot

深支 deep branch

浅支 superficial branch

足底深支 deep plantar branch

跖底动脉
plantar metatarsal a.

胫后动脉
posterior tibial a.

跟支
calcaneal branch

足底内侧动脉
medial plantar a.

足底外侧动脉
lateral plantar a.

足底动脉弓
plantar arterial arch

图 12-38　足部动脉 -20 foot a.-20

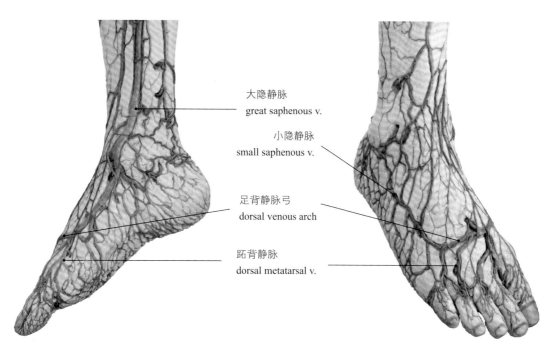

大隐静脉
great saphenous v.

小隐静脉
small saphenous v.

足背静脉弓
dorsal venous arch

跖背静脉
dorsal metatarsal v.

A. 内侧面观 medial view

B. 背外侧面观 lateral dorsal view

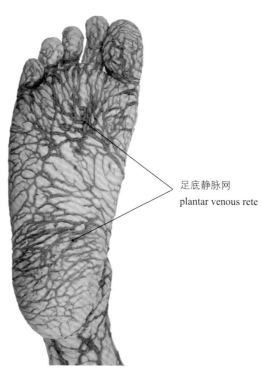

足底静脉网
plantar venous rete

C. 底面观 plantar view

图 12-39　足部浅静脉（骆宝华制作）superficial vein of foot

（荣　凯）

第13部分
常用骨瓣的血供

腓骨瓣血供

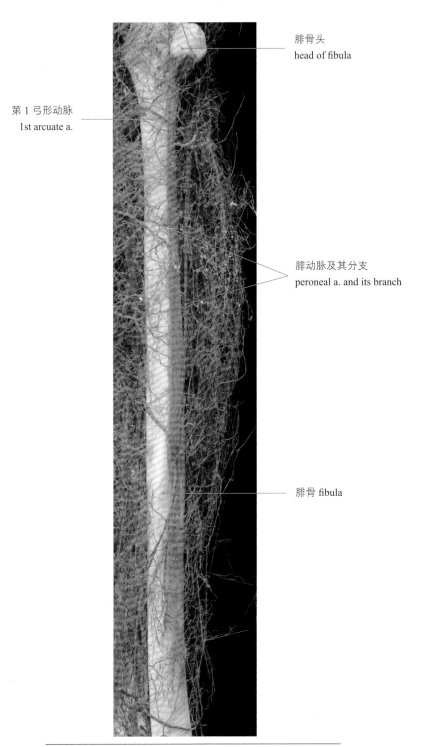

腓骨头
head of fibula

第 1 弓形动脉
1st arcuate a.

腓动脉及其分支
peroneal a. and its branch

腓骨 fibula

图 13-1　腓骨的动脉 -1（右下肢，前面观）arterial distribution of the fibula-1（right leg, anterior view）

【临床解剖学要点】

　　腓骨是修复骨缺损的常用供体，可根据临床需要设计带血管蒂的腓骨瓣、骨皮瓣或骨肌皮瓣等。腓动脉、膝下外侧动脉、腓浅动脉等为腓骨提供血供，形成相互吻合的骨膜动脉网，其中腓动脉是最重要的血供来源，发出滋养动脉、弓形动脉、骨膜动脉等滋养腓骨。腓骨上段血供来自于膝下外侧动脉、腓浅动脉等，腓骨头瓣可用于重建外踝、腕关节。腓骨体的血供主要来自腓动脉的滋养动脉和弓形动脉，以腓动脉为蒂的腓骨中段骨瓣是长骨缺损的良好供区。腓骨下段参与踝关节构成，不宜作为骨瓣供区，其血供主要来自腓动脉远段分支。

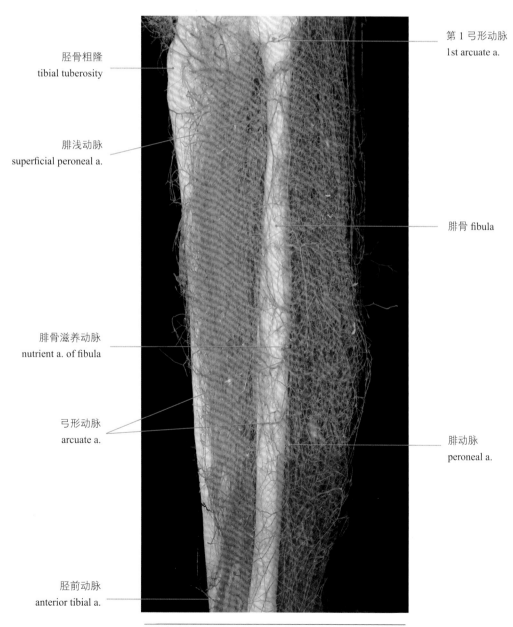

第 1 弓形动脉　1st arcuate a.

胫骨粗隆　tibial tuberosity

腓浅动脉　superficial peroneal a.

腓骨 fibula

腓骨滋养动脉　nutrient a. of fibula

弓形动脉　arcuate a.

腓动脉　peroneal a.

胫前动脉　anterior tibial a.

图 13-2　腓骨的动脉 -2（左下肢，外侧面观）
arterial distribution of the fibula-2（left leg, lateral view）

第 *13* 部分

417

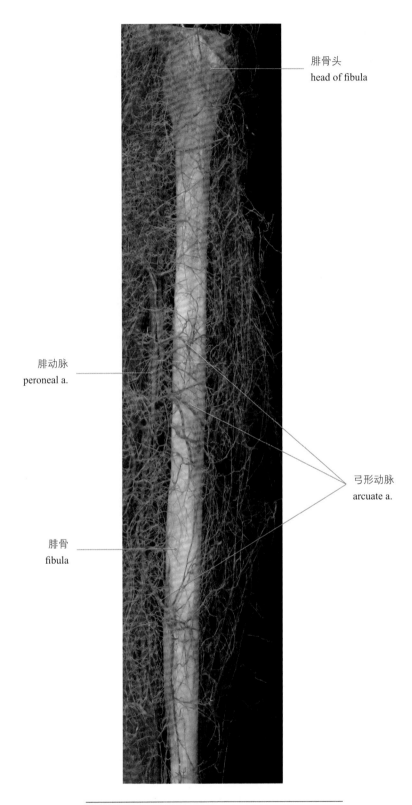

腓骨头
head of fibula

腓动脉
peroneal a.

弓形动脉
arcuate a.

腓骨
fibula

图 13-3　腓骨的动脉 -3（左下肢，外侧面观）
arterial distribution of the fibula-3（left leg, lateral view）

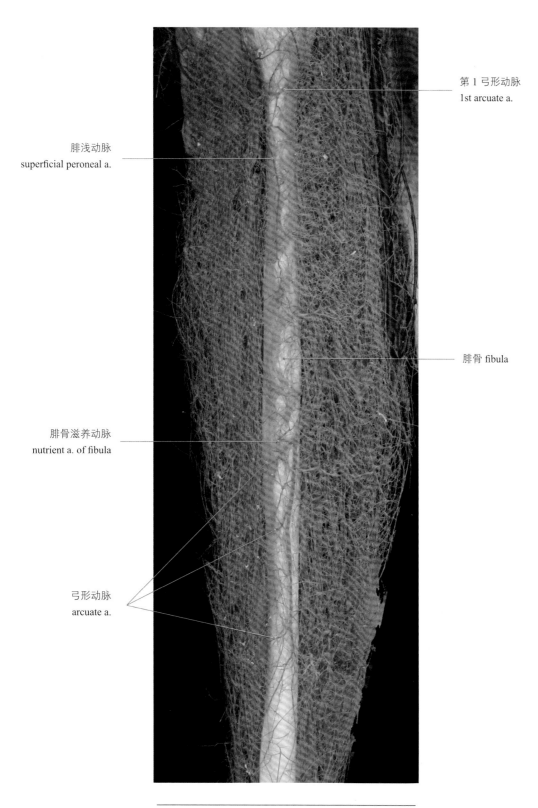

第 1 弓形动脉
1st arcuate a.

腓浅动脉
superficial peroneal a.

腓骨 fibula

腓骨滋养动脉
nutrient a. of fibula

弓形动脉
arcuate a.

图 13-4　腓骨的动脉 -4（左下肢，外侧面观）
arterial distribution of the fibula-4（left leg, lateral view）

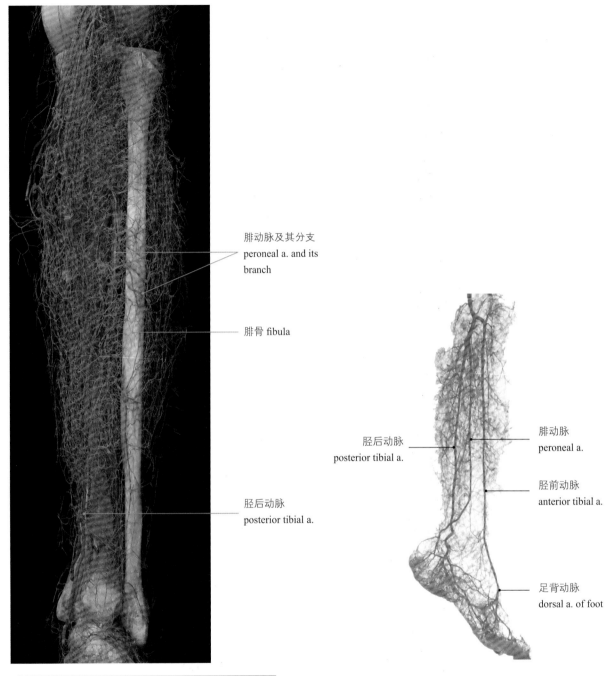

腓动脉及其分支
peroneal a. and its branch

腓骨 fibula

胫后动脉
posterior tibial a.

胫后动脉
posterior tibial a.

腓动脉
peroneal a.

胫前动脉
anterior tibial a.

足背动脉
dorsal a. of foot

图 13-5　腓骨的动脉（右下肢，后面观）-5 arterial distribution of the fibula -5（right leg, posterior view）

图 13-6　腓骨的动脉 -6 arterial distribution of the fibula -6

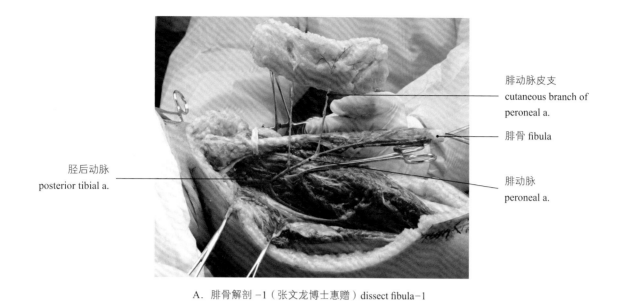

胫后动脉
posterior tibial a.

腓动脉皮支
cutaneous branch of
peroneal a.

腓骨 fibula

腓动脉
peroneal a.

A. 腓骨解剖 -1（张文龙博士惠赠）dissect fibula-1

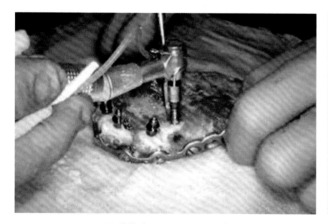

B. 腓骨切取（箭示血管蒂）[fibula cutting（arrows show blood vessel pedicle）]

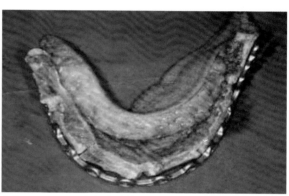

C. 下颌骨造型（mandible modeling）

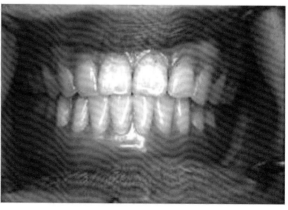

D. 牙种植（tooth implantation）

E. 术后外观（postoperative appearance）

图 13-7 腓骨瓣再建下颌骨（魏福全教授惠赠）mandible reconstruction with fibula flap

【临床解剖学要点】

腓骨体的血供主要来自腓动脉。腓动脉在腓骨头尖下方 6.6 cm 处始于胫后动脉，起始处外径为 4.0 mm。伴行静脉 2 条，距腓骨头下 5.2 cm 汇入胫后静脉，外径为 4.5 mm。腓动脉行向外下，越向下越靠近腓骨。腓动脉的分支有：①滋养动脉，起点距腓骨头下 14.2 cm，距腓动脉起点下 6.8 cm，滋养动脉距腓骨滋养孔的长度为 1.8 cm，起始外径为 1.2 mm；②弓状动脉，有 9 支，沿腓骨体呈节段性分布，由后向外前环绕腓骨。第 1 弓状动脉发出处距腓骨头下方 9.2 cm，起始处外径为 1.4 mm，此后每支间距 3~4 cm，从上向下渐次增粗，走行方向从接近水平，至下段渐次变为螺旋形；③肌支和皮支，肌支至小腿后群肌，皮支由弓状动脉发出的肌间隔皮支，在腓骨头下方 9~20 cm 之间有 3 支较为恒定的皮支，外径为 1.5 mm。伴行静脉汇入腓静脉；④穿支，1~2 支，经腓骨内侧穿小腿骨间膜至小腿前面。魏福全用多段腓骨复合瓣再造下颌骨取得良好效果（图 13-7）。

髂骨瓣血供

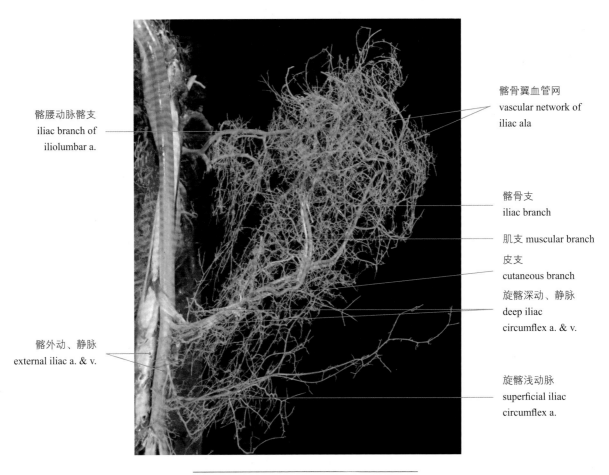

髂腰动脉髂支
iliac branch of
iliolumbar a.

髂骨翼血管网
vascular network of
iliac ala

髂骨支
iliac branch

肌支 muscular branch

皮支
cutaneous branch

旋髂深动、静脉
deep iliac
circumflex a. & v.

髂外动、静脉
external iliac a. & v.

旋髂浅动脉
superficial iliac
circumflex a.

图 13-8　旋髂深动脉 -1 deep iliac circumflex a. -1

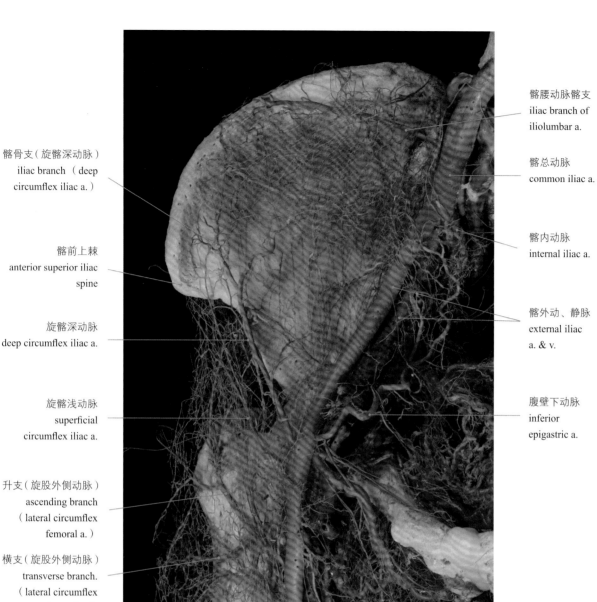

髂骨支（旋髂深动脉）
iliac branch（deep
circumflex iliac a.）

髂前上棘
anterior superior iliac
spine

旋髂深动脉
deep circumflex iliac a.

旋髂浅动脉
superficial
circumflex iliac a.

升支（旋股外侧动脉）
ascending branch
（lateral circumflex
femoral a.）

横支（旋股外侧动脉）
transverse branch.
（lateral circumflex
femoral a.）

髂腰动脉髂支
iliac branch of
iliolumbar a.

髂总动脉
common iliac a.

髂内动脉
internal iliac a.

髂外动、静脉
external iliac
a. & v.

腹壁下动脉
inferior
epigastric a.

图 13-9　旋髂深动脉 -2（右侧，前面观）
arterial distribution of ilium-2（right side，anterior view）

【临床解剖学要点】
　　以旋髂深动脉为蒂的髂骨瓣是临床常用的游离骨瓣供区。旋髂深动脉有分支于皮肤、肌肉，髂骨支是最靠近髂嵴内侧的分支。切取时可保留髂嵴内缘的肌肉，以保护髂骨支。髂前上棘是缝匠肌的起点，应尽量保留，其后方最宽处的髂结节是取骨的主要部位。

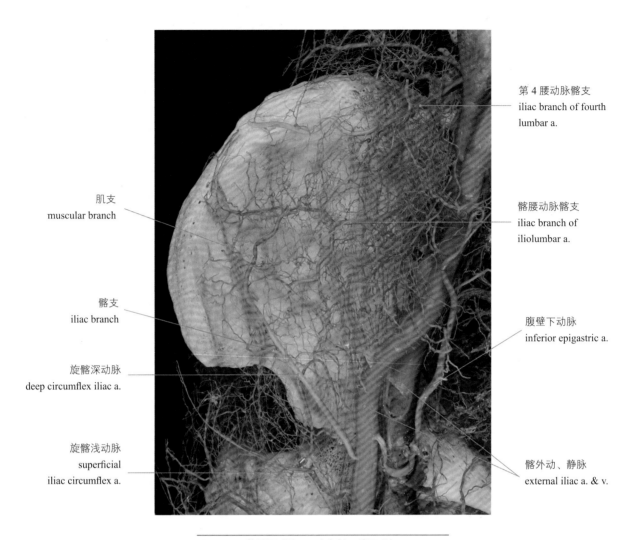

第 4 腰动脉髂支
iliac branch of fourth lumbar a.

肌支
muscular branch

髂腰动脉髂支
iliac branch of iliolumbar a.

髂支
iliac branch

腹壁下动脉
inferior epigastric a.

旋髂深动脉
deep circumflex iliac a.

旋髂浅动脉
superficial iliac circumflex a.

髂外动、静脉
external iliac a. & v.

图 13-10　旋髂深动脉-3（右侧，前面观）
arterial distribution of ilium-3（right side, anterior view）

【临床解剖学要点】

　　髂嵴因其部位隐蔽，兼有骨松质与骨密质，取骨后对功能影响较小，故为自体骨移植最常用的供骨。再者，髂骨翼和髂嵴具有旋髂深动脉，旋髂浅动脉，第 4 腰动脉髂骨支，髂腰动脉髂骨支，旋股外侧动脉升支，臀上动脉等多元性血液供应，走行恒定，有密集的骨内吻合，均能作为游离髂骨移植的营养血管，并可视受区的情况灵活选用。

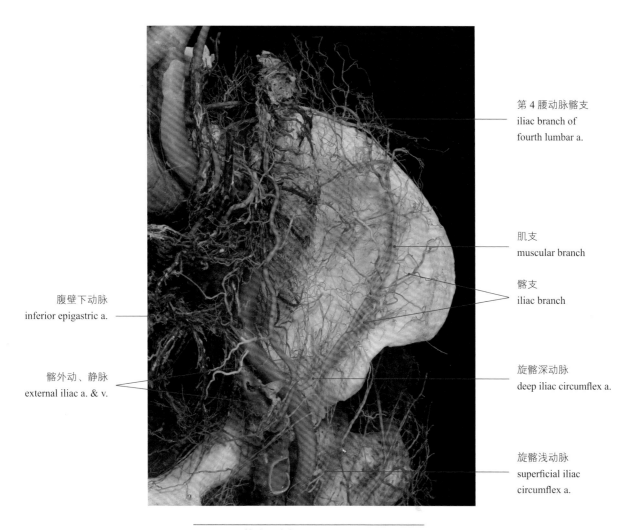

第 4 腰动脉髂支
iliac branch of
fourth lumbar a.

肌支
muscular branch

髂支
iliac branch

腹壁下动脉
inferior epigastric a.

髂外动、静脉
external iliac a. & v.

旋髂深动脉
deep iliac circumflex a.

旋髂浅动脉
superficial iliac
circumflex a.

图 13-11　旋髂深动脉 -4 deep iliac circumflex a. -4

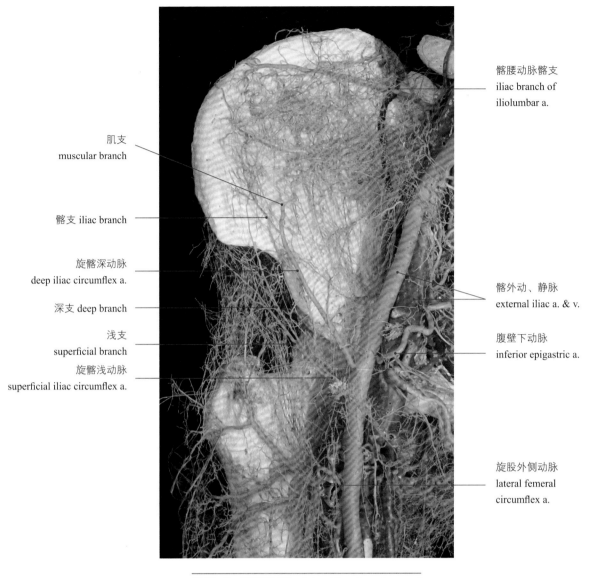

髂腰动脉髂支
iliac branch of
iliolumbar a.

肌支
muscular branch

髂支 iliac branch

旋髂深动脉
deep iliac circumflex a.

深支 deep branch

浅支
superficial branch

旋髂浅动脉
superficial iliac circumflex a.

髂外动、静脉
external iliac a. & v.

腹壁下动脉
inferior epigastric a.

旋股外侧动脉
lateral femeral
circumflex a.

图 13-12 旋髂深动脉 -5 deep iliac circumflex a. -5

【临床解剖学要点】

旋髂深动脉起于髂外动脉者占 60%，起于股动脉者占 40%。起始部最高者在腹股沟韧带上方 1.3 cm，最低者在腹股沟韧带下方 2.4 cm。起始处外径为 2.9 mm。起始后沿腹股沟韧带外侧半的深面向外上方斜行，走向髂前上棘稍内侧，然后沿髂嵴前部内侧后行至髂嵴上缘。近段沿途发出分支至邻近肌；中段发出数条分支进入髂嵴内唇，成为髂嵴前部的营养动脉；远段向髂骨发出分支 2~9 支，营养髂嵴。伴行静脉有 2 条，分别位于动脉的上下方。

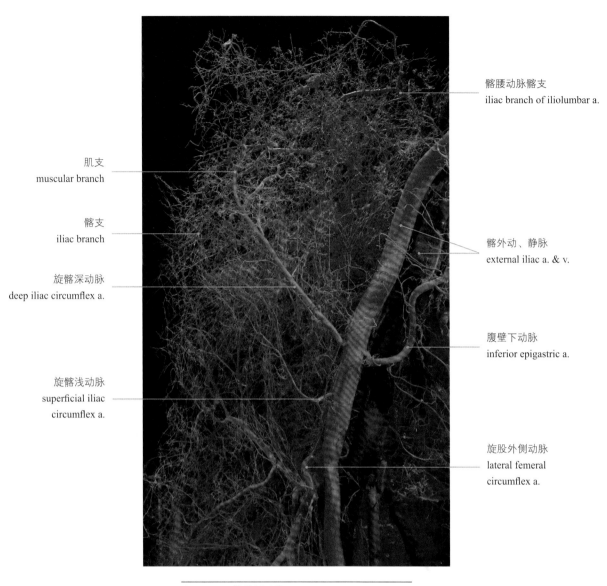

肌支
muscular branch

髂支
iliac branch

旋髂深动脉
deep iliac circumflex a.

旋髂浅动脉
superficial iliac
circumflex a.

髂腰动脉髂支
iliac branch of iliolumbar a.

髂外动、静脉
external iliac a. & v.

腹壁下动脉
inferior epigastric a.

旋股外侧动脉
lateral femeral
circumflex a.

图 13-13　旋髂深动脉 -6 deep iliac circumflex a. -6

【临床解剖学要点】

旋髂浅动脉多起于股动脉。多以单干起始，起始处外径为 1.3 mm。主干发出后很快分为浅、深支。浅支分出后穿出阔筋膜，走在腹股沟韧带的外下方，斜行向外上，越过髂前上棘平面转向上。浅支主要分布于腹股沟外侧半和髂嵴前部附近的皮肤；深支在深筋膜深面沿腹股沟韧带下方行走，在髂前上棘附近穿出深筋膜成为终支。深支在穿深筋膜之前发出分支，分布于髂前上棘附近的肌肉和髂嵴前部骨质。旋髂浅静脉分为深、浅组，外径 1~4 mm。浅组静脉不完全与浅支伴行，主要收集浅支分布区的静脉血回流，汇入大隐静脉。深组静脉与旋髂浅动脉的深支伴行，汇入股深静脉或大隐静脉。

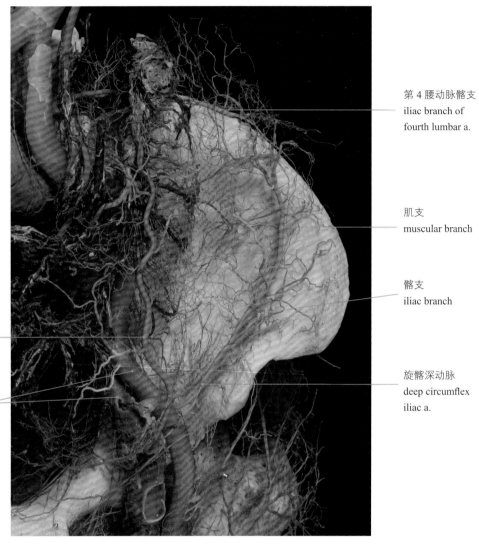

第 4 腰动脉髂支
iliac branch of
fourth lumbar a.

肌支
muscular branch

髂支
iliac branch

旋髂深动脉
deep circumflex
iliac a.

腹壁下动脉
inferior epigastric a.

髂外动、静脉
external iliac a. & v.

图 13-14　旋髂深动脉 -7（左侧，前面观）
Arterial distribution of ilium-7（left side, anterior view）

肩胛骨瓣血供

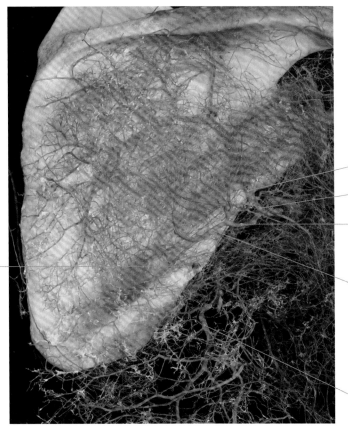

旋肩胛动脉
circumflex scapular a.

肩胛下动脉
subscapular a.

胸背动脉
thoracodorsal a.

胸背动脉肩胛骨支
scapular branch
of thoracodorsal a.

肩胛骨外侧缘
lateral border of scapula

胸背动脉肌支
muscular branch of
thoracodoral a.

图 13-15 肩胛骨的动脉 -1 artery of scapula -1

【临床解剖学要点】

肩胛骨血供丰富,有多源性的血供来源。主要有肩胛上动脉冈上、下支,颈横动脉浅、深支,旋肩胛动脉深支,胸背动脉肩胛骨支等,在肩胛骨区形成动脉网(弓)。肩胛骨主要依靠众多细小的肌骨膜动脉均匀分布供应,属弥散性的血供类型。滋养动脉:在肩胛骨骨质发育较好的部位均有较大的滋养动脉。滋养动脉主要从下述部位的滋养孔进入:①肩胛冈外侧基底部有肩胛上动脉冈上支、冈下支的滋养动脉进入;②肩胛骨颈处有旋肩胛动脉深支的肩胛下支、冈下支的滋养动脉和肩胛上动脉分支的滋养动脉进入;③肩胛冈内侧端基底部与上角有颈横动脉的滋养动脉进入;④肩胛骨外侧缘有旋肩胛动脉深支、胸背动脉肩胛骨支发出的滋养动脉进入。

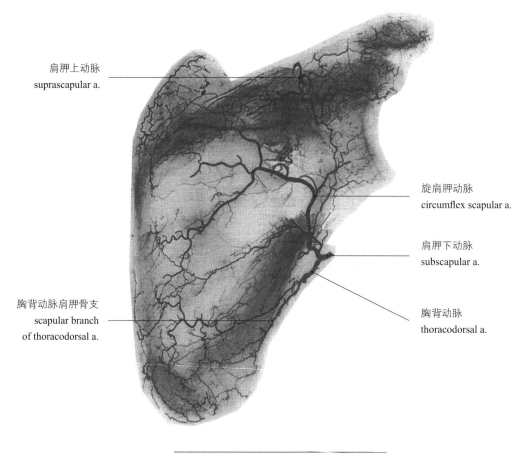

肩胛上动脉
suprascapular a.

旋肩胛动脉
circumflex scapular a.

肩胛下动脉
subscapular a.

胸背动脉肩胛骨支
scapular branch
of thoracodorsal a.

胸背动脉
thoracodorsal a.

图 13-16　肩胛骨的动脉 -2 artery of scapula -2

【临床解剖学要点】

　　肩胛骨外侧缘有旋肩胛动脉深支和胸背动脉肩胛骨支分布。旋肩胛动脉从肩胛下动脉起始后向后走行穿三边间隙，分为浅、深支。浅支分布于冈下窝及邻近皮肤；深支在肩胛骨外侧缘上段贴骨走行，分为吻合支、冈下窝支、下角支和众多肌骨膜支。胸背动脉肩胛骨支于胸背动脉起点下方 4 cm 处发出。肩胛骨支 1~2 支，起始后在肩胛下肌外侧缘、大圆肌外缘与前锯肌之间形成的间隙内，紧贴肩胛骨外侧缘中下段走行，发出 4~9 支，外径 0.3~0.8 mm 的肌骨膜支，分布于肩胛骨中、下段背外侧和肩胛骨下角。肩胛骨皮瓣可用于重建前足骨、皮肤的缺损。以旋肩胛动脉的血管蒂，可切取肩胛骨的外侧缘骨块，也可同时切取肩胛骨下角，重建足的横弓和纵弓。

（荣　凯　陈　超）

第 **14** 部分
脊柱的血管

脊柱的血供是多源性的，动脉主要来自椎动脉、肋间动脉、腰动脉发出的脊支，在椎体、椎管内外形成动脉网，从网上分支进入脊髓及其被膜、椎骨与周围软组织。脊柱的静脉多以静脉丛或网的形式分布，会合后汇入椎静脉、肋间静脉、腰静脉等。

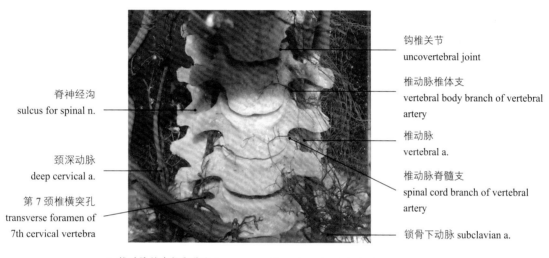

钩椎关节
uncovertebral joint

椎动脉椎体支
vertebral body branch of vertebral artery

椎动脉
vertebral a.

椎动脉脊髓支
spinal cord branch of vertebral artery

锁骨下动脉 subclavian a.

脊神经沟
sulcus for spinal n.

颈深动脉
deep cervical a.

第 7 颈椎横突孔
transverse foramen of 7th cervical vertebra

A. 椎动脉的走行和分支 the course and branches of vertebral artery

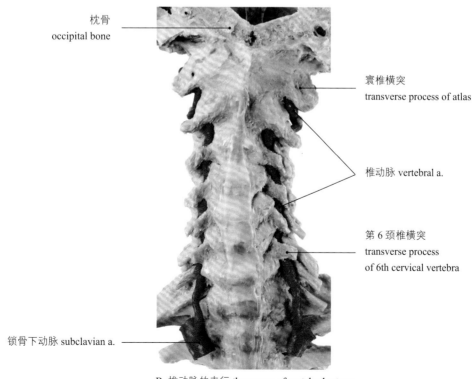

枕骨
occipital bone

寰椎横突
transverse process of atlas

椎动脉 vertebral a.

第 6 颈椎横突
transverse process of 6th cervical vertebra

锁骨下动脉 subclavian a.

B. 椎动脉的走行 the course of vertebral artery

图 14-1 椎动脉 vertebral a.

【临床解剖学要点】

　　椎动脉经第 7 颈椎横突前方进入第 6 颈椎至寰椎横突孔，沿途发出分支至颈椎，分支进入椎管，与脊髓动脉分支吻合。在寰椎横突孔穿出后，弯向后至寰椎后方，随后向内穿过硬脊膜进入椎管，经枕骨大孔入颅。由椎管内静脉与颈深部小静脉会合形成的静脉丛进入寰椎横突孔，环绕椎动脉下行至第 6 颈椎横突孔，会合成 1 条椎静脉，注入锁骨下静脉。如椎间孔狭窄可压迫椎动脉，致小脑供血不足，为颈椎病的一种。

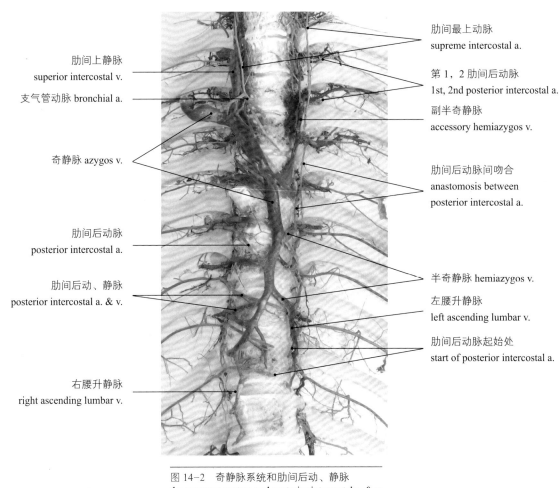

肋间上静脉
superior intercostal v.

支气管动脉 bronchial a.

奇静脉 azygos v.

肋间后动脉
posterior intercostal a.

肋间后动、静脉
posterior intercostal a. & v.

右腰升静脉
right ascending lumbar v.

肋间最上动脉
supreme intercostal a.

第 1，2 肋间后动脉
1st, 2nd posterior intercostal a.

副半奇静脉
accessory hemiazygos v.

肋间后动脉间吻合
anastomosis between
posterior intercostal a.

半奇静脉 hemiazygos v.

左腰升静脉
left ascending lumbar v.

肋间后动脉起始处
start of posterior intercostal a.

图 14-2　奇静脉系统和肋间后动、静脉
the azygos v. system and posterior intercostal a. & v.

【临床解剖学要点】

　　奇静脉起自右腰升静脉，在食管和胸主动脉右侧上行，至第 5 胸椎高度向前绕右肺根上方，注入上腔静脉。奇静脉沿途接收半奇静脉、副半奇静脉、右肋间上静脉和食管静脉等。本例半奇静脉分两处注入奇静脉。当上腔静脉或下腔静脉阻塞时，由于奇静脉上连上腔静脉，下借腰升静脉、腰静脉与下腔静脉相通，成为上、下腔静脉间的重要通道。

　　第 1，2 肋间后动脉来自肋间最上动脉，第 3~11 肋间后动脉和肋下动脉直接来自胸主动脉。本例标本切去胸主动脉后，可清楚看到肋间后动脉的起端。左侧肋间最上动脉向下延续，与下位肋间后动脉串联吻合，如造影可致数个肋间后动脉显影。

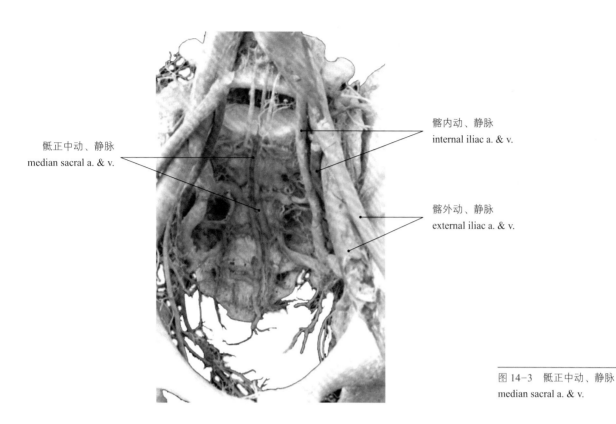

骶正中动、静脉
median sacral a. & v.

髂内动、静脉
internal iliac a. & v.

髂外动、静脉
external iliac a. & v.

图 14-3　骶正中动、静脉
median sacral a. & v.

【临床解剖学要点】

　　骶正中动脉由腹主动脉分为髂总动脉的分叉处发出，实为退化的腹主动脉下段。沿骶骨前面正中线下行，有两支同名静脉伴行。伴行静脉与盆腔内静脉和椎管内静脉广泛吻合，构成复杂、稠密的骶前静脉丛，骶前路手术应谨慎操作，以免造成难以控制的静脉大出血。

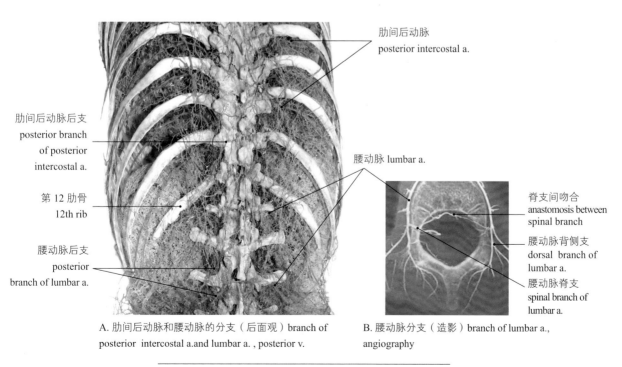

肋间后动脉
posterior intercostal a.

肋间后动脉后支
posterior branch
of posterior
intercostal a.

第 12 肋骨
12th rib

腰动脉后支
posterior
branch of lumbar a.

腰动脉 lumbar a.

脊支间吻合
anastomosis between
spinal branch

腰动脉背侧支
dorsal branch of
lumbar a.

腰动脉脊支
spinal branch of
lumbar a.

A. 肋间后动脉和腰动脉的分支（后面观）branch of
posterior intercostal a.and lumbar a. , posterior v.

B. 腰动脉分支（造影）branch of lumbar a.,
angiography

图 14-4　肋间后动脉和腰动脉 posterior intercostal a. and lumbar a.

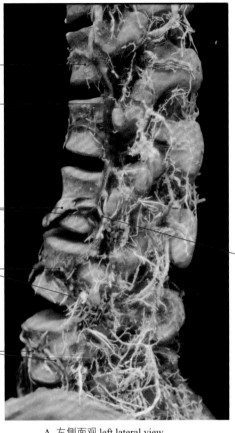

第 1 腰椎
1st lumbar
vertebra

左腰升静脉
left ascending
lumbar v.

第 3 腰动、静脉
3rd lumbar a. & v.

第 4 腰动、静脉
4th lumbar a. & v.

第 5 腰动、静脉
5th lumbar a. & v.

A. 左侧面观 left lateral view

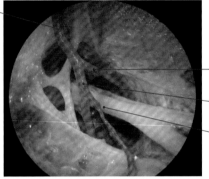

脊支
spinal branch

背侧支
dorsal branch

脊神经
spinal n.

B. 椎间孔处脊支 spinal branch
of intervertebral foramen

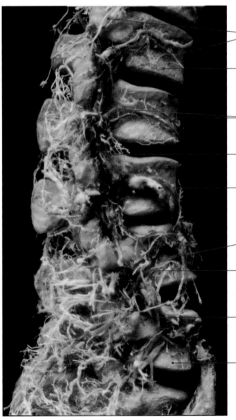

第 1 腰动、静脉
1st lumbar a. & v.

第 1 腰椎
1st lumbar vertebra

第 2 腰动、静脉
2nd lumbar a. & v.

右腰升静脉
right ascending lumbar v.

第 3 腰静脉 3rd lumbar v.

第 4 腰动脉 4th lumbar a.

腰动脉脊支
spinal branch of lumbar a.

第 4 腰动脉降支
descending
branch of 4th lumbar a.

第 5 腰椎
5th lumbar vertebra

图 14-5　腰动、静脉
lumbar a. & v.

C. 右侧面观 right lateral view

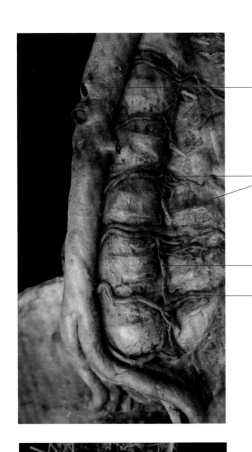

腹主动脉
abdominal aorta

腰动、静脉
lumbar a. & v.

左腰升静脉
left ascending lumbar v.

腰动脉脊支
spinal branch of lumbar a.

图 14-6　腰动、静脉（赵庆豪博士惠赠）
lumbar a. & v.

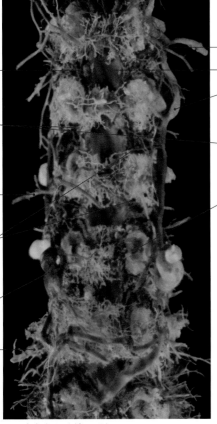

椎内静脉丛
internal vertebral
venous plexus

腰动脉脊支
spinal branch of
lumbar a.

腰动脉
lumbar a.

腰动脉脊支
spinal branch of
lumbar a.

腰升静脉
ascending
lumbar v.

腰静脉
lumbar v.

腰动脉 lumbar a.

椎弓板 lamina of vertebral arch

左腰升静脉 left ascending lumbar v.

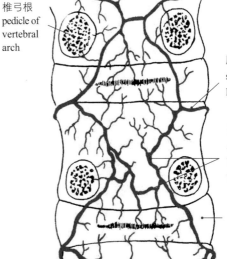

椎弓根
pedicle of
vertebral
arch

腰动脉脊支
spinal branch of
lumbar a.

脊支间吻合
anastomosis
between spinal
branch

椎间盘
intervertebral disc

A. 腰动脉脊支（前面观）spinal branch of lumbar
a.（anterior view）

B. 脊支间的吻合示意图（后面观）tanastomosis between
spinal branch,schematic diagram（posterior view）

图 14-7　腰动、静脉 lumbar a. & v.

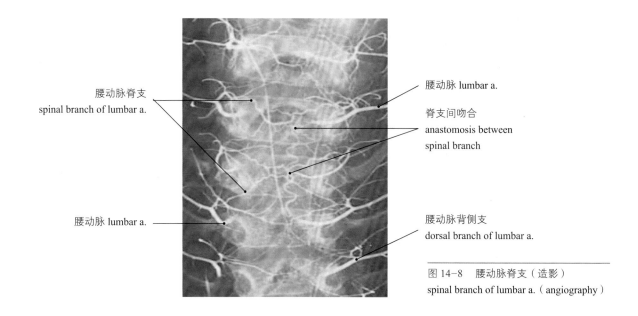

腰动脉脊支
spinal branch of lumbar a.

腰动脉 lumbar a.

腰动脉 lumbar a.

脊支间吻合
anastomosis between
spinal branch

腰动脉背侧支
dorsal branch of lumbar a.

图 14-8　腰动脉脊支（造影）
spinal branch of lumbar a.（angiography）

【临床解剖学要点】

　　腰动脉有 4 对，发出后向后外侧与同名静脉伴行，分出背侧支和脊支。前者分布于脊柱两侧肌肉和皮肤；后者有 1~2 支，经椎间孔进入椎管，又分为升、降支，上下位升、降支相互吻合，构成动脉网，分布于椎管内结构。椎内静脉丛通过椎间孔与椎外静脉沟通，并与上、下静脉沟通，形成密集的大容量静脉丛。静脉壁薄，无瓣膜，其间静脉血可自由流动，成为上、下腔静脉间沟通的重要渠道，同时也是肿瘤扩散的渠道。

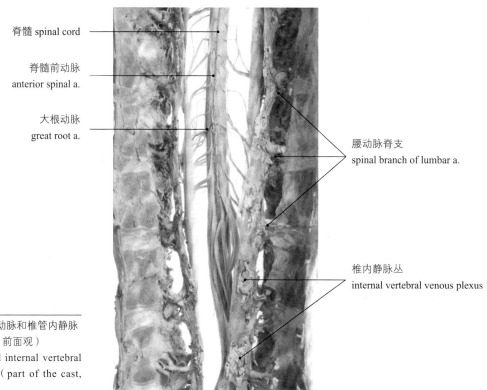

脊髓 spinal cord

脊髓前动脉
anterior spinal a.

大根动脉
great root a.

腰动脉脊支
spinal branch of lumbar a.

椎内静脉丛
internal vertebral venous plexus

图 14-9　大根动脉和椎管内静脉丛（部分铸型，前面观）
great root a.and internal vertebral venous plexus（part of the cast, anterior view）

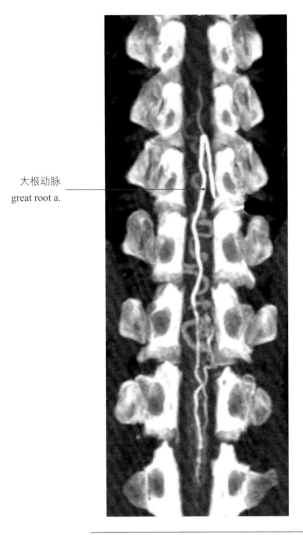

大根动脉
great root a.

图 14-10　脊髓大根动脉 great root a. of spinal cord

【临床解剖学要点】
　　大根动脉又称 Adamkiewicz 动脉，为最大的根动脉，多发自左侧第 7~11 肋间后动脉之一或第 1~3 腰动脉之一。发出后上行一段距离至脊髓前面，再呈发卡状下降，参与脊髓前动脉链的构成，主要供应腰骶膨大。结扎或堵塞节段动脉治疗脊髓血管畸形之前，应选择性对上述可能发出大根动脉的节段动脉造影，确认其位置，以免造成脊髓腰骶膨大缺血坏死。

（丁自海　张传雷）

第 *15* 部分
脑的血管

大脑动脉环

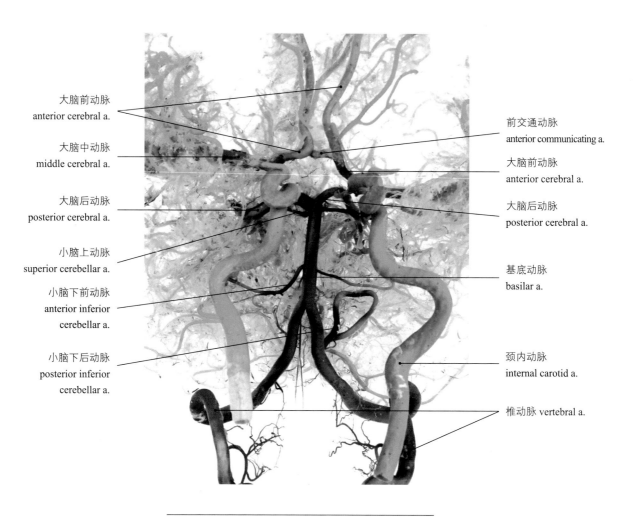

大脑前动脉
anterior cerebral a.

大脑中动脉
middle cerebral a.

大脑后动脉
posterior cerebral a.

小脑上动脉
superior cerebellar a.

小脑下前动脉
anterior inferior
cerebellar a.

小脑下后动脉
posterior inferior
cerebellar a.

前交通动脉
anterior communicating a.

大脑前动脉
anterior cerebral a.

大脑后动脉
posterior cerebral a.

基底动脉
basilar a.

颈内动脉
internal carotid a.

椎动脉 vertebral a.

图 15-1　大脑动脉环 -1（下面观）
cerebral arterial circle （circle of Willis）-1（inferior view）

大脑前动脉
anterior cerebral a.

大脑中动脉
middle cerebral a.

乙状窦
sigmoid sinus

颈内静脉
internal jugular v.

眼动脉 ophthalmic a.

大脑后动脉
posterior cerebral a.

基底动脉 basilar a.

椎动脉 vertebral a.

颈内动脉
internal carotid a.

颈内静脉
internal jugular v.

图 15-2　大脑动脉环 -2（下面观）
cerebral arterial circle （circle of Willis）-2（inferior view）

前交通动脉
anterior communicating a.

颈内动脉
internal carotid a.

大脑中动脉
middle cerebral a.

基底动脉
basilar a.

大脑前动脉
anterior cerebral a.

大脑中动脉
middle cerebral a.

后交通动脉 posterior
communicating a.

大脑后动脉
posterior cerebral a.

椎动脉 vertebral a.

脊髓 spinal cord

图 15-3　大脑动脉环 -3（上面观）
cerebral arterial circle （circle of Willis）-3（superior view）

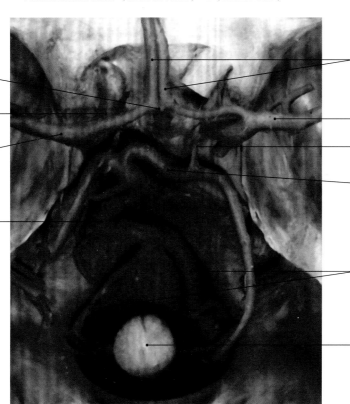

【临床解剖学要点】

颈内动脉与椎基底动脉在大脑底部借前、后交通动脉相连接，形成一个多角形的动脉环，称为大脑动脉环（或基底动脉环、Willis 环）。大脑动脉环是由成对的大脑前动脉、颈内动脉（或大脑中动脉）、后交通动脉、大脑后动脉与不成对的前交通动脉共同组成。位于脑底面蝶鞍上方的脚间池内，围绕在视交叉、灰结节、乳头体和脚间窝四周。大脑动脉环闭锁型为 97%，开放型比较少。在闭锁型中以不对称者为多。左、右同名动脉的口径，左侧的大于右侧的多见。

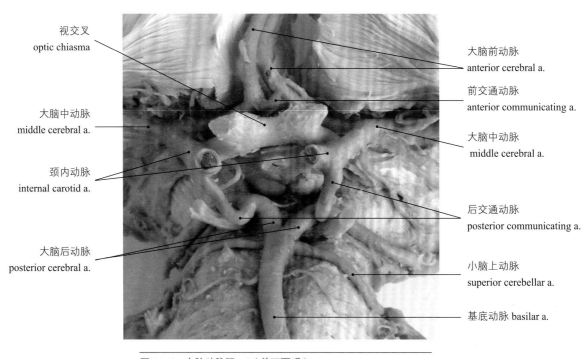

视交叉
optic chiasma

大脑中动脉
middle cerebral a.

颈内动脉
internal carotid a.

大脑后动脉
posterior cerebral a.

大脑前动脉
anterior cerebral a.

前交通动脉
anterior communicating a.

大脑中动脉
middle cerebral a.

后交通动脉
posterior communicating a.

小脑上动脉
superior cerebellar a.

基底动脉 basilar a.

图 15-4　大脑动脉环 -4（前下面观）
cerebral arterial circle（circle of Willis）-4（inferior anterior view）

【临床解剖学要点】

大脑动脉环的存在对于脑血液供应的调节与代偿起着重要作用。在安静状态下，组成环的各动脉的血液不相混合，只有当动脉环某一血管被阻、结扎或两侧动脉压力不等时，大脑动脉环才起调节代偿作用。后交通动脉和颈内动脉连接处、前交通动脉和大脑前动脉连接处是动脉瘤的好发部位。

豆纹动脉

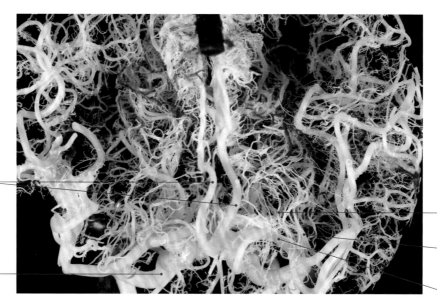

大脑前动脉
anterior
cerebral a.

颈内动脉
internal
carotid a.

豆纹动脉内侧支
lenticulostriate a.
medial branch

豆纹动脉外侧支
lenticulostriate a.
lateral branch

大脑中动脉
middle cerebral a.

图 15-5　豆纹动脉（前面观）
lenticulostriate a.（anterior view）

【临床解剖学要点】
　　豆纹动脉为大脑中动脉发出的中央动脉，又称为前外侧中央动脉或前外侧丘纹动脉，可分内侧支和外侧支两群。内侧支（内侧纹体动脉或内侧穿动脉）是从大脑中动脉起始部 1 cm 内发出的中央动脉，2~3 支，经前穿质、内囊达尾状核。外侧支（外侧纹体动脉或外侧穿动脉）自大脑中动脉起始部以外 1~2 cm 处发出，4~6 条，比内侧支粗且长。发出后稍向内侧走行，入前穿质穿内囊至尾状核。常有一最大的外侧支 Charcot 命名为"出血动脉"。豆纹动脉行程呈"S"形弯曲，因血流动力学的关系，如高血压动脉硬化最容易破裂。

小脑的动脉

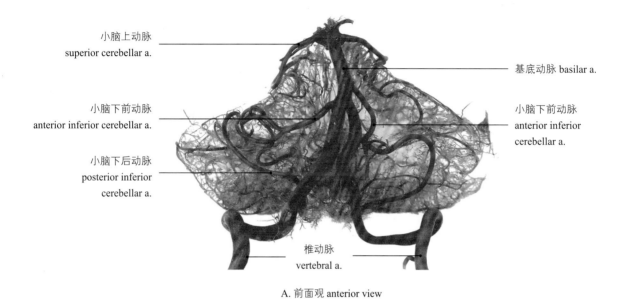

小脑上动脉
superior cerebellar a.

基底动脉 basilar a.

小脑下前动脉
anterior inferior cerebellar a.

小脑下前动脉
anterior inferior
cerebellar a.

小脑下后动脉
posterior inferior
cerebellar a.

椎动脉
vertebral a.

A. 前面观 anterior view

小脑上动脉
superior cerebellar a.

小脑下前动脉
anterior inferior
cerebellar a.

小脑下后动脉
posterior inferior
cerebellar a.

椎动脉
vertebral a.

B. 后面观 posterior view

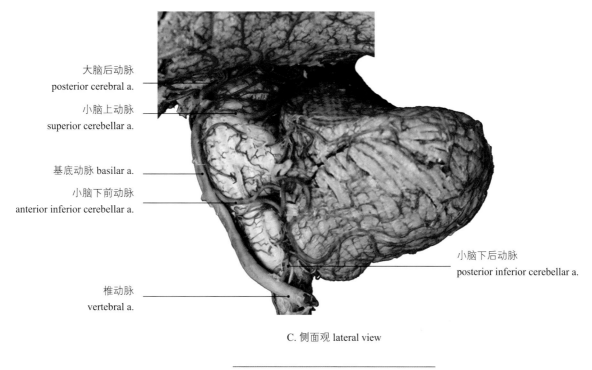

大脑后动脉
posterior cerebral a.

小脑上动脉
superior cerebellar a.

基底动脉 basilar a.

小脑下前动脉
anterior inferior cerebellar a.

小脑下后动脉
posterior inferior cerebellar a.

椎动脉
vertebral a.

C. 侧面观 lateral view

图 15-6　小脑的动脉 artery of cerebellum

【临床解剖学要点】

　　小脑的动脉有 3 对。小脑下后动脉是椎动脉颅内段的最大分支，发出位置低于脊髓前动脉，有起点高者发自基底动脉或与小脑下前动脉共干。小脑下后动脉可能一侧缺如，由小脑下前动脉代替。小脑下前动脉发自基底动脉，1~3 支，位置可高可低，可与小脑下后动脉共干发出。小脑上动脉于脑桥上缘水平发自基底动脉近终点处，距大脑后动脉很近，二者之间有动眼神经穿过。此动脉分为内、外侧支，分布于蚓部和前髓帆、小脑半球上面。

脑的静脉

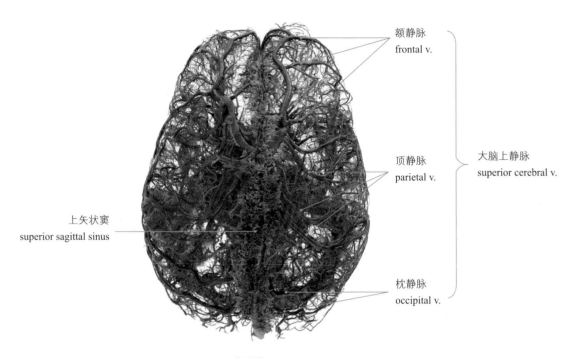

额静脉
frontal v.

顶静脉
parietal v.

大脑上静脉
superior cerebral v.

上矢状窦
superior sagittal sinus

枕静脉
occipital v.

A. 上面观 superior view

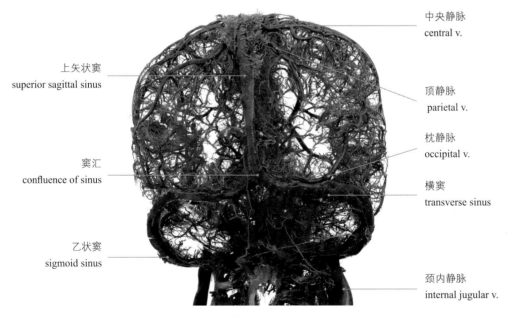

中央静脉
central v.

上矢状窦
superior sagittal sinus

顶静脉
parietal v.

枕静脉
occipital v.

窦汇
confluence of sinus

横窦
transverse sinus

乙状窦
sigmoid sinus

颈内静脉
internal jugular v.

B. 后面观 posterior view

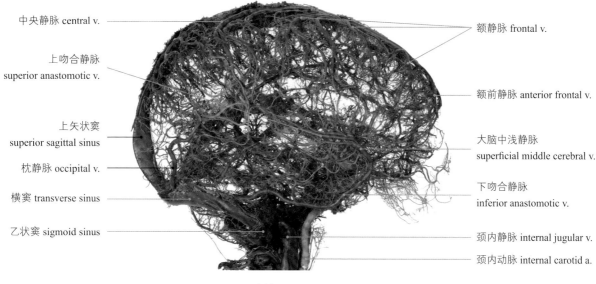

中央静脉 central v.

上吻合静脉
superior anastomotic v.

上矢状窦
superior sagittal sinus

枕静脉 occipital v.

横窦 transverse sinus

乙状窦 sigmoid sinus

额静脉 frontal v.

额前静脉 anterior frontal v.

大脑中浅静脉
superficial middle cerebral v.

下吻合静脉
inferior anastomotic v.

颈内静脉 internal jugular v.

颈内动脉 internal carotid a.

C. 右侧面观 right view

额静脉
frontal v.

顶静脉
parietal v.

中央静脉
central v.

枕静脉
occipital v.

上矢状窦
superior sagittal sinus

横窦
transverse sinus

颈内动脉
internal carotid a.

D. 左侧面观 left view

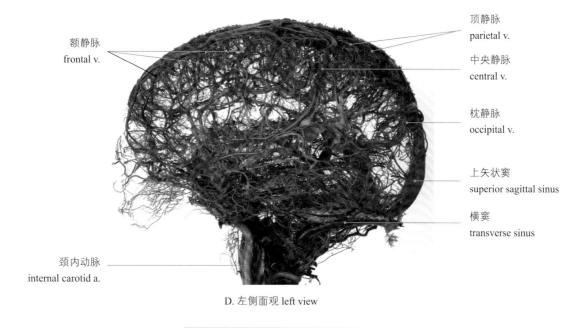

图 15-7　大脑浅静脉 superficial cerebral veins

【临床解剖学要点】
　　脑的静脉引流主要靠上、下矢状窦和直窦、横窦。上矢状窦起于额窦后部，在两大脑半球中线向后逐渐增粗，在枕内粗隆处通过窦汇与横窦及直窦交汇。上矢状窦引流额、顶、枕叶大部分的静脉血。下矢状窦起于胼胝体前部，经大脑镰的下缘，向后与直窦相连，其最大的引流静脉是胼周前静脉。直窦起自大脑大静脉和下矢状窦会合处，向后下走行，多汇入左横窦。左右横窦从窦汇向外经横窦沟走行，于岩骨嵴的后方移行为乙状窦。右横窦较粗，接受上矢状窦引流。左横窦较细，接受直窦的引流。

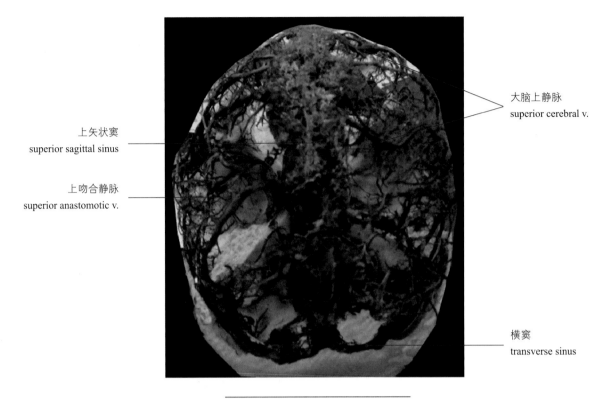

大脑上静脉
superior cerebral v.

上矢状窦
superior sagittal sinus

上吻合静脉
superior anastomotic v.

横窦
transverse sinus

图 15-8　大脑浅静脉（上面观）
superficial cerebral veins（superior view）

【临床解剖学要点】
　　大脑浅静脉位于脑表面，其数量比动脉多。依其在大脑表面的位置分为大脑上静脉、大脑中浅静脉和大脑下静脉。大脑上静脉有数条，依其部位称为额前静脉、额静脉、顶静脉和枕静脉，收集大脑半球背外侧面和内侧面皮质及髓质的血液，注入上矢状窦。其中有 1 条为中央静脉，收集中央沟两侧的血液，各静脉呈放射状分布于大脑半球背外侧。大脑中浅静脉位于大脑外侧沟中，以 1~3 条多见，沿大脑外侧沟向前下注入海绵窦。大脑中浅静脉后端与大脑上、下静脉之间的吻合分别称上、下吻合静脉。大脑下静脉是较小的一组静脉，收集半球外侧面下部和底面的血液，注入横窦和大脑大静脉。

海绵窦

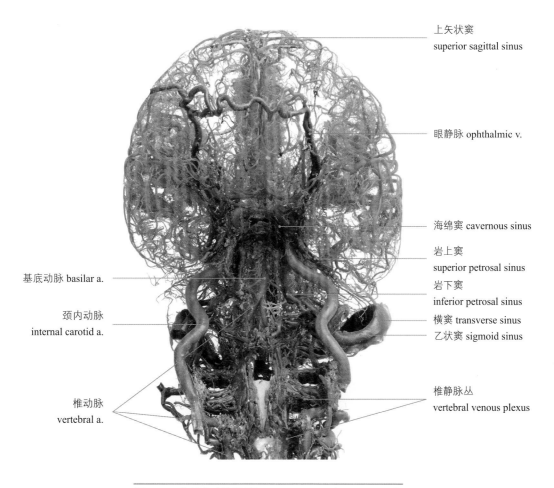

上矢状窦
superior sagittal sinus

眼静脉 ophthalmic v.

海绵窦 cavernous sinus

岩上窦
superior petrosal sinus

岩下窦
inferior petrosal sinus

横窦 transverse sinus

乙状窦 sigmoid sinus

基底动脉 basilar a.

颈内动脉
internal carotid a.

椎动脉
vertebral a.

椎静脉丛
vertebral venous plexus

图 15-9　海绵窦（前面观）cavernous sinus（anterior view）

【临床解剖学要点】

海绵窦位于蝶鞍两侧，中间通过前、后海绵间窦相通。其前部与蝶顶窦和眼静脉相通，它的中部通过棘孔和卵圆孔的小静脉与翼腭静脉丛相通，后部开放直接进入斜坡的基底静脉窦，通过岩上窦与横窦及乙状窦相通，通过岩下窦与乙状窦相通。海绵窦上壁向内侧与鞍膈相移行，下壁借骨壁与蝶窦相邻，外侧壁内有动眼神经、滑车神经、眼神经和上颌神经通过，内侧壁上部与垂体相邻，窦腔内有颈内动脉和展神经通过。其内血流缓慢，感染时易形成栓塞。

（张露青）

附 录

整形外科鼻祖——印度皮瓣鼻再造术

最早的鼻再造术起于印度（公元前 600 年），之所以从此地兴起，是因为印度有一项刑罚，通奸的男女要被判以削鼻。被削鼻的人无法忍受这种残缺带来的耻辱，希望重塑鼻部并开始新的生活。因此，鼻再造术应运而生。在印度古籍《妙闻集》中记载了再造鼻的基本方法。先从额部切下一片叶状皮瓣，皮瓣下端靠近鼻根处留一相连的皮蒂，然后将皮瓣向下旋转盖在鼻的缺损部位，并缝合。皮瓣的营养依靠皮蒂携带的血管，数周后皮瓣在局部建立血液循环，切断皮蒂，再行进一步整形。这种拆东墙补西墙的自体皮瓣移位技术一直沿用至今。

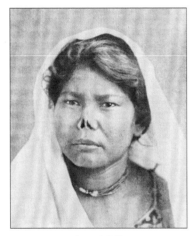
鼻再造术前

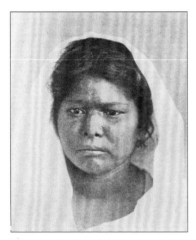
鼻再造术后

现代创伤外科学之父——帕雷

安布列斯·帕雷（Ambroise Pare，1509—1590），法国人。帕雷从 15 岁开始跟随父亲学习理发、解剖学及外科学。1536 年，帕雷取得医疗理发师资格后被招募参军，成为一名军医，治疗战伤。当时处理伤口的方法是用烧红的烙铁按在伤口上，把血管烧结以止血，用沸油清洗伤口。伤员痛苦哀号，甚至晕厥死亡。这震惊了帕雷，他认为这种方法太残忍了，决心找到新的止血方法。

1552 年，帕雷为一名伤兵截肢，使用了针、缝线和钳子，钳子夹着血管，针线结扎止血。从此外伤科告别了烙铁止血，沸油清洗伤口的历史。此后，钳子配合针线的钳夹止血法被不断改良，并沿用至今。如果评价帕雷在外科史上的地位，那就是他改变了外科学在治疗方面的角色和外科医生的社会地位。这印证了一名名言：不懂外科的理发师不是好医生！

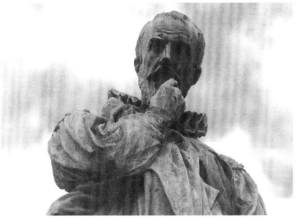
安布列斯·帕雷

现代解剖学之父——维萨里

安德烈·维萨里（Andreas Vesalius,1514—1564)）是 16 世纪比利时著名医生和解剖学家。从青年时代他便致力于解剖学研究，冒着受宗教迫害的危险从刑场获得尸体，从事人体解剖，取得了宝贵的第一手解剖学资料。1543 年，维萨里撰著的《人体的结构》巨著，共七卷，系统地记述了人体各器官系统的形态结构，纠正了前人解剖学教科书中的许多错误，建立了新的人体解剖学体系，被后人称为"现代解剖学之父"，那一年他 28 岁。《人体的结构》引起了轩然大波，维萨里遭到保守势力和教会的联合攻击。最后，维萨里被迫到耶路撒冷去巡礼，1564 年 10 月 15 日不幸在归途中遇难；2019 年，解剖学界把这一天定为世界解剖学日，以纪念这位为解剖学开拓了一个新时代的伟大解剖学家。

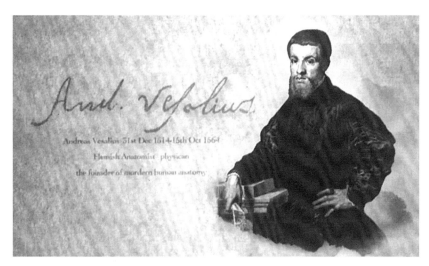

安德烈·维萨里

现代腹部外科奠基人——西奥多·比尔罗特

西奥多·比尔罗特（Christian Albert Theodor Billroth,1829—1894）是维也纳的外科医师。比尔罗特 1853 年任柏林大学外科诊所助理医生，在这里他不仅学习了手术，还学到了一个优秀医生不可或缺的两大基本素质：忠诚和自觉；1860 年任苏黎世大学外科教授，1872 年最早完成食管切除术；1881 年完成的胃癌切除术在医学界引起极大轰动，其病理标本至今仍陈列在维也纳医科大学约瑟芬收藏博物馆中。这一手术标志着在攻克了消毒、麻醉、止血等一系列难题后，手术刀成功地实现了从体表深入人体内部的转变，因此，比尔罗特医师获得"现代腹部外科奠基人"的美誉。他创造的胃大部切除的比氏 I 式、II 式应用至今。一直到 20 世纪 80 年代腹腔镜手术出现之前，这种"大开腹"始终是腹部外科的主要术式。

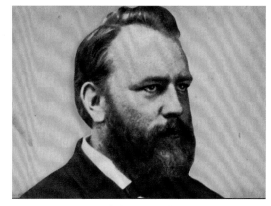

西奥多·比尔罗特

血管三点吻合术的创造者——阿雷可斯·卡雷尔

到 19 世纪末，体表伤口的平面缝合技术已日臻成熟，但对于血管的吻合仍困难重重。卡雷尔(Alexis Carrel,1873—1944) 决心挑战这一世界性难题。一次偶然的机会，卡雷尔发现从事刺绣的母亲在刺绣前会把布料的边缘牢牢固定，以让布面紧绷易于定位。卡雷尔敏锐地捕捉到了这一细节，巧妙地将这一理念应用到血管吻合中。他首先在两段血管的吻合端口等距离吻合三针，三点固定之后，把血管的吻合端口分成三份，接下来只要保持三点之间的两两紧绷，就可以在相对固定的位置进行缝合，这样就不会在缝这一份时缝到另外两份上，同时每一个针距和边距都可以缝得比较准确、均等，吻合后管腔不会狭窄。著名的"三点法"吻合术便由此诞生。1902 年，卡雷尔将这一技术发表于《里昂医学》杂志，10 年后，他因此获得了诺贝尔生理学或医学奖。很难想象，具有划时代意义的外科技术居然会与刺绣有直接的关系。

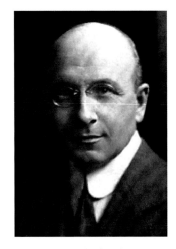
阿雷可斯·卡雷尔

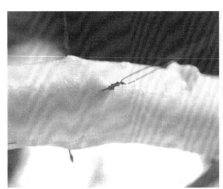
两血管断端等距离吻合三针

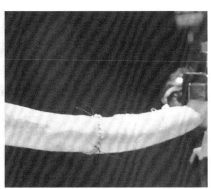
血管吻合完成

腹腔镜手术之父——库尔特·席姆

库尔特·席姆是德国基尔医院的妇产科主任，1980 年的一个周六下午，他完成了一台秘密手术——医学史上第 1 例"腹腔镜阑尾切除术"。这台改变了整个腹腔外科的手术始于席姆的异想天开。20 世纪 80 年代之前，"大开腹"手术是解决腹部疾病的唯一方法，即使发现患者腹腔内只有黄豆大小的肿物，也必须打开腹腔才能将其切除。为此席姆想到了工作中常用的腹腔镜，通过在患者的腹部打上一小洞，利用腹腔镜前端的光源和镜子，可清晰地看到患者腹腔的病灶，以明确诊断。席姆敏锐地意识到，如果能够改造腹腔镜，让它承担手术功能，患者在手术中受到的创伤将会大大减少。席姆发明了相关的器械，使细长的腹腔镜具有剪切、抓取、灼烧等功能，但止血又成了问题。一次打猎让席姆突发灵感。他设计了一种打结工具，用细长的手术器械将事先打好圈的套绳送入腹腔中，只要套着血管并束紧，就能顺利地结扎血管。席姆开创了腹腔镜手术先河，获得"腹腔镜手术之父"的美誉。

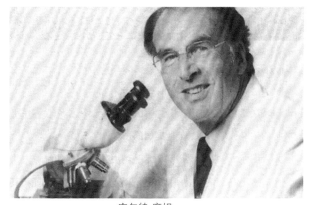
库尔特·席姆

我国现代临床解剖学奠基人——钟世镇

钟世镇院士是我国临床解剖学奠基人，他建立的以解决临床外科发展需要为主的现代应用解剖学体系，对我国临床外科，特别是显微外科的发展起到了巨大的推动作用。21世纪初，钟世镇院士高瞻远瞩，瞄准数字解剖学这一人体解剖学与信息科学相结合的重要研究课题，拉开了中国数字化虚拟人研究的序幕，领导的科研团队攻克了相关的关键性技术，获取了数个虚拟人数据集并开展相关的应用研究，为建立数字医学、计算医学、生物医学工程学及虚拟现实技术学等领域研究奠定了基础。钟世镇院士也是我国临床解剖学铸型标本技术的奠基人，从20世纪80年代开始，制作的一大批实用、精美的血管铸型标本，推动了显微外科的发展，为我国跻身世界显微外科先进行列做出了贡献。

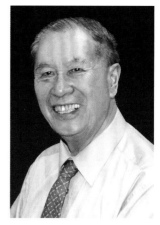

钟世镇

《格氏解剖学》的历史

1858年亨利·格瑞（Henry Gray）出版的 Gray's Anatomy（格氏解剖学），经过41次修订和再版，踏着社会进步和科学发展的节拍，其内容的广度和深度都取得了长足的发展，影响了无数的解剖学者、临床医师和医学生，极大地促进了医学的发展，成为名符其实的解剖学圣经。当今的 Gray's Anatomy 已经远远超越了人体解剖学的传统概念，不再是讲述人体宏观结构的大体解剖学，而是以经典的人体解剖学为基础，广泛吸纳了生物学、人体组织学和胚胎学、人类学、遗传学、生理学、功能解剖学、影像解剖学等学科的最新发展成就。从第39版起，编者顺应临床需求，与时俱进，对版式进行了大幅度的修改，与临床实践的思路一致，极具针对

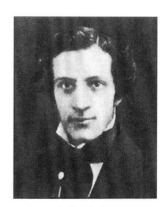

亨利·格瑞

性和实用性，从而极大地拓宽了解剖学的理论内涵和应用范畴。第41版由丁自海和刘树伟主译，山东科学技术出版社出版。该版引入了更多的微创外科解剖学内容和相关病例，插图更加精美，受到我国医学界同仁的厚爱。

（丁自海）

451

附图　奇静脉叶 azygos lobe

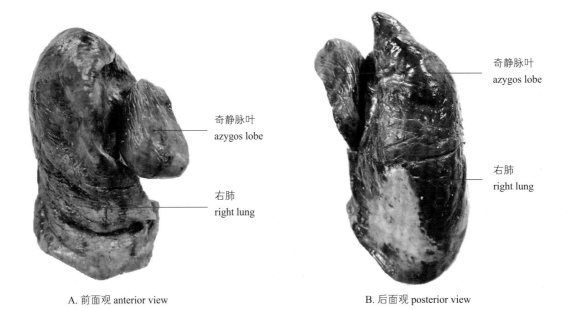

奇静脉叶
azygos lobe

右肺
right lung

奇静脉叶
azygos lobe

右肺
right lung

A. 前面观 anterior view　　　　　　　　B. 后面观 posterior view

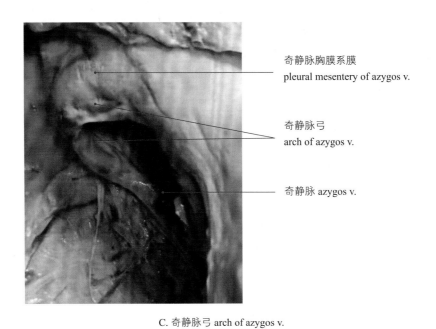

奇静脉胸膜系膜
pleural mesentery of azygos v.

奇静脉弓
arch of azygos v.

奇静脉 azygos v.

C. 奇静脉弓 arch of azygos v.

附图　奇静脉叶 azygos lobe（见第 124 页介绍）

主要参考文献

1. 钟世镇, 徐达传, 丁自海 . 显微外科临床解剖学 . 济南: 山东科学技术出版社 .2000.

2. 王增涛, 丁自海 . 显微外科临床解剖学 .2 版 . 济南: 山东科学技术出版社 .2021.

3. 朱家恺 . 显微外科学 . 北京: 人民卫生出版社 .2006.

4. 王增涛, 王一兵, 丁自海 . 显微外科临床解剖学图谱 .2 版 . 济南: 山东科学技术出版社 .2021.

5. 侯春林, 顾玉东 . 皮瓣外科学 .3 版 . 上海: 上海科学技术出版社 .2019.

6. 靳安民, 汪华侨 . 骨科临床解剖学 .2 版 . 济南: 山东科学技术出版社 .2020.

7. 于彦铮, 左焕琛 . 心脏冠状动脉解剖 . 上海: 上海科学技术出版社 .1992.

8. 苏泽轩, 邱剑光 . 泌尿外科临床解剖学 .2 版 . 济南: 山东科学技术出版社 .2020.

9. 李国新, 邓雪飞, 杨晓飞 . 普通外科临床解剖学 .2 版 . 济南: 山东科学技术出版社 .2020.

10. 蔡开灿, 丁自海 . 胸心外科临床解剖学 .2 版 . 济南: 山东科学技术出版社 .2020.

11. 郎景和, 张晓东 . 妇产科临床解剖学 .2 版 . 济南: 山东科学技术出版社 .2020.

12. 于春江, 张绍祥, 孙炜 . 颅脑外科临床解剖学 .2 版 . 济南: 山东科学技术出版社 .2020.

13. 丁自海, 刘树伟主译 . 格氏解剖学 .41 版 . 济南: 山东科学技术出版社 .2017.

14. 李忠华 . 人体铸型标本的设计和制作 . 广州: 华南理工大学出版社 ,1992.

15. 丁自海, 王增涛 . 手外科解剖学图鉴 . 济南: 山东科技出版社 .2007.

16. 苗华, 尹正根, 黄恭康 . 髂骨前部的血液供应 . 解剖学报 ,1981,12:376.

17. 张良 . 手静脉的显微解剖 . 青岛医学院学报 ,1982,32(2):29-31.

18. 钟世镇, 孙博, 刘牧之, 等 . 肌间隙血管皮瓣的解剖学研究 . 中华外科杂志 ,1983,21: 596-598.

19. 沈怀亮 . 以肌皮动脉穿支为轴的臀部皮瓣解剖学 . 临床应用解剖学杂志 ,1984,2: 156-157.

20. 徐达传, 钟世镇, 刘牧之, 等 . 股前外侧皮瓣的解剖学: 一个新的游离皮瓣供区 . 临床应用解剖学杂志 ,1984,2(3):158-160.

21. 王振维, 刘正津 . 手部动脉的构筑 . 解剖学报 ,1988,19(3):232-237.

22. 刘亚国, 徐达传, 钟世镇, 等 . 以旋髂深血管为蒂的髂骨瓣和血管束联合移植的应用解剖学 . 中国临床解剖学杂志 ,1988,6:194.

23. 李沃棠, 盘锦寿 . 臀大肌下部肌皮瓣转位修复褥疮的解剖 . 中国临床解剖学杂志 ,1989,7: 225-227.

24. 徐胜 . 以腓动脉终末穿支为蒂的皮瓣应用解剖 . 中国临床解剖学杂志 ,1990,8(2):88-91.

25. 路来金, 姜永冲 . 手背逆行岛状皮瓣的应用解剖 . 中国临床解剖学杂志 ,1991,9(2):135 -137.

26. 徐建光, 顾玉东, 张高孟, 等 . 尺动脉腕上皮支皮瓣的解剖及临床应用 . 中国临床解剖学杂志, 1993,11:256-258.

27. 彭田红, 徐达传, 许本柯 . 带颞浅血管颅骨瓣修复颌面骨缺损的应用解剖 . 中国临床解剖学杂志 ,2001,19（1）:38-40.

28. 齐向东, 胡志奇, 徐达传 . 颞肌复合组织瓣的临床解剖学研究 . 中国临床解剖学杂志 ,2002, 20:158-159.

29. 傅小宽, 庄永青, 林博大, 等 . 小隐静脉-腓肠神经营养血管皮瓣的临床研究 . 中华显微外科杂志 ,2004,27:l01-103.

30. 宋修军, 邵旭建, 曲永明, 等 . 小腿外侧腓动脉皮支皮瓣解剖与临床应用 . 中华整形外科杂志 ,2006,22(4):252-255.

31. 王英华, 王增涛, 李常辉 . 掌背动脉皮支皮瓣的临床应用解剖 . 山东医药 ,2006,46(15):42- 43.

32. 李桂石, 王增涛, 朱磊, 等 . 指动脉皮支与指掌侧固有神经毗邻关系及其临床意义 . 中国临床解剖学杂志 ,2008,26(1):25-28.

33. 李匡文, 唐举玉, 刘昌雄, 等 . 腓动脉穿支皮瓣的应用解剖 . 中国临床解剖学杂志 ,2011,29 (4):382-385.

34. 孙超，王增涛，侯致典，等.骨间后动脉皮支链皮瓣的应用解剖.中华显微外科杂志,2012,35(1):46-49.

35. Coleman SS,Anson BJ.Aterial patterns in the hand based upon a study of 650 specimens.Surg Gynecol Obstet,1961,113:408-424.

36. Zbrodowski A,S Gajisin,J Grodecki.The anatomy of the digito-palmar arches.J Bone Surg,1981,63B:108-113.

37. Libersa CI,JP Francke,JM Mauppin,et al.The arterial supply to the palm of the hand(arteriae palmae manus).Acta Clin,1982,4:33-45.

38. Lister.Digital venous anatomy.J Hand Surg,1985,10A:473-482.

39. Carriquiry C,Aparecida CM,Vasconez LO.An anatomic study of the septocutaneous vessels of the leg. PRS,1985,76(3):354-363.

40. Wei FC,Chen HC,Chuang CC,et al.Fibular osteoseptocutaneous flap:anatomic study and clinical application. PRS,1986,78:191-200.

41. Ikuda A.Arterial patterns in the hand based on a three-dimensional analysis of 220 cadaver hands.J Hand Surg,1988,13A:501-509.

42. Koshima I,Soeda S.Inferior epigastric artery skin flap without rectus abdominis muscle.Br J Plast Surg,1989,42(6):645-648.

43. Oppikofer C,U buchler, Schmid.The surgical anatomy of the dorsal carpal branch of the ulnar artery:basis for a neurovascular dorso-ulnar pedicled flap.Surg Radiol Anat,1992,14:97-101.

44. Whetzel TP, Mathes SJ.Arterial anatomy of the face: an analysis of vascular territories and perforating cutaneous vessels.PRS,1992,89:591-603.

45. Mezzogiorno A,C passiatore,V Mezzogiorno.Anatomic variations of the deep palmar arteries in man.Acta Anat,1994,149:221-224.

46. Zhang GM,Syed SA,Tsai TM.Anatomic study of a new axial skin flap based on the cutaneous branch of the medial plantar artery.Microsurgery,1995,16:144-148.

47. Stadler F,Brenner E,Todoroff B, et al.Anatomical study of the perforating vessels of the lower leg.The Anatomical Record,1999,255:374-379.

48. Gellman HMJ Botte,J Shankwiler,et al.Arterial pattern of the deep and superficial palmar arches.Clin orthop,2001,383:41-46.

49. Yang DP,Morris SF.Vascular basis of dorsal digital and metacarpal skin flaps.Hand Surg Am,2001,26(1):142-146.

50. Wei FC,Jain V,Celik N,et al.Have we found an ideal soft-tissue flap? An experience with 672 anterolateral thigh flaps. PRS,2002,109(7):2219-2226.

51. Pinar YA,Ikiz ZAA,Bilge O.Arterial anatomy of the auricle:its importance for reconstructive surgery.Surg Radiol Anat,2003,25:175-9.

52. Pinar YA, Bilge O, Govsa F. Anatomic study of the blood supply of perioral region. Clin Anat,2005,18(5):330-339.

53. Michel SC,Mirsad Mujadzic,Corrine Wong,et al. The radial artery pedicle perforator flap:vascular analysis and clinical implications.PRS,2010, 125(5):1469-1478.

54. Sun C, Hou Z,Wang B,et al. An anatomical study on the characteristics of cutaneous branches-chain perforator flap with ulnar artery pedicle.PRS,2013,151:329-36.

55. Liu P,Qin X,Zhang H,et al.The second dorsal metacarpal artery chain-link flap:an anatomical study and a case report. Surgical and RadiologicAnatomy,2015,37:349 -56.

56. Schonauer F,Dimartino A,Nele G,et al.Submental flap as an alternative to microsurgical flap in intraoral post-oncological reconstruction in the elderly. Int J Surg,2016,33 Suppl 1:S51-56.

57. Hénoux Michaël,Espitalier Florent,Hamel Antoine et al.Vascular Supply of the Auricle: Anatomical Study and Applications to External Ear Reconstruction.Dermatol Surg,2017,43:87-97.

58. Hui Li,Weiwei Zhu,Shouwen Wu,et al.Anatomical analysis of antebrachial cutaneous nerve distribution pattern and its clinical implications for sensory reconstruction.PLoS One,2019,14(9):e0222335.doi:10.1371/journal. pone.

59. Wolf-Mandroux A,Detammaecker R,De Almeida YK,et al.Pedicled flap from the first dorsal branch of the proper palmar digital artery of the fingers:An anatomy study.Hand Surgery and Rehabilitation,2020,39:431-436